Der Nervenarzt

Monatsschrift für alle Gebiete nervenärztlicher Forschung und Praxis

Organ der Deutschen Gesellschaft für Psychiatrie und Nervenheilkunde
Zugleich Mitteilungsblatt der Deutschen Gesellschaft für Neurologie

Herausgeber: W. Bräutigam, Heidelberg; R. Frowein, Köln; H. Gänshirt, Heidelberg; O. Hallen, Mannheim; H. Helmchen, Berlin; W. Janzarik, Heidelberg; H. Lauter, Hamburg

Der Nervenarzt veröffentlicht Beiträge aus der aktuellen Forschung, Beiträge zu neuen diagnostischen und therapeutischen Methoden, Fall-Studien zur angewandten Therapie bei Nervenkrankheiten, sowie Leserbriefe zu bedeutenden, verwandten Themen.
Die Themen werden unter vielfältigen Aspekten betrachtet – beginnend bei der Grundlagenwissenschaft bis hin zu philosophischen Erwägungen.
Aufgrund dieses breiten Spektrums wird der Spezialist die Zeitschrift als eine wesentliche Hilfe bei seinen fortschreitenden Studien betrachten. Durch Übersichtsreferate der Fort- und Weiterbildung werden Facharztaspiranten und niedergelassene Nervenärzte angesprochen.
Eine neue Rubrik „Weiterbildung" umfaßt kurzgefaßte Artikel zu umgrenzten Themen und beabsichtigt, jüngere Kollegen, die ihre klinische Weiterbildung durchlaufen, über das Wesentliche auf dem neuesten Stand zu halten.

Bezugsbedingungen auf Anfrage:
Springer-Verlag
Wissenschaftliche Information, Zeitschriften
Postfach 105280, D-6900 Heidelberg 1

Springer-Verlag
Berlin
Heidelberg
New York

Aktuelle Probleme der Neuropsychiatrie

Herausgeber: M. Gottschaldt, H. Grass, M. Brock
1978. DM 24,–
ISBN 3-540-08700-1

V. Braitenberg

Gehirngespinste

1973. DM 18,–
ISBN 3-540-06055-3

J. G. Chusid

Funktionelle Neurologie

1978. DM 58,–
ISBN 3-540-08610-2

W. G. Forssmann, C. Heym

Grundriß der Neuroanatomie

2. Auflage 1975. DM 18,80
(Heidelberger Taschenbücher, Band 139, Basistext)
ISBN 3-540-07279-9

Grundriß der Neurophysiologie

Herausgeber: R. F. Schmidt
4. Auflage. 1977. DM 21,80
(Heidelberger Taschenbücher, Band 96, Basistext)
ISBN 3-540-07827-4)

O. Hallen

Klinische Neurologie

2. Auflage. 1975. DM 19,80
(Heidelberger Taschenbücher, Band 118, Basistext)
ISBN 3-540-07345-0

F. Láhoda, A. Ross

Basistext zur Neurologischen Untersuchung

1977. DM 15,–
ISBN 3-540-79780-7

K. Poeck

Neurologie

4. Auflage. 1977. DM 48,–
ISBN 3-540-08087-2

J. Ulrich

Grundriß der Neuropathologie

1975. DM 19,80
(Heidelberger Taschenbücher, Band 155, Basistext)
ISBN 3-540-07330-2

Preisänderungen vorbehalten

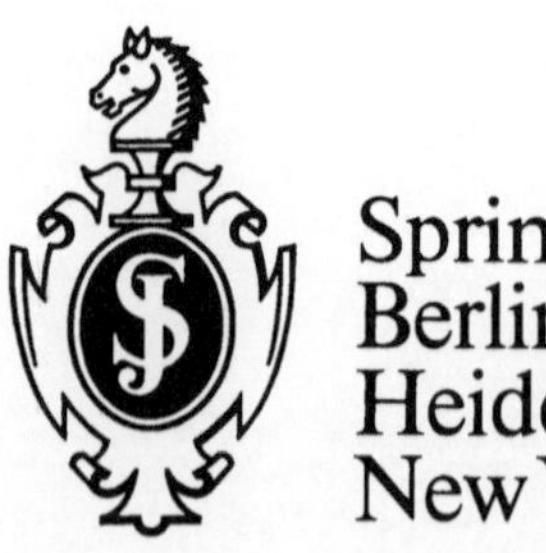

Springer-Verlag
Berlin
Heidelberg
New York

O. Benkert, H. Hippius
Psychiatrische Pharmakotherapie
2. Auflage. 1976. DM 19,80
(Kliniktaschenbücher)
ISBN 3-540-07916-5

E. Bleuler
Lehrbuch der Psychiatrie
13. Auflage. 1975. DM 98,–
ISBN 3-540-07217-9

F. W. Bronisch
Psychiatrie und Neurologie
1971. DM 19,80
(Heidelberger Taschenbücher, Band 88)
ISBN 3-540-05420-0

Diagnosenschlüssel und Glossar psychiatrischer Krankheiten
4. Auflage. 1975. DM 12,80
ISBN 3-540-07219-5

H. Kind
Leitfaden für die psychiatrische Untersuchung
1973. DM 19,80
(Heidelberger Taschenbücher, Band 130)
ISBN 3-540-06315-3

Lexikon der Psychiatrie
1973. DM 98,–
ISBN 3-540-06277-7

W. Schulte, R. Tölle
Psychiatrie
4. Auflage. 1977.
DM 42,–
4. Auflage. 1977. DM 42,–
ISBN 3-540-08302-2

H. Witter
Grundriß der gerichtlichen Psychologie und Psychiatrie
1970. DM 16,80
(Heidelberger Taschenbücher, Band 83)
ISBN 3-540-05156-2

Preisänderungen vorbehalten

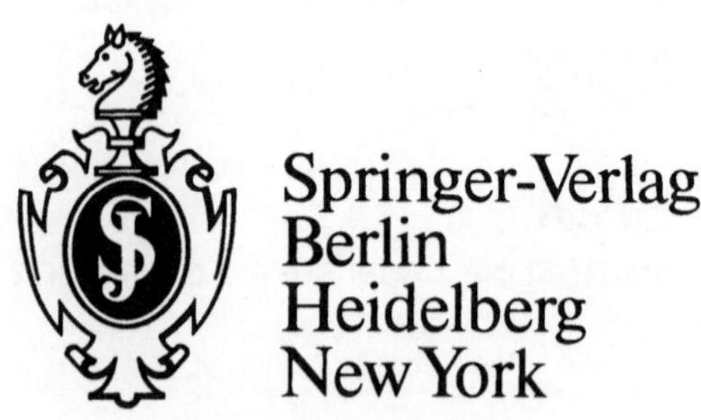

Aktuelle Neurologie und Psychiatrie

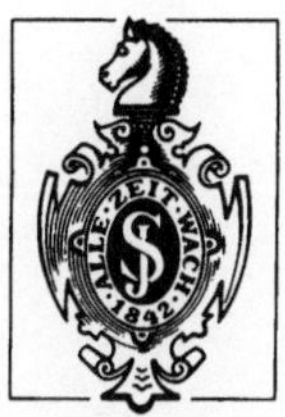

Bisher erschienene Bände:
Almanach für Neurologie und Psychiatrie 1960, herausgegeben von W. Schulte
Almanach für Neurologie und Psychiatrie 1967, herausgegeben von W. Schulte
im J. F. Lehmanns-Verlag München

Aktuelle Neurologie und Psychiatrie

Band 3

Herausgegeben von J. Finke und R. Tölle

Mit 77 Abbildungen

Springer-Verlag Berlin Heidelberg GmbH

Prof. Dr. J. Finke, Neurologische Klinik des Bürgerhospitals, Tunzhoferstraße 14–16, D-7000 Stuttgart

Prof. Dr. R. Tölle, Psychiatrische und Nervenklinik der Westfälischen Wilhelms-Universität, Roxeler Straße 131, D-4400 Münster

ISBN 978-3-540-08701-4 ISBN 978-3-662-00937-6 (eBook)
DOI 10.1007/978-3-662-00937-6

CIP-Kurztitelaufnahme der Deutschen Bibliothek. Aktuelle Neurologie und Psychiatrie: hrsg. von J. Finke u. R. Tölle. – Berlin, Heidelberg, New York: Springer, 1978.
NE: Finke, Joachim [Hrsg.]

Ursprünglich erschienen bei Springer-Verlag Berlin Heidelberg 1978

Satz: münchner fotoprint gmbh, München

Verantwortlich für die Anzeigen: Karl Demeter, D-8032 Gräfelfing, Würmstraße 13
2123/3321-543210

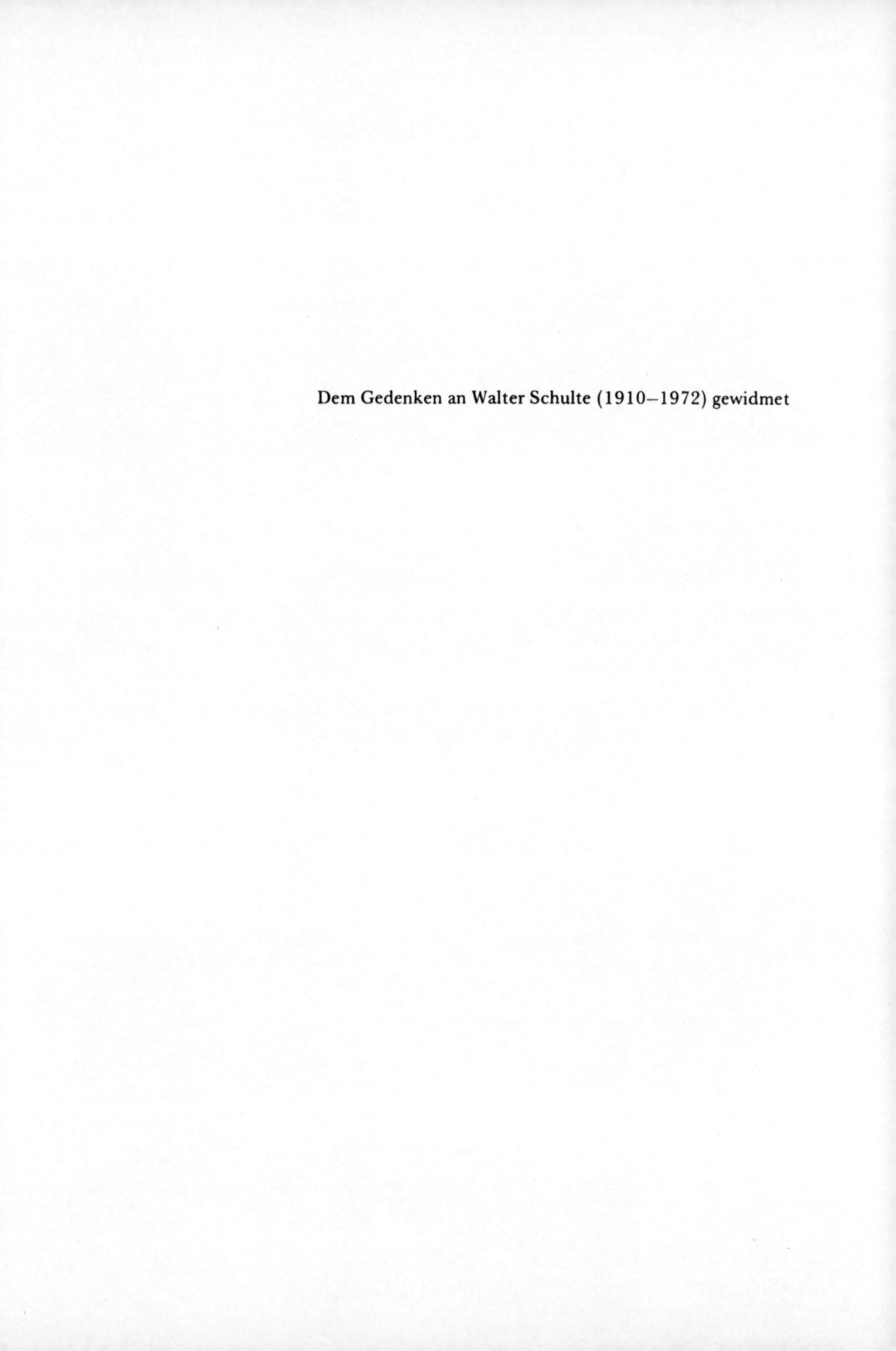

Dem Gedenken an Walter Schulte (1910–1972) gewidmet

Vorwort

In diesem Band sind einzelne aktuelle Themen aus der Neurologie und aus der Psychiatrie zusammengestellt. Aktuell, meinen wir, sind Themen, die in letzter Zeit durch neue Erkenntnisse theoretisch und praktisch an Bedeutung gewonnen haben. Um in Form wissenschaftlich fundierter, kurzer Übersichten neues Fachwissen zu vermitteln, haben wir Autoren mit besonderer Erfahrung in einem bestimmten Gebiet der Neurologie und Psychiatrie einschließlich Psychotherapie um einen Beitrag gebeten. Ihnen danken wir für die bereitwillige Mitarbeit.

Dieses Buch schließt an die zwei Bände des Almanach für Neurologie und Psychiatrie an, die W. Schulte 1960 und 1967 herausgegeben hat. Seinem Gedenken ist dieser Band gewidmet.

Daß heute ein Neurologe und ein Psychiater – beide waren Mitarbeiter von W. Schulte – gemeinsam den dritten Band edieren, entspricht der Entwicklung beider Fächer. Wenn wir neurologische und psychiatrische Themen in *einem* Band vorlegen, so ist das nicht programmatisch zu verstehen, sondern pragmatisch: Das Buch wendet sich vor allem an Ärzte, die in der Neurologie und Psychiatrie ausgebildet werden oder tätig sind. Wer in der Weiterbildung steht oder in der nervenärztlichen Praxis arbeitet, wird an beiden Themenkreisen interessiert sein; dem Psychiater sollen die neurologischen Arbeiten, dem Neurologen die psychiatrischen Beiträge helfen, sich über wichtige neue Kenntnisse in der Nachbardisziplin zu informieren. Darüber hinaus soll das Buch Allgemeinärzten und Fachärzten anderer Richtung die Möglichkeit bieten, die Entwicklungen in der Neurologie und in der Psychiatrie zu verfolgen.

Unseren Sekretärinnen, Frau Rosemarie Argembeaux / Stuttgart und Frau Christel Orlowski / Münster danken wir für ihre unermüdliche Mitarbeit.

Stuttgart / Münster im Juni 1978

J. Finke
R. Tölle

Inhalt

Verzeichnis der Mitarbeiter

Prof. Dr. J. Angst, Psychiatr. Univ.-Klinik, Lenggstr. 31, CH-8029 Zürich 8

Prof. Dr. R. Bergleiter, Abt. für Neuroradiologie, St. Elisabethen-Krankenhaus, Elisabethenstr. 15, D-7980 Ravensburg

Prof. Dr. H. Brenner, Neurochirurg. Abt. der Krankenanstalt Rudolfstiftung der Stadt Wien, Juchgasse 25, A-1030 Wien

Prof. Dr. G. Brune, Klinik für Neurologie, Abt. der Psychiatr.- und Nervenklinik der Univ., Roxeler Str. 131, D-4400 Münster

Priv.-Doz. Dr. H. J. Büdingen, St. Elisabethen-Krankenhaus, Abt. für Neurologie und klin. Neurophysiologie, Elisabethenstr. 15, D-7980 Ravensburg

Prof. Dr. S. Davies-Osterkamp, Zentrum für Psychosomat. Medizin, Med. Psychologie, Ludwigstr. 50, D-6300 Gießen

Prof. Dr. H. W. Delank, Neurolog. Univ.-Klinik und Poliklinik, Berufsgenossenschaftliche Krankenanstalten „Bergmannsheil", Postfach 100250, D-4630 Bochum 1

Dr. P. Dietsch, Psychiatr. Klinik des Bürgerhospitals, Tunzhoferstr. 14–16, D-7000 Stuttgart 1

Prof. Dr. J. Finke, Neurolog. Klinik des Bürgerhospitals, Tunzhoferstr. 14–16, D-7000 Stuttgart 1

Dr. U. Gosau, Westfälisches Landeskrankenhaus für Psychiatrie, Marsbruchstr. 179, D-4600 Dortmund

Dr. H.-W. von Grünberg, Klinik für Psychiatrie, Abt. der Psychiatr. und Nervenklinik der Univ., Roxeler Str. 131, D-4400 Münster

Dr. L. Gündel, Landesklinik Nordschwarzwald, D-7260 Calw/Hirsau

Prof. Dr. H. Hacker, Abt. für Neuoadiologie am Klinikum der Univ., Schleusenweg 7–10, D-6000 Frankfurt-Niederrad

Prof. Dr. K. Heinrich, Rheinisches Landeskrankenhaus, Psychiatr. Univ.-Klinik, Bergische Landstr. 2, D-4000 Düsseldorf 12

Priv.-Doz. Dr. G. Heinz, Klinik für Psychiatrie, Abt. der Psychiatr. und Nervenklinik der Univ., Roxeler Str. 131, D-4400 Münster

Priv.-Doz. Dr. G. Hertel, Neurolog. Univ.-Klinik und Poliklinik im Kopf-Klinikum, Josef-Schneider-Str. 11, D-8700 Würzburg

Dipl.-Psychologe U. Indorf, Klinik für Psychiatrie, Abt. der Psychiatr. und Nervenklinik der Univ., Roxeler Str. 131, D-4400 Münster

Dipl.-Psychologin A. Indorf-Fischer, Klinik für Psychiatrie, Abt. der Psychiatr. und Nervenklinik der Univ., Roxeler Str. 131, D-4400 Münster

Prof. Dr. H. E. Kehrer, Abt. für Kinder- und Jugendpsychiatrie der Psychiatr. und Nervenklinik der Univ., Schmeddingstr. 50, D-4400 Münster

Dr. G. Kletter, Neurochirurg. Univ.-Klinik, Allgemeines Krankenhaus der Stadt Wien, Alser Str. 4, A-1097 Wien

Prof. Dr. K. Kryspin-Exner, Psychiatr. Univ.-Klinik, Anichstr. 35, A-6010 Innsbruck

Prof. Dr. P. C. Kuiper, Psychiatr. Kliniek, Academisch Ziekenhuis bij de Univ., Eerste Helmersstraat 104, NL-Amsterdam-Oud west

Prof. Dr. H. Lauter, Allg. Krankenhaus Ochsenzoll, Langenhorner Chaussee 560, D-2000 Hamburg 62

Prof. Dr. R. Lempp, Abt. für Kinder- und Jugendpsychiatrie der Univ.-Nervenklinik, Osianderstr. 14, D-7400 Tübingen

Priv.-Doz. Dr. H. Mester, Klinik für Psychiatrie, Abt. der Psychiatr. und Nervenklinik d. Univ., Roxeler Str. 131, D-4400 Münster

Prof. Dr. H. Müller-Fahlbusch, Poliklinik und Klinik für Zahn-, Mund- und Kieferkrankheiten der Universität, Prothetische Abteilung, Robert-Koch-Str. 27 a, D-4400 Münster

Prof. Dr. M. Mumenthaler, Neurolog. Univ.-Klinik, Inselspital, CH-3010 Bern

Prof. Dr. F. Mundinger, Neurochirurg. Univ.-Klinik, Hugstetter Str. 55, D-7800 Freiburg

Prof. Dr. W. M. Pfeiffer, Inst. für Med. Psychologie der Univ., Hüfferstr. 75, D-4400 Münster

Dr. P. Reuther, Neurolog. Univ.-Klinik und Poliklinik im Kopfklinikum, Josef-Schneider-Str. 11, D-8700 Würzburg

Dr. H. W. Richter, Klinik für Neurologie, Abt. der Psychiatr. und Nervenklinik der Univ., Roxeler Str. 131, D-4400 Münster

Priv.-Doz. Dr. Ricker, Neurolog. Univ.-Klinik, Josef-Schneider-Str. 11, D-8700 Würzburg

Dr. G. A. E. Rudolf, Klinik für Psychiatrie. Abt. der Psychiatr. und Nervenklinik der Univ., Roxeler Str. 131, D-4400 Münster

Dr. B. Schilgen, Klinik für Psychiatrie, Abt. der Psychiatr. und Nervenklinik der Univ., Roxeler Str. 131, D-4400 Münster

Dr. R. M. Silbermann, Psychiatr. Kliniek, Academisch Ziekenhuis bij de Univ., Eerste Helmersstraat 104, NL-Amsterdam-Oud west

Prof. Dr. U. Spiegelberg, Psychiatr. Klinik des Bürgerhospitals, Tunzhoferstr. 14–16, D-7000 Stuttgart 1

Prof. Dr. H. Strotzka, Inst. für Tiefenpsychologie und Psychotherapie der Univ., Lazarett-Str. 14, A-1090 Wien

Prof. Dr. R. Tölle, Klinik für Psychiatrie, Abt. der Psychiatr. und Nervenklinik der Univ., Roxeler Str. 131, D-4400 Münster

Neurologie

Kompressionssyndrome peripherer Nerven: Diagnose und Therapie

M. Mumenthaler

Einleitende Bemerkungen

Die peripheren Nervenstämme können aufgrund anatomischer Gegebenheiten an bestimmten Punkten ihres Verlaufes mechanisch durch das umgebende Gewebe komprimiert werden. Dies ist besonders häufig der Fall beim Durchtritt durch eine enge Loge, durch einen Fascienschlitz, bei Richtungsänderungen des Nervenstammes um ein Hypomochlion usw. Es kann in solchen Fällen ohne eine offensichtliche, zusätzliche äußere Einwirkung zu klinischen Symptomen kommen.

Total ambulante Patienten während 9 Jahren: ca.	20 000
Total Läsionen peripherer Nerven:	3 465
Davon total Kompressionssyndrome:	1 060

Tabelle 1. Häufigkeit von Kompressionssyndromen in einem neurologisch-neurochirurgischen Krankengut (aus [12])

Wenn wir somit die durch äußeren Druck oder pathologische Prozesse der Nachbarschaft verursachten Nervenkompressionen und die Kompression von Wurzeln nicht mitberücksichtigen, so bleiben dennoch zahlreiche Fälle von *Kompressionssyndromen peripherer Nervenstämme in anatomischen Engpässen* übrig, denen auch der praktische Arzt nicht selten begegnen wird. Im eigenen Krankengut machen sie fast ein Drittel aller peripheren Nervenläsionen überhaupt aus. In Tabelle 1 ist die Häufigkeit und in Tabelle 2 die Verteilung der Kompressionssyndrome auf die einzelnen peripheren Nerven dargestellt. Diese einzelnen Krankheitsbilder und ihre Therapie sollen im folgenden für den praktischen Arzt beschrieben werden.

Plexus brachialis	35
N. Suprascapularis	3
N. Radialis (Supinatorsyndrom)	11
N. Ulnaris (Cubitalkanalsyndrom)	52
N. Medianus (Carpaltunnelsyndrom)	709
N. Ilioniguninalis	49
N. Cutaneus femoris lateralis (Meralgia paraesthetica)	92
N. Obturatorius	2
N. Tibialis (Tarsaltunnelsyndrom)	82
N. Tibialis (Metatarsalgie)	25
Total	1 060

Tabelle 2. Verteilung von 1 060 Kompressionssyndromen im eigenen Krankengut

Allgemeine klinische Symptomatologie

Die allgemeinen Charakteristika von Kompressionssyndromen peripherer Nerven können wie folgt umschrieben werden:

- Im Vordergrund stehen in den allermeisten Fällen *Schmerzen*. Eine Ausnahme machen einzig die seltenen Kompressionssyndrome rein motorischer Nerven (z. B. des Ramus profundus nervi radialis).
- Der Schmerz wird keineswegs nur *im distalen Ausbreitungsgebiet* des komprimierten Nervenstammes empfunden. Er ist vielmehr auch lokal an der Kompressionsstelle selber und vor allem darüber hinaus auch in dumpfer, *unbestimmt lokalisierter* Weise in weiteren Abschnitten der betroffenen Region, ja vielfach *auch proximal von der Kompressionsstelle* bis zur Gliedmaßenwurzel vorhanden (z. B. beim Carpaltunnelsyndrom).
- Die Schmerzen nehmen *bei Dehnung des betreffenden Nervenstammes* zu. Dies ist in bestimmten Stellungen der Fall, während andere Haltungen durch Entspannung des Nervenstammes zu einer Erleichterung führen (z. B. das Beugen der Hüfte beim Ilioinguinalsyndrom).
- Der lokale *Druck an der Kompressionsstelle* durch den palpierenden Finger des Untersuchers ist schmerzhaft.
- Eine *Leitungsanaesthesie* proximal von der Kompressionsstelle führt zu vorübergehendem Verschwinden des Schmerzes.
- Die *objektiven neurologischen Ausfälle* stellen sich oft erst relativ spät ein und können sehr diskret sein. Sie müssen ausdrücklich gesucht werden und entsprechen der motorischen bzw. sensiblen Funktion des betreffenden Nervenstammes.

Klinik der einzelnen Kompressionssyndrome

Die häufigsten anatomischen Kompressionsorte peripherer Nerven sind in Abb. 1 schematisch dargestellt.

Kompressionssyndrome der Nerven des Schultergürtels und der oberen Extremitäten. Der *Plexus brachialis* verläuft einerseits in der Scalenuslücke, andererseits distal davon zwischen Clavicula und erster Rippe in einem anatomischen Engpaß. Eine Kompression in der Scalenuslücke ist fast immer an das Vorhandensein einer Halsrippe oder einer der seltenen Anomalien des Scalenusansatzes gebunden. Für die Diagnose müssen deshalb Ausfälle von seiten des unteren Armplexus gefordert werden (Handmuskelatrophien, Sensibilitätsausfälle an der ulnaren Handkante). Eine Kompression im costoclaviculären Défilé ist bei leptosomen Individuen, die ungewohnte Lasten tragen müssen (z. B. Rucksacklähmung bei Rekruten) möglich. Hier finden sich auffallend oft Serratuslähmungen. In beiden Fällen achte man auf die Beteiligung der A. subclavia (Verminderung des Pulses z. B. beim Adson-Manöver [15]). Die Diagnose dieser Armplexus-Kompressionssyndrome wird erfahrungsgemäß im allgemeinen viel zu häufig gestellt. Therapeutisch müssen äußere auslösende Momente ausgeschaltet werden. Schultergürtelgymnastik mit Stärkung der Schulterheber. Bei progredienten Syndromen operative Entfernung einer Halsrippe, Durchtrennung des Scalenus anticus, eventuelle Resektion der ersten Rippe.

Der *N. suprascapularis* kann in der Incisura scapulae durch das Lig. transversum scapulae superior komprimiert werden. Da er sensible Äste zum Schultergelenk führt, finden sich dumpfe Schulterschmerzen, dann aber vor allem eine isolierte Atrophie und Parese der Mm. supra- und infraspinatus. Die operative Neurolyse ist angezeigt [3].

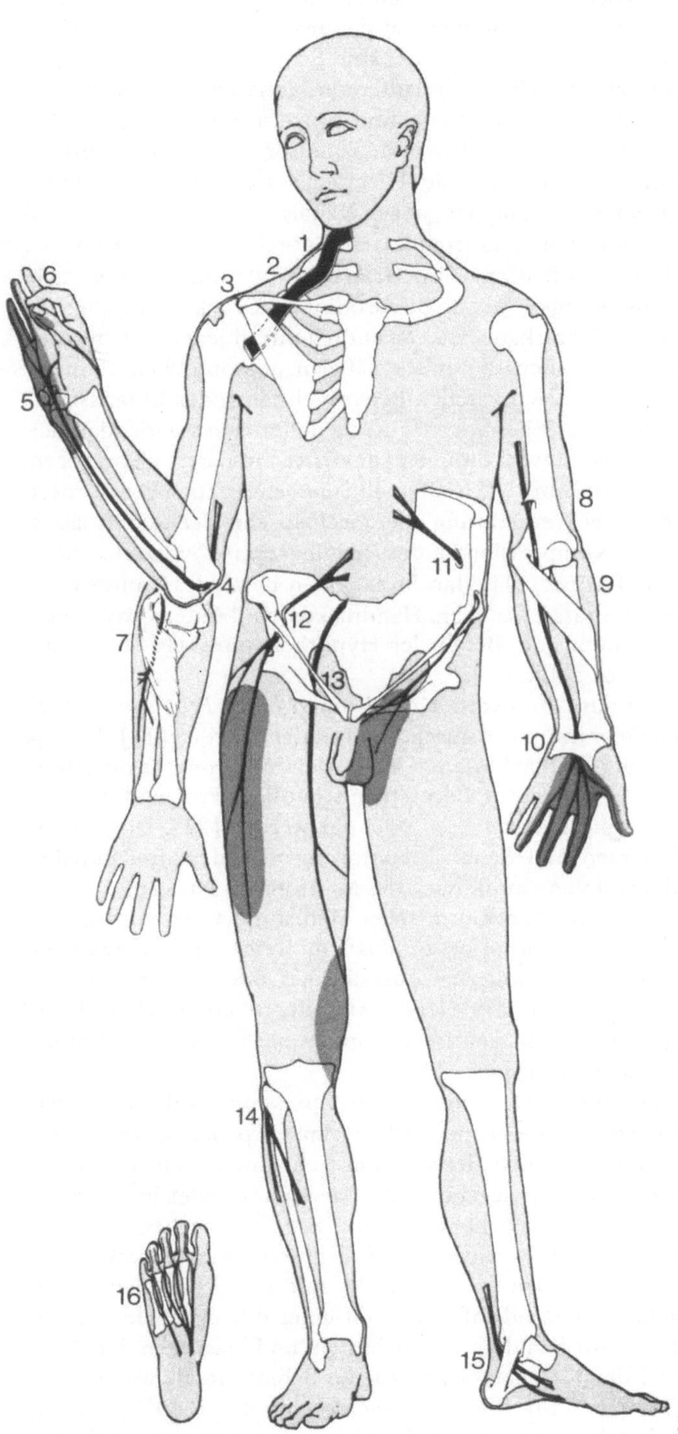

Abb. 1. Darstellung der häufigsten Kompressionssyndrome peripherer Nerven. 1 = Halsrippe, 2 = Costoclaviculäre Kompression, 3 = Hyperabduktionssyndrom, 4 = Ulnariskompression im Cubitalkanal, 5 = Ulnariskompression in der Loge de Guyon, 6 = Cheiralgia paraesthetica, 7 = Kompression des Ramus profundus nervi radialis (Supinatorsyndrom), 8 = Medianuskompression hinter dem Processus supracondylaris humeri, 9 = Medianuskompression durch den Pronator teres, 10 = Medianuskompression im Carpalkanal, 11 = Ilioinguinalsyndrom, 12 = Kompression des N. cutaneus femoris, lateralis bei Meralgia paraesthetica, 13 = Obturatoriussyndrom, 14 = Kompression N. peronaeus communis am Fibulaköpfchen, 15 = Tibialiskompression bei Tarsaltunnelsyndrom, 16 = Morton-Metatarsalgie. (Aus Mumenthaler, Dtsch. Ärztebl. *68*, 1401 (1972)

Beim *N. radialis* verläuft einzig sein rein motorischer *Ramus profundus* durch eine anatomische Enge, nämlich den sehnigen Anteil des M. supinator an der proximalen Vorderarmstreckerseite. Hier kann es ohne andere äußere Momente zu einer chronischen, progredienten Kompression kommen, so daß man von einem *Supinatorkanalsyndrom* spricht [18]. Meist stellt sich zunächst eine Schwäche eines der langen Fingerextensoren ein, und ganz allmählich im Verlaufe von Monaten bildet sich eine progrediente Parese aller Strecker von Handgelenk und Fingern aus. Einzig der M. extensor carpi radialis longus und manchmal der M. extensor carpi radialis brevis bleiben verschont. Die Sensibilität ist intakt. Die Therapie besteht in der sorgfältigen Spaltung des M. supinator mit Eröffnung des ganzen Kanals.

Der *N. ulnaris* ist bei 80% der nicht unmittelbar traumatischen Läsionen im Bereiche des Sulcus am Ellenbogen betroffen [12]. Ursächlich allerdings finden sich meistens besondere äußere Einwirkungen, wie z. B. chronischer Druck durch die Arbeit. Von einem Kompressionssyndrom kann man eigentlich nur in jenen Fällen sprechen, in welchen ohne Druck von außen die anlagemäßigen anatomischen Verhältnisse am Sulcus zu einer chronischen mechanischen Beeinträchtigung des Ulnarisstammes führen. Dies kommt z. B. bei jeder Ellenbogenbeugung dadurch zustande, daß der M. triceps in den Sulcus hineingezogen wird und den Ulnarisstamm nach außen, gegen das Lig. epicondyloolecranicum anpreßt. Nach alten Ellenbogenverletzungen fördert die perineurale narbige Bindegewebsvermehrung die mechanische Beeinträchtigung des Nerves [14]. Die anatomische Kompression an der *Handwurzel in der sogenannten Loge de Guyon* ist eine extreme Rarität [11]. Man findet einen Befall des Ramus volaris nervi ulnaris, also ohne Sensibilitätsstörung am Handrücken, und unter Umständen sogar eine rein motorische Lähmung mit Befall der Hypothenarmuskeln sowie der Mm. interossei und des M. adductor pollicis.

Der *N. medianus* kann ganz ausnahmsweise einmal durch einen *Processus supracondylaris humeri* am distalen Oberarm mechanisch komprimiert werden [12]. Knapp distal vom Ellenbogen verläuft der Medianusstamm unter dem *M. pronator teres* hindurch. Hier kann er besonders bei gewissen Berufen mit häufiger Pro- und Supinationsbewegung des Vorderarmes mechanisch beeinträchtigt werden [21]. Die Patienten geben ausstrahlende Schmerzen und Sensibilitätsstörungen in den drei radialen Fingern an und weisen eine Druckdolenz im Bereich des M. pronator teres auf.

Der *N. interosseus anterior* ist ein rein motorischer Medianusast. Er versorgt die Mm. flexor pollicis longus, flexor digitorum profundus zum Zeige- und Mittelfinger sowie den M. pronator quadratus. Ein isolierter Ausfall eines oder mehrerer dieser Muskeln kann Folge einer Kompression des Nervenastes durch ein fibröses Band sein [1, 17]. Es kommen aber auch symptomatische Formen nach Vorderarmfrakturen und solche mit spontaner Rückbildung vor.

Das weitaus häufigste und praktisch wichtigste Kompressionssyndrom ist das *Carpaltunnelsyndrom* [2, 15]. Der N. medianus verläuft im Carpalkanal unter dem Tetinaculum flexorum, zusammen mit den Sehnen und Sehnenscheiden der langen Fingerbeuger. Besonders bei Frauen, vorwiegend in der Menopause oder in Perioden endokriner Umstellung (Gravidität, Wochenbett), meist zunächst rechtsseitig und später oft beidseitig, tritt das typische Beschwerdebild der *Brachialgia paraesthetica nocturna* auf. Diese Patienten erwachen in der Nacht mit einem schmerzhaften Schwellungs- und Schweregefühl der Hand, oft auch mit einer diffusen Schmerzsensation im ganzen Arm bis hinauf zur Schulter. Auf Schütteln und Massieren der Hand hin vergehen die Beschwerden, um oft nach einem kurzen Schlaf erneut wieder aufzutreten. Am Morgen beim Erwachen sind während einer kurzen Zeit die Finger steif, holzig und ungeschickt. Das Beschwerdebild wird durch eine intensive manuelle Be-

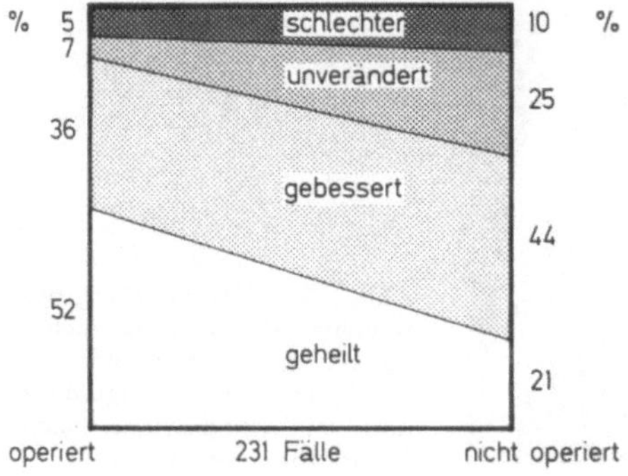

Abb. 2. Behandlungserfolg operierter und nicht operierter Fälle von Carpaltunnelsyndromen (aus [2])

tätigung am Vortag jeweils verstärkt. Am Tage sind die Patienten oftmals während Jahren nach Einsetzen der nächtlichen Brachialgien beschwerdefrei. Erst später treten dann auch am Tag lokalisierte Paraesthesien volar an den drei radialen Fingern sowie eine Verminderung des Tastgefühles derselben auf. Bei der Untersuchung findet man im Stadium der Brachialgia paraesthetica nocturna meist keine objektiven, sensiblen oder motorischen Ausfälle. Es besteht aber oft eine Druckdolenz über der Thenarwurzel und man kann durch forcierte Dorsalextension oder Volarflexion des Radiocarpalgelenkes während 1–3 min Paraesthesien der drei radialen Finger auslösen. Erst später kann sich bei gezielter Suche ein Sensibilitätsausfall im typischen Medianusbereich oder eine Atrophie und Parese des M. abductor pollicis brevis am lateralen Thenarrand nachweisen lassen. Letzteres äußert sich dann in einem ungenügenden Abspreizen des Daumens im Vergleich zur Gegenseite und somit in der Unfähigkeit, eine dicke Flasche mit Daumen und Zeigefinger satt zu umspannen (positives Flaschenzeichen). Die Erregungsleitungsgeschwindigkeit des Nervs ist sehr früh schon beeinträchtigt, besonders auch die sensible. Das Syndrom ist aber klinisch derart typisch, daß nur selten die Bestätigung durch das EMG benötigt wird. Die Therapie kann zu Beginn in der Ruhigstellung des Handgelenkes während der Nacht auf einer volaren gepolsterten Schiene bestehen. Dem Geübten gelingt es, die Beschwerden durch ein lokales Hydrocortison-Depot im Carpalkanal wenigstens vorübergehend zu mildern [22]. Die besten Erfolge sind aber mit der operativen Spaltung des Lig. carpi transversum zu erzielen [2] (Abb. 2).

Kompressionssyndrome der Rumpfnerven. Die Spinalnerven im Thorakal- und Lumbalbereich senden die sensiblen Endäste ihrer *Rami dorsales* durch die sehnigen Muskelansätze der paraspinalen Muskeln und der Rückenfascie zur Haut des Rückens. An diesen Durchtrittsstellen können die sensiblen Endäste mechanisch gereizt werden, z. T. auch durch Fettgewebshernien. Dies kann zu lokalen Rückenschmerzen und Lumbalgien führen, die auf eine Procain-Infiltration oder eine operative Neurolyse ansprechen [20].

Auch ventral am Abdomen können in der *Fascie des M. rectus abdominis* sensible ventrale Endäste der unteren Thorakalnerven mechanisch gereizt werden. Besonders nach ungewohnter körperlicher Arbeit oder bei mechanischer Dehnung der Bauchwand (z. B. in der Gravidität) kann es dann zu einem hartnäckigen Schmerzsyndrom in der Abdominalwand kommen. Dieses kann auf eine Hydrocortison-Injektion an den Nervenaustrittssstellen ansprechen [5].

Kompressionssyndrome der Nerven am Beckengürtel und an den unteren Extremitäten. Der fast ausschließlich aus L1 stammende *N. ilioinguinalis* durchdringt stufen-

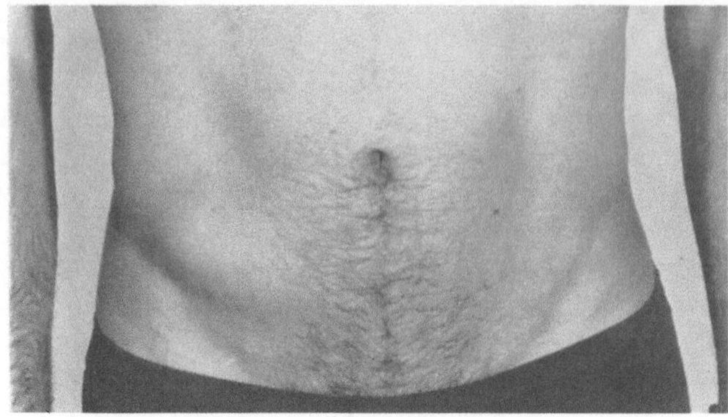

Abb. 3. Vorwölbung der Bauchwandmuskulatur rechts bei einem Patienten mit Läsion des Nn. ilioinguinalis und iliohypogastricus nach Lumbotomie rechts

weise die drei Schichten der Bauchwandmuskulatur und versorgt motorisch die schrägen Muskeln des Abdomens. Der sensible Endast durchbohrt die Bauchwandfascie knapp medial von der Spina iliaca anterior superior und versorgt die Haut der Leiste und der äußeren Genitalien sowie die daran anschließende Zone an der Oberschenkelinnenseite. Der Nerv kann nach Lumbotomie, nach Appendektomie oder nach Herniotomie in eine Narbe einbezogen werden. Er kann aber auch ohne diese pathogenen äußeren Momente mechanisch an den erwähnten Durchtrittsstellen gereizt werden. Der motorische Ausfall ist selten sichtbar und funktionell bedeutungslos und besteht in einer lokalen Vorwölbung der paretischen caudalen Bauchwand beim Pressen (Abb. 3). Im Vordergrund des als *Ilioinguinalsyndrom* bezeichneten Krankheitsbildes [6, 7, 10, 15] steht ein Schmerz in der Leistengegend, den der Patient durch leichte Beugehaltung und Einwärtsrotation des Hüftgelenkes zu vermindern versucht. Dadurch kommt es zu einer charakteristischen Schlafstellung (Abb. 4). Das vorübergehende Verschwinden der Beschwerden bei Infiltration des Nervenastes proximal von der

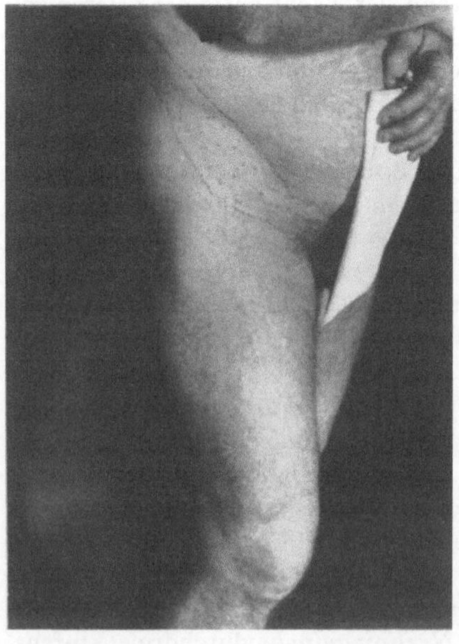

Abb. 4. Patient mit einem kryptogenetischen Ilioinguinalis-Syndrom rechts. Zur Entlastung und zwecks Schmerzlinderung steht er meist mit leicht flektierter Hüfte. Man beachte die punktierte Sensibilitätsstörung. Die Beschwerden verschwanden bei dem 48jährigen Mann nach lokaler Infiltration knapp medial der Spina iliaca anterior superior

Kompressionsstelle, z. B. medial von der Spina iliaca anterior superior, erhärtet die Diagnose. Die sorgfältige operative Neurolyse, eventuell die Resektion des Nervenstammes proximal vom Läsionsort, bringt die Schmerzen zum Verschwinden.

Das häufigste Kompressionssyndrom der unteren Extremitäten ist dasjenige des *N. cutaneus femoris lateralis*. Dieser rein sensible Nerv durchbohrt das Leistenband einige Finger breit medial von der Spina iliaca anterior superior und biegt hier zugleich aus einem fast horizontalen Verlauf im Beckeninneren in einen fast vertikalen an der Ventralseite des Oberschenkels um. An dieser Durchtrittsstelle wird der Nervenstamm mechanisch gereizt, besonders nach langen Marschleistungen, bei Übergewicht (Hängebauch), nach langem Liegen auf dem Rücken, aber auch ohne faßbare zusätzliche äußere Momente. Dadurch kommt es zum typischen Beschwerdebild der *Meralgia paraesthetica* [15]. Die Patienten klagen über brennende Mißempfindungen an der Vorderaußenseite des Oberschenkels, die durch langes Stehen oder Gehen verstärkt, durch Beugen in der Hüfte (Aufstützen des Fußes auf einen Schemel) gemildert werden. Man findet den typischen, handtellergroßen, dysaesthetischen und später anaesthetischen Bezirk an der Vorderaußenseite des Oberschenkels. Fast regelmäßig besteht eine Dolenz an der Durchtrittsstelle des Nervenstammes durch das Leistenband. Der Brennschmerz am Oberschenkel wird durch passives Überstrecken des Hüftgelenkes verstärkt. Etwa ein Viertel der Patienten wird spontan nach Monaten symptomfrei. Bei der Hälfte der Patienten verschwindet wenigstens der Schmerz, und es bleibt die Anaesthesie zurück. Nur wenige haben eine über Jahre andauernde und wirklich behindernde Symptomatologie. Es ist deshalb nur ausnahmsweise nötig, die Durchtrittsstelle des Nervenstammes im Leistenband operativ zu erweitern.

Der *N. obturatorius* kann selten einmal an der Austrittsstelle aus dem Becken im Foramen obturatorium, z. B. durch eine Obturatoriushernie oder einen Tumor bzw. eine Beckenringfraktur, mechanisch gereizt werden. Der Schmerz wird in das cutane Ausbreitungsfeld des Nervs, nämlich in die Knieinnenseite projiziert. Dieser „Knieschmerz" wird als *Howship-Romberg-Syndrom* bezeichnet. Ein Sensibilitätsausfall an der Knieinnenseite sowie eine Parese der Oberschenkeladduktoren weisen auf die wirkliche Ursache hin. Ein dauernder Reizzustand des Nervs kann sogar zu Knie- und Hüftgelenkskontrakturen führen, die unter Umständen eine Neurektomie notwendig machen [4].

Der *N. femoralis* kann ausnahmsweise dort, wo er durch die Lacuna musculorum unter dem *Leistenband* hindurchtritt, z. B. im Anschluß an eine Herniotomie, durch eine Narbe oder die obere Bassini-Naht, mechanisch beeinträchtigt werden [8, 19]. Die Quadricepsparese steht im Vordergrund. Der Ramus infrapatellaris des N. saphenus, des sensiblen Endastes des N. femoralis, durchbohrt die Fascie knapp proximal vom Condylus medialis femoris. Hier kann es durch chronische mechanische Reizung zum Bild der *Neuropathia patellae* kommen [6]. Selten wird der *Saphenusendast bei Durchtritt durch die Unterschenkelfascie* chronisch gereizt, so daß Schmerzen an der Unterschenkelinnenseite entstehen.

Der *N. peronaeus* wird in den allermeisten Fällen im Bereich des Fibulaköpfchens mechanisch beeinträchtigt. Es bedarf hierfür aber eines lokalen pathologischen Prozesses, wie z. B. eines Ganglions des Tibio-fibulargelenkes oder eines Druckes von außen. Ein reines Kompressionssyndrom ist in dieser Region nicht bekannt.

Der *N. tibialis* gelangt hinter dem Malleolus internus, zusammen mit den Sehnen und Sehnenscheiden der Mm. flexor digitorum und hallucis longus sowie des M. tibialis posterior in die Fußsohle. Er wird hinter dem Malleolus durch eine Verstärkung des Retinaculum flexorum (Lig. laciniatum) zurückgehalten. Nach einer Fußdistorsion, nach einer distalen Unterschenkelfraktur bzw. Malleolarfraktur, selten aber auch ohne

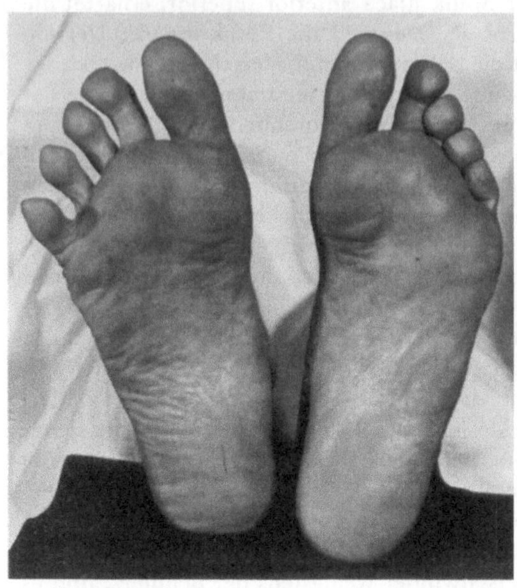

Abb. 5. Läsion des N. tibialis links nach distaler Unterschenkelfraktur. Die Zehen links können im Gegensatz zu rechts nicht gespreizt werden

vorausgegangenes Trauma kann es in diesem Bereich zu einer chronischen Kompression des N. tibialis kommen. Man spricht dann vom *Tarsaltunnelsyndrom* [6, 9, 15]. Charakteristisch sind Schmerzen im Fußsohlenbereich, die durch das Gehen ins unerträgliche gesteigert werden und deshalb den Patienten weitgehend immobiliseren können. Objektiv findet sich Druckdolenz hinter dem Malleolus internus, Hypaesthesie an der Fußsohle im Ausbreitungsgebiet der n. plantares medialis und lateralis, trockene und abnorm glatte Fußsohlenhaut und Unfähigkeit, die Zehen zu spreizen. Letzteres muß allerdings immer im Vergleich zur Gegenseite beurteilt werden (Abb. 5). Auch hier kann das Verschwinden des Schmerzes nach einer Lokalanaesthesie des N. tibialis knapp proximal vom Malleolus internus die Diagnose sichern. Die operative Neurolyse bringt in den meisten Fällen Beschwerdefreiheit [9]. Ein Endast des N. tibialis an der Fußsohle, ein N. digitalis plantaris communis, kann knapp vor seiner Aufzweigung in die n. digitales plantares proprii durch die Metatarsaleköpfchen chronisch komprimiert werden. Dies geschieht meist im dritten oder vierten Interdigitalraum und erzeugt das Bild der *Morton Metatarsalgie* [16]. Die Patienten haben anfänglich nur beim Gehen Schmerzen im Vorfuß. Später kann der Schmerz auch in Ruhe vorhanden sein und diffus im ganzen Fuß empfunden werden. Er kann bei der Untersuchung durch quere Kompression der Metatarsaleköpfchen oder durch passives Verschieben zweier derselben provoziert werden. Selten ist eine Anaesthesie an den einander gegenüberliegenden Seiten zweier Zehen bei sorgfältiger Suche nachweisbar. Der Schmerz verschwindet schlagartig durch eine von dorsal her im entsprechenden Interdigitalraum gesetzte Lokalanaesthesie. Die operative Excision des Pseudoneuroms (Abb. 6) bringt Beschwerdefreiheit.

Differentialdiagnose der Kompressionssyndrome peripherer Nerven. Die Differentialdiagnose umfaßt einerseits sehr zahlreiche Affektionen, die lokale oder auch diffuse Schmerzen verursachen. Hierzu gehören Erkrankungen aus dem rheumatischen Formenkreis, neoplastische und andere Krankheitsprozesse, entzündliche Affektionen und Gefäßerkrankungen. Andererseits müssen aber symptomatische Läsionen periphe-

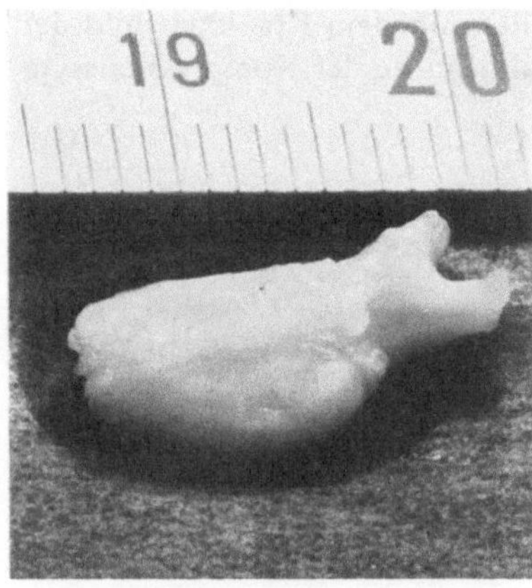

Abb. 6. Pseudoneurom eines N. interdigitalis des Fußes. Excision bei Morton-Metatarsalgie (Präparat Dr. A. Mumenthaler, Langenthal)

rer Nerven durch pathologische Prozesse der Umgebung gegenüber den durch anatomische Gegebenheiten verursachten Kompressionssyndromen abgegrenzt werden. Nur um zwei Beispiele zu nennen: Ein Pancoast-Tumor der Lungenspitze darf nicht mit einem Scalenussyndrom verwechselt werden. ein Supinatorsyndrom des N. radialis muß von einem Neurom des Radialisstammes differenziert werden.

Schlußbemerkungen und Zusammenfassung

In der vorliegenden Arbeit versteht man unter einem Kompressionssyndrom jene chronischen lokalen Schädigungen peripherer Nervenstämme, die durch bestimmte anatomische Gegebenheiten an gewissen Prädilektionsstellen zustande kommen. Diese Kompressionssyndrome peripherer Nerven sind häufig und machen in einem neurologisch-neurochirurgischen Krankengut etwa ein Drittel aller peripheren Nervenläsionen aus. Sie sind vor allem durch Schmerzen charakterisiert, die sowohl lokal im Ausbreitungsgebiet des betroffenen (sensiblen oder gemischten) Nervenstammes als auch diffus über dessen Territorium hinaus empfunden werden. Lokale Druckdolenz am Ort der Kompression, Zunahme der Schmerzen bei passiver Dehnung des Nervenstammes, Verschwinden der Schmerzen bei Lokalanaesthesie proximal von der Kompressionsstelle sowie objektivierbare sensible und (oder) motorische Ausfälle erlauben die Diagnose. Es werden systematisch die klinische Symptomatologie und die Therapie der wichtigsten Kompressionssyndrome geschildert. Namentlich werden beschrieben die Kompressionssyndrome des Plexus brachialis in der Scalenuslücke und im costo-claviculären Défilé, des N. suprascapularis, des N. radialis und hier besonders das Supinatorsyndrom, des N. ulnaris am Ellenbogen und in der Handwurzel, des N. medianus besonders auch das Pronator teres-Syndrom, das N. interosseus anterior-Syndrom sowie das Carpaltunnelsyndrom. Unter den Rumpfnerven-Kompressionssyndromen werden die mechanische Reizung der Rami dorsales der Rumpfnerven sowie der sensiblen Endäste im Bereich der Fascie des M. rectus abdominis geschildert. Im Beckengürtelbereich wird das Ilioinguinalsyndrom beschrieben, die Kompression des N. cutaneus femoris lateralis und die dadurch bedingte Meralgia paraesthetica, die Kompression des N. obturatorius mit dem Howship-Romberg-Syndrom, die Kompression des N. femoralis u. a. mit der Neuropathia patellae, die mechanische

Reizung des N. peronaeus am Fibulaköpfchen und schließlich die Tibialiskompression im Tarsaltunnel und zwischen den Metatarsaleköpfchen mit dem Krankheitsbild der Morton Metatarsalgie. Die grundsätzliche Differentialdiagnose der Kompressionssyndrome wird kurz erwähnt.

Literatur

1. Benini, A., Tedeschi, N.: Die Schädigung des Nervus interosseus anterior (Kiloh-Nevin-Syndrom). Schweiz.med.Wschr. *104*, 1695–1697 (1974)
2. Beringer, Ursula: Das Carpaltunnelsyndrom. Analyse von 231 Fällen mit Hinweisen auf die operativen Behandlungsergebnisse. Schweiz.med.Wschr. *102*, 52–58 (1972)
3. Esslen, E., Flachsmann, H. et al.: Die Einklemmungsneuropathie des N. suprascapularis. Eine klinisch-therapeutische Studie. Nervenarzt *38*, 311–314 (1967)
4. Fettweis, E.: Ursache vermeintlicher Ischialgien: nicht-traumatische Striktur des Nervus peronaeus. Dtsch.med.Wschr. *93*, 1393–1394 (1968)
5. Komar, J., Varga, B.: Syndrome of the rectus abdominis muscle. A peripheral neurological condition causing abdominal diagnostic problems. J. Neurol. *210*, 121–125 (1975)
6. Kopell, H.P., Thompson, W.A.L.: Peripheral entrapment neuropathies. Baltimore: Williams & Wilkins 1963
7. Kopell, H.P., Thompson, W.A.L., Postel A.H.: Entrapment of the ilioinguinal nerve. New Engl.J.Med. *266*, 16–19 (1962)
8. Krenkel, W., Tönnis, W.: Iatrogene Verletzung des N. femoralis. Zbl.Chir. *86*, 1637–1640 (1961)
9. Mosimann, W.: Das Tarsaltunnelsyndrom. Klinik und Ergebnisse der operativen Therapie anhand von 39 eigenen Beobachtungen. Schweiz. Arch. Neurol. Neurochir. Psychiat. *105*, 19–54 (1969)
10. Mumenthaler, A., Mumenthaler, M. et al.: Das Ilioinguinalis-Syndrom. Beschreibung von 7 eigenen Beobachtungen. Dtsch.med.Wschr. *90*, 1073–1078 (1965)
11. Mumenthaler, M.: Die Ulnarislähmung an der Handwurzel. Klinik und Therapie anhand von 30 eigenen Fällen. Schweiz. Arch. Neurol. Neurochir. Psychiat. *82*, 229–270 (1958)
12. Mumenthaler, M.: Die Ulnarisparesen. Stuttgart: Thieme 1961
13. Mumenthaler, M.: Some Clinical Aspects of Non Traumatic Mechanical Lesions of Peripheral Nerves. Analysis of 3465 Personal Cases. Schweiz. Arch. Neurol. Neurochir. Psychiat. *112*, 229–237 (1973)
14. Mumenthaler, M.: Nervenschädigungen bei veralteten Ellenbogenfrakturen. Z.Unfallmed. Berufskr. *66*, 15–25 (1973)
15. Mumenthaler, M., Schliock, H.: Läsionen peripherer Nerven. Diagnostik und Therapie, 3. Aufl. Stuttgart: Thieme 1977
16. Nissen, K.I.: Plantar digital neuritis. J. Bone Jt Surg. *30 B*, 84–94 (1948)
17. O'Brien, D., Upton, A.R.M.: Anterior interosseus nerve syndrome. J. Neurol. Neurosurg. Psychiat. *35*, 531–536 (1972)
18. Prill, A.: Supinatorlogensyndrom und dissoziierte Radialislähmung vom proximalen Unterarmtyp. Dtsch.med.Wschr. *92*, 1308–1313 (1967)
19. Regli, F., Haynal, A.: Schädigung des Nervus femoralis. Schweiz.med.Wschr. *94*, 147–155 (1964)
20. Richter, H.R.: Mechanische Neuritis der Rami dorsales und Fettgewebshernien als Ursache von akuten und chronischen Rückenschmerzen. Praxis *59*, 910–964 (1970)
21. Seyffarth, H.: Primary myoses in the M. pronator teres as cause of lesion of the N. medianus (the pronator-syndrome). Acta psychiat.scand.Suppl. *74*, 251–254 (1951)
22. Stricker, E., Nigst, H., Zinn, W.: Ueber Akroparästhesien beim Karpaltunnelsyndrom. Schweiz.med.Wschr. *86*, 1215–1219 (1956)

Die Gasmyelographie – aktuell oder überholt?

R. Bergleiter

Die nachfolgende Arbeit soll den Stellenwert umreißen, den die schon recht alte, aber nach wie vor zum Rüstzeug des Neuroradiologen gehörende Gasmyelographie unter den Routineuntersuchungen bei spinalen Erkrankungen einnimmt.

Der Untersucher darf dabei nie vergessen, daß es sich bei der Myelographie, gleich welcher Methode er sich bedient, nicht um einen Eingriff handelt, der direkt zur Heilung krankhafter Prozesse dient, sondern um eine diagnostische Maßnahme, um eine mittelbare Hilfsmethode im Rahmen zahlreicher anderer klinischer Untersuchungen. Ihr Zweck ist die Lokalisation, Arterkennung und Differenzierung eines pathologischen Geschehens, und sie ist nur als ein Baustein zu sehen, auf den sich die dann folgende Therapie gründet. Dies wird manchem Neuroradiologen erst dann klar, wenn er sich in einem Haftpflichtverfahren verantworten muß.

Bei einem Rückblick auf die Entwicklung der diagnostischen Methoden zur Erkennung und Differenzierung krankhafter Veränderungen des Zentralnervensystems sieht man, daß die Gasmyelographie in den frühesten Anfängen der Neuroradiologie wurzelt.

Schon 1919 hatte Dandy mit der operativen Luftfüllung der Hirnkammern den Weg beschritten, Teile des Liquorraumes im Röntgenbild sichtbar zu machen. In den zwanziger und dreißiger Jahren wurde die Methode nach lumbaler und cisternaler Lufteinblasung von zahlreichen Klinikern weiter verfeinert und auch der intrakranielle Subarachnoidalraum in Einzelheiten erfaßt.

Lindgreen, einer der konsequentesten Pioniere der Neuroradiologie, hat dann 1939 den Luft-Liquor-Austausch auch auf den Rückenmarkskanal angewandt und durch suboccipitale Luftfüllung in Kopftief- und Beckenhochlagerung die radiologische Diagnostik des gesamten spinalen Subarachnoidalraumes ermöglicht.

Sowohl in Deutschland als auch insbesondere in den angloamerikanischen Ländern nahm dann in den vierziger und fünfziger Jahren die Myelographie mit Jodölen einen immer breiteren Raum ein und drängte die Gasmyelographie etwas in den Hintergrund.

Der Vorteil der Jodölmyelographie, nämlich die kräftigere Kontrastgebung und damit die leichtere Kontrasterkennbarkeit im Röntgenbild auch für Nichtradiologen, wie Neurologen und Neurochirurgen, wurde trotz schwerwiegender Nachteile oft überbewertet. Die hohe Viscosität der Jodöle beeinträchtigte die Fließeigenschaften. Durch die kräftige Strahlenabsorption wurden feinere Einzelheiten, wie kleinere Neoplasmen oder mediale Bandscheibenprolapse, überdeckt und entzogen sich so der Diagnostik. Der Hauptnachteil aber war die ungenügende Stabilität der Jodbindung an die damals angewandten Trägeröle und ihre mangelnde Resorbierbarkeit. So wurde von den in den Liquorraum eingebrachten Kontrastmitteln freies Jod abgespalten, das neben dem Fremdkörperreiz des Öles nicht selten zu schweren meningealen Reaktionen führte. Die Folge waren zum Teil verhängnisvolle und therapeutisch kaum zu beeinflussende Arachnoiditiden. Nicht selten findet man bei Patienten nach früher durchgeführten Myelographien festsitzende ölige Kontrastmittelreste in den cerebralen Zisternen oder entlang den spinalen Wurzeln. Das Krankheitsbild reicht von hartnäckigen Wurzelneuritiden (Jodölarachnoiditis der spinalen Wurzeltaschen) bis zu Sehstörungen oder Erblindung (Arachnoiditis der Cisterna optochiasmatica), wobei die operative Therapie dann kaum palliative Erfolge zeigt.

Daraus resultiert die damalige schwedische Haltung, die in der Forderung nach einem völligen Verbot der Herstellung und der Einfuhr von jodölhaltigen Kontrastmitteln gipfelte. Dies dürfte auch der Hauptgrund dafür sein, daß in den skandinavischen Ländern die Gasmyelographie so konsequent weiterentwickelt und verbreitet wurde, da zumindest all diese Nachteile und fast alle Risiken mit dem Luft-Liquor-Austausch vermieden werden konnten. Einen weiteren Auftrieb für die Gasmyelographie brachte der Einsatz der Tomographie, die den nur schwachen und von vielen sehr dichten Substraten überlagerten Gasschatten des wenig voluminösen spinalen Subarachnoidalraumes im Röntgenbild wesentlich deutlicher wiedergibt als die Übersichtsaufnahme.

Die Einführung der wasserlöslichen Kontrastmittel in die Diagnostik des Spinalkanales brachte einerseits eine wesentliche Verbesserung der Detailerkennbarkeit auch sehr kleiner pathologischer Veränderungen, andererseits konnten sie nur nach Lumbalanaesthesie angewandt werden, die einen zusätzlichen, nicht zu unterschätzenden Risikofaktor beinhaltete. Außerdem war ihre Verwendung streng auf den mittleren und unteren Lumbalteil des Spinalkanales beschränkt, da bei einem Aufsteigen des Kontrastmittels – von Schmerzsensationen und schweren Krampferscheinungen abgesehen – mit einer Schädigung des Rückenmarkes gerechnet werden mußte.

In der Zwischenzeit haben die Fortschritte der pharmazeutischen Industrie zu bedeutenden Verbesserungen geführt. Dies gilt sowohl für die Jodöle als auch für die wasserlöslichen Kontrastmittel. Bei den ersteren wurde die Fließeigenschaft wesentlich verbessert, die Jodbindung an das Trägeröl stabilisiert und eine wenn auch langsame Resorption erreicht. Spätfolgen im Sinne einer Jodölarachnoiditis sind seitdem erheblich seltener zu erwarten. Die modernen wasserlöslichen Kontrastmittel (seit etwa 1970) können jetzt ohne vorherige Lumbalanaesthesie eingesetzt werden und sind relativ rasch resorbiert (aus Sicherheitsgründen beschränken die Herstellerfirmen die Anwendung zwar nach wie vor auf den Lumbalbereich des Spinalkanales).

Wir haben jedoch, wie auch andere Untersucher, bei intraventriculär zur Ventriculographie injiziertem und nach spinal abgeflossenem wasserlöslichem Kontrastmittel bisher keine nachteiligen Folgen gesehen.

Schließlich seien zum Vergleich in der Konkurrenz der Methoden zur spinalen Diagnostik noch die spinale Liquorszintigraphie (Myeloszintigraphie), die spinale Ossovenographie und die spinale Serienangiographie angeführt.

Die hochfliegenden Erwartungen, die die Myeloszintigraphie ebenso wie die anderen szintigraphischen Methoden nach ersten Anfangserfolgen begleiteten, haben sich nicht erfüllt. Es zeigte sich bald, daß die diagnostische Ausbeute mager war, weil ungenau, unsicher und mit hoher Fehlerquote belastet. Man kam kaum über Verdachtsdiagnosen hinaus.

Die spinale Ossovenographie, bei der durch Kontrastinjektion in die spongiösen Hohlräume eines Wirbeldornfortsatzes die spinalen Venengeflechte sichtbar gemacht werden, ist – ebenso wie die Myeloszintigraphie – kaum von nennenswerten Risiken belastet.

Die mit ihrer Hilfe gewonnenen diagnostischen Aussagen basieren auf der Verlagerung, Unterbrechung oder Erweiterung der spinalen Venen. Da deshalb nur gröbere pathologische Befunde zu verifizieren sind, hat die Methode wenig Verbreitung in der neuroradiologischen Routine gefunden.

Die selektive spinale Serienangiographie schließlich hat von allen Untersuchungsmethoden der spinalen Diagnostik die höchste Risikoquote. Neben dem allgemeinen Narkoserisiko und der Möglichkeit von Kontrastmittelzwischenfällen schließt sie vor allem die kaum zu mindernde Gefahr von Embolien und Thrombosen spinaler, das Rückenmark versorgender Arterien mit der Folge irreparabler Querschnittsbilder ein, wie sie auch ohne selektive Katheterisierung bei hohen translumbalen Aortographien als gefürchtete Komplikation auftreten können. Zudem erfordert diese Methode eine erhebliche Strahlenbelastung für den Patienten, einen hohen technischen Aufwand, sehr große Erfahrung in der angiographischen Kathetertechnik und viel Fingerspitzengefühl. Die geglückte Untersuchung allerdings liefert unübertreffliche Bilder bei gefäßreichen intra- und paraspinalen Neoplasmen oder Gefäßmißbildungen. Sie wird vorläufig auf technisch sehr versierte und risikofreudige Kliniken beschränkt bleiben.

Nicht vergessen werden soll in diesem Zusammenhang der jüngste und sicher bedeutungsvollste Sproß der radiologischen Diagnostik, nämlich die Computer-Tomographie. Sie stellt sich bereits heute als wahrscheinlich größte Neuerung dar und befindet sich in einer stürmischen, noch nicht zu übersehenden Entwicklung. Ihr Einsatz in der spinalen Diagnostik hat allerdings bisher noch nicht zu brauchbaren Ergebnissen geführt, da die seitherigen Typen von Ganzkörper-Computer-Tomographien für größere Objekte programmiert sind und die gewonnen Bilder mit ihrer relativ groben Rasterung die im begrenzten spinalen Raum notwendige Detailerkennbarkeit kaum gewährleisten. Es kann jedoch als sicher gelten, daß die rasch fortschreitende technische Verfeinerung des Verfahrens auch für diese Körperregion optimale und vor allem für den Patienten praktisch risikofreie Diagnoseergebnisse bringen wird.

Technik der Gasmyelographie

Bevor auf die Technik und die von der Gasmyelographie zu erwartenden diagnostischen Aufschlüsse eingegangen wird, sollen kurz die Forderungen aufgeführt werden, die an die Idealmyelographie zu stellen sind und von der unser Wunschdenken trotz aller apparativen und pharmakochemischen Fortschritte noch weit entfernt ist.

Als erstes sind Risikofreiheit und ein Mindestmaß an Beschwerden oder Belästigungen für den Patienten, dann Beschränkung des technischen Aufwandes und einfache Durchführbarkeit des Untersuchungsganges zu nennen. Vom Kontrastmedium sind die optimale Auffüllung des gesamten spinalen Liquorraumes, hohe Kontrastdichte bei trotzdem erhaltener Durchsichtigkeit und somit ein Höchstmaß an Detailerkennbarkeit, das Fehlen toxischer oder auch nur reizender Auswirkungen sowie rasche Resorption nach Abschluß der Untersuchung zu verlangen, ohne jedoch den Untersuchungsgang selbst unter Zeitdruck zu bringen.

Diese Idealforderungen sind bis heute von keiner Methode und vor allem von keinem Kontrastmittel erreicht worden. Es ist daher notwendig, Kompromisse zu schließen und in Abhängigkeit von klinischem Befund und Fragestellung das im Einzelfall günstigste Verfahren anzuwenden, das bei größtmöglicher Schonung des Patienten die besten diagnostischen Aussagen ermöglicht.

Die Technik der Gasmyelographie ist verschieden, je nachdem, welcher Abschnitt des Spinalkanales zur Darstellung gebracht werden soll.

Notwendig ist in jedem Fall ein Kipptisch, der sowohl seitliche als auch sagittale Aufnahmen ermöglicht. Eine Erleichterung für Schrägprojektionen bringt eine drehbare Mulde, in der der Patient gelagert ist. Die entscheidende Verbesserung der diagnostischen Aussagemöglichkeiten – für den Bereich des cervicodorsalen Überganges Conditio sine qua non – bedeutet jedoch die Tomographie des gasgefüllten Spinalkanales. Am günstigsten hat sich hierbei die polycyclische, elliptische oder kreisförmige Verwischung erwiesen, jedoch erbringt auch die einfache transversale Schichtung, quer oder längs zur Wirbelsäule je nach untersuchtem Abschnitt, recht brauchbare Bilder.

Soll nur der *cervicale Spinalkanal* untersucht werden, wie z. B. bei klinisch eingegrenzter Verdachtsdiagnose eines cervicalen Bandscheibenvorfalles, wird der Patient nach Lumbalpunktion auf dem etwa 20° schräg geneigten Kipptisch in Kopftieflage seitlich gelagert.

Dann werden über die mit Dreiweghahn versehene Lumbalnadel 20 ml Liquor gegen Gas (Luft oder wegen der besseren Verträglichkeit Sauerstoff oder Helium) ausgetauscht. Der Patient gibt dabei Kribbelparaesthesien oder leichte, ziehende Schmerzen im höherliegenden Bein als Ausdruck des Reizes an, den das Gas auf die Wurzeln der obenliegenden Seite ausübt. Sie sind nach wenigen Sekunden bis höchstens Minuten wieder verschwunden. Dann wird die Punktionskanüle entfernt und der Patient – immer noch in Kopftieflage – in Rückenlage gebracht. Mit Hilfe des Kipptisches hebt man nun Oberkörper und Halsteil des Patienten langsam bei recliniertem Kopf an und bringt so das eingeblasene Gas in den Halsabschnitt des Spinalkanales. Wegen der optischen Kontrolle der cervicalen Füllung ist dabei auf die Bildverstärker-Fernsehwiedergabe kaum zu verzichten. Schließlich werden Röntgenaufnahmen im seitlichen und nötigenfalls auch im schrägen Strahlengang sowie Schichtaufnahmen angefertigt. (Die Aufnahme im sagittalen Strahlengang erbringt wegen der Überlagerung durch die wesentlich voluminösere und damit kontrastreichere Trachea kaum verwertbare Befunde.) Nach Abschluß der Untersuchung bringt man den Patienten erneut in leichte Kopftief- und Beckenhochlagerung und damit das Gas in den lumbalen Spinalkanal. Nach spätestens 24 Std. in dieser Haltung ist das Gas resorbiert. Man kann jedoch bei verständigen Patienten auch das Gas unter Durchleuchtungskontrolle durch ganz langsames Anheben des Kopfes Bläschen für Bläschen in den intrakraniellen Subarachnoidalraum aufsteigen lassen. Dieses Vorgehen bringt zwar mäßige Kopfschmerzen mit sich, die in kurzer Zeit abgeklungen sind, erspart aber dem Patienten die oft unangenehm empfundene Kopftieflagerung.

Für die Diagnostik des **lumbalen Subarachnoidalraumes** muß etwas mehr Gas aufgewandt werden, je nach Größe des Patienten genügen jedoch 40–50 ml. Die Einblasung kann entweder nach Suboccipital- oder hoher Lumbalpunktion (L2/3 oder L3/4) vorgenommen werden und erfolgt wieder in Kopftief- und Beckenhochlagerung.

Da in diesem Abschnitt keine parallel gerichteten Störschatten wie die der Trachea im cervicalen Abschnitt bestehen, erbringen meist schon die Übersichtsaufnahmen in zwei oder vier Ebenen ausreichende Bilder, wenn es sich nicht um sehr adipöse Patienten handelt, bei denen die Gasmyelographie wegen ihres geringen Kontrastes nur ungenügende Ergebnisse zeitigt. Stark gashaltige Darmschlingen können sehr störend wirken, sind aber dann durch die Tomographie weitgehend zu eliminieren.

Soll der *gesamte Spinalkanal* bei ungenügender Möglichkeit einer Höhenlokalisation myelographisch erfaßt werden, muß nach Suboccipitalpunktion die ganze Liquormenge durch Gas ersetzt werden, d. h. es wird solange Liquor portionsweise abgelassen und Gas eingeblasen, bis schließlich aus der Kanüle kein Liquor mehr abfließt und stattdessen ein Teil des Gases wieder zurückströmt. Beim Durchschnittspatienten erfolgt dies nach 80–100 ml Gas. Bei sehr großen Menschen oder bei sehr weitem Spinalkanal können aber auch 120–140 ml notwendig werden. Im seitlichen Strahlengang sind dann die einzelnen Abschnitte gut zu erfassen, mit Ausnahme des cervicodorsalen Überganges. Seine Darstellung ist nur bei nicht zu großer Schulterbreite, mit optimaler Belichtung und oft nur mit der Tomographie, manchmal auch gar nicht möglich. Man kann dann nur auf die Schrägprojektion ausweichen, die aber den exakten Verlauf des Vorderrandes des Schattenbandes an den Wirbelkörperhinterkanten nicht wiedergibt.

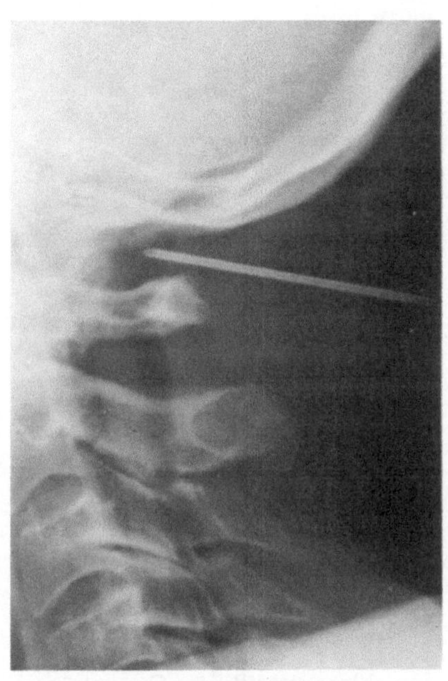

1

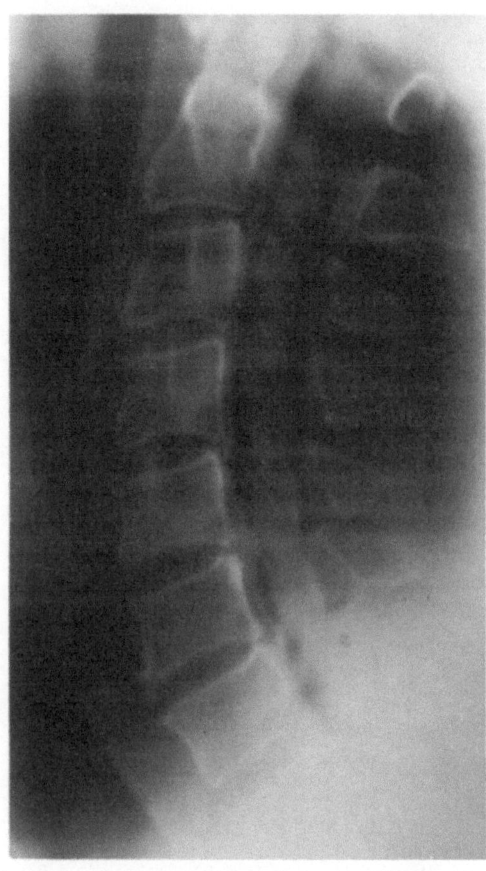

2

Abb. 1. Cervicaler Abschnitt des Spinalkanales während der suboccipitalen Gaseinblasung. Vollfüllung in Kopftief- und Beckenhochlagerung

Abb. 2. Cercicale Gasmyelographie nach lumbaler Füllung. Lagerung mit recliniertem Kopf in Fußtieflage. Im Tomogramm sind die bis an den Markschatten heranreichenden Vorwölbungen großer Bandscheibenprolapse C5/6 und C6/7 zu sehen

Auch der obere Abschnitt des thorakalen Bereiches ist wegen der Überlagerung durch die Trachea im Sagittalbild höchstens durch die Tomographie zu erfassen bzw. durch leichte Schrägdrehungen des Patienten. Meist genügen nach Vollfüllung 24 Std. Bettruhe mit Kopftieflagerung zur Gasresorption, bei größeren Mengen Gas 48 Std.

Schließlich ist noch die Technik der Doppelkontrastmethode bei raumfordernden spinalen Prozessen mit Totalstopp zu erwähnen. Sie gibt dem Neurochirurgen den Ober- und den Unterrand des Prozesses und somit seine ganze Ausdehnung an. Hat der Untersucher in Kopftieflagerung nach suboccipitaler Gaseinblasung im Röntgenbild oder unter der Durchleuchtung einen vollständigen Stopp der Gassäule entdeckt, so empfiehlt es sich, sofort eine Lumbalpunktion anzuschließen und ohne Liquorentnahme wenige Tropfen eines Jodöles zu injizieren, die dann ascendierend den Unterrand des raumfordernden Prozesses markieren. Das gleiche gilt für das descendierende Jodöl-myelogramm. Hier sitzt das Kontrastmittel auf dem raumfordernden Prozeß

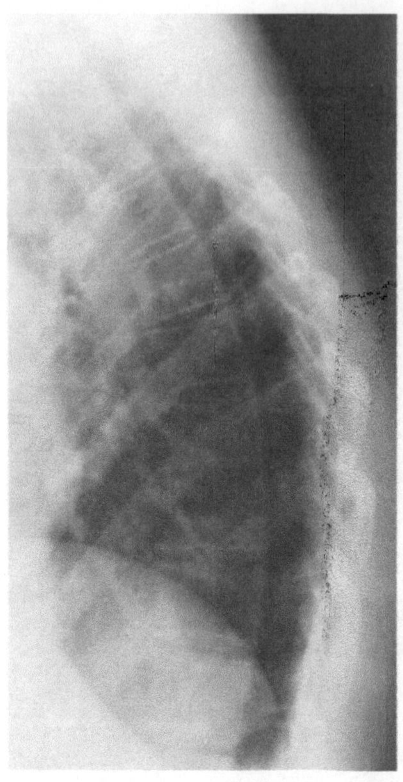

Abb. 3. Thorakaler Abschnitt des Spinalkanales. Vollfüllung in Kopftief- und Beckenhochlagerung. Der Markschatten ist gut abzugrenzen

auf. Wenige, in Kopfhochlagerung von lumbal her eingeblasene Milliliter Gas genügen dann, um den Unterrand deutlich zu machen.

Indikation und Aussagewert

Die Indikation des jeweiligen Myelographieverfahrens ist durch den Nutzen geprägt, den es für den Patienten hat. Die Überlegungen, die die Auswahl bestimmen, schliessen die Risiken und Beschwerden für den Patienten ebenso ein, wie die zu erwartende und vom Kliniker, insbesondere vom Neurochirurgen als unbedingt notwendig erachtete diagnostische Aussage.

Von der Gasmyelographie, der ältesten myelographischen Untersuchung, kann gesagt werden, daß die Risiken nicht größer sind als die einer Lumbal- oder Suboccipitalpunktion ohne Myelographie. Die Beschwerden in Form von Kopfschmerzen oder unbestimmbaren, leichten ziehenden Schmerzen im Rücken werden von den Untersuchten meist als gut erträglich angegeben, die während der Gasresorption notwendige Bettruhe in Kopftieflagerung wird als lästige Unbequemlichkeit angesehen.

Zum Aussagewert der Gasmyelographie ist allgemein anzumerken, daß der negative Gaskontrast im Röntgenbild sicherlich wesentlich weniger deutlich als positiver Kontrast zu erkennen ist, insbesondere von Jodölen. Es ist jedoch häufig nur eine Frage der Gewöhnung bei der Beurteilung von Röntgenbildern, um auch den schwachen Gaskontrast optisch zu erfassen und diagnostisch zu verwerten.

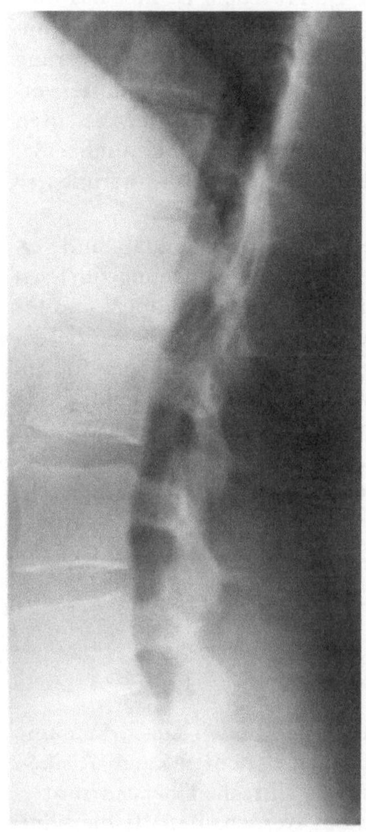

Abb. 4. Lumbaler Abschnitt des Spinalkanales. Vollfüllung in Kopftief- und Beckenhochlagerung. Das Ende des Markschattens reicht bis L2

Der *thorakale Abschnitt* ist mit der Gasmyelographie zwar zu erfassen, die Ergebnisse sind jedoch weit nicht so aussagekräftig wie im Halsbereich (Abb. 3). Hochgradige Einengungen des Duralsackes, stärkere Markauftreibungen bei intramedullären Tumoren und ein Totalstopp sind aber gut zu erkennen, mit Ausnahme des obersten Teiles und des cervicothorakalen Überganges. Ein Versuch bringt jedoch keinen Schaden, auch wenn in einem späteren Untersuchungsgang eine Jodölmyelographie angeschlossen werden muß.

Ein nicht zu unterschätzender Vorteil der Gasmyelographie liegt sicher in der Rundumvollfüllung des Arachnoidalsackes, während sich die hyperbaren Jodöle jeweils am Boden des Sackes ausbreiten und auch nur auf dem unteren Teil entlangfliessen, was vielfache Drehungen der oft schwerbeweglichen Patienten notwendig macht, um ventrale und dorsale Abschnitte gleichmäßig zu erfassen.

In der Diagnostik des *cervicalen Abschnittes* bevorzugen wir immer die Gasmyelographie, meist mit Tomographie (Abb. 1 und 2). Sie liefert bei Erkrankungen der Bandscheiben feinste Befunde von Protrusionen und Prolapsen, die bei der Verwendung von Jodölen einfach zugedeckt werden. Nicht geeignet ist sie zur Darstellung von Wurzelausrissen, die die Domäne der Jodölmyelographie darstellen.

Im *lumbalen Abschnitt* schließlich, in dem keine Trachea und kein Schultergürtel stören, kann die Gasmyelographie nahezu gleichwertige diagnostische Aussagen erbringen wie die mit wasserlöslichen Kontrastmitteln, zumindest in der Bandscheibendiagnostik und bei nicht allzu dicken Patienten (Abb. 4). Trotzdem ist hier das wasserlösliche Kontrastmittel meist vorzuziehen, da es nicht nur die Konturen des Meningealsackes abbildet, sondern auch die feinen Wurzelschatten und deren Verlagerung bei pathologischen Prozessen und darüber hinaus das negative Abbild gestauter, erweiterter Venen bei Neoplasmen oder Gefäßmißbildungen wiedergibt. Bei Patienten mit einer Kontrastmittelüberempfindlichkeit, bei denen Anamnese und klinischer Befund auf einen Bandscheibenprolaps hinweisen, sollte man jedoch die harmlosere Gasmyelographie an den Anfang stellen.

Wenn der Verdacht auf eine spinale Erkrankung besteht, aber nur unklare und verwirrende Symptome erhoben werden, sollte als orientierende Untersuchung zunächst eine Gasmyelographie mit kompletter Füllung des Spinalkanales von suboccipital bis hinunter zum Sacrum erfolgen. Sollte sich daraus die Notwendigkeit einer gezielten lokalen Abklärung ergeben, so kann nach wenigen Tagen eine Positivmyelographie angeschlossen werden. Darüber hinaus kann die Gasmyelographie als einzige Methode manchmal eine Verschmälerung des Markschattens und damit auch Aufschlüsse über degenerative Erkrankungen mit Markschwund ergeben.

Kennt der Neuroradiologe Wert und Nachteile der Gasmyelographie, beherrscht er ihre Technik und ist er apparativ genügend gerüstet, so wird er sie zum Nutzen der Patienten auch trotz vieler modernerer Methoden gezielt einsetzen und daraus Gewinn in der diagnostischen Sicherheit ziehen.

Zusammenfassung

Die Gasmyelographie ist eine der ältesten Untersuchungsmethoden zur Erkennung und Differenzierung spinaler Erkrankungen. Da sie für den Patienten kaum Risiken und nur geringe Unannehmlichkeiten bedingt, sollte sie als einfache Übersichtsuntersuchung an den Anfang des Untersuchungsganges gestellt werden. Betrifft die klinische Fragestellung nur den cervicalen Abschnitt des Spinalkanales, ist sie anderen Methoden überlegen.

Auch unter kritischer Abwägung aller modernen Verfahren behauptet sie ihren Platz und gehört nach wie vor zum Standard der neuroradiologischen Diagnostik.

Die craniale Computer-Tomographie

H. Hacker

Die Computer-Tomographie (CT) wurde von G. Hounsfield et al. [6] realisiert, nachdem Jahre vorher durchgeführte theoretische Vorarbeiten von Oldendorf und Cormack [9, 2] wenig Beachtung gefunden hatten. 1972 wurden die ersten Untersuchungen des Gehirnes mit einem Gerät der EMI von Ambrose [1] in Vorträgen und 1973 schriftlich vorgestellt. Im Juni 1974 wurde ein von der Siemens AG entwickeltes Gerät als erstes in Deutschland in meiner Abteilung in Betrieb genommen. Inzwischen hatte eine Gruppe am National Institute of Health, Washington, den Schritt zum Ganzkörper-Computer-Tomographen getan; dieses Gerät ist jetzt als Actascanner bekannt. Seitdem hat eine überstürzende technische Entwicklung eingesetzt, die von einer großen Zahl konkurrierender Hersteller rasch vorangetrieben wird.

Bereits die ersten Untersuchungsergebnisse hatten eine Revolution in der Radiologie ahnen lassen. Seit 1975 ist durch Hunderte von Untersuchungsreihen und eine Flut von Publikationen nachgewiesen, daß die Gehirndiagnostik wirklich eine ungeahnte Erweiterung erfahren hat und für die gesamte Radiologie eine neue Ära begonnen wurde.

Man hat von einem transversalen Schichtverfahren gesprochen, bei der jeweils Horizontalschnitte des Körpers untersucht werden. Während in der klassischen Röntgenologie die Röntgenstrahlen ein Schattenbild auf ein bildgebendes System werfen, tastet hier ein dünner Röntgenstrahl das Gehirngewebe aus verschiedenen Richtungen ab, wobei ein gegenüberliegender Strahlendetektor für jeden kleinen Schritt die durch das Objekt abgeschwächte Strahlung mißt. Dabei wird jeweils nur eine Schicht von 5 bis 13 mm Dicke erfaßt. Aus den mehr als 20.000 Meßergebnissen einer Schichtuntersuchung berechnet ein Computer für jedes kleine Gewebsstückchen in dieser Schicht mit einer maximalen Flächenausdehnung von 1,9 mm mal 1,9 mm die von diesem Gewebe absorbierte Strahlung und bestimmt somit die Gewebedichte. Die gemessenen Gewebedichten für jeden einzelnen Punkt (Pixel) können in lokalisatorisch richtiger Zuordnung entweder als Karte von Zahlen oder – gebräuchlicher – als Grau- oder Farbstufen in einem vom Computer synthetisierten Bild zur Auswertung angeboten werden. In jüngster Zeit hat sich die Auswertung durch Histogramme umschriebener pathologischer Bereiche zumindest in die Forschung eingeführt.

Zum Verständnis des physikalischen Prinzipes muß man sich vorstellen, daß ein kleines Feld aus 180 verschiedenen Richtungen von Meßstrahlen erfaßt wird. Seine Dichte beeinflußt dabei in gleicher Weise das Meßergebnis jedes einzelnen Meßstrahls. Durch ein kompliziertes Rechenverfahren kann diese im Kreuzungspunkt aller beteiligten Meßstrahlen liegende Abschwächung errechnet werden. Es wird hierdurch verständlich, daß neben der eigentlichen Röntgentechnik dem Computer bzw. dem mathematischen Rechenprogramm bei diesem Verfahren größte Bedeutung zukommt. Trotz der sehr komplizierten Technik hat die Industrie es fertig gebracht, Geräte zu entwickeln, deren Bedienung außerordentlich einfach ist, viel einfacher als die eines herkömmlichen Röntgengerätes. Wir haben die Erfahrung gemacht, daß am Siretom (Siemens) ungelernte Kräfte in wenigen Tagen eingearbeitet sind.

Für den Patienten bedeutet die Untersuchung keine wesentliche Belästigung. Durch die Benutzung intravenös verabreichten Röntgenkontrastmittels entsteht ein allerdings minimales Risiko, das dem von der intravenösen Nierendarstellung bekanntem Risiko gleich ist. Eine Untersuchung ohne Kontrastmittelinjektion kann dagegen als völlig gefahrlos bezeichnet werden und ist nach maximal 30 min. beendet. Lediglich für Kleinstkinder und unkooperative Patienten, besonders Schwerunfallverletzte, ist eine Narkose erforderlich, um die Immobilisierung des Kopfes zu sichern.

Der Neuroradiologe, an seitliche oder anterior-posteriore Schädelaufnahmen gewöhnt, muß umlernen, da die Schichten horizontal liegen. Ein Studium entsprechender anatomischer und pathologisch-anatomischer Darstellungen ist unerläßlich.

Die medizinische Bedeutung des neuen Verfahrens liegt in dem sehr hohen Unterscheidungsvermögen für verschiedene Gewebedichten. Während in der klassischen Radiologie nur Knochen, dicke Verkalkungen, Luft und äußere Weichteile dargestellt werden, es sei denn, man füllt Hohlorgane mit Kontrastmittel, wird nun die Dichteverteilung im Parenchym innerhalb des Körpers der diagnostischen Deutung zugänglich. Dabei kann eindeutig zwischen Hirngewebe, wässrigen Flüssigkeiten, coaguliertem oder sedimentiertem Blut und Fettgewebe unterschieden werden (Tabelle 1). Gelegentlich wird Tumorgewebe auch ohne Kontrastmittel erkennbar.

Die intravenöse Verabreichung jodhaltiger Kontrastmittel läßt dabei zusätzlich erkennen, wo die Bluthirnschranke gestört ist und das Gewebe sich mit Kontrastmittel imprägniert. Diese Beobachtung von Membranfunktionen war bisher der Nuklearmedizin vorbehalten, konnte aber topisch nicht so genau festgelegt werden. Das hat sich mit Anwendung dieser Computertechnik allerdings auch in der Nuklearmedizin gewandelt (Ter Pogossian) [11].

In unserer Abteilung haben wir gemeinsam mit H. Becker und H. Grau seit 1974 über 9.000 CT-Untersuchungen durchgeführt. Als Geräte wurden der Prototyp des Siretom und seit 1976 das Siretom I[1] benutzt. Nahezu alle Hirnerkrankungen mit

Tabelle 1. Der Neuroradiologe erkennt heute:

mit der klassischen Radiologie:		mit CT:
	Knochen dicke Verkalkung Luft	Knochen feine Verkalkungen Luft Liquor Hirngewebe
nach intrarterieller oder intrathekaler Kontrastmitteleinspritzung:	Ventrikel subarachnoidalräume Gefäße	Hirnödem nekrotisches Gewebe Tumorgewebe (teils) Fettgewebe coaguliertes oder sedimentiertes Blut zystische Läsionen
nach i. v. Kontrast:		Gewebeimprägnation
mit Geräten neuester Bauart:		Graue Substanz Weiße Substanz Gefäße

[1] Das Siretom I wurde dankenswerterweise von der Stiftung Volkswagenwerk finanziert.

Tabelle 2. Neue Diagnosen mit der CT

Hämatome:	intracerebral intraventriculär subarachnoidal
Hirnkontusion Hirnödem Hirnnekrose cystische Läsionen Lipome Frühdiagnose von Astrozytomen Intraorbitale Tumoren	

makroskopisch gut erfaßbaren Veränderungen des Hirngewebes und der Ventrikel und Subarachnoidalräume sind jetzt einer direkten Diagnose zugänglich. Einige Erkrankungen, die mit der klassischen Neuroradiologie kaum erfaßbar waren, werden nun ohne Schwierigkeiten erkannt (Tabelle 2). Aus der tabellarischen Aufzählung läßt sich der diagnostische Fortschritt vor allem für 3 große Erkrankungsgruppen herauslesen: Hirnverletzungen, Schlaganfälle und Orbitaerkrankungen (Abb. 1–6). Nehmen wir als Beispiel die Orbitaerkrankungen, für die bisher nur ungenaue und komplikationsreiche Kontrastverfahren Auskunft gaben oder in neuerer Zeit die Ultraschalluntersuchung wenigstens groben Aufschluß gab. Heute sind Tumoren, pathologisch veränderte Augennerven, Muskelverdickungen oder retroorbitale Blutungen ohne Schwierigkeiten erkennbar. Die Tumoren in der Umgebung der Orbita sind bis im Einzelnen in ihrer Ausdehnung intraorbital abgrenzbar.

Ein wesentlicher diagnostischer Nutzen in der Gehirndiagnostik wird mit der CT bei sehr viel mehr Erkrankungsgruppen erreicht wie die folgende Auflistung zeigen mag:

Mißbildungen und frühkindliche Hirnschäden
Verletzungen
Tumoren
Parasiten
Arteriell bedingte hypoxische Schäden
Venös bedingte hypoxische Schäden
Blutungen
Entzündliche Veränderungen
Degenerative Hirnerkrankungen und Atrophien
Orbitatumoren.

Entsprechend der diagnostischen Breite und Genauigkeit der Computer-Tomographie haben sich die klassischen Kontrastuntersuchungen der Neuroradiologie rasch vermindert. An unserer Abteilung waren bereits 18 Monate nach dem Beginn der CT-Untersuchungen folgende Rückgänge erkennbar:

Luftencephalographien vermindert	um 72%
Carotisangiographien vermindert	um 22%
Retrograde Brachialisangiographien vermindert	um 41%

Die Indikationsstellung für neuroradiologische Untersuchungen ist völlig verändert. So werden schwere Schädel-Hirn-Traumen nur noch in Ausnahmefällen angio-

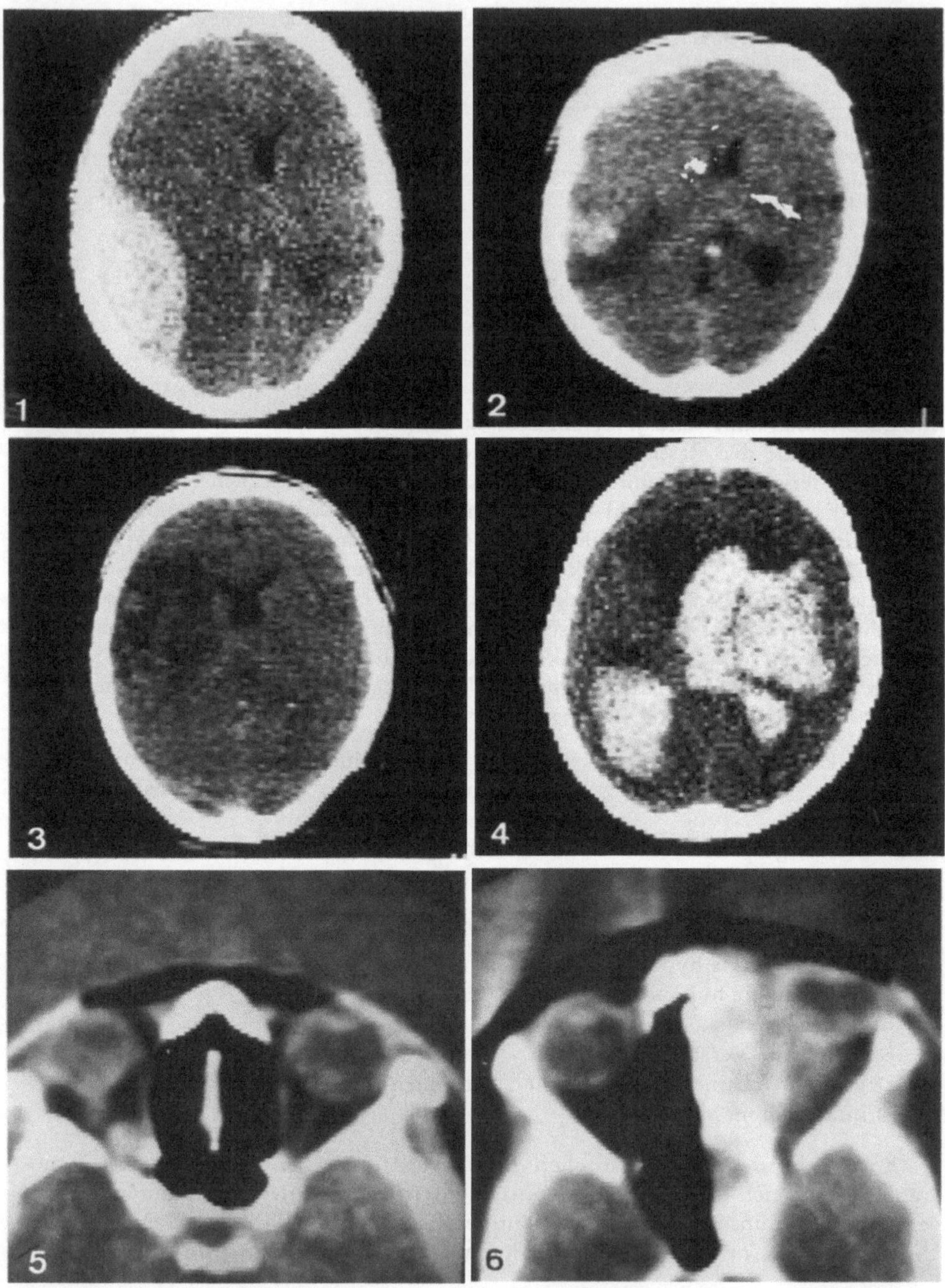

Abb. 1. Epidurales Hämatom links
Abb. 2. Kontusion (dunkel) mit intracerebraler Blutung. Ventrikelsystem nach rechts verlagert
Abb. 3. Ischämischer Infarkt links
Abb. 4. Massenblutung rechts mit Ventrikeleinbruch
Abb. 5. Meningeom der Orbitaspitze
Abb. 6. Carcinom im Nasenbereich

Tabelle 3. Falsch-negative Befunde mit der CT

Alle Läsionen von gleicher Dichte wie Gehirn und Fehlen einer Ventrikelverschiebung ohne Kontrastimprägnation	
besonders:	chronisches subdurales Hämatom Aneurysma kleine arterio-venöse Mißbildungen

graphiert, da die CT hier eine genauere Diagnose gibt und die Operationsindikation durch die Feststellung, ob eine Blutung oder eine Hirnkontusion vorliegt, wesentlich beeinflußt wird. Kontrastverfahren zur reinen Ausschlußdiagnostik kommen praktisch in Wegfall. Auch zahlreiche Luftenzephalographien bei Epileptikern werden nicht mehr durchgeführt. Für die hintere Schädelgrube ist die Genauigkeit der Diagnose durch die CT erheblich angestiegen. Leider ist jedoch die Diagnose des Kleinhirnbrückenwinkels wegen der in dieser Region immer wieder zu beobachtenden Artefakte bei kleinen Tumoren nach wie vor unsicher.

Die Angiographie bleibt vor allem zur präoperativen Abklärung der Gefäßverhältnisse, zur Untersuchung der cerebro-vasculären Erkrankungen und zur Untersuchung bei Verdacht auf Aneurysmen oder Gefäßmißbildungen ein wichtiges und unverzichtbares Untersuchungsverfahren. Die Luftfüllung und die Ventrikulographie werden in den letzten Jahren wohl zu wenig durchgeführt. Sie sind insbesondere bei erweiterten Liquorräumen notwendig, um hier liquorgefüllte Zysten abgrenzen zu können. Während die diagnostische Zuverlässigkeit der CT für Veränderungen des Parenchyms und der Liquorräume unerreicht hoch ist, ist sie für Erkrankungen des

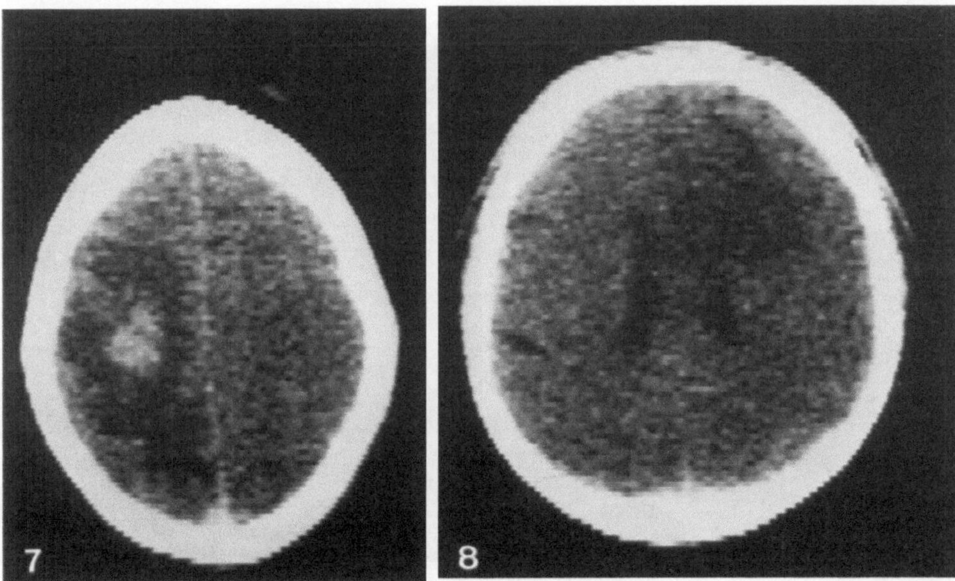

Abb. 7. Metastase mit großem Hirnödem. Falx nach Kontrastmittelgabe sichtbar
Abb. 8. Astrocytom rechts frontoparietal (Bereich verminderter Dichte)

Gefäßsystems keineswegs ausreichend. So sind falsch-negative CT-Untersuchungen zu erwarten bei Aneurysmen, kleinen arteriovenösen Mißbildungen, aber auch bei chronischen subduralen Hämatomen, wenn die Hämatomflüssigkeit die gleiche Dichte wie das Hirngewebe hat. Lediglich die zusammengedrängten Vorderhörner, von Marcu aus unserer Arbeitsgruppe als Hasenohren beschrieben, deuten manchmal auf beidseitige Subduralhämatome. Auch hier wird also gelegentlich die Angiographie erforderlich. Bei negativen CT-Befunden muß immer die Möglichkeit eines falsch-negativen Befundes beachtet werden, auch wenn derartige Befunde selten sind. Typische falsch-negative Befunde sollten daher immer in die Enddiagnose einbezogen werden (Tabelle 3).

In der Tumordiagnostik sind wesentliche Fortschritte das frühzeitige Erkennen der Astrozytome und die einfache Feststellung multipler Hirntumoren (Metastasen) (Abb. 7, 8). Die Artdiagnose von Hirntumoren ist durch die Computer-Tomographie mit großer Genauigkeit vorhersagbar (Hacker, Grau) [5]. Es sollte jedoch immer beachtet werden, daß klinische Störungen, besonders bei bösartigen Tumoren oft früher auftreten als der pathologische Prozeß in der CT erkennbar wird. Deshalb ist bei negativer CT und fortschreitender Klinik die Wiederholung der CT oder der Einsatz anderer Untersuchungsverfahren dringend erforderlich.

Aber nicht nur der Krankheitsprozeß im Beginn kann erkannt werden, sondern seine Entwicklung unter der Therapie wird kontrolliert. Die richtige Behandlung ist durch die genauere Diagnose leichter auswählbar, sie kann im Verlauf der Krankheit der pathologischen Entwicklung genau angepaßt werden. Besonders nach Operationen hat sich die Beobachtung des Erfolges oder Mißerfolges eines Liquorshuntes oder das Erkennen einer Nachblutung als sehr wesentlich herausgestellt (Abb. 9a, b). Man muß heute sagen, daß eine neurochirurgische Tätigkeit ohne CT auf einen wesentlichen Teil von Behandlungsmöglichkeiten mangels genauer Diagnose verzichten muß.

Für die Kranken und ihre Familie ist darüberhinaus eine möglichst sichere Prognose von wesentlicher Bedeutung für die Gestaltung des gemeinsamen Lebens. Auch

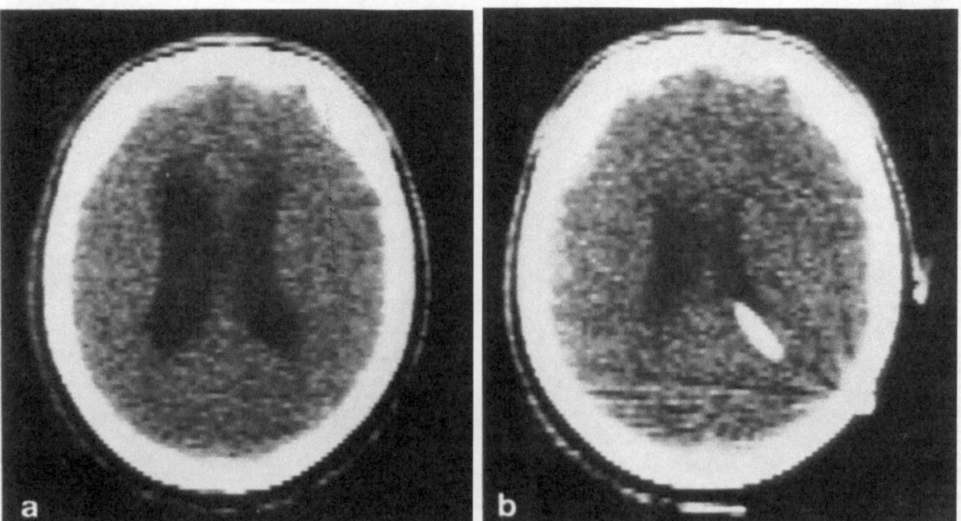

Abb. 9. (a) Erweiterte Ventrikel mit periventrikulärem Ödem, bei Liquorresorptionsstörung nach traumatischer Subarachnoidalblutung. (b) Die gleichen Ventrikel wesentlich kleiner nach ventrikuloaurikulärem shunt

hier bringt die CT einen Fortschritt, der nicht nur den Kranken selbst sondern auch seiner Familie zugute kommt.

Aus dem Gesagten würde sich ergeben, daß die Indikation zur CT grundsätzlich bei jedem Verdacht auf eine organische Hirnläsion vorliegt. Die riesige Zahl solcher Verdachtsfälle steht jedoch vorläufig noch in einem ungünstigen Verhältnis zur Zahl der außerordentlich teuren Geräte. Es muß deshalb die Indikation vorerst auf den dringenden klinischen Verdacht einer operativ behandelbaren Gehirnerkrankung eingeschränkt werden. Wenn mehr Gerätezeit zur Verfügung steht, wird man zunehmend auch Schlaganfälle, Entzündungen und Anfallsleiden abzuklären suchen. Dort, wo keine CT-Geräte in der Nähe zur Verfügung stehen, muß auch jetzt noch die klassische neuroradiologische Diagnostik durchgeführt werden. Einer Überweisung zu einer CT sollte immer eine gründliche klinisch-neurologische Untersuchung vorausgehen.

In Deutschland wurden die ersten Geräte von der Stiftung Volkswagenwerk finanziert. Die mit diesen Geräten geleisteten klinischen Forschungsarbeiten haben zur raschen Erkenntnis über den Wert und die diagnostische Bedeutung der Methode wesentlich beigetragen. Ohne diese Förderung wäre die CT in Deutschland nicht so rasch verbreitet worden. Heute sind bereits 60 Geräte in Betrieb. Diese Zahl sollte sich in nicht allzu ferner Zeit verdoppeln, damit von einer ausreichenden Versorgung der Bevölkerung gesprochen werden kann.

Literatur

1. Ambrose, J.A.: Computerized transverse axial tomography. British J. Radiol. *46*, 401 (1973)
2. Cormack, A.M.: Representation of a function of its line integrals, with some radiological applications. J. Appl. Physics *34*, 2722–2727 (1963)
3. Hacker, H.: Tomometrie: die direkte Röntgendiagnose von Gehirnerkrankungen. Dtsch. Ärztebl. *72*, 811 (1975)
4. Hacker, H., Becker, H.: Time Controlled Computed Tomographic Angiography. J.Computer Assisted Tomography *1*, 405 (1977)
5. Hacker, H., Grau, H.: The Prediction of Tumor Pathology in Computed Tomography. Proceedings 6th Internat. Congress of Neurological Surgery. Excerpta Medica, Amsterdam. To appear 1978.
6. Hounsfield, G., Ambrose, J., Perry, J., Bridges, C.: Computerized transvers axial scanning. Brit.J.Radiol. *46*, 1016 (1975)
7. Kazner, E., Lanksch, W., Steinhoff, H., Wilske, J.: Die axiale Computer-Tomographie des Gehirnschädels. Fortschr.Neurol.Psychiat. *43*, 487 (1975)
8. Marcu, H., Becker, H.: Computed-Tomography of Bilateral Isodense Chronic Subdural Hematomas. Neuroradiology *14*, 81 (1977)
9. Oldendorf, W.H.: Isolated flying spot detection of radiodensity discontinuities, displaying the lateral structural pattern of a complex object. IRE Transactions on Biomedical Electronics, BME 8, No 1, Jan. 1961
10. Raichle, M.E., Larson, K.B., Higgins, C.S., Grubb, R.L. jr., Eichling, J.O., Welch M.J., Ter-Pogossian, M.M.: Three-dimensional in vivo mapping of brain metabolism and acid-base status. Acta Neurol.Scand(Suppl) *56*, 188–9 (1977)
11. Ter-Pogossian, M.M.: Persönliche Mitteilung 1975

Bücher

Computed Tomography of the Brain and Orbit. New, P.F.J., Scott, W.R. Baltimore; The Williams and Wilkins Company 1975

Cranial Computerized Tomography. Proceedings of the CCT Symposium Munich, June 10–12, 1976. Lanksch, W., Kazner, E. (Eds.) Berlin–Heidelberg–New York: Springer 1976

The First European Seminar on Computerized Axial Tomography in Clinical Practice. Du Boulay, G.H., Moseley, I.F. (Eds.). Berlin–Heidelberg–New York: Springer 1977

Clinical Computer Tomography- Head and Trunk. Baert, A., Jeanmart, L., Wackenheim, A. (Eds.). Berlin–Heidelberg–New York: Springer 1978

Die arterielle Verschlußkrankheit im Bereich der A. Carotis: Klinik und Therapie

H. Brenner und G. Kletter

Einleitung

Etwa ein Viertel der klinisch manifesten Gehirndurchblutungsstörungen wird durch Strombahnhindernisse im extrakraniellen Bereich der vier cerebralen Versorgungsarterien hervorgerufen; weitere 10–20% durch Veränderungen größerer Hirnarterien. Verschlußprozesse dieser Gefäßregionen gestatten in weitgehendem Maße eine gefäßchirurgische Korrektur und haben damit die besten Chancen auf neurologische Besserung.

Geschichtliches

Die erste Beschreibung eines spontanen Carotisverschlusses stammt von Thomas Willis aus dem Jahre 1684. Während zu diesem Zeitpunkt noch keine Rückschlüsse auf die Folgen gezogen wurden, hat erstmals Abercrombie eine Beziehung zwischen diesem morphologischen Befund und der Hirndurchblutung hergestellt. Doch erst gegen Ende des 19. Jahrhunderts war es allgemein geläufig, daß der Verschluß einer zuführenden Hirnarterie zu einem Hirninfarkt führen kann [13].

1905 wurde durch Chiari [2] erstmals eine systematische pathologisch-anatomische Untersuchung der Carotisverschlüsse veröffentlicht, wobei die Carotisbifurkation als eine Prädilektionsstelle erkannt wurde. Diesen Feststellungen schloß sich Hand 1914 an und prägte die Bezeichnung „Claudicatio cerebralis".

Mit Einführung der cerebralen Angiographie durch Edgar Moniz (1926) kam ein entscheidender Fortschritt in der Diagnostik der cerebralen Gefäßkrankheiten zustande und 1937 konnte Moniz über Patienten mit angiographisch nachgewiesenem Carotisverschluß berichten, 1945 wurde erstmals durch Kety und Schmid [7] mit Stickoxidul die Hirndurchblutung des Menschen quantitativ exakt bestimmt.

1953 unternahm De Bakey [4] erstmals eine erfolgreiche Thrombendarteriektomie der Carotisgabel. Dieser war in den folgenden Jahren am Ausbau der Operationsverfahren der Verschlußkrankheiten der Gefäße am Hals entscheidend beteiligt.

Eine Erweiterung der chirurgischen Möglichkeiten, insbesondere für Verschlüsse im intrakraniellen Bereich, wurde durch die 1967 erstmals von Yasargil durchgeführte extraintrakranielle Anastomose erreicht [15, 19].

Pathophysiologie

Große Sektionsstatistiken, angiographische Untersuchungsreihen und Operationsstatistiken lassen keinen Zweifel daran, daß die absolute *Häufigkeit* besonders der Carotis interna-Verschlüsse im Wachsen begriffen ist. Solche Untersuchungen weisen

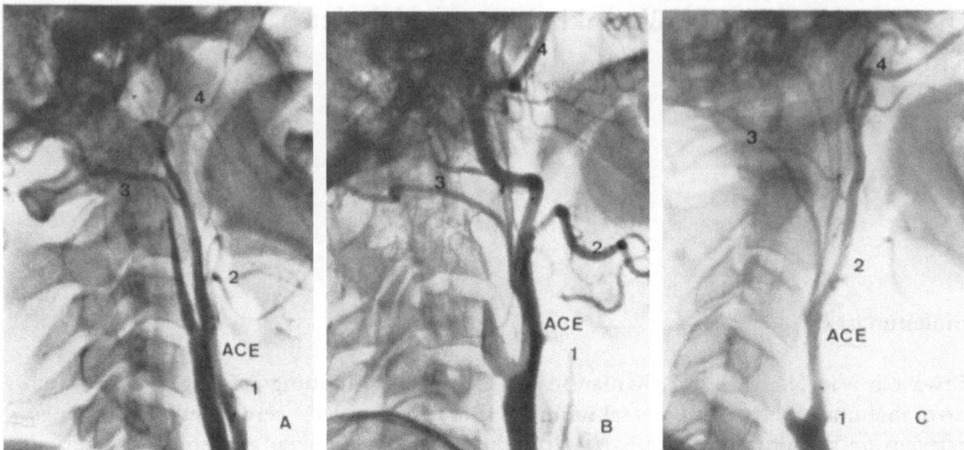

Abb. 1. Frischer (A), subakuter (B) und alter Verschluß (C) der A. carotis interna (ACE = A. carotis externa mit ihren Ästen: 1 = A. thyreoidea superior, 2 = A. lingualis bzw. A. maxillaris externa, 3 = A. occipitalis, 4 = Aufzweigung der A. carotis externa in A. maxillaris interna und A. temporalis superficialis)

vor 30–40 Jahren in 0,8–2% Carotisverschlüsse auf. Neuere Statistiken ergeben Werte bis zu 9%, wobei auch sicherlich die verbesserte Diagnostik und die Ausweitung der Indikation zur Angiographie für den Anstieg der Häufigkeit mit verantwortlich gemacht werden müssen. In unserem Krankengut – mehr als 30.000 unter dem Verdacht einer chirurgischen Erkrankung durchgeführte Angiographien – finden sich in etwa 10% aller Angiogramme Stenosen bzw. Verschlüsse der zuführenden Hirnarterien.

Die Veränderungen finden sich am häufigsten im Bereich der Bifurkation (mit ca. 50%). Ca. 15% der Fälle zeigen Veränderungen auch im Bereich der A. carotis communis, weitere 10% im Carotissiphon und bei 25% im intrakraniellen Bereich. Etwa ein Drittel der Patienten mit solchen Veränderungen weist multiple Stenosen oder Verschlüsse auf [6].

Die Schwere der neurologischen Ausfallerscheinungen hängt einerseits vom betroffenen Gefäßabschnitt, andererseits vom Ausmaß der Stenose bzw. vom Verschluß, vor allem aber vom Vorhandensein und der Suffizienz etwaiger *Collateralgefäße* ab. Diese entscheidende Collateralversorgung hängt wiederum von den anatomischen Gegebenheiten, die individuell sehr unterschiedlich sein können und vom Tempo der sich entwickelnden Verschlußkrankheit ab. Je großlumiger die theoretisch möglichen Anastomosen angelegt sind, und je langsamer die Stenose fortschreitet und so eine Anpassung durch Hypertrophie der Collateralen ermöglicht, umso weniger Symptome bestehen. Der wichtigste Umgehungskreislauf stellt der Circulus arteriosus Willisii selbst dar. Der häufigste und wichtigste Collateralkreislauf entwickelt sich über die A. communicans anterior. Weitere Möglichkeiten von Umgehungskreisläufen bestehen über die Aa. communicantes posteriores oder auch die A. chorioidea posterior. Relativ häufig findet sich bei Carotisverschlüssen ein sehr guter suffizienter extra-intrakranieller Collateralkreislauf über die A. ophtalmica.

Die *Ätiologie* einer Carotisstenose oder eines Carotisverschlusses kann sein:
1. Arteriosklerose und Thromboembolie
2. Entzündliche Erkrankungen (Endangiitis obliterans, Arteriitis)

3. Traumatisch
4. Mechanisch (Tumoren, Halsrippen, „Kinking")
5. Iatrogene Gefäßunterbrechungen (Gefäßligaturen)
6. Connatale Gefäßanomalien (Hypoplasie oder Aplasie des Gefäßes)

Im Allgemeinen sind Männer von einer arteriellen Verschlußkrankheit häufiger betroffen, in jüngerem *Alter* und bei entzündlichen Arterienerkrankungen überwiegen jedoch deutlich die Frauen (hormonelle Faktoren usw.).

Carotisverschlüsse und -stenosen können in jedem Lebensalter beobachtet werden, der Gipfel liegt jedoch im 6. und 7. Lebensjahrzehnt. Dorndorff [5, 6] gibt für 120 Patienten ein durchschnittliches Erkrankungsalter von 52,9 Jahren an.

Klinische Symptomatik

Wir sind um eine möglichst klare Klassifizierung hinsichtlich der Schwere der neurologischen Symptome bzw. des Krankheitsablaufes bemüht. Nur dadurch ist es möglich, prognostische, therapeutische Vergleiche anzustellen.

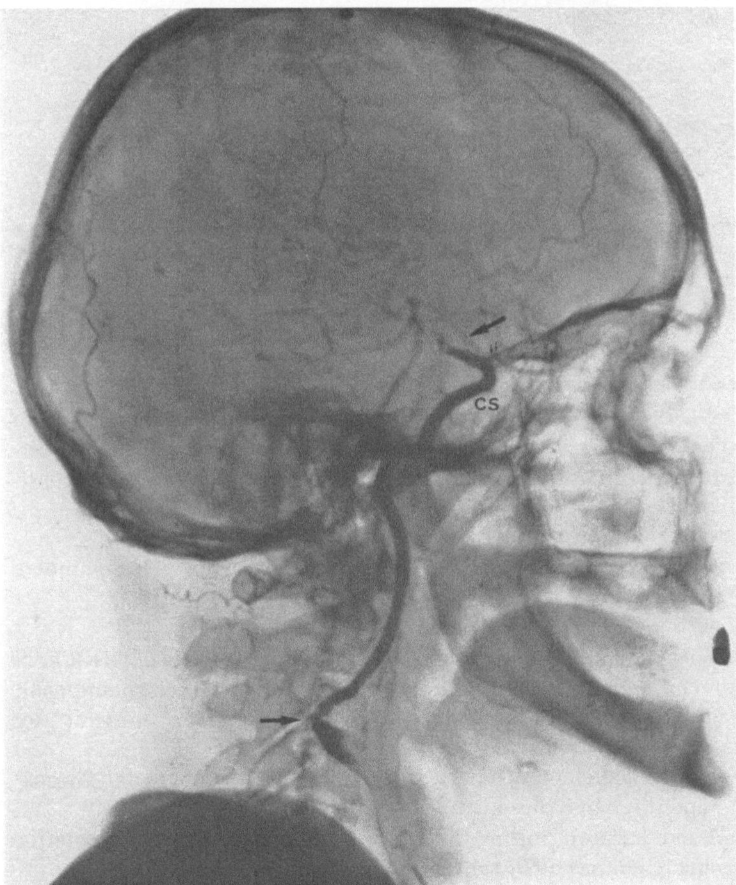

Abb. 2. Multiple Veränderungen im Bereich der A. carotis interna. Kinking (↑) etwa 1 cm nach dem Abgang aus der A. carotis communis sowie Verschluß der A. carotis interna im intrakraniellen Bereich (↑) ca. 1 cm nach Abgang der A. ophthalmica (↑↑). CS = Carotissiphon

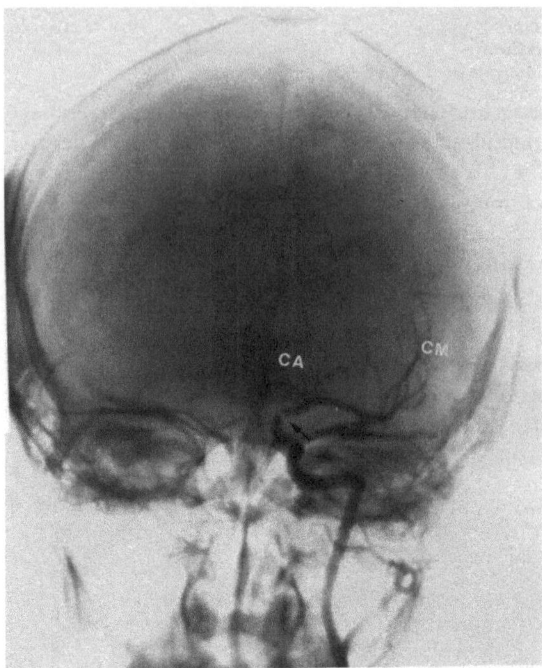

Abb. 3. Hochgradige Stenose im Carotissiphon etwa 1 cm vor der Aufzweigung in A. cerebri anterior (CA) und A. cerebri media (CM)

Wir teilen ein:

Stadium I (asymptomatische Stenosen und Verschlüsse)

Es bestehen keinerlei subjektive Beschwerden und keine neurologischen und objektiven äußeren Zeichen einer arteriellen Durchblutungsinsuffizienz. Die Gefäßveränderung wird entweder zufällig oder im Rahmen eines allgemeinen Gefäßstatus entdeckt und die Durchblutungsinsuffizienz physikalisch nachgewiesen.

Stadium II (intermittierende relative Insuffizienz, TIA)

Mehr oder weniger ausgeprägte neurologische Ausfallserscheinungen von Sekundendauer bis maximal 6 Stunden.

Stadium III (längerdauernde cerebrale Insuffizienz, RIND und PRIND)

Diese Reversiblen Ischämischen Neurologischen Defizite oder PROLONGIERTEN Defizite bieten mehr oder weniger ausgeprägte neurologische Ausfallserscheinungen, die Stunden oder Tage dauern, mit deutlicher Rückbildungstendenz und mit Restitutio ad integrum.

Stadium IV (neurologische Dauersymptome), wobei wir aus Gründen der Zweckmäßigkeit und der therapeutischen Konsequenzen vom

Stadium IV a (completed stroke) mit plötzlichem Beginn und initial kompletter Symptomatik die verschiedenen rasch fortschreitenden Formen des

Stadium IV b (progressive stroke, stroke in evolution) abgrenzen möchten. Hier sind Entwicklung über wenige Stunden bis über mehrere Tage bis zum Vollbild der Hemisymptomatik möglich. Darüberhinaus ist u. U. ein

Stadium IV c heraushebbar, in dem zusätzlich eine Bewußtseinsstörung besteht.

Den Begriff des „repeated stroke" verbinden wir nicht mit einem Stadium, sondern mit dem Umstand, daß entweder eine vorübergegangene Symptomatik wiederkehrt oder eine bestehende sich insultartig verstärkt.

Die neurologischen Symptome können akut und ohne Prodrome mit Halbseitenlähmung und rasch zunehmender Bewußtseinsstörung einsetzen; oft gehen aber uncharakteristische Zeichen voraus: Kopfschmerzen, Schwindel, organische Psychosymptome u. a. m.

Im Stadium I einer cerebralen arteriellen Verschlußkrankheit ist die Diagnose oft ein Zufallsbefund. Wir finden im gesamten angiographischen Krankengut immer wieder Fälle von klinisch stummen Carotisverschlüssen oder -stenosen. Man sollte deshalb bei einer festgestellten Arteriosklerose, die sich für gewöhnlich zunächst an den unteren Extremitäten bemerkbar macht, auch an analoge Veränderungen im Bereich der zuführenden Hirngefäße denken. Hier haben sich vor allem Ophthalmodynamographie und Doppler-Sonographie bewährt. Untersuchungsmethoden, welche den Patienten praktisch nicht belasten, schmerzlos sind und eine gute Aussagekraft haben.

Im Stadium II führen die anfallsweise auftretenden kurzen neurologischen Ausfallserscheinungen den Patienten zum Arzt. In diesem Stadium findet man orthostatische Synkopen, Sehstörungen und Kopfschmerzen sowie kurzfristige motorische und sensorische Lähmungserscheinungen und auch kurzfristige Aphasie („speech arrest"). Auch intermittierende gelegentliche Krämpfe, ähnlich einem Jackson-Anfall, konnten verschiedentlich beobachtet werden, welche in das Gebiet der ischämischen Anfälle gerechnet werden [20].

Im Stadium III bzw. IV kommt der Patient fast immer in stationäre Behandlung.

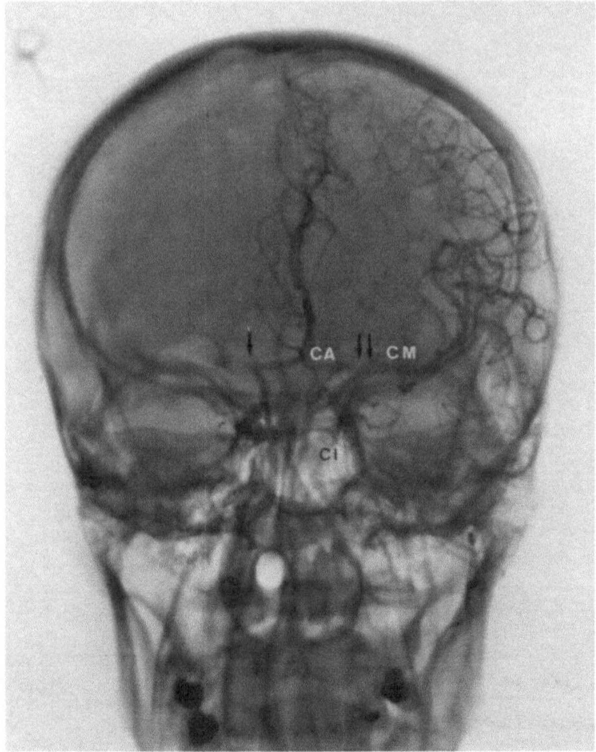

Abb. 4. Verschluß der A. cerebri media unmittelbar nach dem Abgang von der A. carotis interna (↑). Die Darstellung erfolgt über die A. carotis interna (CI) links über A. cerebri anterior (CA) und über einen Cross flow via A. communicans anterior zur gegenseitigen A. cerebri anterior

Typisch für die klinische Diagnose eines Carotisprozesses sind akute einäugige Sehstörungen auf der Gegenseite zur Lähmung.

Diagnostik

Angiographie. Wenn die neurologischen Symptome und die klinischen Untersuchungsergebnisse, die immer am Beginn der diagnostischen Maßnahmen stehen, und die Routineuntersuchungen, wie Ophthalmodynamographie und Doppler-Sonographie, den Verdacht auf eine Carotisinsuffizienz ergeben, ist die angiographische Untersuchung der Hirnarterien unbedingt indiziert. Sie stellt die umfassende und sicherste Untersuchungsmethode zur Verifikation und Lokalisation der arteriellen Verschlußkrankheit dar. Sie gibt Auskünfte über die Pathogenese des Prozesses, seine Ausdehnung und sein Alter sowie über Kollateralen und deren Funktion. Darüber hinaus sind Raumforderungen und Erweichungen zu erkennen und vor allem wird eine entscheidende Differentialdiagnostik geliefert, kann ja etwa ein Hirntumor auch bei manifester Gefäßerkrankung gerne apoplectiform einsetzen. Eine relative Indikation zur Angiographie besteht dann, wenn bei frühzeitiger Arteriosklerose die vorangegangenen Untersuchungen auf einen Carotisprozeß hindeuten, obgleich keine manifesten cerebralen Symptome bestehen.

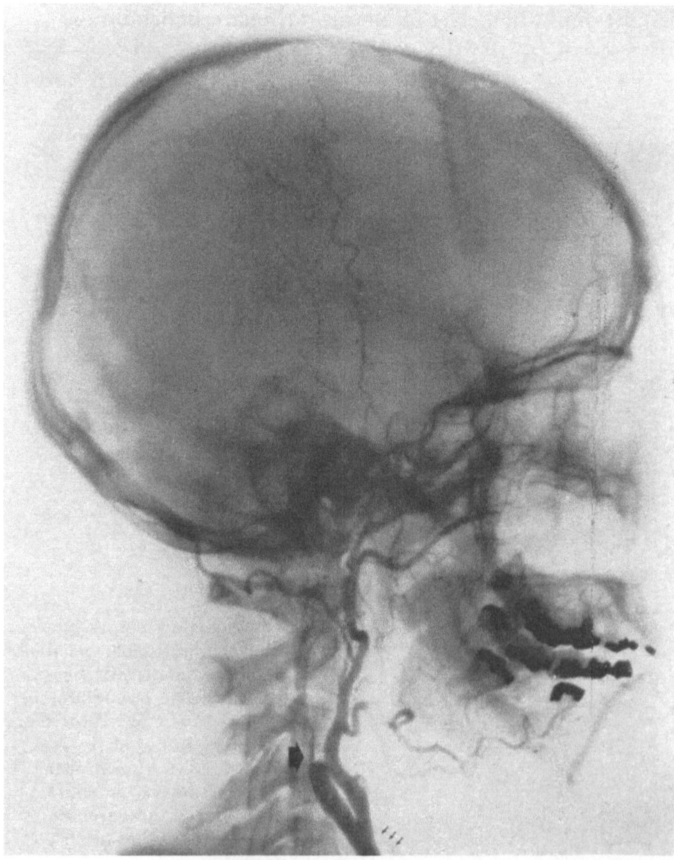

Abb. 5. Vorgetäuschter Carotisverschluß durch intramurale Injektion (↑)

Die Technik der Carotisangiographie ist bereits Allgemeingut geworden, so daß sie an dieser Stelle nicht mehr beschrieben wird. Ihr Risiko ist nach unserer Erfahrung extrem gering. Wir haben unter mehr als 30.000 Untersuchungen keinen Todesfall und nur zwei ernste neurologische Verschlechterungen (0,01%) gesehen, die allerdings restlos zurückgingen.

Als Ursachen der Zwischenfälle kommen in Betracht:

(1) Fehlerhafte Punktions- bzw. Injektionstechnik, beispielsweise durch intramurale Injektion mit Verlegung des Gefäßlumens (Abb. 5), Luftembolie u. a. m.

(2) Herabsetzung der Hirndurchblutung nach der angiographischen Untersuchung infolge forcierter und langdauernder manueller Kompression des Halses (Arterie und Vene!) oder infolge raumfordernder Nachblutung aus der Injektionsstelle.

(3) Toxische Effekte des Kontrastmittels, welche bei den heutigen Präparaten praktisch schon auszuschließen sind und höchstens bei wiederholten Füllungen innerhalb eines Untersuchungsganges Bedeutung haben.

(4) Allergische Reaktionen auf das Kontrastmittel.

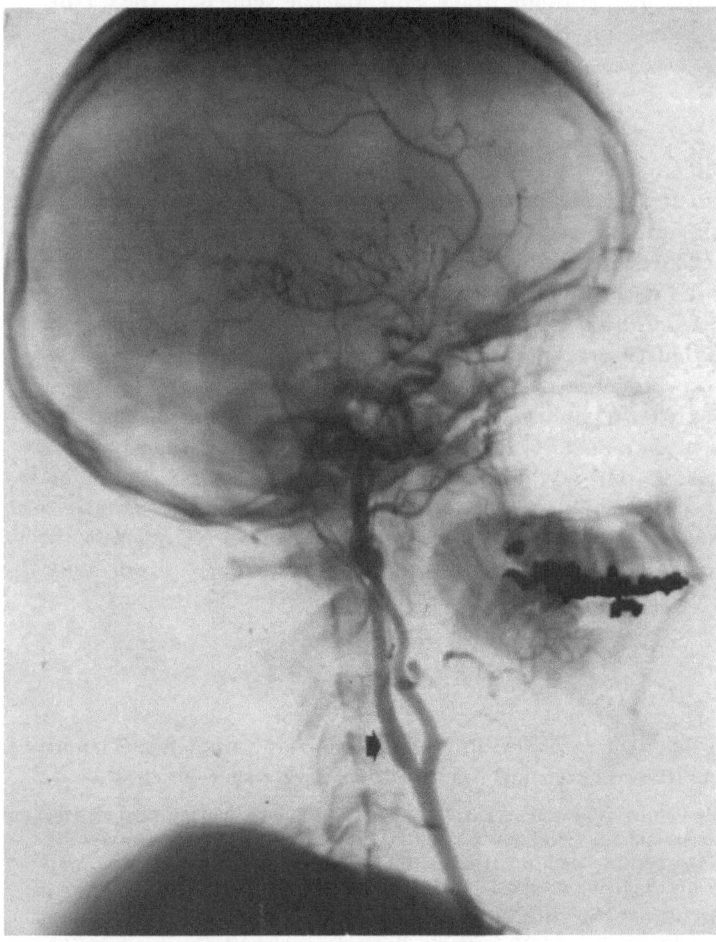

Abb. 6. Wiederholung des Carotisangiogramms der Abb. 5. Bei weit unterhalb der Bifurkation liegender Punktionsnadel zeigt sich eine völlig unauffällige A. carotis interna mit Resten des Kontrastmitteldepots im Bereich der alten Punktionsstelle (↑)

Ist ein Verschluß oder eine Stenose einer zuführenden Hirnarterie angiographisch diagnostiziert, dann soll ein mit der Problematik vertrauter Gefäßchirurg oder Neurochirurg damit befaßt werden. Das weitere Schicksal des Patienten ist in hohem Maße von den getroffenen Maßnahmen abhängig, die eine genaue Indikationsstellung und perfekte Technik einschließen.

Eine wertvolle Hilfe bei der Indikationsstellung zur Operation stellt die *Hirndurchblutungsmessung mit Xenon* dar. Diese quantitative Methode kann gute Anhaltspunkte für regionale Durchblutungsdifferenzen, für die Größe von Infarzierungsgebieten und für die Erholungschancen des Gehirns geben. Ein Hirnszintigramm (mit 99mTc intravenös) kann über ischämische und malacische Areale durch entsprechende Anreicherungszonen Auskunft geben.

In den letzten drei Jahren haben wir gelernt, die Chancen einer operativen Behandlung anhand des Computertomogramm (CT) des Schädels zu beurteilen. Indes kleinfleckige gestreute Aufhellungen, Oedembezirke und Liquorraumvermehrungen im CT für eine reversible Schädigung der Hemisphäre sprechen, lassen ausgedehnte Aufhellungen und tiefe Nekrosezonen auf eine irreversible Malazie schließen. Die CT-Befunde stehen dabei keineswegs im Einklang mit der Schwere des klinisch-neurologischen Bildes.

Prognose

Neben dem Herzinfarkt stellt der *ischämische Hirninfarkt* die häufigste Todesursache beim Menschen jenseits des 45. Lebensjahres dar. Nur etwa 50% überleben den ersten Hirninfarkt. Von den Überlebenden stirbt wiederum die Hälfte innerhalb der nächsten 4 1/2 Jahre, und zwar rund 85% an einem Rezidiv des vasculären Insultes.

Die Lebenserwartung wird durch gleichzeitig vorliegende Gefäßstörungen anderer Lokalisation erheblich verschlechtert. Geht man vom angiographisch verifizierten Gefäßverschluß aus, so ist die Prognose des Einzelfalles nicht leicht zu beurteilen. Es sind weder klinische noch arteriographische Kriterien bekannt, welche die Progressionstendenz extra- oder intrakraniell lokalisierter Gefäßstenosen vorausbestimmen. Daß sich aber die Prognose, sowohl was die Überlebenszeit als auch die Funktion betrifft, durch eine chirurgische Korrektur für Kranke im Stadium I und II verbessern läßt, steht nach den katamnestischen Untersuchungen von De Bakey [4] kaum mehr in Zweifel. Wir geben jedenfalls dem aktiven chirurgischen Vorgehen – soweit möglich – den Vorrang.

Therapie

Die *direkte Operation* an der A. carotis und ihre Details sind in zahlreichen Büchern und Publikationen dargestellt, so daß wir uns nur auf das Notwendigste beschränken.

Der Eingriff erfolgt für gewöhnlich in Allgemeinnarkose, manche Chirurgen ziehen eine Lokalanaesthesie vor. Diese hat den Vorteil, daß ein sprachlicher Kontakt mit dem Patienten während des Eingriffs bestehen bleibt, so daß ein eventueller Eintritt einer ischämischen Hirnschädigung, z. B. während der Gefäßklemmzeiten, sofort erkannt werden kann.

Es gibt ein wichtiges Argument für die Anwendung einer Intubationsnarkose mit automatischer Wechseldruckbeatmung, 20–30 % über dem Ventilationssoll (milde Hyperventilation). Unter dieser Stoffwechsel- und Blutgasbedingung erträgt nämlich das Gehirn eine Reduktion des Blutstroms viel länger als beim wachen und ängstlich erregten Kranken.

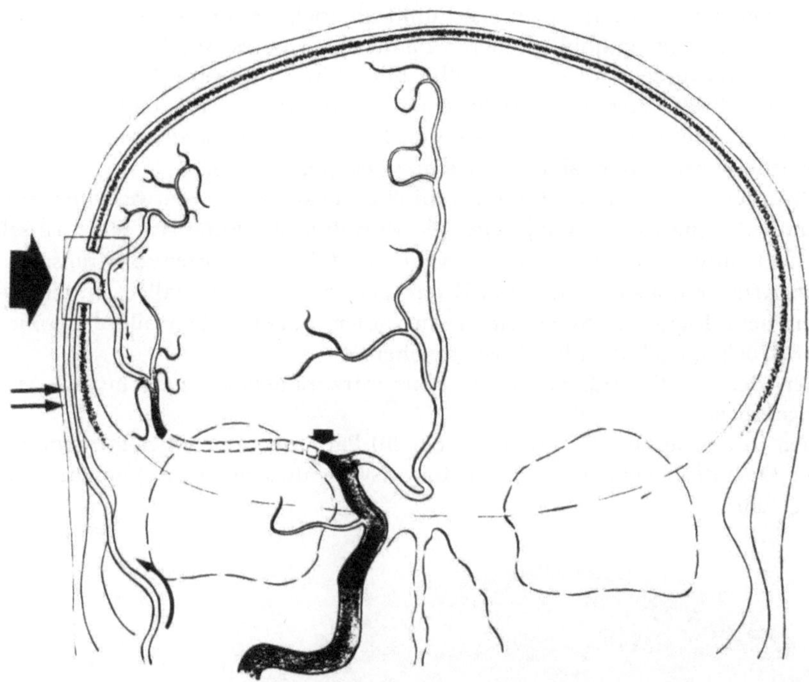

Abb. 7. Schematische Darstellung der extra-intrakraniellen Anastomosen-Operation nach Yasargil. Bei Verschluß der A. carotis interna bzw. der A. cerebri media im intrakraniellen Bereich (---) wird die freipräparierte A. temporalis superficialis (↑↑) in einer End-zu-Seit-Anastomose mit einem oberflächlichen corticalen Gefäß vereinigt (↑)

Fast immer wird bei Stenosen mit einem temporären intra- oder extraluminären Shunt operiert, welcher den Vorteil besitzt, daß die effektive Stromunterbrechung nur 1–2 min dauert, indes die übrigen chirurgischen Manipulationen bei liegendem Shunt in aller Ruhe erfolgen können.

Eine beträchtliche Erweiterung der chirurgischen Möglichkeiten zur Bekämpfung und Verhütung des Hirninfarktes hat sich durch die Methode der *Anastomosierung* zwischen extra- und intrakrankiellem Kreislauf ergeben. Sie kommt vor allem auch für jene Carotisverschlüsse in Frage, die weiter peripher liegen, also in oder oberhalb der Schädelbasis. Abb. 7 zeigt das Prinzip dieser Operation, welche erst durch die Einführung des Operationsmikroskopes möglich wurde, da die zu verwendenden Gefäße etwa ein Kaliber von 1 mm oder weniger aufweisen.

Die A. temporalis superficialis, die knapp vor dem Ohr nach cranial verläuft, wird nach der Skalpincision freipräpariert und nach einer kleinen Craniotomie von ca. 5 cm Durchmesser mit einem oberflächlichen Hirngefäß verbunden (Abb. 7). Obgleich diese Eingriffe ob der diffizilen Technik mehrere Stunden in Anspruch nehmen, belasten sie den Patienten kaum und bringen ungleich weniger Risiko mit sich als die Eingriffe an der Halscarotis: Die Präparation am Skalp ist völlig ungefährlich, und das corticale Hirngefäß wird in einer stummen Region gewählt. Trotz des geringen Kalibers des Gefäßes ist der Flow überraschend hoch, so daß die A. cerebri media bzw. die A. carotis interna versorgungsmäßig zu einem großen Teil ersetzt werden können. Diese neue

Kollaterale nimmt zudem nach kurzem an Funktion noch weiter zu, da die A. temporalis superficialis aus histopathologischen Gründen eine beträchtliche Erweiterungsfähigkeit besitzt. Da dieser Flow-Anstieg allmählich binnen Tagen erfolgt, ist bei dieser Operationsmethode auch die Gefahr einer roten Infarzierung und eventuellen intracerebralen Massenblutung infolge abrupten Druckanstiegs nicht gegeben, wie sie etwa bei Carotisoperationen im akuten Zustand vorkommen kann.

Derzeit wurden – soweit die Literatur zu überblicken ist – weltweit über 8000 extra-intrakranielle Anastomosen angelegt. Die Mortalität des Eingriffes selbst ist sehr gering und liegt unter 0,5%. Die besten Ergebnisse stellen Patienten mit transienten ischämischen Attacken, also im Stadium II dar, gefolgt von jenen Fällen mit leichten bis schweren neurologischen Symptomen. In diesen Fällen sollen allerdings nicht mehr als 6–8 Wochen nach dem Insult verstreichen.

Wir sehen derzeit die Indikation zur extra-intrakraniellen Anastomose, wie in Tabelle 1 angegeben.

Wir haben in den letzten 2 Jahren an über 30 Patienten eine extra-intrakranielle Anastomosen-Operation beim kompletten Carotisverschluß mit neurologischen Ausfällen durchgeführt.

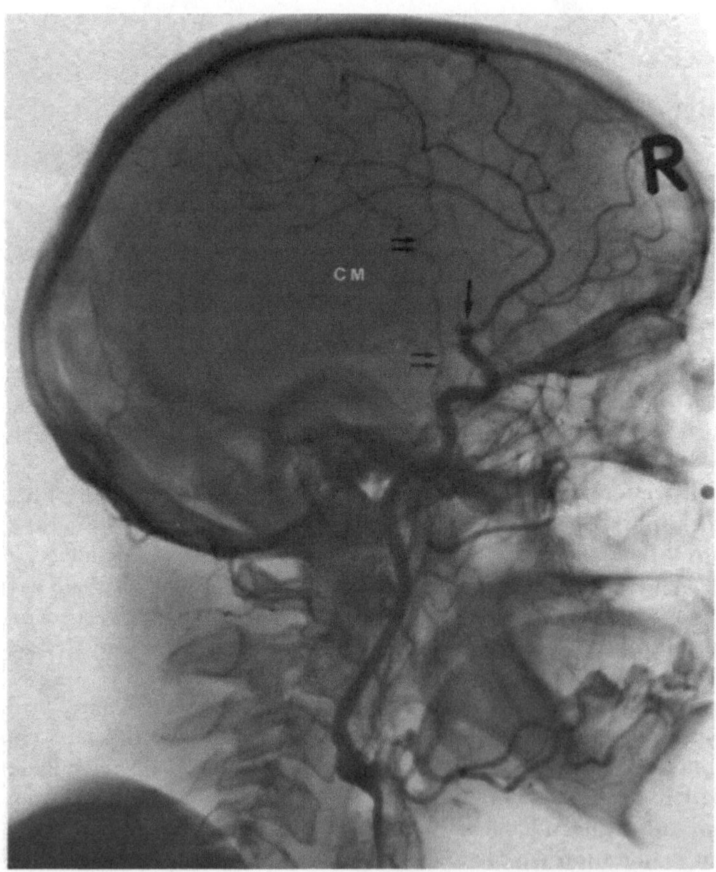

Abb. 8. 43jähriger Patient L.J. Embolischer Verschluß der A. cerebri media unmittelbar am Abgang aus der A. carotis interna (↑). CM = Versorgungsgebiet der A. cerebri media

Tabelle 1. Indikationen zur extra-intrakraniellen Anastomose

1. Stenose oder Verschluß der A. carotis interna im intrakraniellen Abschnitt
2. Alter Verschluß der A. carotis interna im extrakraniellen Abschnitt
3. Stenose oder Verschluß der A. cerebri media
4. geplante Carotisligatur oder Mediaclippung (basale Tumoren, Gefäßmißbildungen)

In Abb. 11 sind die Ergebnisse von 17 operierten Patienten mit einem Carotisverschluß und manifesten neurologischen Ausfällen angegeben. Bei allen diesen Patienten liegt die Operation ebenso wie in Abb. mehr als 1/2 Jahr zurück, so daß wir auch eine Aussage über diesen Zeitraum machen können. Von diesen 17 operierten Patienten hat sich ein Patient unmittelbar, postoperativ verschlechtert (Pat. Nr. 35). In fünf Fällen (Nr. 4, 22, 25 und 29) konnte keine Besserung der neurologischen Symptoma-

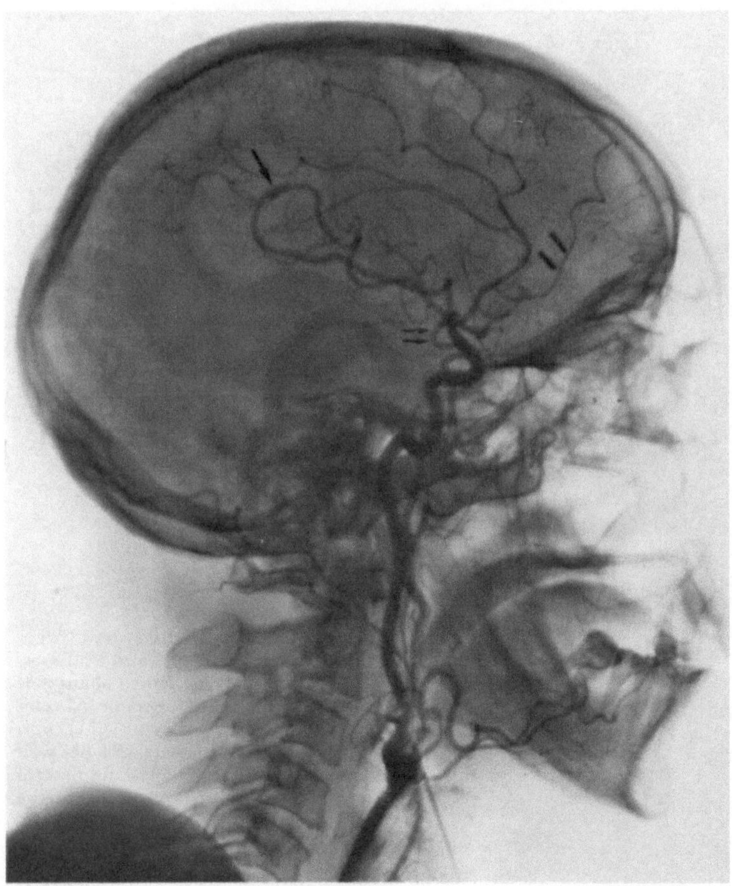

Abb. 9. Patient der Abb. 8. Angiogramm 2 Wochen nach Anlegen einer extra-intrakraniellen Anastomose. Die A. temporalis superficialis (↑↑) ist beträchtlich erweitert ebenso wie ein intrakranielles Gefäß unmittelbar nach der Stelle der Anastomose (↑)

tik erreicht werden, bei einem Patienten (Nr. 25) zeigte die Kontrollangiographie eine verschlossene Anastomose. Von diesen nicht gebesserten Patienten hatten drei einen Insult, der älter als 11 Monate war. Ein ungebesserter Patient hatte den Insult bereits 6 Monate. Sehr deutlich geht aus dieser Tabelle hervor, daß bei acht Patienten relativ knapp vor dem Insult ein oder mehrere transiente ischämische Attacken anamnestisch zu erheben waren. Dies ist der Grund, warum wir uns bemühen, auch Patienten mit einem alten Carotisverschluß und zunehmenden transienten ischämischen Attacken noch vor dem Insult zu operieren.

Abb. 12 zeigt fünf Patienten mit transienten ischämischen Attacken, wobei bei einem Patienten (Nr. 1) ein Insult mit Hemiparese 24 Monate vor der Operation bestand, der sich neurologisch völlig zurückgebildet hatte. Ein halbes Jahr vor der Operation sind wieder transiente ischämische Attacken aufgetreten. Dieser Patient hat jetzt 2 Jahre nach der Operation keine Attacke mehr erlitten. In zwei Fällen (Nr. 13, 15) traten die transienten ischämischen Attacken wieder auf, wobei bei einem Patienten die Anastomose postoperativ durchgängig war, zum Zeitpunkt der Attacke aber die Carotisangiographie einen Verschluß der Anastomose ergab. Bei Patient Nr. 15 trat wieder eine transiente ischämische Attacke bei funktionierender Anastomose auf.

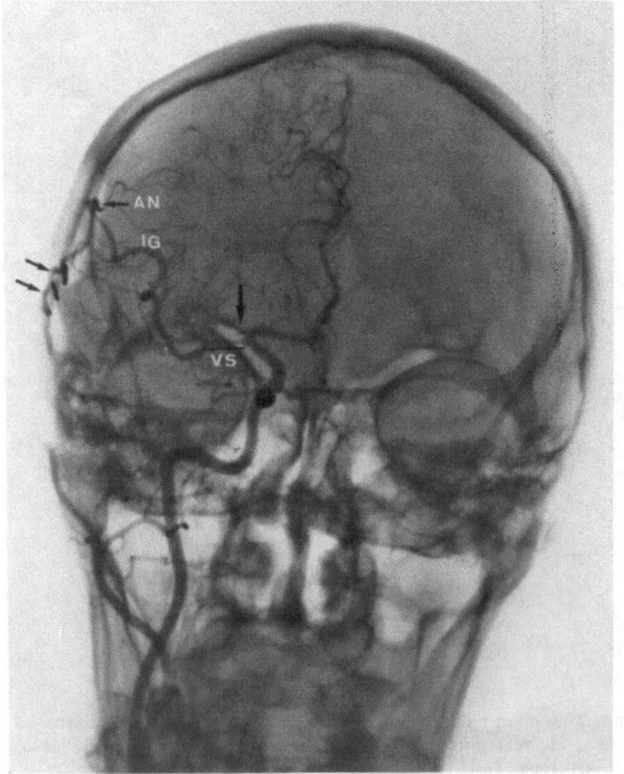

Abb. 10. Ap-Bild des Patienten der Abb. 8 und 9. Es ergibt sich eine gute Füllung des Mediagebietes über die A. temporalis superficialis (↑↑) und die Anastomose (AN) bei weiter bestehendem komplettem Verschluß der A. cerebri media unmittelbar an der Abgangsstelle (↑). VS = Verschlossene Strecke der A. cerebri media, IG = intrakranielles corticales Gefäß unmittelbar nach der Anastomosenstelle (vgl. auch Abb. 8)

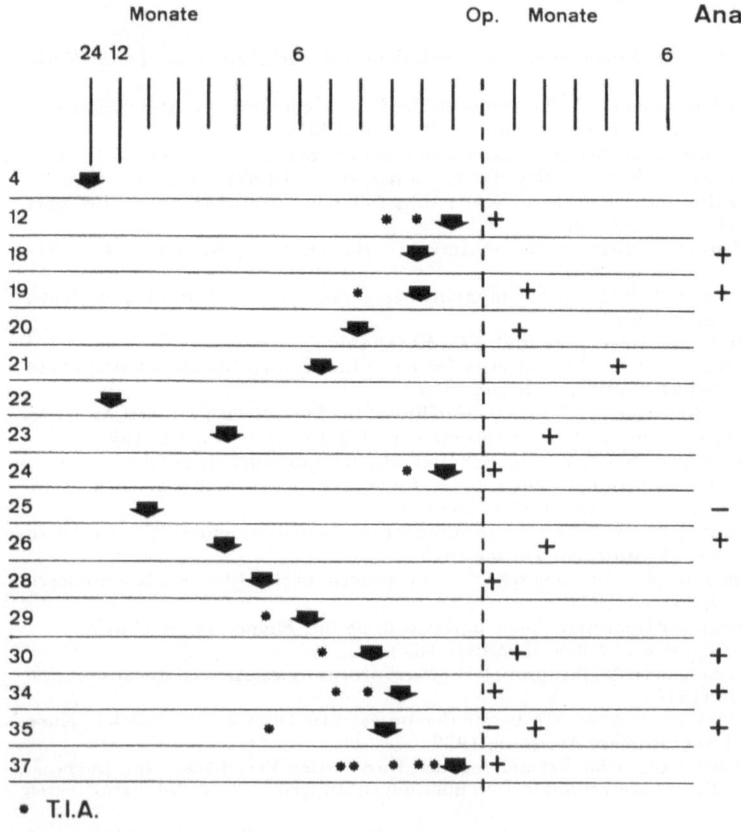

Abb. 11. Carotisverschluß + Neurologische Ausfälle

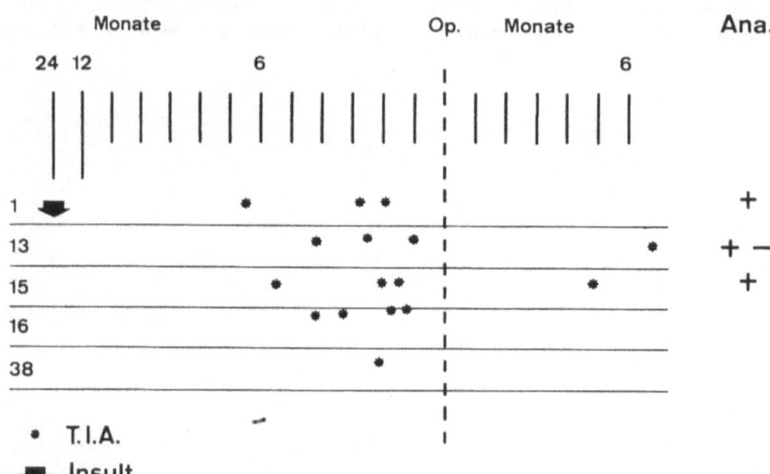

Abb. 12. Carotisverschluß + T.I.A.

Literatur

1. Abercrombie, J.: Über die Krankheiten des Gehirns und des Rückenmarks. Bonn: Verlag Weber 1821
2. Chiari, H.: Über das Verhalten des Teilungswinkels der Carotis communis bei der Endarteriitis chronica deformans. Verh. Dtsch. Ges. Pathol. *9*, 326–330 (1905)
3. Cohnheim, J.: Untersuchungen über die embolischen Processe. Berlin: A. Hirschwald 1872
4. De Bakey, H. E., Crawford, E. S., Cooley, D. A., Morris, G. C., Garrett, H. E., Fields, W. S.: Cerebral arterial insufficiency: One to 11-year results following arterial reconstructive operation. Ann. Surg. *161*, 921–932 (1965)
5. Dorndorf, W.: Verlauf und Prognose des ischämischen Hirninfarktes. Nervenarzt *40*, 297–302 (1969)
6. Dorndorf, W.: Verlauf und Prognose bei spontanen zerebralen Arterienverschlüssen. Heidelberg: Dr. A. Höthig Verlag 1968
7. Kety, S. S., Schmidt, C. F.: Amer. J. Physiol. *143*, 53 (1945)
8. Kletter, G.: The Selection of Cerebral Arteries for Extra-Intracranial Bypass. Clinical Microneurosurgery, pp. 229–231. Stuttgart: Thieme 1976
9. Kletter, G., Feigl, N., Sinzinger, N.: The Applicability of the Superficial Temporal Artery for Extra-Intracranial Bypass. Clinical Microneurosurgery, p. 233. Stuttgart: Thieme 1976
10. Kletter, G., Meyermann, R., Koos, W. Th., Schuster, H.: L'importance de la structure histologique de l'artere temporale superficielle pour la fonction de l'anastomose arterielle extraintracranienne. Neurochirurgie, Paris *21*, 551–556 (1975)
11. Kletter, G., Meyermann, R.: Histological Case Control of Microanastomoses. Clinical Microneurosurgery, pp. 234–238. Stuttgart: Thieme 1975
12. Kletter, G., Meyermann, R.: Histologische Veränderungen nach Mikrogefäßanastomosen. Acta Chir. Austriaca *9*, 35–38 (1977)
13. Wernicke, C.: Lehrbuch der Gehirnkrankheiten. Kassel u. Berlin: Fischer-Verlag 1881/83
14. Willis, T.: Practice of Physics. London: S. Pordage 1684
15. Yasargil, M. G., Krayenbühl, H. A., Jacobson, J. H.: Microneurosurgical Arterial Reconstruction. Surgery *67*, 221–233 (1970)
16. Yasargil, M. G.: Microsurgical Approach to the Cerebrovascular Diseases. In: Fusek I., Kunc, Z.: Present Limits of Neurosurgery Avicenum 1972
17. Yasargil, M. G.: Mikrotechnische Behandlung der Hirnarterien-Verschlüsse. In: Duchosal, P. W., Krähenbuhl, B.: Akute zerebrale Durchblutungsstörungen. S. 78–98 Bern: Verlag Hans Huber 1976
18. Yasargil, M. G., Yonekawa, Y.: Brain Vascularization by Intracranially Transplanted Omentum. Second International Symposium on Microneurosurgical Anastomoses for Cerebral Ischemia. Chicago, Ill. 1974
19. Yasargil, M. G.: Experimental small vessel surgery in dog including patching and grafting of cerebral vessels and the formation of functional extra-intracranial shunts. In: Donaghy, R. M. P., Yasargil, M. G., pp. 87–126. St. Louis: C. V. Mosby Co. 1967
20. Vollmar, J.: Rekonstruktive Chirurgie der Arterien. pp. 300–345. Stuttgart: G. Thieme 1975
21. Vollmar, J.: Surgical prevention and therapy of apoplictic stroke Med. Welt *27*, 844–846 (1976)

Die Doppler-Sonographie der extrakraniellen Hirnarterien

H.J. Büdingen und G.-M. von Reutern*

Die Diagnostik von Stenosen und Verschlüssen der extrakraniellen Hirnarterien (A. subclavia bzw. Truncus brachiocephalicus, Aa. carotis und vertebralis) hat durch die Doppler-Sonographie (DS) eine wesentliche Bereicherung erfahren. Atherosklerotische, stenosierende Gefäßwandveränderungen gelten als Emboliequelle und werden häufig für ischämische cerebrale Insulte verantwortlich gemacht. Prädilektionsorte sind die Abgänge und Verzweigungen der Hirnarterien, bevorzugt die A. carotis interna an der Carotisbifurkation und die Vertebralarterien am Abgang aus dem Truncus brachiocephalicus bzw. der A. subclavia [5]. Dabei kommt der Diagnose von Carotisstenosen wegen ihrer Häufigkeit und der Möglichkeit einer gefäßchirurgischen Korrektur [4, 6, 25] besondere Bedeutung zu.

Durch die dopplersonographische Untersuchung der A. ophthalmica [1, 14]und ihrer frontoorbitalen Endäste (Aa. supratrochlearis und supraorbitalis) kann indirekt eine höhergradige Stenose oder ein Verschluß der A. carotis interna zwischen Carotisbifurkation und Abgang der A. ophthalmica aus dem Carotissiphon erkannt werden [2, 8, 9, 10, 16, 17]. Die diagnostische Zuverlässigkeit wird mit über 80% angegeben. Die Zuverlässigkeit der direkten dopplersonographischen Untersuchung der Halsarterien wird von einigen Autoren negativ [10, 12, 15], von anderen und auch uns [3, 18, 19, 22, 23] positiv beurteilt.

Der wesentliche Vorteil der DS ist – analog den übrigen diagnostisch angewandten Ultraschallverfahren – die percutane, schmerzlose und ungefährliche Anwendung. Als Nachteile gegenüber der Angiographie wurden bisher die unsichere Lokalisation der Gefäßstörung, das häufige Übersehen nieder- und mittelgradiger Stenosen und die mangelnde Differenzierungsmöglichkeit zwischen Stenose und Verschluß angesehen. Die DS stellte sich somit als zuverlässige, aber relativ grobe Suchmethode dar. Die exakte Diagnose blieb der Angiographie vorbehalten. Die eigenen Untersuchungen belegen jedoch, daß durch die direkte Beschallung der extrakraniellen Hirnarterien differenzierte Aussagen über die Lokalisation und den Schweregrad von Stenosen und deren Unterscheidung von Verschlüssen möglich sind; zudem können schwere intrakranielle Gefäßstörungen erkannt werden [21, 24].

Die folgende Übersicht stützt sich auf die Erfahrungen[1], die im Ultraschall-Labor der Neurologischen Universitätsklinik Freiburg mit der direktionellen DS an über 5000 Patienten mit cerebrovasculären Erkrankungen oder Risikofaktoren hierfür gesammelt wurden. Im einzelnen sollen (1) die physikalischen Grundlagen und Metho-

---

* Die Untersuchungen wurden mit Unterstützung der Deutschen Forschungsgemeinschaft im Rahmen des Sonderforschungsbereiches „Hirnforschung und Sinnesphysiologie" (SFB 70) durchgeführt.

1 zusammen mit Prof. Dr. Freund, Prof. Dr. Voigt, Prof. Dr. Kendel, Dr. Hennerici, Dr. Ortega-Suhrkamp, Frau Andris und Frau Teklenborg

dik, (2) die anatomischen, physiologischen und pathophysiologischen Grundlagen und (3) die Interpretation und Aussagekraft von abnormen, angiographisch kontrollierten Dopplerbefunden besprochen werden.

Physikalische Grundlagen und Methodik

Der Doppler-Effekt ist die Änderung der Wellenfrequenz, die durch Annäherung (Frequenzzunahme) oder Entfernung (Frequenzabnahme) eines Wellensenders und -empfängers auftritt. Die Doppler-Sonographie benutzt diesen Effekt zur Bestimmung der Strömungsgeschwindigkeit der Blutkörperchen, indem eine Ultraschallsonde mit ge-

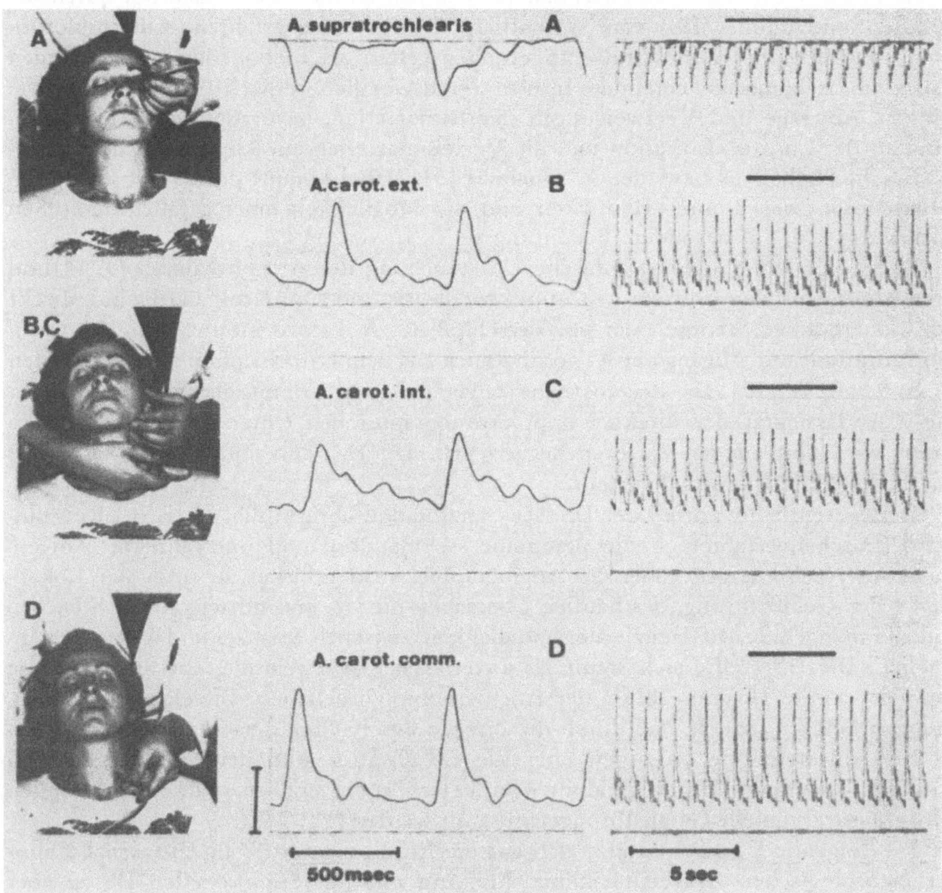

Abb. 1 A–D. Schallkopfposition und Doppler-Pulskurven bei Beschallung der linken A. supratrochlearis (A), Aa. carotis externa (B), interna (C) und communis (D) bei einer Gesunden. Dauer der Kompression der Aa. temporalis superficialis und facialis (s. Position der linken Hand des Untersuchers in B und C) ist durch Balken über den Pulskurven markiert. Ein deutlicher Kompressionseffekt (Abnahme der Strömungsgeschwindigkeit) ist nur bei Beschallung der A. carotis externa zu sehen (B). Ordinate: Standardeichsignal des Doppler-Ultraschallgerätes, entsprechend einer mittleren Strömungsgeschwindigkeit von 30 cm/sec. Papiergeschwindigkeit: 50 mm/sec (links) und 5 mm/sec (rechts). Durchgezogene Linie = Strömungsgeschwindigkeit Null. Strömung gegen die Schallsonde (A) führt zum Ausschlag der Pulskurven nach unten und umgekehrt (B–D)

trenntem Sender- und Empfängerkristall (kontinuierliche oder gepulste Schallemission) auf ein Gefäß gerichtet wird. Die bei der Reflexion an den fließenden Blutkörperchen auftretenden Frequenzänderungen liegen im wahrnehmbaren Frequenzbereich, können somit akustisch wiedergegeben und aufgezeichnet werden und sind ein Maß für die mittlere Blutströmungsgeschwindigkeit. Deren Betrag läßt sich percutan allerdings nur ungenau bestimmen, da der Beschallungswinkel nicht exakt bekannt ist. Unter Berücksichtigung des Vorzeichens der Frequenzänderung kann die Strömungsrichtung angegeben werden („direktionelle DS").

Für die eigenen Untersuchungen wurde das von Pourcelot [20] entwickelte Doppler-Ultraschallgerät (Débitmètre Ultrasonique Delalande) mit Anzeige der Strömungsrichtung und einer kleindimensionierten, nicht focussierten Schallsonde (Sendefrequenz 4 MHz) verwendet. Die Doppler-Pulskurven wurden auf einem Direktschreiber mit einer Papiergeschwindigkeit von 5 oder 50 mm/sec aufgezeichnet. Das Registriergerät wurde so gepolt, daß eine Strömung gegen die Schallsonde, wie im Normalfall bei Beschallung der A. supratrochlearis (Abb. 1 A), einen Ausschlag der Pulskurven nach unten ergab, eine Strömung von der Schallsonde weg (Abb. 1 B–D), einen Ausschlag nach oben. Die Ordinatenkalibrierung entspricht dem Standardeichsignal des Doppler-Ultraschallgerätes, entsprechend einer mittleren Strömungsgeschwindigkeit von 30 cm/sec. Die Strömungsgeschwindigkeit Null ist mit einer durchgezogenen Linie markiert.

Folgender *Untersuchungsgang* hat sich bewährt. Zuerst wird am liegenden Patienten die A. supratrochlearis im Bereich des medialen Augenwinkels beschallt (Abb. 1 A), wo die Sonde ohne Druck und unter Verwendung eines augenverträglichen Kontaktgels auf die Haut gesetzt wird. Unter akustischer Kontrolle werden solange kleine Positions- und Winkeländerungen der Sonde vorgenommen, bis das größte pulssynchrone Strömungssignal abgeleitet werden kann, das dann fortlaufend registriert wird. Zur Beurteilung der Strömungsrichtung in der A. supratrochlearis werden leicht zugängliche Äste der A. carotis externa (A. temporalis superficialis über dem Jochbein am Ansatz der oberen Ohrmuschel und A. facialis vor dem Kieferwinkel) während weniger Herzaktionen komprimiert (s. unten). In gleicher Weise kann die A. supraorbitalis, die lateral der A. supratrochlearis liegt, untersucht werden [8, 9, 13]. Zur *direkten Untersuchung der Carotiden* wird zunächst die A. carotis communis unmittelbar supraclaviculär aufgesucht (Sondenposition s. Abb. 1 D). Danach wird die Sonde ohne Druck über dem Gefäß nach cranial bis zur Carotisbifurkation verschoben, die akustisch durch die Änderung der Geräuschcharakteristika beim Übergang auf die A. carotis externa oder A. carotis interna lokalisierbar ist. Wichtig ist, daß der Ursprung dieser Gefäße an der Bifurkation besonders sorgfältig exploriert und die A. carotis interna bis unter die Mandibula kontinuierlich verfolgt wird. Typische Doppler-Pulskurven dieser Gefäße zeigt Abb. 1 B–D. Im Normalfall gelingt die Unterscheidung der A. carotis externa und A. carotis interna, die meist lateral gelegen ist, allein durch die akustische Information. Unter pathologischen Bedingungen sind Kompressions- und Funktionstests durchzuführen, mit denen dann die einzelnen Arterien im cranialen Halsbereich eindeutig zu differenzieren sind (s. unten).

Abb. 2 zeigt oben halbschematisch die Schallsondenposition zur Untersuchung der A. vertebralis im Bereich ihrer Atlasschlinge und der A. subclavia in der Fossa supraclavicularis. Die A. vertebralis ist von der ebenfalls in diesem Bereich verlaufenden A. occipitalis (Ast der A. carotis externa) zu unterscheiden, was akustisch meist leicht gelingt, in Zweifelsfällen aber durch Kompression der A. occipitalis in ihrem peripheren Verlauf möglich ist (Abb. 2 C).

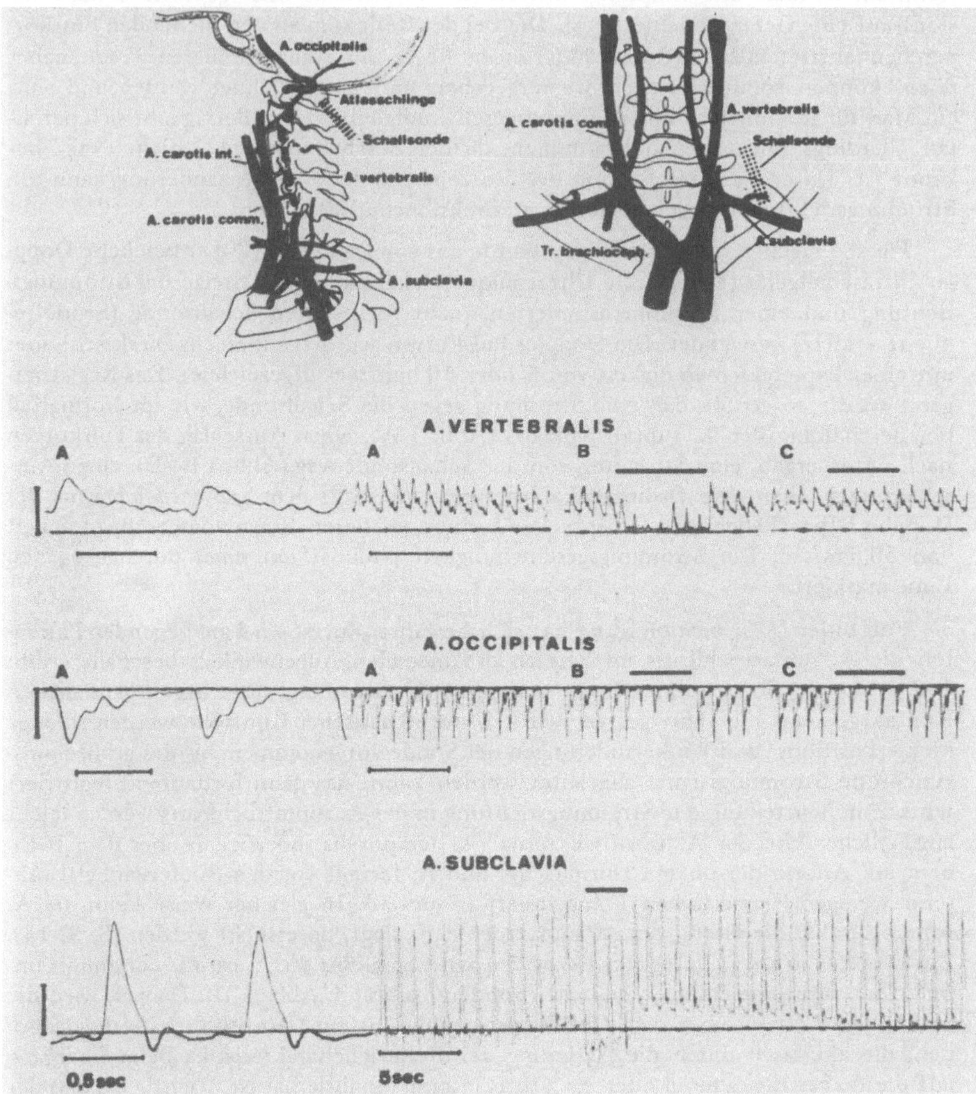

Abb. 2. Oben halbschematische Darstellung der Schallsondenposition bei Beschallung der Atlasschlinge der A. vertebralis (links) und der A. subclavia (rechts). Im mittleren Abschnitt sind typische Doppler-Pulskurven der Aa. vertebralis und occipitalis wiedergegeben (A). In B ist der Effekt bei Kompression der Gefäße durch Druck mit der Schallsonde, in C der Effekt bei breiter manueller Kompression der Kopfhaut occipital der Ableitestelle dargestellt. Hierdurch sind nur die Strömungssignale von der A. occipitalis zu beeinflussen. Unten normale Doppler-Pulskurven der A. subclavia. Rechts der Effekt bei kräftiger isometrischer Kontraktion der gleichseitigen Armmuskulatur mit Abnahme der systolischen Strömungsgeschwindigkeit und stärkerem diastolischen Rückfluß. Nach der Kontraktion deutliche Zunahme der diastolischen Strömungsgeschwindigkeit. Ordinaten- und Abscissenkalibrierung wie in Abb. 1

Anatomische, physiologische und pathophysiologische Grundlagen

Die indirekte Beurteilung der Carotisstrombahn ist durch die Beschallung der frontoorbitalen Endäste der A. ophthalmica (A. supratrochlearis bzw. A. frontalis medialis und A. supraorbitalis bzw. A. frontalis lateralis) möglich. Sie bilden Anastomosen mit Ästen der gleich- und gegenseitigen A. carotis externa, im wesentlichen mit den Aa. facialis, temporalis superficialis und maxillaris. Normalerweise besteht im Anastomosengebiet ein dynamisches Strömungsgleichgewicht im Sinne einer Wasserscheide zwischen intra- und extrakraniellen Carotisästen, wobei die Endäste der A. ophthalmica von „innen nach außen" (orthograd) durchströmt werden. Abb. 3 gibt halbschematisch diese Anastomosen und die Collateralverbindungen zwischen der A. carotis interna und dem Circulus arteriosus Willisii wieder. Eine hämodynamisch wirksame Lumeneinengung im Verlauf der A. carotis interna zwischen Carotisbifurkation und Abgang der A. ophthalmica aus dem Carotissiphon kann eine Verschiebung des Strömungsgleichgewichts nach intraorbital bewirken. Die Ophthalmica-Endäste werden dann über die genannten Anastomosen von „außen nach innen" (retrograd) durchströmt. Als Übergang von ortho- zu retrograder Durchströmung kann eine verminderte orthograde Durchströmung oder ein statisches Strömungsgleichgewicht ohne nachweisbare Strömung entstehen. Unter zwei Bedingungen kann allerdings auch bei hochgradiger Interna-Stenose und selbst bei Interna-Verschluß eine seitengleich orthograde Durchströmung der A. supratrochlearis erfolgen: (1) wenn über den Circulus arteriosus Willisii von der Gegenseite (Ramus communicans anterior) oder über die A. basilaris (Ramus communicans posterior) die überwiegende collaterale Durchblutung erfolgt und (2) wenn gleichzeitig eine Stenose der ipsilateralen A. carotis externa besteht.

Bei direkter und selektiver Untersuchung der Halsarterien ist die Unterscheidung hirnversorgender (Aa. carotis interna und vertebralis) und haut- bzw. muskelversorgender Arterien (Äste der A. carotis externa) anhand der Pulskurvencharakteristika möglich (vgl. Abb. 1 und 2). Infolge des normalerweise geringen intrakraniellen Strömungswiderstandes zeigen die Doppler-Pulskurven der Aa. carotis interna und vertebralis eine relativ geringe Amplitudenmodulation und hohe enddiastolische

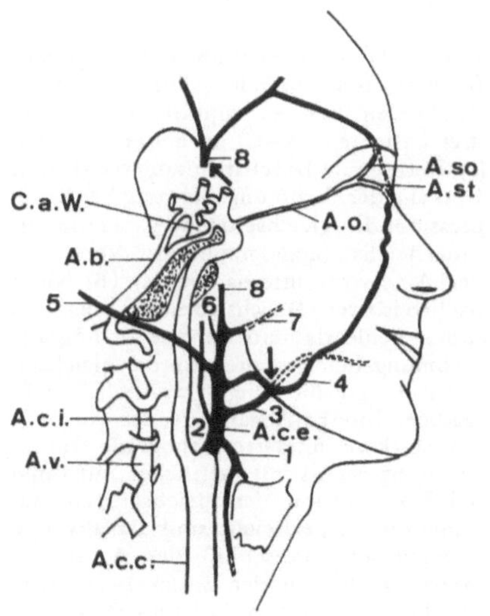

Abb. 3. Halbschematische Darstellung der wesentlichen physiologischen Anastomosen zwischen der A. carotis interna (A.c.i.) und A. carotis externa (A.c.e.) sowie zwischen der A. carotis interna und dem Circulus arteriosus Willisii (C.a. W.). Die Äste der A. carotis externa sind numeriert: 1 = A. thyreoidea superior, 2 = A. pharyngea ascendens, 3 = A. lingualis, 4 = A. facialis, 5 = A. occipitalis, 6 = A. auricularis posterior, 7 = A. maxillaris, 8 = A. temporalis superficialis. A.o. = A. ophthalmica, A.so. = A. supraorbitalis, A.st. = A supratrochlearis, A.v. = A. vertebralis, A.b. = A. basilaris. Die Pfeile markieren die Kompressionsstellen für die Aa. temporalis superficialis und facialis (aus [3])

Strömungsgeschwindigkeit (Abstand der Pulskurvenfußpunkte zur Null-Linie). Die Doppler-Pulskurven der Externa-Äste sind dagegen durch eine große Amplitudenmodulation mit geringer enddiastolischer Strömungsgeschwindigkeit charakterisiert. Dies gilt auch für die A. subclavia, deren Pulskurve in der Regel sogar einen frühdiastolischen Rückfluß zeigt. Durch selektive Beeinflussung des peripheren Strömungswiderstandes in einzelnen Gefäßen können diese dopplersonographisch identifiziert werden. So kommt es bei Oberarmkompression oder Faustschluß zu einer Verminderung der Strömungsgeschwindigkeit in der A. subclavia (Abb. 2). Entsprechend können einzelne Äste der A. carotis externa identifiziert und auch im pathologischen Fall von der A. carotis interna abgegrenzt werden [3, 23].

Typische Veränderungen der Doppler-Pulskurven bei Stenose oder Verschluß eines Gefäßes sind (1) abnorm hohe Strömungsgeschwindigkeit im stenotischen Gefäßabschnitt, (2) abnorm verminderte Strömungsgeschwindigkeit im prä- oder poststenotischen Abschnitt und (3) der fehlende Nachweis eines Gefäßes bei völligem Verschluß. Bei Schlingenbildung wird eine wechselnde Strömungsrichtung gefunden.

Interpretation und Aussagekraft von abnormen, angiographisch kontrollierten Doppler-Befunden

Befunde an der A. supratrochlearis. In Abb. 4 sind die wesentlichen Doppler-Befunde an der A. supratrochlearis bei Stenose oder Verschluß der A. carotis interna nach abnehmender diagnostischer Zuverlässigkeit dargestellt. Keiner dieser Befunde läßt die sichere Differenzierung zwischen Stenose oder Verschluß zu, zudem werden sie nur bei hämodynamisch wirksamer Lumeneinengung (mehr als 80%) gefunden. Retrograde Durchströmung (A) fanden wir zu etwa 60% bei Interna-Verschluß, zu etwa 40% bei hochgradiger Stenose. Auch eine nicht nachweisbare Strömung (B) war häufiger durch einen Verschluß (etwa 45%) als durch eine Stenose (etwa 35%) bedingt, in den übrigen Fällen fand sich angiographisch kein pathologischer Befund. Wesentlich unsicherer sind die Befunde mit einseitig verminderter orthograder Durchströmung, die selten (in etwa 5%) durch einen Verschluß und in etwa 50% durch eine Stenose bedingt sind. Nicht selten wird bei völlig normalem Befund an der A. supratrochlearis durch die direkte Untersuchung der A. carotis interna eine Stenose entdeckt.

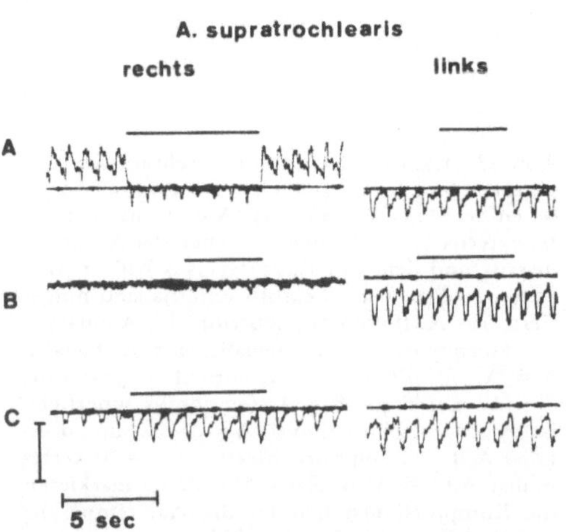

Abb. 4. Gegenüberstellung pathologischer (rechts) und normaler (links) Doppler-Pulskurven der A. supratrochlearis bei drei Patienten (A–C) im Seitenvergleich. (A) Retrograde Durchströmung rechts und Umkehr der Strömungsrichtung bei Kompression der gleichseitigen A. temporalis superficialis (angiographisch: Verschluß der A. carotis interna rechts). (B) Nicht nachweisbare Durchströmung der A. supratrochlearis und geringe orthograde Strömung bei Kompression der gleichseitigen A. facialis (angiographisch: hochgradige Interna-Abgangsstenose rechts). (C) Stark verminderte orthograde Durchströmung rechts mit deutlicher Zunahme bei Kompression der gleichseitigen Aa. temporalis superficialis und facialis (angiographisch: Verschluß der A. carotis interna rechts an der Bifurkation). Weitere Erklärungen s. Abb. 1 und Text

Befunde an den Carotiden. Auch die Untersuchung der A. carotis communis gibt nur indirekte Hinweise auf eine Strömungsbehinderung im Verlauf der A. carotis interna oder A. carotis externa in Form einer einseitigen Verminderung der systolischen und/oder diastolischen Strömungsgeschwindigkeit. Die Problematik der Zuverlässigkeit dieser Kriterien wird dadurch deutlich, daß schon im Normalfall Amplitudendifferenzen bis zu 30% gefunden werden [26].

Die endgültige und differenzierte Diagnose kann erst durch kombinierte Untersuchung der Aa. supratrochlearis und carotis communis sowie direkt der Aa. carotis interna und externa ab der Carotisbifurkation gestellt werden, wobei wir letzterem die größte Bedeutung beimessen. Ein eindrucksvolles Beispiel zeigt Abb. 5 mit nur unsicheren indirekten Befunden an den Aa. supratrochlearis und carotis communis, jedoch mit typischen Stenosephänomenen bei Beschallung der A. carotis interna links. Die Angiographie ergab eine hochgradige Lumeneinengung über etwa 1 cm Länge knapp distal des Interna-Abgangs. Über der Stenose fand sich eine Strömungsbeschleunigung ohne die typische systolische Amplitudenmodulation, poststenotisch eine starke Amplitudenreduktion mit Abflachung oder Aufhebung des systolischen

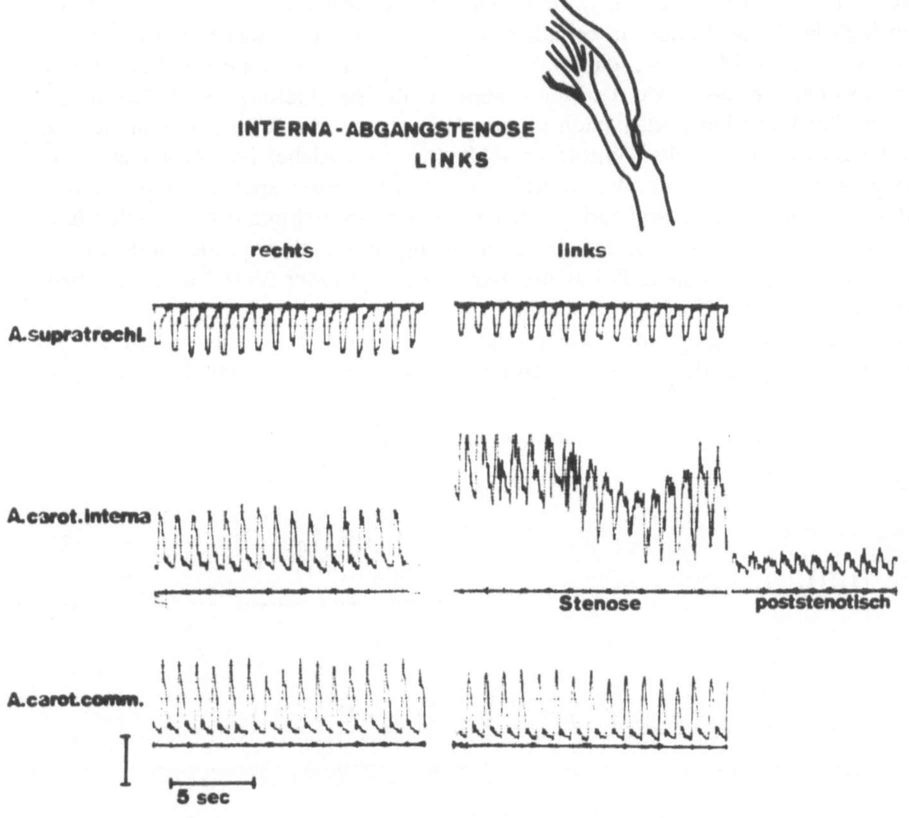

Abb. 5. Doppler-Pulskurven der Aa. supratrochlearis, carotis interna und communis eines 67jährigen Patienten mit hochgradiger Stenose der A. carotis interna knapp distal der Bifurkation (angiographischer Befund oben skizziert). Über der Stenose hochfrequentes Geräusch mit Turbulenzen, poststenotisch deutlich verminderte Strömungsgeschwindigkeit in der Interna. Ordinaten- und Abscissenkalibrierung wie in Abb. 1

Wellengipfels als Ausdruck auch akustisch wahrnehmbarer Turbulenzen. Zeigt die A. carotis interna in ihrem ganzen untersuchbaren Verlauf eine deutliche Amplitudenreduktion, kann auf eine weiter cranial gelegene Strömungsbehinderung geschlossen werden. Die Entscheidung, ob diese vor oder nach dem Abgang der A. ophthalmica gelegen ist, wird durch den Befund an der A. supratrochlearis ermöglicht, die im letzteren Fall mit normaler Amplitude orthograd durchströmt wird [23, 24].

Bei Verschluß der A. carotis interna im Halsbereich finden sich an den Aa. supratrochlearis und carotis communis prinzipiell dieselben indirekten Hinweise für das Vorliegen einer Strömungsbehinderung, meist aber ausgeprägter als bei Stenosen. Bei Verschluß ist es besonders wichtig, alle Arterien im cranialen Halsbereich als Externaäste zu identifizieren [3, 21, 23]. Unter diesen Voraussetzungen gelang es, dopplersonographisch bei 92 angiographisch kontrollierten Fällen eine Stenose oder einen Verschluß richtig vorauszusagen; in nur zwei Fällen war die dopplersonographische Diagnose qualitativ falsch. In beiden Fällen handelte es sich um eine subtotale Interna-Stenose im Schädelbasisbereich mit nur geringer Strömung im prästenotischen Interna-Abschnitt, die nicht gefunden wurde. Auch filiforme Stenosen der A. carotis interna an der Bifurkation wurden immer von Verschlüssen abgegrenzt. Voraussetzung hierfür ist allerdings eingehende praktische Erfahrung.

Befunde an den Aa. vertebralis und subclavia. Die Beschallung der A. vertebralis im Bereich ihrer Atlasschlinge unterhalb des Mastoidfortsatzes ziehen wir der transoralen Untersuchung [11] vor, da letztere für den Patienten unangenehm ist und Kompressionsmanöver an den Carotiden erfordert. Bei Beschallung der Atlasschlinge ist aus dem Pulskurvenausschlag nach oben oder unten nicht ausreichend sicher auf ortho- oder retrograde Durchströmung zu schließen, da unsicher ist, ob der zu- oder abführende Anteil der Schlinge beschallt wird. Dies begrenzt auch die Möglichkeit, aus Seitendifferenzen der Amplituden auf eine Strömungsbehinderung zu schließen. Schließlich ist die Unterscheidung zwischen hochgradiger Hypoplasie und Aplasie oder Verschluß nicht möglich. Bei fehlendem Nachweis einer Vertebralarterie liegt aber immer eine dieser Störungen vor [22].

Durch zusätzliche Anwendung von Funktionstests wird, im Gegensatz zu den genannten Unsicherheiten, die retrograde Durchströmung der A. vertebralis beim „sub-

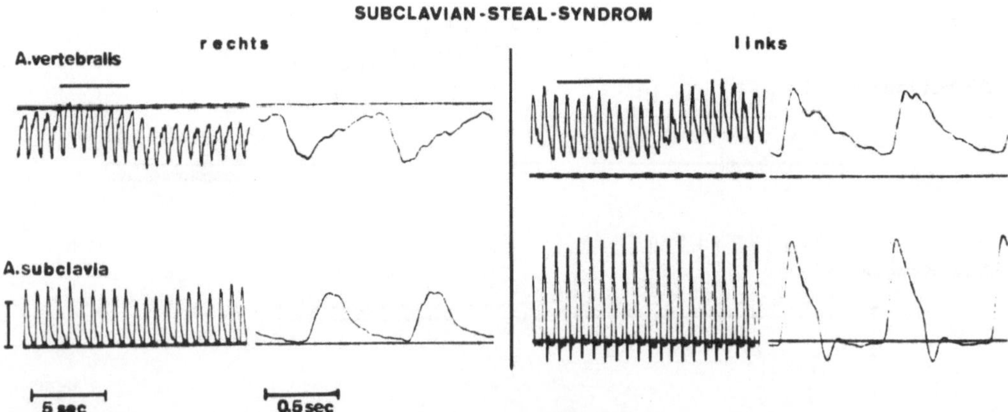

Abb. 6. Doppler-Pulskurven der Aa. vertebralis und subclavia im Seitenvergleich bei angiographisch nachgewiesenem „subclavian steal"-Syndrom rechts (proximaler Subclavia-Verschluß rechts). Retrograde Durchströmung der rechten A. vertebralis, nachgewiesen durch kräftige isometrische Kontraktion des ipsilateralen Armes (s. Text). Übrige Darstellung wie in Abb. 1

clavian steal"-Syndrom sicher erkannt. Von bisher 36 dopplersonographisch diagnostizierten Fällen wurden 18 angiographisch kontrolliert und ausnahmslos bestätigt. Die typischen Doppler-Befunde beim „subclavian steal"-Syndrom zeigt Abb. 6. Der Nachweis der retrograden Durchströmung der A. vertebralis gelingt durch Erhöhung des Strömungswiderstandes im ipsilateralen Arm durch manuelle Kompression des Oberarmes, Stauung durch eine Blutdruckmanschette oder bei kräftiger isometrischer Kontraktion der Armmuskulatur. Hierdurch kommt es nur bei Versorgung des Armes über die Vertebralarterie in dieser zu einer Abnahme der Strömungsgeschwindigkeit und Wiederzunahme nach Aufhebung der Wiederstandserhöhung [7, 21, 23]. Die Doppler-Pulskurve der A. vertebralis entspricht in diesem Fall der einer haut- und muskelversorgenden Arterie mit geringer oder fehlender enddiastolischer Strömungsgeschwindigkeit und gleicht dem Strömungsprofil der A. subclavia, wie es nach deren proximalem Verschluß abgeleitet wird. Im Vergleich zur normalen A. subclavia ist die systolische Amplitude stark vermindert und es fehlt die frühdiastolische Rückströmung (Abb. 6).

Wert der Methode

Die Doppler-Sonographie der A. supratrochlearis hat sich nach anderen und eigenen Erfahrungen als unbelastende und zuverlässige Suchmethode von höhergradigen Stenosen oder Verschlüssen der A. carotis interna erwiesen. Mehr Erfahrung und Zeit benötigen die Untersuchungen an den Carotiden und Vertebralarterien. Da methodisch eine sichere Unterscheidung der Aa. carotis communis, carotis interna und externa möglich ist, können zuverlässige Hinweise auf die Lokalisation einer Strömungsbehinderung erhalten werden. Die Differenzierung von Stenose oder Verschluß der A. carotis interna gelingt bei ausreichender Kenntnis der Fehlermöglichkeiten mit großer Zuverlässigkeit. Es gelingt, unbelastend für den Patienten, in einem Untersuchungsgang und beliebig oft wiederholbar die vier hirnversorgenden Arterien zu beurteilen. Die Fragestellung an die Angiographie kann somit präzisiert und die Indikation enger gestellt werden. Bei der erreichbaren Zuverlässigkeit dopplersonographischer Diagnosen kann zum Teil auf eine Angiographie zur Diagnostik oder Verlaufsuntersuchung verzichtet werden. Dies setzt allerdings eine intensive Beschäftigung und Erfahrung mit der Doppler-Sonographie voraus.

Literatur

1. Brockenbrough, E.C.: Screening for the Prevention of Stroke: Use of a Doppler Flowmeter. Parks Electronics. Beaverton/Oregon 1970
2. Büdingen, H.J., Hennerici, M., Voigt, K., Kendel, K., Freund, H.-J.: Die Diagnostik von Stenosen oder Verschlüssen der A. carotis interna mit der direktionellen Ultraschall-Doppler-Sonographie der A. Supratrochlearis. Dtsch. med. Wschr. *101*, 269–275 (1976)
3. Büdingen, H.J., von Reutern, G.-M., Freund, H.-J.: Die Differenzierung der Halsgefäße mit der Doppler-Sonographie. Arch.Psychiat.Nervenkr. *222*, 177–190 (1976)
4. Carstensen, G.: Die chirurgische Behandlung der zerebrovaskulären Insuffizienz. Dtsch.med. Wschr. *100*, 1037–1044 (1975)
5. Dorndorf, W., Gänshirt, H.: Die Klinik der arteriellen zerebralen Gefäßverschlüsse. In: Der Hirnkreislauf (Hrsg. H. Gänshirt). S. 512–629. Stuttgart: Thieme 1972
6. Fields, W.S.: Selection of stroke patients for vascular surgery. Neurol. (Minneap.) *201*, 95–97 (1972)
7. Hauke, P., Zeumer, H.: Doppler-sonographische Funktionsuntersuchung bei Subklavia-Anzapfsyndrom. Dtsch.med.Wschr. *101*, 1912–1915 (1976)

8. Katz, D.M., Smith, R.A., Otis, S.M., Dalessio, D.J.: Doppler sonography diagnosis of cerebrovascular disease. Stroke *7*, 439–444 (1976)
9. Keller, H., Baumgartner, G., Regli, F.: Carotisstenosen und -okklusionen. Diagnose durch perkutane Ultraschall-Doppler-Sonographie an der A. supraorbitalis und A. supratrochlearis. Dtsch.med.Wschr. *98*, 1691–1698 (1973)
10. Keller, H., Meier, W., Yonekawa, Y., Kumpe, D.: Noninvasive angiography for the diagnosis of carotid artery disease using Doppler ultrasound (carotid artery Doppler). Stroke *7*, 354–363 (1976)
11. Keller, H., Müller, A., Meier, W., Schönbeck, M.: Transorale Doppler-Sonographie unter Schleimhautanästhesie zur Beurteilung der Strömungsverhältnisse in den Aa. vertebrales (Vertebralis-Doppler). Dtsch.med.Wschr. *100*, 943–946 (1975)
12. Kriebel, J., Schurig, E.: Direktionelle Doppler-Sonographie bei Stenosen und Verschlüssen der A. carotis interna. Med.Welt *26*, 2202–2204 (1975)
13. Machleder, H.J.: Evaluation of patients with cerebrovascular disease using the Doppler ophthalmic test. Angiology *24*, 374–381 (1973)
14. Maroon, J.C., Pieroni, D.W., Campbell, R.L.: Ophthalmosonometry: an ultrasonic method for assessing carotid blood flow. J.Neurosurg. *30*, 238–246 (1969)
15. Mol, J.M.F., Frederix, L., Rijcken, W.J.: Doppler-Haematotachografisch Onderzoek bij Cerebrale Circulatiestoornissen. Maastricht: Pecasse-Eurozet 1973
16. Müller, H.R.: Direktionelle Doppler-Sonographie der Arteria frontalis medialis. EEG/EMG *2*, 24–32 (1971)
17. Müller, H.R.: Doppler-Sonographie der Karotis-Strombahn. Internist *17*, 570–579 (1976)
18. Planiol, Th., Pourcelot, L.: Doppler effect study of the carotid circulation. In: Ultrasonics in Medicine (de Vlieger, M., White, D.N., McCready, V.R., eds.). S. 104–111. Amsterdam: Excerpta Medica 1974
19. Planiol, Th., Pourcelot, L., Itti, R.: La circulation carotidienne et cerébrale.Nouv. Presse méd. *2*, 2451–2456 (1973)
20. Pourcelot, L.: Nouveau débitmètre sanguin a affect Doppler. In: Proceedings of the 1st World Congress on Ultrasonics in Medicine. Wiener Med. Akademie *125*, 1969
21. Pourcelot, L.: Indications de l'ultrasonographie Doppler dans l'étude des vaisseaux peripheriques. Ann. Prat. *25*, 4671–4680 (1975)
22. von Reutern, G.-M., Büdingen, H.J., Freund, H.-J.: Dopplersonographische Diagnostik von Stenosen und Verschlüssen der Vertebralarterien und des Subclavian-Steal-Syndroms. Arch. Psychiat.Nervenkr. *222*, 209–222 (1976)
23. von Reutern, G.-M., Büdingen, H.J., Hennerici, M., Freund, H.-J.: Diagnose und Differenzierung von Stenosen und Verschlüssen der Arteria carotis mit der Doppler-Sonographie. Arch. Psychiat.Nervenkr. *222*, 191–207 (1976)
24. von Reutern, G.-M., Voigt, K., Ortega-Suhrkamp, E., Büdingen, H.J.: Dopplersonographische Untersuchungen bei intrakraniellen vaskulären Störungen. Differentialdiagnose zu Obliterationen der extrakraniellen Hirnarterien. Arch.Psychiat.Nervenkr. *223*, 181–196 (1977)
25. Vollmar, J.: Chirurgische Behandlungsmöglichkeiten bei zerebrovaskulärer Insuffizienz. Dtsch. med.Wschr. *99*, 465–468 (1974)
26. Warlo, C.: Dopplersonographische Untersuchungen der A. carotis und A. frontalis medialis beim Menschen. Normwerte bei Gesunden in Abhängigkeit vom Lebensalter. Freiburg i. Br.: Med. Diss. 1975

Gegenwärtiger Stand der stereotaktischen funktionellen Hirnoperation: Indikation, Ergebnisse, zukünftige Entwicklung

F. Mundinger

Die stereotaktische funktionelle Neurochirurgie hat in den letzten Jahren ihre Indikationspalette erheblich ausgeweitet. So befaßten sich bei dem letzten Kongreß der American Association of Neurological Surgeons (früher Harvey Cushing Society), des Dachverbandes von 3600 amerikanischen und kanadischen Neurochirurgen, 50% der Vortragsanmeldungen mit der funktionellen Behandlung von pyramidalen und extrapyramidalen Bewegungsstörungen, psychisch-psychiatrischen Erkrankungen und ihrer operativen Behandlungsmöglichkeit und sensibel-sensorischen Krankheitssymptomen, aufgrund von Über- oder Fehlfunktionen des Gehirns. Die Hauptindikationen sind in Tabelle 1 aufgeführt. Stereotaktische funktionelle Neurochirurgie kann heute so definiert werden, in Störungen der Funktion des zentralen Nervensystems, hervorgerufen durch Dys- und Hyperfunktion nervöser Schaltelemente und Schaltkreise, mit der stereotaktischen Methode therapeutisch einzugreifen. Darüber hinaus können damit bei Tumoren, Cystenbildungen und Fremdkörpern mit diesen stereotaktischen Techniken selbst in anderweitig unzugänglichen Regionen des Zwischenhirns, Hypothalamus, Mittelhirns und Hirnstamms sowie der Brücke Punktionen ausgeführt, Biopsien entnommen und Implantate radioaktiver Strahler, Punktionen von Cysten und Abscessen, Extraktionen von Fremdkörpern oder Implantationen von permanenten chronischen Implantelektroden zur Selbstreizung ausgeführt werden.

Technische Bemerkungen zur stereotaktischen Methodik

In den letzten 25 Jahren sind eine Reihe von stereotaktischen Geräten entwickelt worden. Zusammen mit Riechert haben wir ein stereotaktisches Modell, das nach dem sphärischen Prinzip konstruiert ist und mit den Raumkoordinaten zur Zielpunktbestimmung arbeitet [45, 46, 56, 57], entwickelt. In den letzten Jahren habe ich zusammen mit Birg dieses Modell für den Computergebrauch modifiziert und in der Zwischenzeit ein komplettes Computer-Programmsystem für die stereotaktischen Operationen ausgearbeitet [4]. Mit unserem stereotaktischen Gerät, mit dem vom Gehirn- und Gesichtsschädel aus jede Struktur innerhalb des Gehirns und an der Schädelbasis mit einer Genauigkeit von wenigen Zehntelmillimetern mit der Spitze einer Sonde oder Elektrode getroffen werden kann, sind wir durch den zusätzlichen Einsatz der Computer in der Lage, sowohl den Eintrittspunkt am Schädel und Gehirn als auch selbst tiefliegende, bislang unerreichbare Strukturen, z. B. im ventromedialen Kern Cajal des Hypothalamus oder im Hirnstamm und der Brücke, anzuzielen (Abb. 1).

Das Computer-Programmsystem [4] ermöglicht dem Operateur, bevor er zur Incision der Haut das Skalpell in die Hand nimmt, den gesamten stereotaktischen Eingriff am Computerdisplay zu simulieren. Es ist von besonderer Wichtigkeit, um von vornherein für jeden Patienten individuell den Elektrodentrakt so zu wählen, daß die angezielte Struktur ohne Schädigung funktionell wichtiger Gebiete beim Durchgang

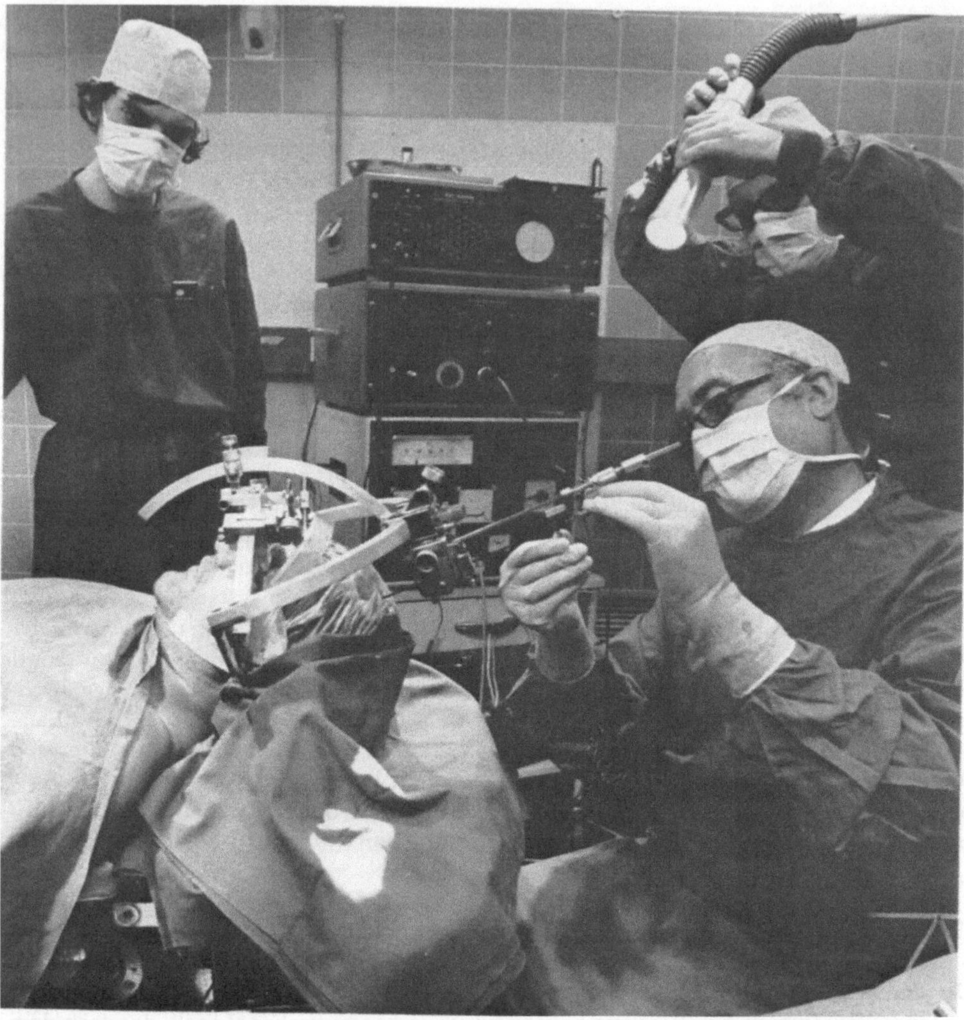

Abb. 1. Operationssituation während der stereotaktischen Operation. Der Basisring ist am Kopf befestigt, der Zielbügel mit Elektrodenhalter ist mittels Segmentboden daran befestigt. Die über Computer errechneten Winkelgrade und die Sondentiefe sind eingestellt und die Sonde bis zum Zielpunkt eingeführt, wobei sowohl der Zielpunkt als auch der Ort der Trepanationslücke (0,5 cm) aufgrund craniocerebraler Relation in Korrelation zu einer Hauptentwicklungsachse des Gehirns bestimmt worden sind. Im Hintergrund frequenzreiner Hochfrequenzcoagulator für temperaturkontrollierte Ausschaltung sowie Thyratron-Reizgerät mit Oscilloskopanzeige der Reizparameter

der Elektrode zu dieser Struktur getroffen werden kann und somit die Komplikationsmöglichkeiten auf ein Minimum reduziert werden. Ist das Basissystem (Grundring) am Kopfe befestigt und die Röntgenaufnahmen angefertigt, so werden mittels Koordinaten die Schädelmaße und – soweit sichtbar – Verkalkungen, z. B. der Pinealis, in den Computer eingegeben. Mit einer Datenbank craniocerebraler Relationsmaße, die unter Berücksichtigung entwicklungsgeschichtlicher Parameter für die cerebrale Hirnachse und Schädelkorrelation aufgrund von etwa 800 positiven Ventriculogrammen mit ihren Feinstrukturen und Pneumencephalogrammen an stereotaktisch früher operierten Patienten mit über 25 000 Daten gespeichert sind, werden zunächst der Eingang des Foramen Monroe zur Direktfüllung des III. Ventrikels, Aquädukts und IV. Ventrikels mit Dimer-X (2 ml) bestimmt, falls eine Ventriculographie zur Berechnung der intracerebralen Zielpunkte erforderlich erscheint; im anderen Falle wird der Zielpunkt mit einer Standarddeviation von weniger als 1,5 mm für die größeren Kerngebiete auch ohne Pneumencephalographie und Ventriculographie heute über das Computerprogramm berechnet [20, 44]. In einem weiteren Schritt werden die Koordinaten bezüglich des Basissystems und die gesamten Einstellparameter des stereotaktischen Zielgerätes ausgedruckt.

Eine Bibliothek von einprogrammierten Gehirnschnitten setzt uns danach in die Lage, für den vorgewählten Zielpunkt den entsprechenden vertikalen und sagittalen Gehirnschnitt auf dem Fernsehdisplay in Sekundenschnelle mit den umgebenden Kernen, neuronalen Strukturen, Ventrikelbeziehungen usw. und den Elektrodentrakt mit einem vorgegebenen Winkel sichtbar zu machen oder, falls dieser beim Durchgang zum Zielpunkt funktionell wichtige Strukturen streifen würde, den Winkel in beliebigen Schritten zu ändern. Die Schnitte sind individuell an das jeweilige Patientengehirn adaptiert, die Elektrodendicke (1,1 – 2,0 mm) wird in natürlicher Größe zu den umgebenden Strukturen sichtbar. Die Zielgerätsparameter dieser eventuell veränderten Elektrodenlage werden wieder ausgegeben. Eine Bibliothek verschiedener einprogrammierter Zielpunkte vereinfacht die Zielpunktsfindung ganz außerordentlich. Ein

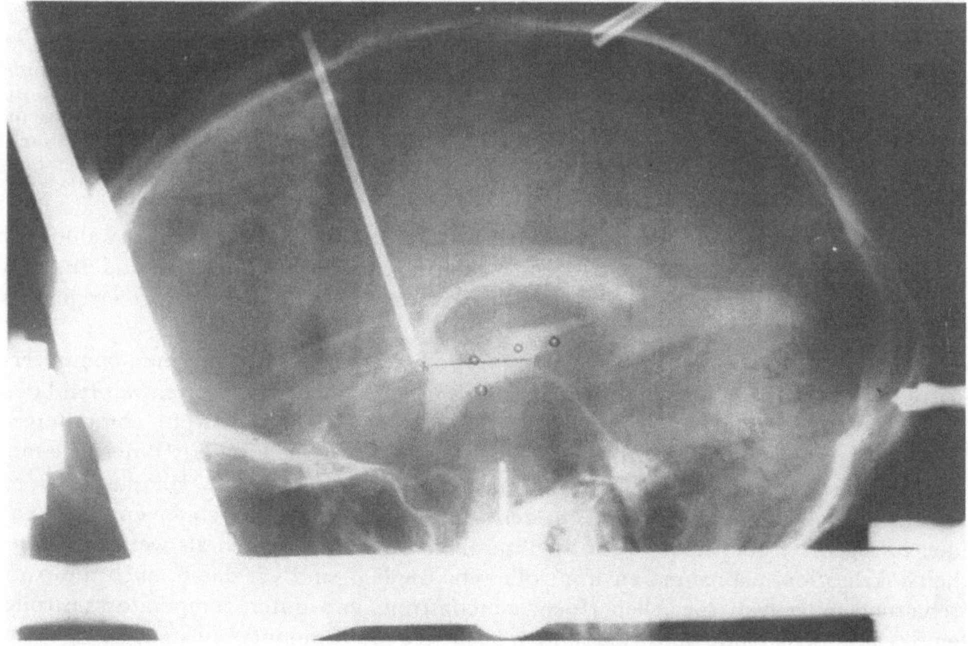

Abb. 2. Ventriculogramm mit über die Datenbank errechnetem Eingang des Foramen Monroe, der exakt erreicht ist, sowie eingezeichneten intracerebralen Koordinatensystemen (Foramen Monroe, hinter Commissur) mit den Zielpunkten: ventraler Oralkern (auf der Basislinie), Zona incerta (unterhalb der Basislinie) – beide Zielpunkte werden beim Parkinson-Syndrom in der Regel ausgeschaltet; Centrum medianum (oberhalb und vor der hinteren Commissur) – bei Schmerz und psychiatrischer Chirurgie ausgeschaltet; Pulvinar (hinter und oberhalb der hinteren Commissur) – medialer Anteil bei Schmerz, mittlerer und lateraler Anteil bei Spastik und extrapyramidal-motorischen Hyperkinesen in Kombination mit V.o.a. und Zona incerta ausgeschaltet

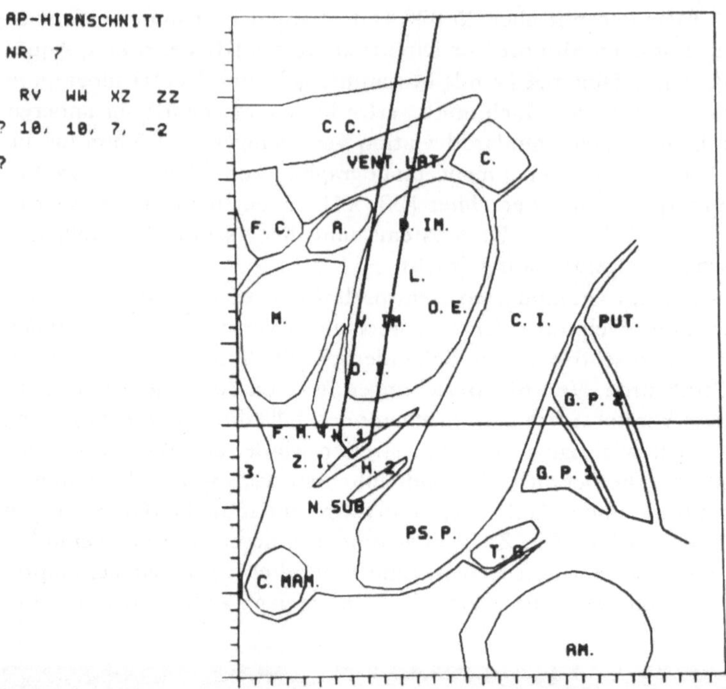

Abb. 3. Vertikaler Hirnschnitt (Nr. 7) aus Atlas von Andrew und Watkins, aus unserer einprogrammierten Hirnschnittbibliothek. Der Schnitt liegt 7 mm hinter dem Foramen Monroe und ist in den Größenmaßen an den Patienten adaptiert. Die Elektrodenspitze liegt maßstabsgerecht mit einem Winkel von 10° gegen die Medianebene und 65° gegen die intracerebrale Basislinie im Forel-Feld H_1, H_2 (Ausschaltungsstelle z. B. beim Parkinson-Syndrom)

zusätzliches Variationsprogramm ermöglicht darüber hinaus in einem vorwählbaren Bereich und mit vorwählbaren Abständen die Elektrodenposition zu verändern, falls die elektrophysiologischen und Reizuntersuchungen dies wünschenswert erscheinen lassen [5, 6].

Während der stereotaktischen Operation selbst können wir über einen computergesteuerten, elektronischen Sondenvorschub mit vorwählbaren Schritten während des Durchgangs der Elektrode durchs Gehirn bis zum Zielpunkt sowohl computergesteuerte Reizparameter verabfolgen als auch durch die Reize evozierte Potentiale mit exakter Zuordnung der jeweiligen Elektrodenposition registrieren. Hierdurch ist es uns nahezu vollelektronisch möglich, den Verlauf der Sonden durch die entsprechenden Kerngebiete oder neuronalen Strukturen elektrophysiologisch als weitere Sicherheitslokalisationsmaßnahme zu kontrollieren. Endlich sind wir daran, auch die Ausschaltung mit einem speziellen Hochfrequenzstrom und unter Temperaturkontrolle an das auszuschaltende Substratvolumen adaptiert über Computer zu steuern.

Es erübrigt sich zu erwähnen, daß elektronische Testprogramme nach Art von Phantomkontrollen in unsere Programme eingebaut sind um Eingabefehler sofort erkennen und eliminieren zu können.

In Zukunft werden sicher die präoperative Sensitivauswertung, mittels Servomotoren gesteuerte Winkeleinstellungen der stereotaktischen Geräte, eine Normierung der Datenerfassung und -auswertung von elektrophysiologischen Parametern während der Operation und computergesteuerte Bio-feedback-Mechanismen z. B. der durch

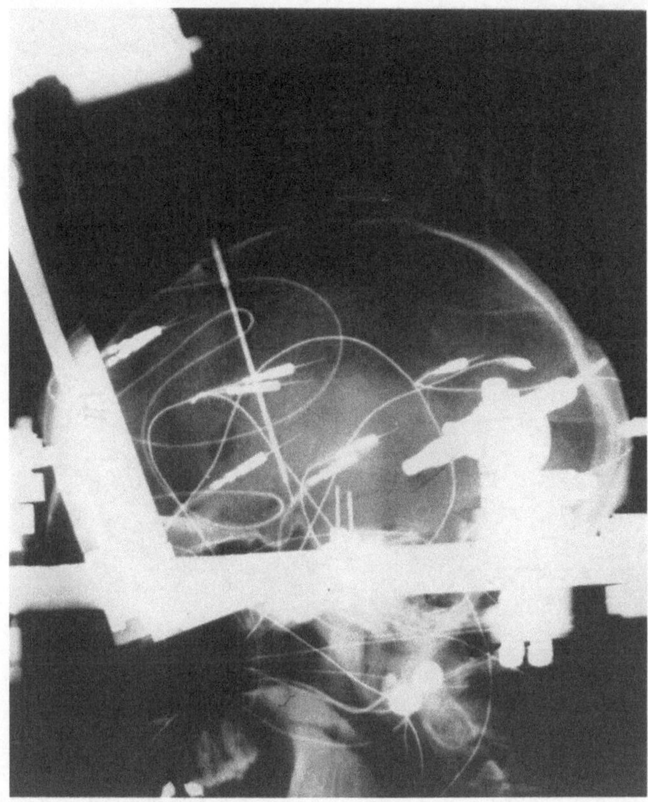

Abb. 4. Unter fortgesetzter Kontrolle des Elektroencephalogramms (Nadelableitungen) auf Spikes bzw. evozierte Potentiale erfolgt das Einführen der Elektrode. Die Elektrodenspitze liegt in der Amygdala (z. B. bei temporaler Epilepsie)

Reizung ausgelösten vegetativen Effekte (Temperatur, Hautwiderstand, Atmungsfrequenz, Blutdruck usw.), des Elektromyogramms (anstelle der bisherigen Beobachtung motorischer Zuckungen) oder die Erfassung oculomotorischer Kontraktion durch Registrierung des Bi-Pol-Moments des Augenbulbus oder der Pupillenmotorik über Kamera mit fotoelektrischer Erfassung des reflektierten Lichtstromes, unsere bisherigen Techniken erweitern. Abgesehen von der heute durch uns schon vorgenommenen Implantation chronischer Elektroden mit Selbststimulation durch den Patienten sind Entwicklungen im Gange, um mit Hilfe von implantierten Minicomputern elektrische Fehlentladungen zu korrigieren (Epilepsie) – ermöglicht durch die elektronische Miniaturisierung und die neuen technischen Entwicklungen synthetischer Materialien, wie Chemitroden, Dyalitroden, telemetrische Registrierung sowie Stimulation und Etablierung von Bio-feedback-Systemen in den supraspinalen Systemen des Mesencephalons, des Thalamus, Hypothalamus und den mesencephalen Projektionssystemen [34].

Indikationen und Ergebnisse

Schmerz. *Chronische und Malignomschmerzen* gehören unverändert zu den Problemen der funktionellen Neurochirurgie. Versagen die Eingriffe in der Peripherie,

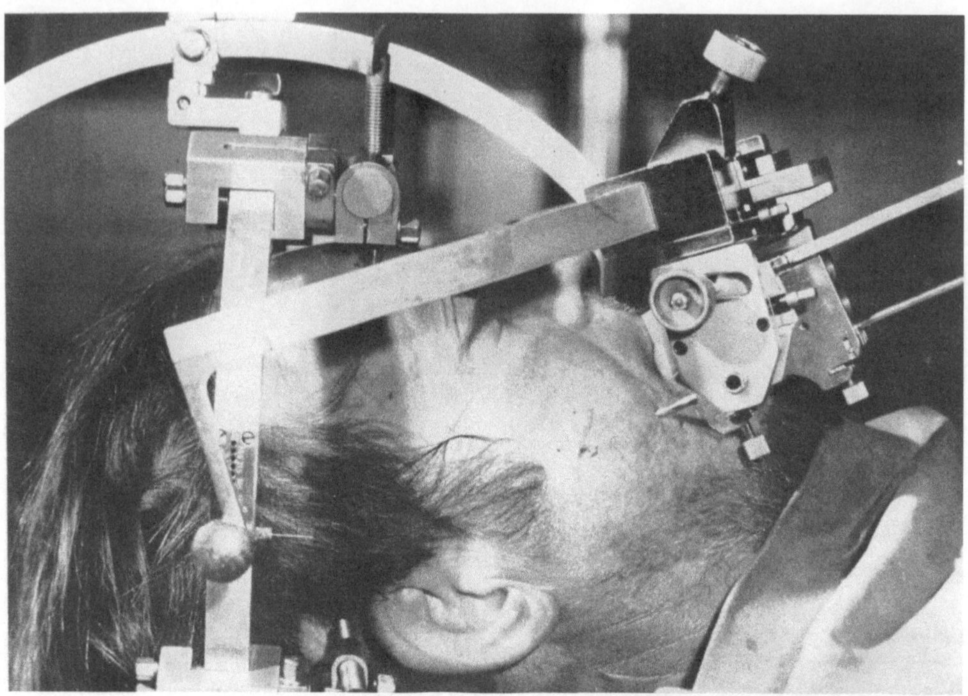

Abb. 5. Stereotaktische Punktion des Ganglion Gasseri im Foramen ovale. Sowohl der Eintrittspunkt als auch das Foramen ovale werden über Computer berechnet. Gegenüber der manuellen Punktion (nach Haertel) entfällt das manchmal mühsame mehrfache Punktieren mit unzähligen Röntgenaufnahmen, um den aufgewulsteten vorderen knöchernen Wall des Foramen ovale zu überwinden. Der Vorteil liegt auch darin, daß die Elektrode fixiert ist und um Zehntelmillimeter weiter vor- oder zurückgeschoben werden kann, abhängig vom Reizergebnis, so daß gezielter einzelne Trigeminusäste mit der thermokontrollierten Coagulationssonde ausgeschaltet werden können

d. h. unterhalb der Medulla oblongata, wie Exhaires peripherer Nerven, intradurale Rhizotomie (nach Foerster und Dandy), Chordotomie und Tractotomie, heute meist mit der percutanen oder stereotaktischen Punktionstechnik ausgeführt, oder bei der Trigeminusneuralgie stereotaktische Ausschaltung des Ganglion Gasseri mittels definierter Temperatur oder die operative Dekompression (nach Tarnhoy), die intrakranielle retroganglionäre Durchschneidung der Trigeminusstränge nach Spiller und Frazier oder die Tractotomie (nach Dandy), so bleibt als Ultima ratio die stereotaktische Operation in den schmerzleitenden zentralen Systemen.

Die Weiterleitung der Schmerzimpulse und die Schmerzverarbeitung erfolgen durch Ausschaltung des kleinzelligen Ventrocaudalkernes des hinteren Thalamus und Endigungskernes des Tractus spinothalamicus (Nucleus limitans), häufiger durch Unterbrechung im reticulären System des Thalamus in seinen caudalen Ventralkernen, der Lamella medialis und damit von corticopetal leitenden Mißempfindungen und in Kombination mit Ausschaltungen im unspezifischen System subcorticaler Nebenleitungen von Schmerzimpulsen zum reticulären Aktivierungssystem, zum zentralen Höhlengrau und der dynamogenen Zone von Hess im caudalen Hypothalamus (für die affektive Reaktion auf Schmerzreize von Bedeutung) und durch die Ausschaltungen von Zwischenschaltungen der mesencephalen Formatio reticularis im Centrum medianum, Putamen und Caudatum und der Lamella medialis mit ihren Kernen (insbesondere parafasciculäre und intralaminäre Kerne [17]). Dadurch wird eine unspezifische allgemeine Erregung bzw. Aktivierung durch Schmerzreize unterbunden (Abb. 6). In den letzten Jahren wird auch das Pulvinar unterbrochen [11], das multisensorische Impulse von corticalen und subcorticalen Regionen erhält und in seinen medialen Anteilen ein Integrator für die sensorische Perception, möglicherweise das Wahrnehmungsvermögen ist, aber auch nach Art eines computerisierten Gitters eine gesteuerte Verteilung von einlaufenden Impulsströmen darstellt. Endlich ist die Verbindung der präfrontalen Rinde mit dem Medialkern des Thalamus therapeutisch bedeutsam; durch Unterbrechung im Medialkern erfolgt eine Änderung der Selbst-

Tabelle 1. Indikationen stereotaktischer Operationen am Gehirn

1. Anderweitig unbehandelbare Schmerzzustände (Intractable pain)

   a) chronische Schmerzen, wenn Eingriffe in der Peripherie (unterhalb der Medulla oblongata-Ebene) versagt haben: Phantomschmerzen, Kausalgien (z. B. nach Wurzelausriß), Neuralgie (z. B. nach Herpes zoster) mit Anaesthesia dolorosa, Thalmussyndrom (meist Dejerine-Roussy-Syndrom)

   b) akute Schmerzen, bei Metastasen u. ä. (mit Ausnahme cerebraler Metastasen), insbesondere mit Beteiligung des Skelettsystems und des Intestinaltraktes

2. Epilepsie, falls konservativ nicht unter Kontrolle zu bringen, insbesondere die Temporallappen-Epilepsie, diencephale Epilepsie sowie besondere Fälle der focalen Epilepsie

3. Psychiatrische Chirurgie, falls konservative Maßnahmen nicht ausreichen:

   Erethische Idiotie mit Auto- und Fremdaggressivität, besondere Formen der Aggressivität

   Symptome der chronischen Schizophrenie: Fremd- und Autoaggressivität, schwerste Halluzinosen

   Depressionen

   Schwere Zwangsleiden, z. B. Waschzwang, Triebleiden, die zu mehrfachen kriminellen Handlungen geführt haben, wie pädophile Homo-hetero-Sexualität, Hypersexualismus

   Chronischer Alkoholismus, Sucht (besondere Formen)

4. Pyramidal-extrapyramidal-motorische Bewegungsstörungen

   Infantile Cerebralparese vom spastisch-rigiden Typ mit und ohne extrapyramidal-motorische Hyperkinesen

   Spastik ohne und mit Hyperkinesen nach traumatischen Hirnverletzungen, Hemispastik mit oder ohne Dyskinesien, nach Blutungen, Infarzierungen usw. oder infektiöser Ätiologie (Gumma, Tuberculom usw.)

   Extrapyramidal-motorische Hyperkinesen:

   Parkinson-Syndrom mit Rigor und Tremor, Athetose, Athetose double, Choreo-Athetose, Chorea, Chorea Huntington (ohne Choreo-Phrenie) bei längerdauerndem stationären Verlauf, Torsionsdystonie, lokale Dystonie, Torticollis spasmodicus, Mono-Hemiballismus, Myoklonie, Aktionsmyoklonie, z. B. bei der Multiplen Sklerose, Gilles de la Tourette (allgemeine Tic-Erkrankung), Intentionstremor (essentiell, hereditär), Morbus Wilson (hepato-lenticuläre Degeneration), zumeist mit Mischhyperkinesen

5. Punktion tiefliegender Prozesse bei anderweitig inoperablen Cysten oder Tumoren des Zwischenhirns, Mittelhirns und Hirnstammes sowie der Brücke mit Implantation von radioaktiven Isotopen (interstitielle Curietherapie); GammaMed-Bestrahlung;Punktion der Hypophyse und Ausschaltung (Hypophysektomie) bei geschlechtsgebundenen, metasierenden Mamma- und Prostatacarcinomen, Hypophysenadenomen (chromophobe, basophile, eosinophile)

6. Exstirpation tiefliegender Fremdkörper, Absceßpunktion, Tumorbiopsie, Aufsuchen tiefliegender Angiome (zusammen mit offen-operativer Technik) und ähnliches.

repräsentation des Schmerzes, auch der emotionalen Komponente der Schmerzerfahrung [38, 39]. Die Wahl der Ausschaltungsorte erfolgt abhängig von der Schmerzursache, der affektiven und emotionalen Schmerztönung und anderer Komponente aufgrund psychologischer und phänomenologischer Testungen. Wir selbst haben seit 1952 137 Fälle operiert (z. T. zusammen mit Riechert). Eine von mir kürzlich mit Becker [39] erfolgte Auswertung der Langzeitergebnisse von bis zu 20 Jahren bei 65 Patienten ergibt (Tabelle 2), daß bei Phantomschmerzen mit oder ohne Kausalgie zunächst ein sehr gutes postoperatives Ergebnis zu erreichen war. Nach 4–6 Jahren kam es jedoch in einer größeren Zahl zu Schmerzrezidiven. Überraschend gut war das Ergebnis bei den therapieresistenten Trigeminusneuralgien, bei denen immerhin im Langzeitergebnis über die Hälfte noch schmerzfrei waren. Auch die von ihren oft unerträglichen Schmerzen geplagten Patienten mit einem Thalamussyndrom erfuhren eine sehr zufriedenstellende Besserung, bei über der Hälfte nach der meist unilateralen Operation [38]. Bei einem Teil der Fälle ist ein bilateraler Eingriff erforderlich, da auch die schmerzleitenden Systeme bilateral vertreten sind.

Die Patienten mit schwersten Schmerzzuständen bei Malignomen bleiben bis zu ihrem Tode zwischen 75 und 90% schmerzfrei; auch die schon vorliegende Alkaloidsucht wird günstig beeinflußt. Hierbei ist es in der Regel ausreichend, die unspezifischen schmerzleitenden und schmerzverarbeitenden Systeme auszuschalten [34].

In jüngerer Zeit haben wir mit einer neuen Methode bei den anderweitig unbeeinflußbaren chronischen Schmerzen durch die stereotaktische Implantation

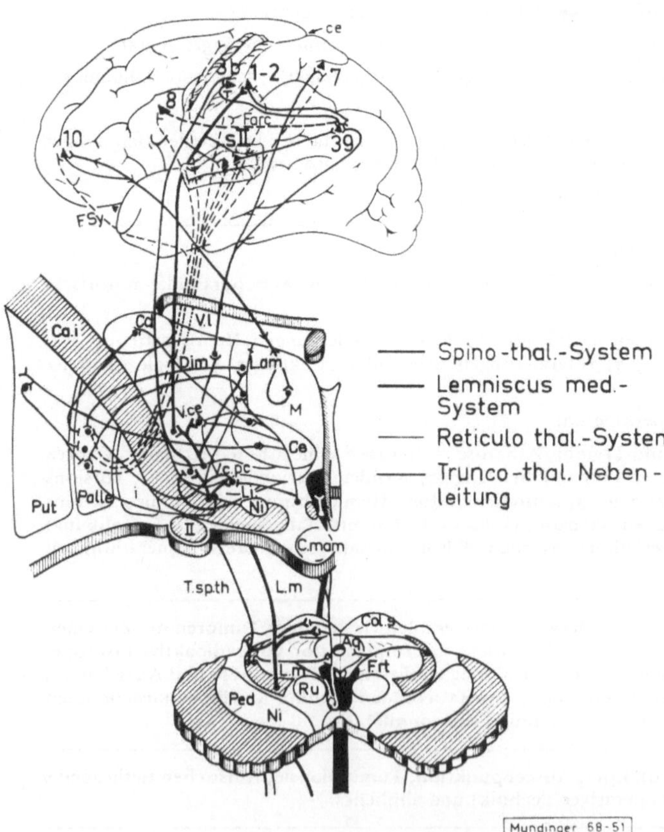

Abb. 6. Schema der Schmerzleitungen (modifiziert nach Hassler). Bei anderweitig nicht behandelbaren Schmerzzuständen (Phantom- und Kausalgieschmerzen, Herpes zoster-Neuralgien, Thalamussyndrom, Carcinomschmerzen usw.) erfolgt die Ausschaltung in der thalamischen und mesencephalen Ebene (mittlerer Teil der Abb.), heute vornehmlich in den Lemniscus medialis-, reticulothalamischen und truncothalamischen Systemen und im spino-thalamischen System unter Aussparung der kleinzelligen basalen Anteile, um die Schmerzerfahrung, das Schmerzerlebnis und die affektiven Reaktionen auf die Schmerzreize zu desintegrieren und unter Einbezug des Dorsomedialkerns die emotionelle Komponente der Schmerzerfahrung auszuschalten

Tabelle 2. Postoperative und Spätresultate (bis 14,5 Jahre) zentraler Schmerzoperationen, abhängig von den ausgeschalteten thalamischen Kerngebieten (65 Pat.)

Diagnose		primäre senso-motorische Kerne		sekundäre senso-motorische Kerne		kombinierte Ausschaltungen	
		postop.	Spät-resultate	postop.	Spät-resultate	postop.	Langzeit-resultate
a) Phantomschmerz	a	3		4	1	6	
und Kausalgie	b	3	1	2	1	3	3
	c		4	1	3		4
	d				1		1
	e		1		1		1
b) Trigeminus-	a	2		1		5	
neuralgie (und	b	1	1			3	4
Herpes zoster)	c	2	1	2		2	4
	d		2		3		2
	e		1				
c) Thalamus-	a	1		3	1	1	
syndrom	b	2	2	3	3	4	3
	c			3	4		1
	d		1		1		1
	e						
d) andere	a	1		1		3	
„intraktable“	b			2	1		1
Schmerzen	c		1		2	1	
	d						1

a = schmerzfrei, b = gut gebessert, c = gebessert, d = ungebessert oder schlechter, e = unbekannt

von chronischen Implantelektroden zur Selbstreizung durch den Patienten in denjenigen Fällen den Schmerz noch beseitigen oder auf ein erträgliches Maß reduzieren können, in denen alle anderen operativen Eingriffe in der Peripherie einschließlich der Implantation von Reizelektroden auf die Dorsalfläche des Rückenmarks erfolglos geblieben waren. Auch nach der stereotaktischen Hochfrequenzausschaltung der zentralen, oben aufgeführten Kerne bei Schmerzrezidiven haben wir diesen bemerkenswerten Effekt, inzwischen über 3 Jahre nachbeobachtet, erzielen können [36a].

Die chronisch inplantierte Elektrode im Thalamus, Mesencephalon oder Pulvinar wird nach einer 3–4tägigen Kontrolle auf ihre Wirkungsweise mit einem infrasternal-subcutan implantierten Empfänger – mit einem ebenfalls subcutan verlegten Konnektorkabel – verbunden. Verspürt der Patient Schmerzen, so gibt er über einen kleinen, batteriebetriebenen Taschensender für einige Minuten oder länger Frequenzen zwischen 50 und 200 Hz mit bis zu 7 V und bis zu 0,3–0,5 mA. Hierdurch wird über die intracerebrale Elektrode eine Desintegration und dadurch Unterbrechung der schmerzleitenden Systeme erreicht, ohne daß diese selbst irreparabel wie z. B. durch Hochfrequenzstrom definitiv ausgeschaltet zu werden brauchen. Auch für die anderen Indikationen, die noch zu besprechen sind, eröffnet diese neue Technik der nicht destruktiven Unterbrechung ganz neue Aspekte.

Es stehen uns also heute viele Möglichkeiten zur Verfügung, wobei gerade die neueren technischen Entwicklungen uns sicherlich helfen werden, die Ergebnisse zu verbessern, um den von ihren Schmerzen geplagten und heimgesuchten Patienten eine Erleichterung zu verschaffen.

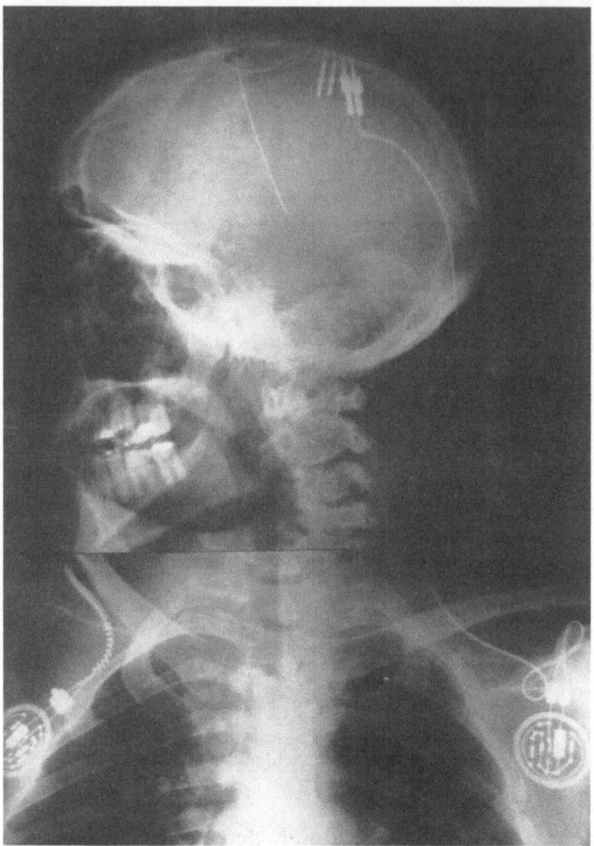

Abb. 7. Röntgenaufnahmen (zusammengesetzt) eines Patienten mit Phantomschmerz und Kausalgie, bei dem alle anderen Verfahren einschließlich peripheren Exhairesen, Chordotomie und „dorsal column"-Stimulation versagt haben. Die chronische Implantelektrode liegt in der Trigeminuswurzel des Mesencephalons und passiert die hintere Kerngruppe des Thalamus. Mit einer Konnektion ist nach Untertunnelung entlang der linken Halsseite infrasternal der Empfänger eingesetzt (rechts der zur hohen cervicalen „dorsal column"-Stimulation früher intradural eingesetzte Empfänger). Der Patient reizt beim Auftreten der Schmerzen mittels eines kleinen batteriebetriebenen Senders durch Auflegen der Ringelektrode auf die Hautoberfläche oberhalb des implantierten Empfängers die intracerebrale Elektrode mit meist 75–150 Hz/sec (0,3 mA) und ist danach bis zu 12 Stunden schmerzfrei

Epilepsie. Die Behandlung der konservativ nicht zu beeinflussenden Epilipsie hat durch das stereotaktische Vorgehen eine wesentliche Verbesserung erfahren. Dabei geht es nicht um die Resektion morphologisch alterierter Strukturen, sondern um die Unterbrechung oder Blockierung von Strukturen, die signifikant die Produktion und die Propagation von paroxysmalen Entladungen bewirken oder lenken. Es würde hier zu weit führen, auf die zum Teil kontroversen Ansichten über die Natur der verschiedenen Anfälle einzugehen. Es kann angenommen werden, daß bei generalisierten Anfällen ein corticaler Focus zu postulieren ist, der sekundär generalisiert. Anfälle können aber auch von einem oder mehreren Foci im Thalamus, möglicherweise im mesencephalen reticulären System ihren Ursprung nehmen [21, 53]. Die Anfälle können also als eine Synthese von Ereignissen in corticalen und subcorticalen Strukturen aufgefaßt werden. Daraus leitet sich auch die stereotaktische, subcorticale Therapie ab. Eine besondere Rolle spielt das limbische System, das eine besonders niedrige Schwelle für epileptische Entladungen nicht nur vom focalen Temporallappentyp, sondern auch der generalisierten Form hat. Es kann als Integrations- oder Regulationszentrum für das psychische affektive Verhalten sowie als Diskriminator der vegetativ-somatischen Funktionen angesehen werden [65]. Ausgeschaltet wird der Hippocampus als elektrischer Schrittmacher der Temporallappen- oder psychomotorischen Epilepsie und das Amygdala, das für die affektive Sphäre und das Verhalten zuständig ist. Beide haben

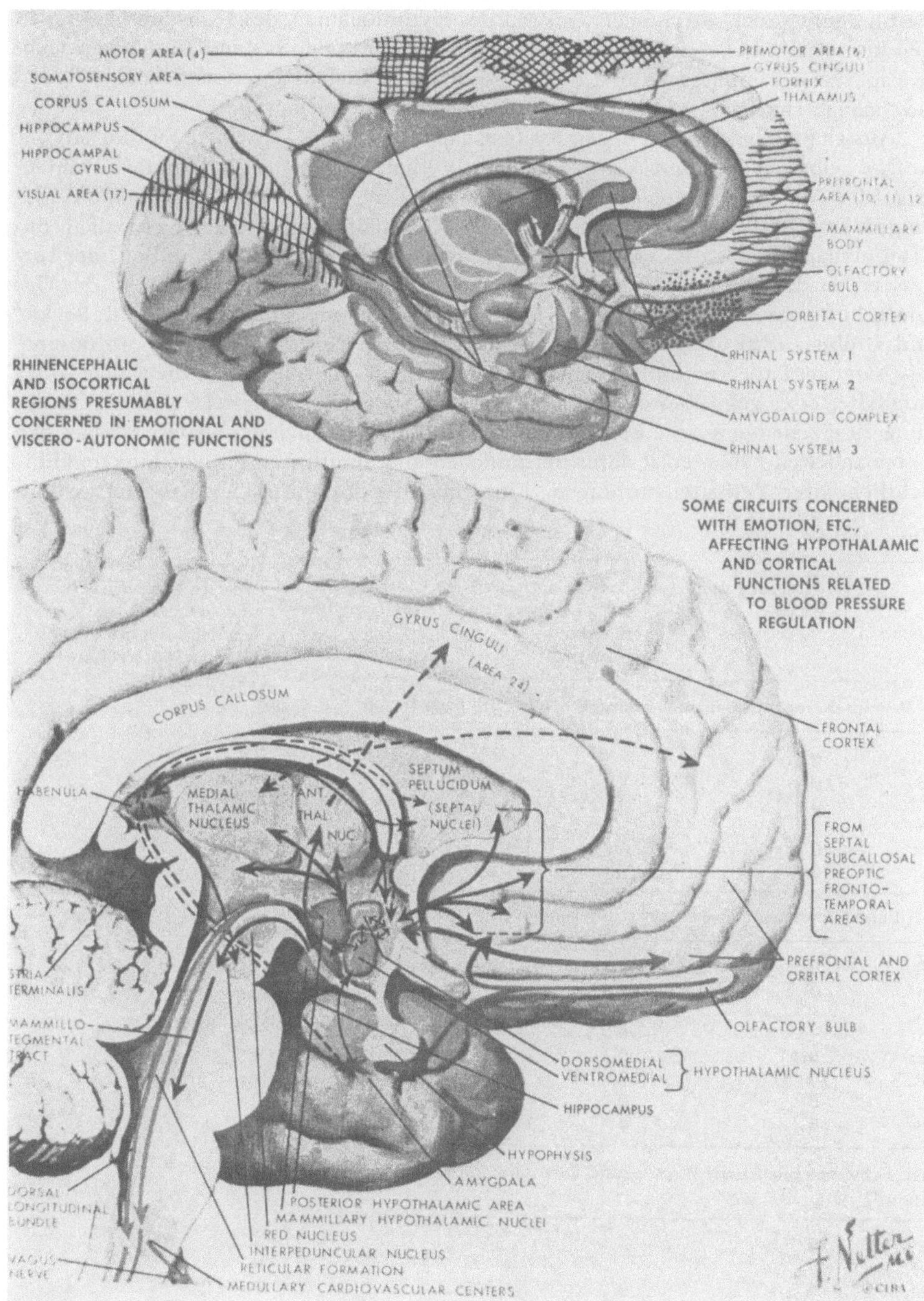

Abb. 8. Darstellung der Verbindungen des limbischen Systems (Netter). Orbito-fronto-temporaler, amygdalärer, thalamisch-hypothalamischer Regelkreis, eine der Hauptkomponenten der Mittelhirnachse für das Verhalten. Ausschaltungen in diesem Regelkreis erfolgen bei der Temporallappen-Epilepsie mit und ohne Verhaltensstörungen (Amygdala) und bei den verschiedenen Indikationen der psychiatrischen Chirurgie (Amygdala, Fornix, zentrale Thalamuskerne, caudale Hypothalmuskerne, Cingulum usw.)

Verbindung zu den autonomen Zentren des Hypothalamus, des Hirnstammes und zu den komplexen höheren Zentren des Neocortex. Eines der Systeme ist der sogenannte Papezkreis: Hippocampus → Corpus mamillare → Nucleus anterior thalami → Radiatio thalamo-cingularis → Cingulum und zurück zum Hippocampus.

Ausschaltungen im limbischen System haben therapeutisch einen Einfluß auf die Anfälle selbst als auch auf die begleitenden Verhaltensstörungen oder auf die im Gefolge der Anfälle auftretenden Verhaltensanomalien, vornehmlich Personalitätsänderungen der emotionalen Sphäre. Durch die Ausschaltungen werden nicht allein die Temporallappenepilepsie, sondern auch die generalisierten Anfälle beseitigt oder verbessert, da das limbische System einen wichtigen Einfluß auf die Aktivität des Gesamtgehirns nimmt. Die Langzeituntersuchungen zusammen mit Bachschmid, Becker und Gröbner [40] über einen Beobachtungszeitraum von 20 Jahren von 45 unserer insgesamt 62 Patienten sind in Tabelle 2 dargestellt. Danach sind über die Hälfte völlig anfallsfrei oder gut gebessert worden. Nur bei etwa einem Viertel ist keine Einwirkung zu erzielen gewesen. Von besonderem Interesse ist auch der weitere Verlauf der so behandelten Patienten in ihrer persönlichen und beruflichen Entwicklung und hinsichtlich ihrer Verhaltensstörungen. Eine hierzu ausgeführte Langzeituntersuchung

Tabelle 3. Änderungen des Wesens, der beruflichen und sozialen Situation sowie der epileptischen Anfälle im Spätergebnis (bis 14,5 Jahre)

	Änderung des Wesens	Änderung der beruflichen und sozialen Situation	Änderung des Anfallsmusters
I. Psychisch nur unbedeutsam beeinträchtigte Patienten (n = 6)			
L.	∅	+	++
R.	∅	++	+
P.	∅	+	+++
K.	+	+	++
G.	∅	∅	+++
W.	∅	+	++
II. Leichte epileptische Wesensveränderungen (n = 8)			
R.	∅	∅	∅
B.	∅	–	++
S.	–	–	∅
St.	+	∅	+
Si.	∅	∅	++
R.	∅	∅	++
L.	∅	∅	+
Sc.	∅	∅	+
III. Schwere epileptische Wesens- und Persönlichkeitsveränderungen (n = 8)			
P.	∅	–	++
H.	–	–	+
M.	∅	∅	∅
Pe.	+	+	+++
V.	∅	∅	++
F.	∅	∅	+++
He.	∅	∅	+
S.	–	–	+

∅ = keine Änderung – = schlechter + = besser

(Tabelle 3) zeigt, daß ungeachtet der vorhandenen Besserung von Anfallsintensität und -frequenz die Persönlichkeits- und Wesensveränderung sowie die soziologische Entwicklung bei den Kranken, die schon mit diesen schweren psychischen Veränderungen zur Operation kamen, auf die Dauer nicht gebessert waren. Dies gilt auch für die bereits Debilen. Dagegen nahmen die mit nur leichten oder fehlenden Personalitäts- und Wesensveränderungen operierten Anfallspatienten im Verlauf der folgenden Jahre oder Jahrzehnte eine meist normale berufliche und soziale Entwicklung; auch entwickelten sich hier keine Personalitäts- oder Wesensveränderungen. Hieraus läßt sich ableiten: Sobald medikamentös die Anfälle und ihre Intensität nicht ausreichend unterdrückt werden können, es sei denn mit fast toxischer Dosis, sollten diese Patienten zu einem möglichst frühen Zeitpunkt, bevor es bereits zu Personalitäts- und Wesensveränderungen sei es durch die Anfälle selbst oder eine erforderliche hohe Medikamentendosis gekommen ist, einer stereotaktischen Operation zugeführt werden [39a].

Untersuchungen sind im Gange, inwieweit nach Gloors Konzept der cortico-subcorticalen Epilepsie Unterbrechungen von solchen cortico-subcorticalen Regelkreisen, die für die Aufrechterhaltung oder partielle Unterdrückung von inhibitorischen Mechanismen in Teilen des Cortex für die Erzeugung der generalisierten „spikes" oder „spike wave"-Paroxysmen verantwortlich sind, die Epilepsien verbessert werden können. Die subcorticale Unterbrechung der vorderen Thalamuskerne beeinflußt die Cortexerregung für den Gyrus cinguli, die des Medialkernes für den Frontallappen, die der Ventralkerne für die zentral-postzentrale Region und die des Pulvinars für die temporo-parieto-occipitalen Cortexsektionen. Aber auch die Ausschaltung nicht spezifischer Kerne, wie des Centrum medianum, der Lamella medialis und des thalamischen terminalen Reticulums u. a. haben auf die focalen Herde, insbesondere beim generalisierten Typ der Epilepsie einen Einfluß, wie wir aufgrund eigener Erfahrungen feststellen konnten [6, 7, 40] (Abb. 2). Abhängig vom Anfallstyp und einer sorgfältigen Analyse der elektroencephalographischen Entladungen sind wir somit heute in der Lage, durch eine entsprechende Auswahl in Kombination verschiedener Zielpunkte auf die Frequenz und Intensität der verschiedenen Anfallstypen, aber auch die Verhaltensstörungen, bei 60–80% der Fälle eine günstige Auswirkung zu erreichen. Inwieweit moderne, nicht destruktive Implanttechniken die Indikationen zur Behandlung verschiedenster Formen der Epilepsie noch erweitern und die Resultate verbessern, ist bereits in Erprobung.

Psychiatrische Chirurgie

Die *psychiatrische Chirurgie* hat in den letzten Jahren seit den internationalen Kongressen für psychiatrische Chirurgie in Kopenhagen 1970 [64], Cambridge 1972 [23] und Madrid 1975 [64] ein hervorragendes Beispiel für die durch die stereotaktische Technik bedingte Entwicklung eines Indikationskataloges gezeigt. Wir sind heute von der präfrontalen Leukotomie (Edgar Moniz, 1936) mit der Massenläsion von 150 000 mm^3 Hirngewebe oder den Rindenunterscheidungen mit immer noch 50 000 mm^3 außerordentlich weit entfernt. Heute können die Eingriffe ohne Persönlichkeitsveränderungen durchgeführt werden, da die normalen Hirnstrukturen eine große Funktionsreserve besitzen und die meisten normalen Hirnfunktionen mit einem erheblichen Sicherheitsfaktor ausgestattet und deshalb gegen umschriebene Hirnläsionen besser geschützt sind. So tritt beispielsweise ein organisches Psychosyndrom erst dann auf, wenn eine Stirnhirnläsion die Grenze von 5 000 mm^3 überschritten hat. Es

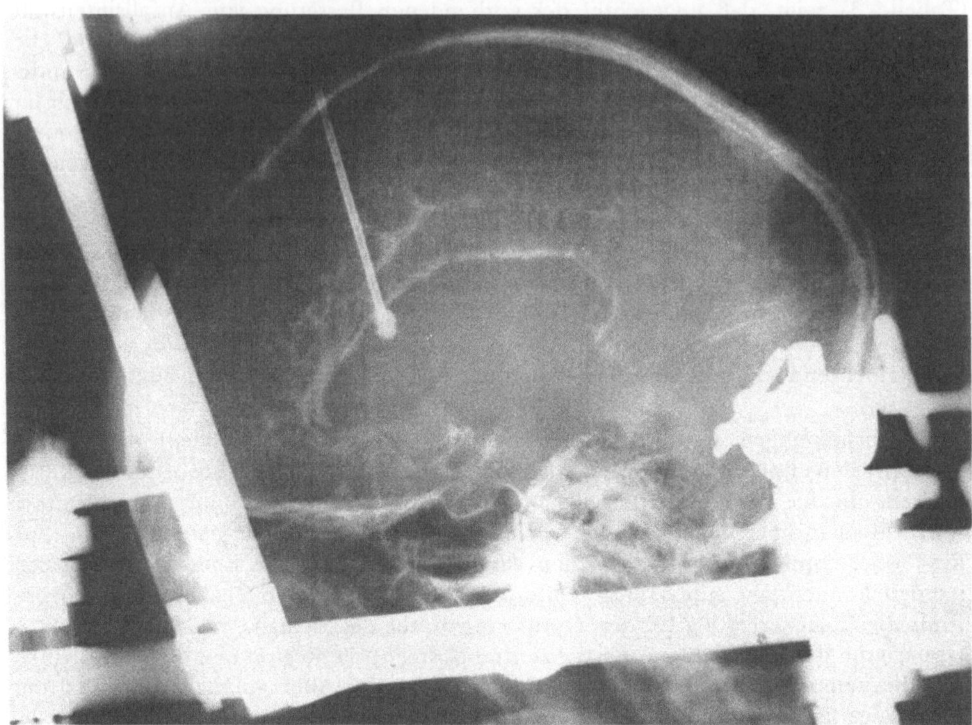

Abb. 9. Darstellung des Cingulums für stereotaktischen, psychiatrisch-chirurgischen Eingriff. Die Elektrode sitzt an der Grenze vom vorderen zum mittleren Cingulumanteil, die Ausschaltung erfolgt durch Unterbrechung des Cingulums an dieser Stelle (häufig in Kombination mit thalamischen Unterbrechungen)

besteht heute Übereinstimmung, daß derartig große Läsionen mit ihren Komplikationsgefahren der Blutung, der Narbenbildungen mit Epilepsie im Gefolge, wie sie die Standardleukotomie mit sich gebracht hatte, keinesfalls mehr vertretbar sind. Die stereotaktischen Ausschaltungen umfassen zum Teil nur Areale mit wenigen Kubikmillimetern oder von Bruchteilen der eben genannten Volumenzerstörungen [34].

Die Eingriffe sind keineswegs kausal, vermögen aber in Bestätigung experimenteller Befunde im Gehirn bessernd einzugreifen, indem krankhafte Fehlfunktionen bestimmter Neuronensysteme durch reduzierende Eingriffe viel leichter zu beeinflussen sind als normale Hirnfunktionen. Meist multiloculäre Ausschaltungen im Zwischenhirn und im orbito-fronto-temporalen-amygdalären Regelkreis (Livingstone), einer der Hauptkomponenten der fronto-limbisch-hypothalamischen Mittelhirnachse für das Verhalten, führen bei einer Reihe von psychiatrischen Störungen zu einer symptomatologischen Besserung.

Die *erethische Imbecillität* und Oligophrenie und *Aggressivität* nach schweren Hirnschädigungen sind sehr relevante Indikationen. Es sind dies die nach schweren Hirnschädigungen auftretenden schweren Verhaltensstörungen der Kinder mit Fremd- und Autoaggressivität, häufig mit Schwachsinn und intensivierter physikalischer Hyperaktivität kombiniert; auch erethische und aggressive Verhaltensstörungen, bei denen die motorischen Unruhezustände, Aggression und Wutanfälle im Vordergrund stehen bei nur leicht reduzierter Intelligenz. Kombinierte Ausschaltungen im Medial-

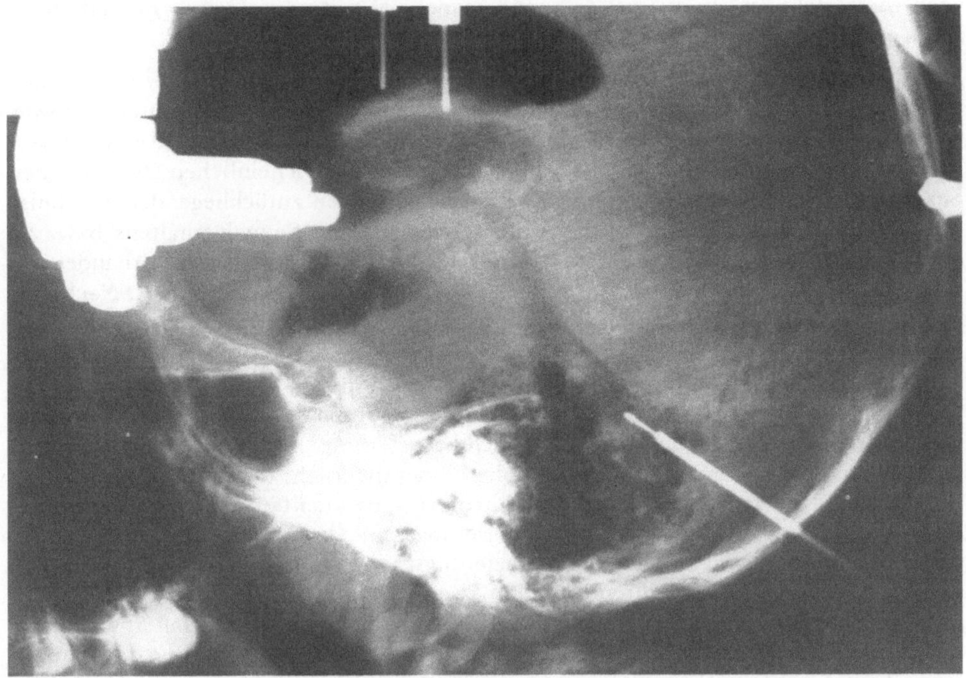

Abb. 10. Dentatotomie bei infantiler Cerebralparese. Die Elektrode sitzt im Nucleus dentatus

kern mit Reduktion der vom Stirnhirn einlaufenden Projektion, verantwortlich für Selbstbewußtheit, inneren Antrieb und Impuls, kombiniert mit Ausschaltung der intralaminären Kerne, die möglicherweise für die psychomotorischen Komponenten oder Impulse der erethischen Oligophrenie verantwortlich gemacht werden können, führen bei der Hälfte der Fälle zu einer völligen Beseitigung, bei weiteren 30% zu einer Besserung dieser Symptome [12], so auch die Kombination mit der Amygdalotomie [13, 34].

Die *Psychosen* und *Neurosen* sind eine weitere Indikation. Multiloculäre Ausschaltungen in der fronto-limbisch-hypothalamischen Mittelhirnachse einschließlich des vorderen Cingulums und der vorderen Capsula interna bessern oder beseitigen eine Reihe von psychiatrischen Symptomen, wobei durch die unterschiedlichen Zielpunkte auch unterschiedliche Effekte zu erreichen sind, die Laitinen kürzlich zusammengefaßt hat [22], und welche an großen Serien bei dem Internationalen Kongreß in Madrid demonstriert wurden [64]. Zu beeinflussen sind die manisch-depressiven Erkrankungen mit einer anhaltenden Besserung bei ca. 80% [9], die Ängstlichkeit und innere Spannung der Schizophrenie, die Fremdaggressivität, die die Patienten manchmal so gefährlich macht, oder die Autoaggressivität mit Selbstverstümmelung, die Reiz- und Erregbarkeitszustände, auch ein Teil der Halluzinationen mit dem Resultat einer besseren sozialen Anpassung [23]. Die obscessiv-compulsiven Symptome, neurotische Ängstlichkeit und Phobie, das maligne Zwangssyndrom mit Zwangshandlungen verschiedener Art, wie z. B. Waschzwang, Zählzwang usw., wird nach unseren Erfahrungen bei zwei Dritteln der Patienten beseitigt, die virulente Aggressivität erfährt in über 90% der Fälle eine Besserung. Nach allgemeiner Erfahrung dauert die Umstellung jedoch oft Wochen und Monate bis zu 1 Jahr, bis ein Äquilibrium der Hirnfunktion wiederhergestellt ist. In dieser Zeit muß manchmal pharmakologisch mit erhöhter Dosis unterstützt werden.

Als Indikation ist die Behandlung des *fehlgeprägten Sexualverhaltens* der pädophilen Homo- und Heterosexualität und der unkontrollierten Hypersexualität sowie von sexuellen Perversionen in jüngster Zeit herausgestellt worden.Die Ausschaltungen im Ventromedialkern Cajal des Hypothalamus, dem wahrscheinlichen Zentrum des Sexualverhaltens, führt nach den bis zu nahezu 10 Jahren zurückliegenden Ergebnissen bei über 70% zu einer Beseitigung des fehlgeprägten Sexualverhaltens bzw. zu einer Besserung (weitere 20%), so daß der Leidensdruck zwar noch vorhanden ist oder gelegentlich auftritt, jedoch es nicht zu einem Rückfall kommt [60]. Nach den experimentellen Untersuchungen führt ein Mangel von Androgenen während der hypothalamischen Differenzierungsphase (direkt vor oder in den ersten Monaten nach der Geburt) zu einer Fehlprogrammierung des Zentrums für das Sexualverhalten. Ursachen sind zeitweilige neuroendogene Störungen während der Differenzierung oder Reifung des Hypothalamus. Eine männliche Ausreifung macht einen mittelhohen Androgenspiegel in der Differenzierungsphase unentbehrlich; der Androgenspiegel ist aber in diesen Fällen zu niedrig (die weibliche Homosexualität wird nach diesen Untersuchungen sowohl durch eine Überdosierung von Östrogenen und Androgenen während der hypothalamischen Differenzierungsphase als auch durch eine Überdosierung von Androgenen während der Funktionsphase hervorgerufen) [14, 15, 16]. Auch eine nach experimenteller Amygdalotomie auftretende Hypersexualität wird nach den experimentellen Untersuchungen durch eine zusätzliche Ausschaltung des Ventromedialkernes Cajal des Hypothalamus beseitigt [8, 62]. Der Eingriff ist nicht der Kastration vergleichbar, denn der Kopulationsreflex, auch die Spermamorphologie und -chemie sind nicht verschlechtert. Nach unseren eigenen Erfahrungen erfolgt eine Harmonisierung des sexuellen und sozialen Lebens, der krankhafte Triebdruck nimmt ab, und für die früheren päderastischen Akte beispielsweise besteht kein Bedürfnis mehr. Die Indikation ist allerdings nur gegeben [61], wenn bei diesen Fällen die Psychotherapie (Heilungsquote 30%) versagt hat, und die Patienten unter einem Leidensdruck stehen, d. h. unter ihrer Perversion leiden und wegen ihrer Abartigkeit in ihrer sozialen Stellung gefährdet sind oder sich gefährdet fühlen; ferner wenn bei sexuellen Triebtätern und kriminell pädophilen Homo- und Heterosexuellen die dranghafte, unbeherrrschbare, abnorme sexuelle Triebhaftigkeit behandlungsbedürftig ist und sie als Süchtige einstuft, und eine auffällig große Zahl von Delikten vorausgegangen ist [60].

Bei mit konservativen Methoden nicht mehr behandelbaren *Suchtkranken* und *chronischen Alkoholikern* kann die ventromediale Hypothalamotomie indiziert sein, denn die Suchtkrankheit ist wahrscheinlich als genau so mächtiger Drangzustand und Trieb im menschlichen und tierischen Verhalten wie das Essen und die Sexualität aufzufassen [63]. Die Sucht kann für den hierfür Empfänglichen dann an die Stelle beider oder des einen treten, woraus sich die konservative Behandlungsschwierigkeit ergibt. In manchen Fällen wird durch die Beseitigung von Angst und Spannung, die zum Alkoholismus führt, auch nach unseren eigenen Erfahrungen eine Heilung erreicht. Diskutiert wird auch die pathologische Freßsucht, die durch eine laterale Hypothalamotomie angegangen werden kann, wiederum wenn alle anderen Maßnahmen zu keinem Erfolg geführt haben. Der laterale Hypothalamus spielt in der Kontrolle der Nahrungs- und Flüssigkeitsaufnahme sowie der Unersättlichkeit eine gewisse Rolle [2].

Die Indikationsstellung zu diesen Eingriffen sollte in Zusammenarbeit mit dem Nervenarzt, der auch die psychagogische Führung in der postoperativen Phase übernehmen muß, erfolgen. Unsere bisherigen eigenen Erfahrungen an 135 Fällen und die der Literatur berechtigen eine Weiterentwicklung der psychiatrischen Chirurgie.

Pyramidale und extrapyramidal-motorische Störungen

Sie sind die umfangreichste Gruppe innerhalb unserer inzwischen über 5300 stereotaktischen Eingriffe (Tabelle 4 und 5).

Störungen des pyramidal-motorischen Systems, dessen massivster Schädigungsausdruck die Lähmung aller Gliedmaßen und des Rumpfes mit völliger Bewegungsunfähigkeit, von Spastik und/oder rigidem Muskelhypertonus begleitet, ist, sind zu einer relevanten Operationsindikation geworden; auch die traumatisch bedingten Hyperkinesen mit spastischer oder rigido-spastischer Hemiparese. Durch Ausschaltungen in dem subthalamischen, prärubralen und prälemniscalen Feld in Kombination mit dem Pulvinar und Nucleus dentatus des Kleinhirns wird der verstärkende Impulsfluß auf die durch ihre Schädigung (Little) übererregten Großhirnrindenfelder reduziert und dadurch die Spastik gebessert. Liegt eine Schädigung tiefliegender Hirnstammzentren vor, so daß die excitatorischen Impulse zur Spastik direkt im Hirnstamm entstehen, so hat nicht die Dentatotomie, sondern die Subthalamotomie in Kombination mit der Pulvinarotomie den besseren Effekt auf die Spastik und die Hypertonizität. So ist eine sorgfältige anamnestische Erhebung der Ätiologie der Spastik erforderlich, um die Zielstruktur entsprechend wählen zu können und um diese nutzvollen und hilfreichen Eingriffe nicht zu diskriminieren. Die Besserung der Spastik wirkt sich be-

Tabelle 4. Anzahl stereotaktischer Operationen (1950–1977)

Parkinsonismus	538
Hyperkinesen	895
Curietherapie	761
Anderweitig unbehandelbare Schmerzen	195
Psychiatrische Chirurgie	166
Epilepsie	981
Angiome	17
Komb. stereotaktisch-offene Hypophysenoperationen	105
Sonstige	102
Summe	5 860

Tabelle 5. Pyramidal-extrapyramidale Hyperkinesen (ohne Parkinson-Syndrom) 1950–1975

Choreo-Athetosen	126
Chorea	59
Dystonie	174
Torticollis spasm.	146
Ballismus	20
Myoklonien	40
Gilles de la Tourette	12
Intentionstremor (essent., heredit.), Aktionsmyoklonie bei MS	197
Mischhyperkinesen und Spastik	121
Summe	895

sonders im Ruhezustand aus, so daß der Entstehung von Kontrakturen und anderen schweren Deformitäten des Skelettsystems besser entgegengewirkt werden kann, auch wird eine bessere Pflegefähigkeit dieser Patienten erreicht. Die Plegie, soweit sie in den irreparablen Störungen der Pyramidenbahn ihre Ursache hat und schon zum Teil seit Jahren und Jahrzehnten besteht, kann als echtes Defizitsyndrom meist nur eine geringe Besserung erfahren, im Gegensatz zu den durch Infarzierungen, Blutungen, drucknekrotischen (Tumoren) oder Schwellungen ausgelösten spastischen Paresen, die immer wieder eine erstaunlich gute Besserung nach der Operation aufweisen. Auch bei der cerebrovasculären (Apoplex) und traumatisch ausgelösten Spastik ist eine Besserung zu erreichen (übrigens ebenso wie bei den extrapyramidal-motorischen Dyskinesien, die sowohl bei der infantilen Cerebralparese als auch diesen Spastikursachen nicht selten die Spastik begleiten).

Der stereotaktische Eingriff muß allerdings eingebettet sein in die gezielte Rehabilitation durch spezielle krankengymnastische Behandlung und eventuell nachfolgende chirurgisch-orthopädische Maßnahmen in der Peripherie, um einen weiteren lokalen Bewegungsgewinn und vor allem eine Besserung der Geh- und Stehfähigkeit zu erreichen. Die krankengymnastische Methode von B. u. K. Bobath ist nach unseren Erfahrungen bei diesen Fällen gegenüber anderen zu bevorzugen. Nur wenn auch diese Voraussetzungen mit den erforderlichen Spezialerfahrungen, wie sie in Spastiker-Zentren, Tagesheilstätten oder Internaten für motorisch Behinderte optimal gegeben sind, vorliegen, wird eine manchmal sprunghafte Weiterentwicklung der Motorik zu erreichen sein. Eine kürzlich von mir zusammen mit Ostertag [43] vorgelegte Auswertung dieser Fälle zeigt, daß die Indikation so gehandhabt mit multiloculären Ausschaltun-

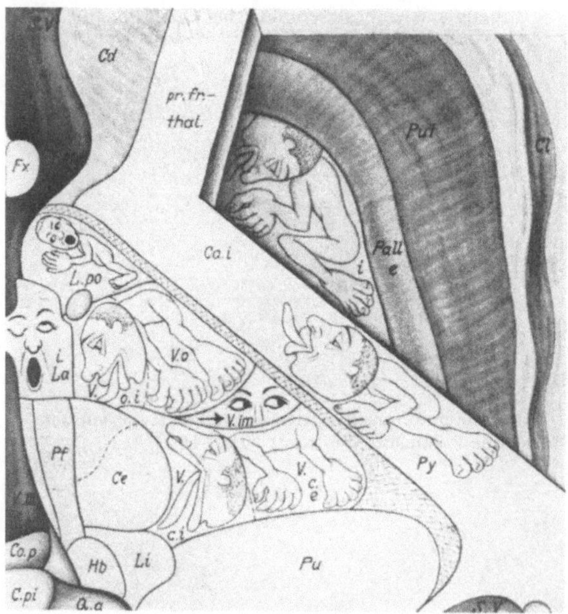

Abb. 11. Schema der funktionellen Lokalisation in den Ventralkernen des menschlichen Thalamus. Durch die Homunculi soll die Ausdehnung der Repräsentation der entsprechenden Körperteile wiedergegeben werden. Im V.c.e der Homunculus der Hautempfindung mit der ermittelten Vertretung der einzelnen Körperregionen. Im V. im *Blickbewegungen* zur *gleichen Seite.* Im V.o Repräsentationen der Erregungszuleitungen zur motorischen Rinde und der Adversivbewegungen. L.po: Repräsentation der Adversivbewegungen zusammen mit Armhebung und Lautäußerungen. Im intralamellären Kern (i.La) Teile der hypnogenen Zone mit Schlaf-Wachregulierung. Im Pallidum internum weiterer Homunculus der Adversivbewegungen und der Afferenzen zur motorischen Rinde. Dieser aufgrund gemeinsamer Reiz- und Ausschaltungsergebnisse zusammen mit Riechert und Mundinger und experimenteller Untersuchungen erarbeitete Homunculus verschiedener Thalamuskerne und Repräsentationen entsprechender Körperteile ist für die Wahl der Zielpunkte, insbesondere auch bei extrapyramidal-motorischen Bewegungsstörungen in der thalamischen Ebene von besonderer Wichtigkeit, um abhängig von der Schwere der einzelnen Bewegungsstörungen in den verschiedenen Körpersegmenten das Resultat verbessern zu können (aus Hassler, R.: Über die nervösen Systeme der Körperbewegungen und Muskeltonus 1965)

gen bei 63 % der Spastik, und kombiniert mit der Hypertonizität der Muskulatur bei 59 % eine Besserung erreichen läßt.

Unter den *extrapyramidal-motorischen Erkrankungen* macht das *Parkinson-Syndrom* jeglicher Ätiologie die größte Anzahl stereotaktischer Eingriffe aus (Tabelle 4). Mit Einführung des L-Dopa in Kombination mit Decarboxylasehemmern, häufig in Kombination mit Anticholinergica, ist zweifelsohne die konservative Behandlung des Parkinson-Syndroms wirkungsvoller durchzuführen. Mehrjährige Nachbeobachtungen dieser Kombinationstherapie haben jedoch gezeigt, daß auch dieser Grenzen gesetzt sind. Eine kürzlich vorgelegte katamnestische Untersuchung von Yahr [66] über einen Zeitraum von 6 Jahren ergab, daß die Wirkung nach anfänglich zum Teil exzellenten Erfolgen, insbesondere auf die Akinese und den Rigor, im Verlauf der Jahre nachgelassen hat, so daß die funktionelle Kapazität dieser Patienten nur noch 50% im Vergleich zur optimalen Wirkung des Präparats nach Behandlungsbeginn betrug. Es häufen sich auch immer mehr die Publikationen, die sich mit der relativ großen Zahl der Unverträglichkeiten, der kardialen und psychiatrischen Komplikationen nach anfänglich guten Resultaten im Verlauf der Jahre beschäftigen und auf die anderen Nebenwirkungen, insbesondere die extrapyramidal-motorischen Hyperkinesen und die vielfach unbehandelbare Kreislaufhypotonie hinweisen. Daher ist es nach einigen Jahren in einem höheren Prozentsatz als zunächst erwartet notwendig, L-Dopa wieder abzusetzen und dadurch eine zum Teil massive Verstärkung der Parkinson-Symptomatik in Kauf zu nehmen.

Der parkinsonistische Tremor auf der anderen Seite läßt sich durch alle konservativen Maßnahmen in der Regel nur in beschränktem Maße reduzieren, vielfach besser durch Anticholinergica als durch L-Dopa. L-Dopa mit oder ohne Decarboxylasehemmer verstärkt bzw. provoziert nicht selten den Tremor, indem eine wahrscheinlich im Nucleus intermedius des Thalamus gelegene tremorogene Zone stimuliert wird [1, 21].

Die stereotaktische Operation ist absolut indiziert bei einem Hemiparkinson-Syndrom mit Tremor und Rigor. In rund 80 % der Fälle kann die Symptomatik dauerhaft beseitigt werden, in 12 % eine Besserung erfahren, ohne daß irgendwelche Parkinson-Medikamente noch zusätzlich verabfolgt werden müssen. In anderen Fällen wird der Besserungseffekt allerdings verstärkt durch die zusätzliche konservative Therapie. Der stereotaktische Eingriff ist ebenfalls absolut indiziert beim Vorliegen von Rigor und Tremor, wenn die konservativen Maßnahmen die Symptomatik nicht ausreichend unter Kontrolle gebracht haben und die Berufs- und Arbeitsfähigkeit gefährdet ist. Bei ähnlich hohen Prozentsätzen wie beim Hemiparkinson werden Tremor und Rigor beseitigt bzw. gebessert, die Pulsionen, Gang- und Haltungsstörungen sowie vegetative Symptomatik bei 40–60% beseitigt. Das Komplikationsrisiko ist mit weniger als 4%, darunter 0,8% Mortalität, sehr gering [19, 25, 26, 28, 30, 45, 46, 47].

Eine absolute Indikation ist auch dann gegeben, wenn infolge Unverträglichkeitserscheinungen oder Nachlassen der Wirkung die kombinierte medikamentöse Parkinson-Therapie versagt und daher abgesetzt oder in einem solchen Maße reduziert werden muß, daß der Patient davon keinen Nutzen mehr hat.

Wir sind heute in der Lage, mit Hilfe des Computer-Programmsystems für stereotaktische Operationen (s. S. 53) und der computerisierten axialen Tomographie (EMI) auch bei Patienten, die infolge ihres höheren Lebensalters oder internistischer Erkrankungen früher von der stereotaktischen Operation ausgeschlossen worden sind, diese durchzuführen, da wir die häufig den Patienten am meisten belastende Pneumencephalographie für die Zielpunktbestimmung nicht mehr benötigen und dadurch den Risikofaktor, insbesondere hinsichtlich einer psychischen Dekompensation, wie sie uns nach Pneumencephalographien bei diesen Patienten allgemein geläufig ist, ausschalten.

Die *nicht parkinsonistisch bedingten extrapyramidal-motorischen Hyperkinesen* stellen unverändert eine Indikation zum stereotaktischen Eingriff dar, wobei in den letzten Jahren die striäre Form Gilles de la Tourette und die Aktionsmyoklonie bei der Multiplen Sklerose und im Gefolge des traumatischen apallischen Syndroms neu hinzugekommen sind [34].

Die *hepatolenticuläre Degeneration* (Morbus Wilson) mit der meist vorliegenden Mischsymptomatik von Hyperkinesen, sowohl Chorea-Athetosen als auch Torsionsdystonie, oder kombiniert mit Intentionstremor, eine der Hämochromatose verwandte endogene Stoffwechselanomalie mit pathologischer Kupferspeicherung und Verminderung des Caeruloplasmins (Enzym der α-Fraktion des Blutserums), ist heute zuverlässig zu diagnostizieren. Wird die Symptomatik durch BAL, Penicillamin und diätetische Maßnahmen nicht ausreichend unter Kontrolle gebracht, ist der stereotaktische Eingriff indiziert. Die extrapyramidal-motorische Symptomatik kann bei ca. 80% der Patienten verbessert werden, wobei allerdings die medikamentöse Therapie unverändert notwendig ist.

Die chronisch-progressive *Chorea Huntington* ist eine Indikation zur stereotaktischen Operation ähnlich wie der Morbus Wilson nur dann, wenn – wie dies nicht selten der Fall ist – eine manchmal langjährige stationäre Phase und in Einzelfällen noch ein frühes Stadium vorliegt. Die Indikation stellen wir wegen der erhöhten vasculär- und stoffwechselbedingten Komplikationsmöglichkeiten zurückhaltend. Die jahrzehntelangen Erfahrungen zeigen, daß eine mittlere Verbesserung der choreatischen Bewegungsstörungen zu erreichen ist, die dem Patienten eine beträchtliche Erleichterung verschafft; die Progression ist jedoch auf die Dauer nicht aufzuhalten, wenn wir auch den Eindruck haben, daß die extrapyramidal-motorischen Symptome durch die Operation auf lange Zeit unterdrückt werden können oder gebessert bleiben. Eine Kontraindikation ist die Choreophrenie.

Die übrigen Formen der *genuinen* und *symptomatischen Chorea* sind sehr zufriedenstellend bis gut zu bessern; insbesondere bei überwiegend einseitiger Ausprägung kann die choreatische Bewegungsunruhe nahezu völlig durch die Operation unterdrückt werden.

Die *Torsionsdystonie* (Dystonia musculorum deformans), durch pathologische Zelluntergänge insbesondere im Putamen und Zentralkern des Thalamus – geburtstraumatisch, nach frühkindlicher Encephalitis, selten hereditär verursacht – ist unverändert eine gute Indikation zum stereotaktischen Eingriff, wobei die technischen und auch funktionell-anatomischen Fortschritte und Erkenntnisse der letzten Jahre die Besserungsrate von 62 auf 75% angehoben haben mit einer Verschiebung in der Gruppe der gut Gebesserten; nach dem Eingriff waren 63% der Patienten arbeitsfähig, 22% konnten wiederum einen gewerblichen Beruf ausüben [49]. Der *Torticollis spasmodicus* weist ähnliche Besserungsquoten auf und ist daher unverändert eine klinisch-therapeutisch sehr relevante Indikation. In den meisten Fällen wird eine zusätzliche Resektion des M. sternocleidomastoideus, zum Teil in Kombination mit dem N. accessorius, den Effekt verbessern [50].

Die *Athetose*, häufig Athetose double, infolge von streifenförmigen Degenerationen im striären System und Pallidum externum – verursacht durch eine Geburtsschädigung, Kernikterus, toxische und infektiöse Noxen – hat in den letzten Jahren einen Indikationswandel erfahren. Nach anfänglich sehr optimistischen Beschreibungen der Ergebnisse hat, wie auch unsere Langzeituntersuchungen deutlich aufwiesen, der unmittelbar zufriedenstellende oder gute postoperative Effekt im Verlauf der Jahre sich bei zwei Dritteln der Fälle wieder völlig zurückgebildet [49]. Über viele Jahre hinaus war daher von den meisten stereotaktischen Operateuren die Indikationsstellung zur Operation sehr zurückhaltend vorgenommen worden. Auch hier gilt, wie früher schon ausgeführt, daß die multiloculäre Ausschaltung die Operationsresultate beachtlich verbessert hat; allein schon die allgemeine körperliche Beruhigung und bessere Gebrauchsfähigkeit der Extremitäten mit erstmals wieder möglichen, zweckgerichteten gezielten Bewegungen und dadurch die verbesserten pflegerischen Bedingungen und soziale Eingliederung sind bei der Indikation genauso zu berücksichtigen wie die subjektiven Äußerungen der Patienten über den erzielten Operationseffekt, die in der Regel optimistischer ausfallen als nach dem objektiven Befund zu erwarten ist. Allerdings sind heute zwei bis drei Operationen für die multiloculären Ausschaltungen in den extrapyramidal-motorischen Systemen einschließlich Pulvinar und gelegentlich Dentatum erforderlich. Die Operation muß auch in eine gezielte krankengymnastische Spezialbehandlung eingebettet sein, um die eigentätigen Bewegungen wieder einzuüben und der Ausbildung von Kontrakturen entgegenzuwirken. In diesen Fällen kann daher bei ca. der Hälfte der Patienten mit einer andauernden Besserung postoperativ gerechnet werden.

Außer dem Parkinson-Syndrom sind die dankbarsten Indikationen das *ballistische Syndrom* (Ausfall des Corpus subthalamicum [Luys]) mit Mono- oder Hemiballismus, das bei nahezu 80% dauerhaft völlig beseitigt werden kann und bei dem genauso wie bei den anderen hyperkinetischen Syndromen außer ruhigstellenden Maßnahmen keine befriedigende konservative Therapie möglich ist [34]. Die Indikation zur stereotaktischen Operation ist beim Ballismus die Methode der Wahl.

Der nicht parkinsonistisch-bedingte Tremor, meist *hereditär* als *essentieller Intentionstremor*, zählt ebenfalls als Indikation der Wahl für einen stereotaktischen Eingriff. Neun Zehntel zeigen ein andauernd gutes bis sehr gutes Resultat. Drei Viertel der Patienten sind arbeitsfähig.

Die *Aktionsmyoklonie* oder das Intentionswackeln bei der Multiplen Sklerose als Folge eines Ausfalls im Mollaret-Dreieck (innere Kleinhirnkerne, Nucleus ruber, untere Olive und zurück) durch encephalitische Herde [34, 35] hat sich nicht zuletzt dank der risikoärmeren Operationstechnik als vorzügliche Indikation zur Operation erwiesen. Die schweren, durch Intention massiv sich verstärkenden Wackelbewegungen der Extremitäten, die bei jeder Aktion auftreten und in Form eines Bewegungssturms den ganzen Körper erfassen können, machen die Patienten völlig hilflos. Durch die Operation ist, wie 76 von über 200 Fälle zeigen, eine symptomatische Besserung dieses hyperkinetischen Syndroms bei 82%, eine mäßige Besserung bei weiteren 13% zu erreichen, eine Verschlechterung ist bei 4% aufgetreten, wobei – wie wir in einem Fall autoptisch sichern konnten – die Auslösung eines neuen Schubs als Ursache der Verschlechterung angesehen werden kann [35]. Hier im besonderen ist der Wegfall der Pneumencephalographie mit dem möglichen Risiko, einen neuen Schub auszulösen, zweifelsohne ein weiterer Fortschritt. Durch die Operation werden die Patienten vielfach wieder in die Lage versetzt, Verrichtungen des täglichen Lebens, wie Essen und Trinken, Umschlagen eines Buches, ohne Hilfe auszuführen.

Die *striäre allgemeine Tic-Erkrankung* (Gilles de la Tourette), die auch als motorischer Zwang aufgefaßt werden kann und als striäre extrapyramidal-motorische Tic-Erkrankung [10] vorliegt, ist ebenfalls erfolgreich zu behandeln. Indiziert ist selbstverständlich nur die striäre Form, bei der die Anamnese mit einer Encephalitis oder Encephalopathie in der Vorgeschichte und eine neurologische Restsymptomatik die Entscheidung erleichtern und eine Abgrenzung gegen die psychogenen Tics ermöglichen.

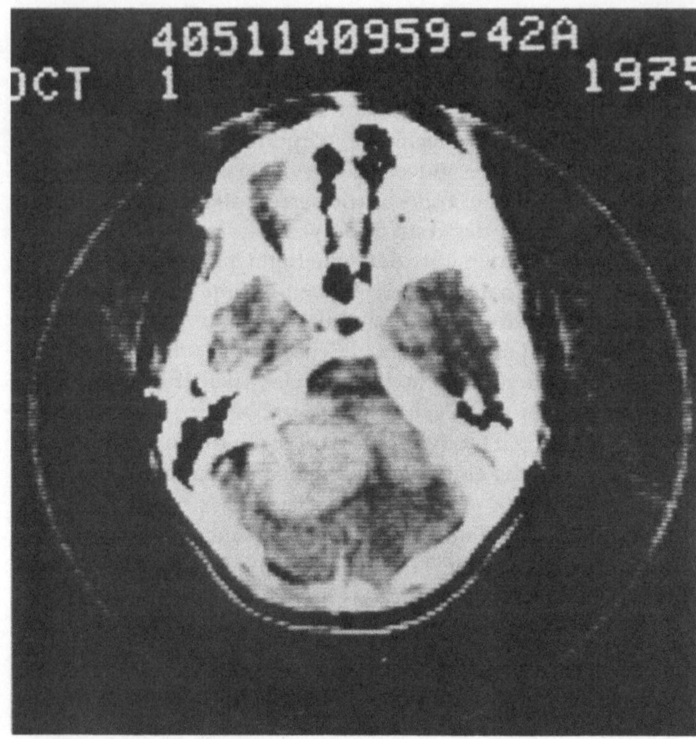

Abb. 12a. Cumputerisierte axiale Tomographie einer 16jährigen Patientin mit einem inoperablen großen Gliom des linken Hirnstammes und der Brücke (mit Kontrastanhebung durch Conray 60), als großer, weißer, längsovaler Herd hinter dem Felsenbein erkennbar. Er erfaßt beide Teile des Hirnstammes von links, verdrängt und zerstört die ventralen Kleinhirnabschnitte. Mittelständig sind davor nach frontal die basalen Cisternen und beidseitig seitlich die unteren Temporalhornabschnitte als dunkle Zonen infolge der niedrigen Absorptionskoeffizienten dargestellt

Gerade bei den extrapyramidal-motorischen Erkrankungen ist häufig eine Abgrenzung und Zuordnung zu starren Syndromen nicht möglich, da nicht selten bei Mischhyperkinese die Zuordnung zu zwei oder mehr Syndromen notwendig wäre. Auch diese stellen eine Indikation zur stereotaktischen Operation dar. Die Besserung setzt sich dann anteilsmäßig aus der Besserung der einzelnen Hyperkineseformen zusammen (s. oben).

Pyramidale und extrapyramidale Erkrankungen sind für die Implantation von Hirnstimulationssystemen zur Selbstreizung eine weitere von mir eingefügte Therapieform wie die günstigen Ergebnisse unserer bisher 24 Fälle (20.4.78) zeigen (366).

Stereotaktische Curietherapie

Auf die *interstitielle Curietherapie* mit radioaktiven Isotopen von Hirn- und Hypophysengeschwülsten als Therapieform sei hier in Kürze eingegangen. Die modernen Lokalisationsmethoden der Szintigraphie, der computerisierten axialen Tomographie und die technische Entwicklung der stereotaktischen Methodik haben es in den letzten Jahren in weitaus größerem Umfang möglich gemacht, raumverdrängende Prozesse in mit offen operativen Methoden nicht zugänglichen Bereichen des Gehirnes anzugehen und zu therapieren [27, 31]. Der Eingriff beschränkt sich dabei nicht nur auf die Hirnpunktion und Biopsie zur Klassifizierung eines Tumors oder die Punktion von Cysten, Abscessen usw., sondern erstreckt sich darüber hinaus aktiv auf die Behandlung anderweitig nicht operierbarer Tumoren der Mittellinie und des Hirnstamms.

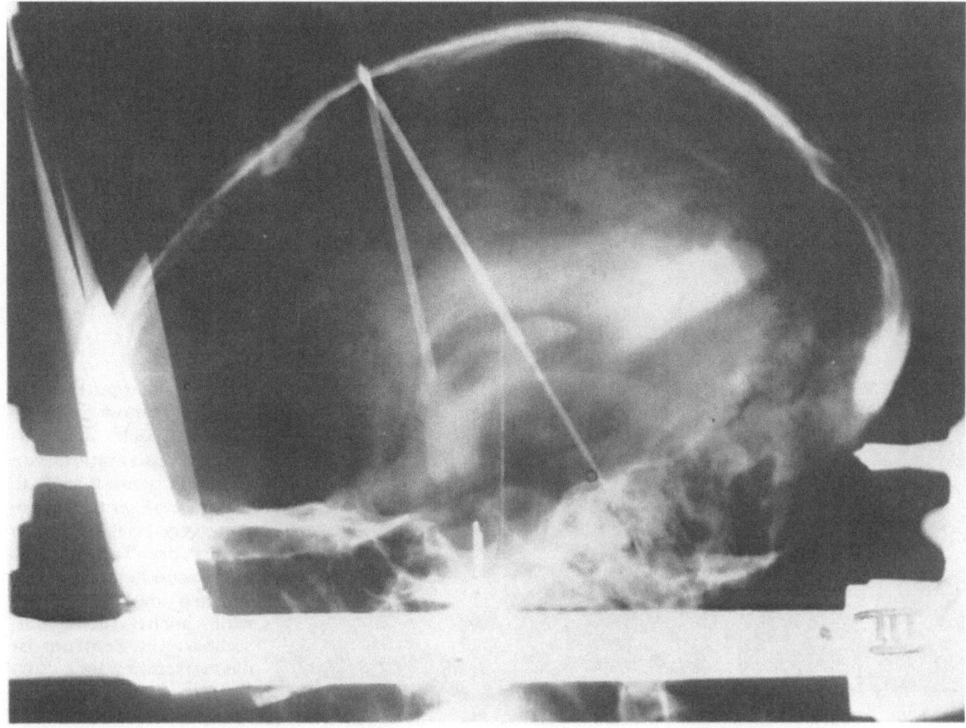

Abb. 12b. Intraoperative Röntgenaufnahme mit stereotaktischer Punktion, histologischer Sicherung und späterer ^{192}Ir-Implantation des Hirnstamm-Brücken-Glioms (fibrilläres Astrocytom). Das Dimer X-Ventriculogramm zeigt die Verdrängung und Auswalzung des Aquäduktes und des IV. Ventrikels durch den Tumor. Die vordere Hohlsonde ist aufgrund der Datenbank über Computerberechnung in das Foramen Monroe eingeführt und durch Superposition der Sondentrakt mit Zielpunkt (kleiner Kreis) auf die ventriculographische Aufnahme projiziert. Der Tumor hatte eine Höhenausdehung von 34 mm.

Durch die Permanent-Implantation des radioaktiven ^{192}Ir, eines weichen γ-Strahlers, die wir vor 13 Jahren eingeführt haben, mit bis zu 12jährigen Überlebenszeiten z. B. von bilateralen Spongioblastomen des Thalamus, mehrjährigen Überlebenszeiten von *Tumoren des Zwischenhirns, Mittelhirns und Hirnstamms* und neuerdings mit der Direktimplantation auch in die *Brücke*, hat sich dank der stereotaktischen Technik eine neue Behandlungsdimension eröffnet, die bei den in diesem Bereich in der Regel vorliegenden Semi-malignomen (Astrocytome, Spongioblastome, Oligodendrogliome) erstmalig eine wirksame Devitalisierung mit zum Teil Regression des Tumors als palliative Therapiemaßnahme gezeigt hat [26, 29, 31]. Die stereotaktische Abdrainage von nekrotischen Cysten über das Ventrikelsystem und die Beseitigung des Occlusionshydrocephalus mittels eines Hirnventrikel- rechtes Herzohr-Shunts (ventriculo-atrial) zur Besserung der hirndruckbedingten Allgemeinerscheinungen in Kombination mit den lokalen Bestrahlungseingriffen haben sich als weitere Maßnahmen bewährt [29, 34, 41, 42].

Semimaligne und maligne Tumoren der Hemisphäre können interstitiell nachbestrahlt werden, indem mit der stereotaktischen Lokalisationstechnik der verbliebene Resttumor postoperativ ausgelotet und mit einer Kurzzeitbestrahlung des von uns

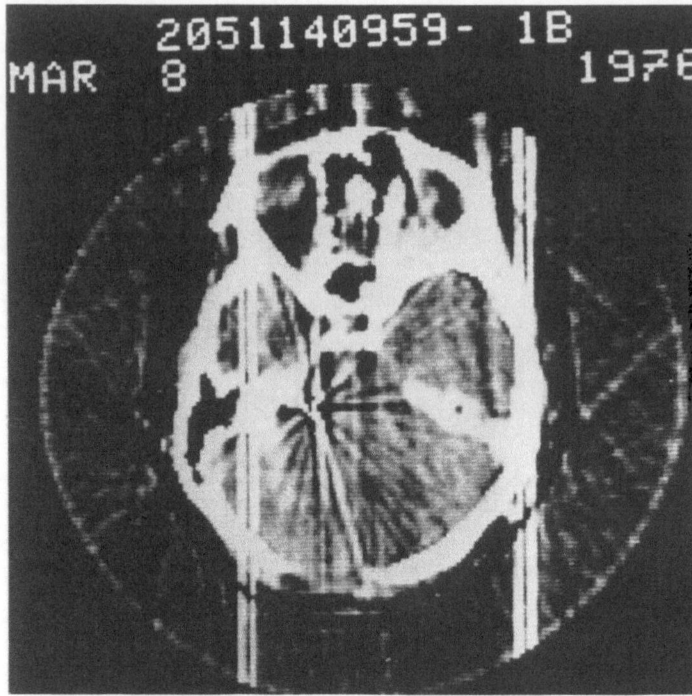

Abb. 12c. Computerisierte axiale Tomographie 5 Monate nach der Permanentimplantation von ^{192}Ir bei demselben Fall. Bis auf eine geringe Randzone gegen das Kleinhirn zu ist der Tumor trotz Kontrastanhebung als Zeichen der Devitalisierung nicht mehr darstellbar. Im Zentrum ist das Artefakt des ^{192}Ir-Drähtchens erkennbar

zusammen mit Sauerwein [51] entwickelten ^{192}-Ir-Kontaktbestrahlungsgerätes (Gamma-Med) eine weitgehend auf den Tumor beschränkte Nekrotisierung herbeigeführt werden kann [32, 33, 36, 41, 52]. Dieser Effekt wird durch den Einbezug radiosensibilierender Substanzen, Antimetaboliten und Elektronenacceptoren verstärkt, so daß mit einer auf 40% der üblichen Strahlendosis reduzierten Dosis heute bestrahlt werden kann, was natürlich eine Schonung des übrigen Gesamtgehirnes bedeutet [31, 41, 51, 52].

Intraselläre *Hypophysenadenome* bestrahlen wir interstitiell mit überwiegend transnasalem Zugang. Eine Nachuntersuchung bis zu 16 Jahren zeigt, daß die eosinophilen Adenome mit 89% und die chromophoben mit 79% im Vergleich zu den nur operierten Patienten (51%) ein sehr günstiges Ergebnis zeitigen. Hervorzuheben ist insbesondere, daß die Hyperfunktionszustände (Akromegalie, Morbus Cushing) in einem hohen Prozentsatz beseitigt werden, ohne daß es zu einer Hypophyseninsuffizienz kommt und eine Devitalisierung des Tumors erreicht wird [24, 29, 36, 48, 64].

Die *Hypophysektomie* bei geschlechtsgebundenen, metastasierenden Mamma- und Prostatacarcinomen erzielte bei 90% unserer Fälle einen subjektiven Effekt auf die Metastasenschmerzen und bei 45% einen objektiven Effekt mit vorübergehender Remission der Metastasen. Die Radio-Hypophysektomie ist daher bei dem metastasierenden Mamma- und Prostatacarcinom eine wichtige Indikation, insbesondere zur Schmerzbeseitigung, wenn die Hormonbehandlung einschließlich Ovarektomie und Orchiektomie die Progredienz nicht aufhält und das schwere Schmerzsyndrom nicht mehr zu behandeln ist [36].

Über 1000 derartiger Bestrahlungseingriffe in unserer Serie mit den zahlreichen Publikationen niedergelegten methodischen Erfahrungen und Resultaten vermö-

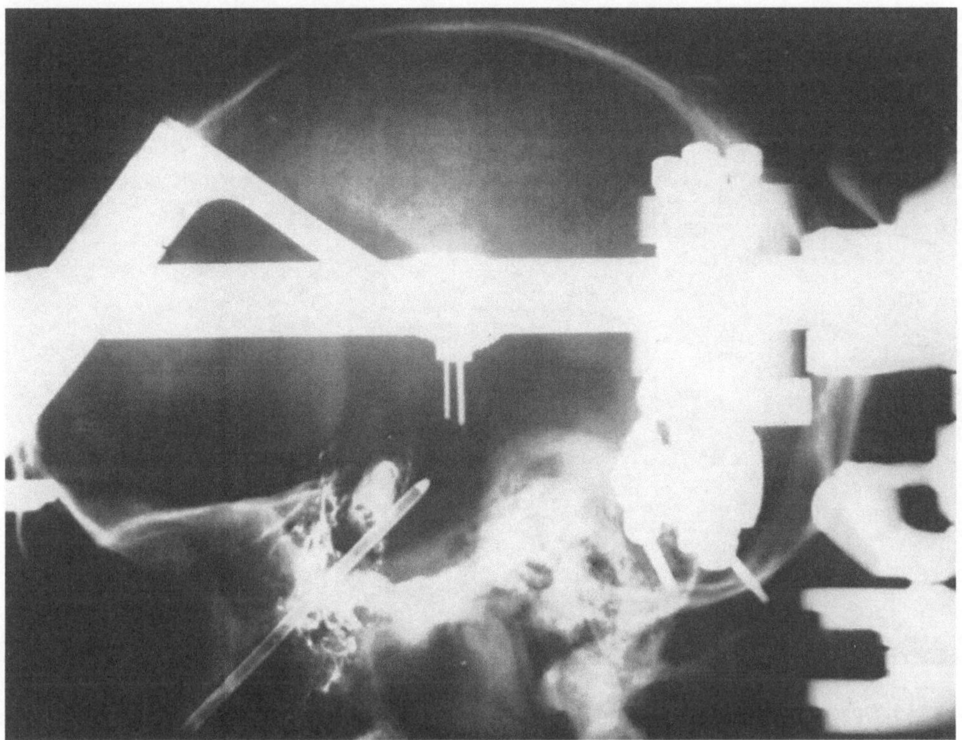

Abb. 13. Inoperables Chordom der mittleren Schädelgrube mit supra- und retrosellärer Ausdehnung. Mehrfache transkranielle sowie transmaxillär-transsphenoidale Operationen haben nur vorübergehend eine Besserung erbracht. Die Remissionen erfolgten in immer kürzeren Abständen. Die Röntgenaufnahme zeigt die stereotaktisch eingeführte Bestrahlungskanüle in das Zentrum des Tumors zur ^{192}Ir-Kurzzeitbestrahlung mit dem Kontaktbestrahlungsgerät GammaMed [51] zur interstitiellen Curietherapie. Die kontrastdichten Plaques sind Markierungen mit Tantalpulver, um das Rezidivwachstum und die Lokalisation (Verdrängungseffekte) besser verfolgen zu können. Nach dieser interstitiellen Curietherapie ist der Patient bis heute 2 Jahre rezidivfrei

gen die Wichtigkeit und Notwendigkeit der neuro-nuklearmedizinischen Therapie aufzuzeigen [24, 27, 29, 31, 32, 33, 36, 41, 42, 48, 51, 52].

In Kombination der stereotaktischen und offenen Operationstechnik können endlich tiefliegende *Angiome der Mittellinie* angegangen werden – ein 1963 zusammen mit Riechert ausgearbeitetes Verfahren [58, 59].

Hierbei werden die zuführenden Gefäße lokalisiert, die stereotaktisch geführte Sonde bis dicht an sie herangeführt, entlang der Sonde ein schmaler, gewebeschonender Resektionstrichter abgesaugt und dann unter Zuhilfenahme des Operationsmikroskops die zuführenden Gefäße geclipt oder das Angiom, wenn möglich, exstirpiert. Dieses kombinierte Vorgehen bedeutet, daß derartig tiefliegende Prozesse sicher aufgefunden werden können, effektiver als bisher zu behandeln sind und auch von den Patienten der Eingriff besser toleriert wird.

Vieles konnte in den vorstehenden Ausführungen nicht gesagt werden, vieles mußte auf Andeutungen reduziert werden. Wir konnten hier nur die wichtigsten Hauptindikationen zur Sprache bringen und gewisse Entwicklungsaussichten andeuten. Wir sind davon überzeugt, daß insbesondere für Krankheitsbilder, denen Störun-

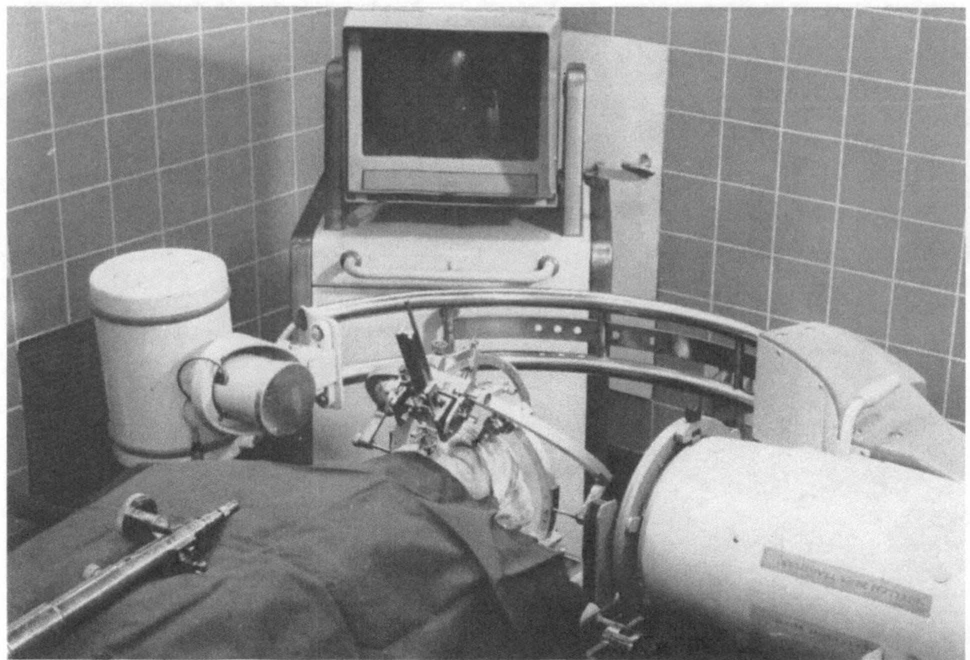

Abb. 14. Operationssituation bei transnasal-transsphenoidaler Implantation radioaktiver Strahler bei Hypophysenadenomen und zur Hypophysektomie bei geschlechtsgebundenen Mamma- und Prostatacarcinomen. Der über Computer errechnete Zugang zum Hypophysenadenom bzw. zur Sellamitte ist mit einer kombinierten Bohr-, Führungs- und Implantationskanüle erreicht. Das Vorbohren erfolgt unter Bildwandlerkontrolle

gen in den subcorticalen, basalen und diencephalen, mesencephalen und Hirnstamm-Strukturen zugrunde liegen, oder bei Störungen, die durch diese Strukturen vermittelt werden, die zunehmende Erweiterung unserer Kenntnisse über die Organisation und Funktion des zentralen Nervensystems und die funktionell-anatomischen und pathophysiologischen Ursachen die bisherige Indikationspalette erweitern werden. Die Voraussetzung hierzu, exakt und schonend selbst kleinste Strukturen zu erreichen, ist mit der Perfektion der stereotaktischen Technik und insbesondere durch den Einbezug der Computerverfahren mit ihren vielfältigen Möglichkeiten der Überwachung und Kontrolle u. a. mit Bio-feedback-Verfahren, definierten Ausschaltungen oder dosierten Selbstreizungen, geschaffen.

Literatur

1. Albe-Fessard, D., Guiot, G., Lamarre, Y., Ariel, G.: Activation of thalamo-cortical projections related to tremorogenic process. In: The Thalamus (D.P. Purpura and M.D. Yahr, Eds.) S. 237. New York–London: Press Columbia Univ. 1966
2. Anand, B.K., Brobeck, J.R.: Hypothalamic control of food intake in rats and cats. Yale J. Biol. *24*, 123 (1951)
3. Balasubramaniam, V., Kanaka, T.S., Ramanujam, P.B., Ramamurthi, B.: Stereotaxic hypothalamotomy. Confin. neurol. *35*, 138 (1973)
4. Birg, W., Mundinger, F.: Computer Programmes for Stereotactic Neurosurgery. 6th Symposium of the International Society for Research in Stereoencephalotomy, Tokyo, 12.–13.10. 1973. Confin. neurol. *36*, 326 (1974)

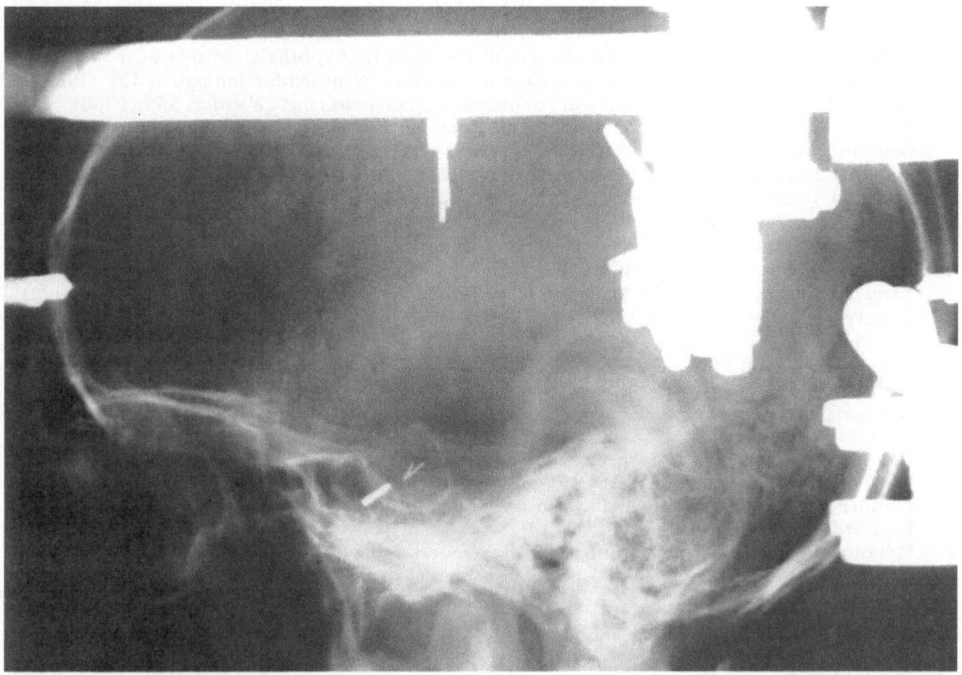

Abb. 15. In das cosinophile Hypophysenadenom, das noch rein intrasellär gelegen ist, sind zwei ^{192}Ir-Drähtchen (Durchmesser 0,3 mm, Länge je 3 mm, Gesamtaktivität 1,36 mCi) im Zentrum des Tumors lokalisiert. Die Perforationsöffnung durch die Sellavorderwand ist mit einer Goldnickel-Schraube (Durchmesser 1,3 mm) verschlossen, um eine Rhinoliquorrhoe zu verhindern

5. Birg, W., Mundinger, F.: Calculation of the Position of a Sideprotruding Electrode Tip in Stereotactic Brain Operations Using a Stereotactic Apparatus with Polar Coordinates. Acta Neurochir. *32*, 83 (1975)
6. Birg, W., Mundinger, F., Klar, M.: A Computer Program System for Stereotactic Neurosurgery. II. Meeting of the European Soc. for Stereotactic and Functional Neurosurgery, Madrid, 10.–13. Sept. 1975. Acta Neurochirurgica, Suppl. 24, 99–108 (1977)
7. Bouchard, G. and Kim, Y.K.: Methods in Drug-resistant Epilepsies. Recent Progress in Neurological Surgery. S. 261–264. Proceedings of the Symposia of the Fifth International Congress of Neurological Surgery, Tokyo, October 7.–13., 1973, (Edit. K. Sano, S. Ishii and D. le Vay). Excerpta med. (Amst.) 1974
8. Brobeck, J.R.: Identity of hypothalamic feeding mechanism. J. Neurovisc. Rel. Suppl. *10*, 277 (1971)
9. Brown, B.H.: Further experience with multiple limbic targets for schizophrenia and aggression. Third International Congress of Psychosurgery, Cambridge, Aug. 14.–18., 1972. Proceedings: Surgical Approaches in Psychiatry (Edit. L.V. Laitinen and K.E. Livingston). Letchworth Hertfordshire: Garden City Press, 1973
10. Clauss, J.L. Balthasar, K.: Zur Kenntnis der striären Tic-Krankheit (maladie des tics, Gilles de la Tourettsche Krankheit). Arch. Psychiat. Nervenkr. *191*. 1953/1954
11. Cooper, I.S., Amin, I., Chandra, R., Waltz, J.M.: A Surgical investigation of the clinical physiology of the LP-pulvinar complex in Man. J. Neurol. Sci. *18*, 89 (1973)
12. Dieckmann, G., Hassler, R.: Stereotaxic Treatment of Erethismic Oligophrenia. Third Int. Congr. of the Intern. Association for the Scientific Study of Mental Deficiency, 4.–12.9. 1973, Den Haag/Holland
13. Diemath, H.E., Nievoll, A.: Stereotaktische Ausschaltungen im Nucleus amygdalae und im gegenseitigen Dorsomedialkern bei erethischen Kindern. Confin. neurol. *27*, 172 (1966)
14. Dörner, G.: The influence of sex hormones during the hypothalamic differentiation and maturation phases on gonadal function and sexual behaviour during the hypothalamic functional phase. Endokrinologie *56*, 280 (1970)

15. Dörner, G.: Sexualhormonabhängige Gehirndifferenzierung und Sexualität. Jena Fischer: 1972
16. Dörner, G., Staudt, J.: Structural changes in the preoptic hypothalamic area of the male rat. following neonatal castration and androgen substitution. Neuroendocrinology *3*, 136 (1968)
17. Hassler, R.: Die zentralen Systeme des Schmerzes. Acta neurochir. (Wien) *8*, 353 (1960)
18. Hassler, R., Dieckmann, G.: Violence against oneself and against others as a target for stereotaxic psychosurgery. (Erethismic imbecility and temporal lobe epilepsy). Proceedings of the Fourth European Congr. of Neusurgery, Prag, 28. Juni - 2. July, 1971 (Edit. I. Fusek and Z. Kunc). Prague Press: Avicenum, Czechoslovak Medical 1972
19. Hassler, R., Mundinger, F., Richert T.: Parkinsonism and Stereotaxis. Berlin–Heidelberg–New York: Springer 1978
20. Hoefer, T., Mundinger, F., Birg, W., Reinke, M.: Computer Calculation to Localize Subcortical Targets in Plane X-Rays for Stereotactic Neurosurgery. 6th Symposium of the International Society for Research in Stereoencephalotomy, Tokyo, 12.–13.10.1973. Confin. neurol. *36*, 334 (1974)
21. Jasper, H., Bertrand, G.: Exploration of the human thalamus with Microelectrodes. Physiologist *7*, 3 (1964)
22. Laitinen, L.: Differential effects of various psychosurgical approaches. Recent Progress in Neurological Surgery, S. 256–260. Proceedings of the Symposia of the Fifth International Congress of Neurological Surgery, Tokyo, October 7–13, 1973 (Edit. K. Sano, S. Ishii and D. le Vay). Excerpta med. (Amst.) 1974
23. Laitinen, L.V., Livingston, K.E., (Ed.): Surgical Approaches in Psychiatry. Lechworth / Hertfordshire: Garden City Press, 1973
24. Mundinger, F.: Langzeitergebnisse der stereotaktischen Radio-Isotopenbestrahlung von Hypophysentumoren (im Vergleich zur transkraniellen offenen Operation). Strahlentherapie *116*, 235 (1961)
25. Mundinger, F.: Die stereotaktisch-operative Behandlung des Parkinson-Syndroms. Pathophysiologie, Ergebnisse und Indikationsstellung. Med. Klin. *29*, 1181 (1963)
26. Mundinger, F.: Stereotactic interventions on the zona incerta area for treatment of extrapyramidal motor disturbances and their results. Confin. neurol. *26*, 222 (1965)
27. Mundinger, F.: Treatment of Brain Tumors with Radioisotopes. In: Progress of neurological surgery, Vol. *1*, S. 101–145 (Ed. H. Krayenbühl, M. Maspes and Ch. Sweet). Basel–New York: Karger 1966
28. Mundinger, F.: Stereotaktische Eingriffe (Extrapyramidale Bewegungsstörungen). In: Chirurgie des Gehirns und Rückenmarks im Kindes- und Jugendalter (Hrsg. K.-A. Bushe und P. Glees). S. 1011–1067. Stuttgart: Hippokrates 1968
29. Mundinger, F.: Technik und Indikationen der interstitiellen Bestrahlung mit Radioisotopen bei Hirn- und Hypophysengeschwülsten. Kerntechnik, Isotopentechnik u. -chemie *11*, 333 (1969)
30. Mundinger, F.: Results of 500 Subthalamotomies in the Region of the Zona incerta (Evaluations with Filing System Using Edge-notched Cards Specially Adapted for Stereotactic Operations). III. Symp. on Parkinson Disease, Edinburgh, 20.–22.5.1968 (Hrsg. F.L. Gillingham und S. Donaldson), S. 261–265. Springfield III.: Thomas 1970
31. Mundinger, F.: The Treatment of Brain Tumors with Interstitially Applied Radioactive Isotopes; In: Radiounclide Applications in Neurology and Neurosurgery Yen Wang and Paoletti, Ed.), S. 199–265. Springfield III.: Thomas 1970
32. Mundinger, F.: Combined Treatment of Experimental DS-tumors and Infiltrating Cerebral Gliomas with Interstitial Curietherapy and Radiosensitizing Drugs. IV. European Congress of Neurosurgery, Prag, 28.6.–2.7.1971. In: Proceedings of the Fourth European Congress of Neurosurgery. – Present Limits of Neurosurgery. Prag: Avicenum Czechoslovak Medical Press 1972
33. Mundinger, F.: Brachy-Curie-Therapy Combined with Radiosensitizers in Treating Malingnant Tumors of the Brain Hemispheres. Fifth International Congress of Neurological Surgery, Tokyo, 7.–12.10.1973. Excerpta medica (Amst.) Int. Congr. Series No. *293* (1973)
34. Mundinger, F.: Stereotaktische Operationen am Gehirn. Grundlagen – Indikationen – Resultate. Stuttgart: Hippokrates 1975
35. Mundinger, F.: Die operative Behandlung des Intentionstremors und der Aktionsmyoklonie bei der Multiplen Sklerose. In: Multiple Sklerose (Hrsg. F. W. Bronisch) S. 64–73) Stuttgart Enke 1975
36. Mundinger, F.: Interstitial Curie-Therapy in the treatment of Pituitary adenomas and for hypophysectomy. Prog. neurol. Surg. *6*, 326 (1975)
36a Mundiger, F.: Die Behandlung chronischer Schmerzen und Hirnstimulatoren. DMW *102*, 724 (1977)
36b Mundinger, F.: Eine neue stereotaktisch funktionale Behandlungsmethode de Torticollis spasmo dicus mit Hirnstimulatoren. Med. Klin. *72*, 1982 (1977)

37. Mundinger, F., Bachschmid, G., Gröbner, E., Becker, P.: Late Findings on Personality and Behavioural Changes after Stereotactic Operations in Temporal Epilepsy. II. Meeting of the European Soc. for Stereotactic and Functional Neurosurgery, Madrid, 10.–13. Sept. 1975

38. Mundinger, F. and P. Becker: Long-term Results of Central Stereotactic Interventions for Pain. In: Neurosurgical Treatment in Psychiatry, Pain and Epilepsy, ed. Sweet, W.H., Obrador, S., Marin-Rodriguez, J. G., pp. 685–692. University Park Press, Baltimore, London, Tokyo, 1977.

39. Mundinger, F., Becker, P.: Long-term results of central stereotactic interventions for pain. Adv. Neurosurg. *3*, 237–242 (1975)

39a Mundinger, F., P. Becker, E. Gröbner and G. Bachschmidt: Changes of personality after stereotactic operations in temporal lobe epilepsy. 7th Symposium of the Worl Society Stereotactic and Functional Neurosurgery, Sal Paulo/Brazil, 23.–25.6.1977 Acta Neurochirurgica, Suppl. 23, 177 (1976)

40. Mundinger, F., Becker, P., Gröbner, E., Bachschmid, G.: Late Results of Stereotactic. Symposium on Stereotactic Treatment of Epilepsy, Bratislava/Tschechosl. 28.–30.4.1975. Surgery of Epilepsy Predomenantly Temporal Lobe Type

41. Mundinger, F., Jobski, Ch., Vogt, P., Fischer, H.U.: The interstitial Curie-therapy (GammaMed) after radiosensibilizing using bromdesoxyuridine/bromdesoxycytidine and antimetabolites on DS-carcinosarcoma of rats (preliminary report). Atomkernenergie (ATKE) *15*, 157 (1970)

42. Mundinger, F., Metzel, E.: Erfahrungen mit der lokalen Strahlenbehandlung inoperabler Zwischenhirn- und Basalganglientumoren mit der stereotaktischen Permanent-Implantation von Iridium-192. Arch. Psychiat. Nervenkr. *212*, 70 (1968)

43. Mundinger, F., Ostertag, Ch.: Multilocular Lesioning in the Therapy of Cerebral Palsy. II. Meeting of the European Soc. for Stereotactic and Functional Neurosurgery, Madrid, 10.–13. Sept. 1975. Acta Neurochirurgica, Suppl. 24, II (1977)

44. Mundinger, F., Reinke, M.-A., Hoefer, Th., Birg, W.: Determinaticn of intracerebral structures using osseous reference points for computer-Aided stereotactic operations. Appl. Neurophysiol. *38*, 3 (1975).

45. Mundinger, F., Richert, T.: Die stereotaktischen Hirnoperationen zur Behandlung extrapyramidaler Bewegungsstörungen (Parkinsonismus und Hyperkinesen) und ihre Resultate. Teil A. Fortschr. Neurol. *31* 1 (1963).

46. Mundinger, F., Riechert, T.: Die stereotaktischen Hirnoperationen zur Behandlung extrapyramidaler Bewegungsstörungen (Parkinsonismus und Hyperkinesen) und ihre Behandlung. Teil B: Postoperative und Langzeitergebnisse der stereotaktischen Hirnoperationen bei extrapyramidal-motorischen Bewegungsstörungen. Fortschr. Neurol. *31*, 70 (1963).

47. Mundinger, F., Richert, T.: Indikationen und Langzeitergebnisse von 1 400 uni- und bilateralen stereotaktischen Eingriffen beim Parkinsonsyndrom. Wien. Z. Nervenheilk. *23*, 147 (1966)

48. Mundinger, F., Riechert, T.: Hypophysentumoren – Hypophysektomie. Therapie-Ergebnisse. Stuttgart: Thieme 1967.

49. Mundinger, F., Riechert, T., Disselhoff, J.: Long-term results of stereotaxic operations on extrapyramidal hyperkinesia (excluding Parkinsonism). Confin. neurol. *32*, 71 (1970).

50. Mundinger, F., Riechert, T., Disselhoff, J.: Long-term results of stereotactic treatment of spasmodic torticollis. Confin. neurol. *34*, 41 (1972).

51. Mundinger, F., Sauerwein, K.: „GammaMed", ein neues Gerät zur interstitiellen, nur einige Minuten dauernden Bestrahlung von Hirngeschwülsten mit Radioisotopen, auch intraoperativ anwendbar. Acta radiol. (Stockh.) *5*, 48 (1966)

52. Mundinger, F., Vogt, P., Jobsky, Ch., Fischer, H. U.: Klinische und experimentelle Ergebnisse der interstitiellen Brachy-Churie-Therapie in Kombination mit Radiosensibilisatoren bei infiltrierenden Hirntumoren. Strahlentherapie *143*, 318 (1972).

53. Nashold, B.S. jr., Stewart, B., Wilson, W.P.: Depth electrode studies in centrencephalic epilepsy. Confin. neurol. *34*, 252 (1972).

54. Papez, J.W.: A proposed mechanism of emotion. Arch. Neurol. Psychiat. *38*, 725 (1937).

55. Richardson, D.E., Zorub, D.S.: Sensory function of the pulvinar. (4th Symp. Int. Soc. Res. Stereoencephalotomy, New York, 1969). Confin. neurol. *32*, 165 (1970).

56. Riechert, T., Mundinger, F.: Beschreibung und Anwendung eines Zielgerätes für stereotaktische Hirnoperationen (II. Modell). Acta neurochir. (Wien) *3*, (1956).

57. Riechert, T., Mundinger, F.: Stereotaktische Geräte. In: Einführung in die stereotaktischen Operationen mit einem Atlas des menschlichen Gehirns (Hrs. G. Schaltenbrand und P. Bailey). Stuttgart: Thieme 1959.

58. Riechert, T., Mundinger, F.: A new method for treatment of hithero inoperable arteriovenous angiomas: the operation with stereotaxic approach. II. Europ. Congr. Neurol. Surg., Rom, 18.–22.4.1963. Excerpta med. (Amst.) *60*, 171 (1963).

59. Riechert, T., Mundinger, F.: The combined stereotactic operation for treatment of deep-seated angiomas and aneurysms. J. Neurosurg. *21*, 358 (1964).
60. Roeder, F.D.: Stereotactic lesion of the tuber cinereum in sexual deviation. Confin. neurol. *27*, 162 (1966).
61. Roeder, F.D.: Über die Möglichkeiten stereotaktischer Eingriffe bei Aggressionstätern. In: Kriminalität, Vorbeugen und Behandeln. Abhandlungen zur Prophylaxe und Resozialisierung. (Hrsg. im Auftrag der Akademie f. kriminologische Grundlagenforschung und der Gesellschaft für vorbeugende Verbrechensbekämpfung von G. Nass).
62. Schreiner, L., Kling, A.: Behvioural changes following paleocortical injury in rodents, carnivores and primates (motion picture). Int. Cong. Neurol. Surg. *1*, 96 (1957). Exerpt. med. Found., Brüssel.
63. Seevers, M.H.: Drugs, monkey, and men. Mich. Quart. Rev. *8*, 3 (1969).
64. Proceedings of Society of Psychiatric Neurosurgery, Madrid, 10.–13. Sept. 1975. Edit. H. Sweet, Boston / Mass.:
65. Umbach, W.: Elektrophysiologische und vegetative Phänomene bei stereotaktischen Hirnoperationen. Berlin–Heidelberg–New York: Springer 1966.
66. Yahr, M.D.: El uso de Dopa e inhibidores del decarboxilasa. Reunion Cientifica y Conmemorativa del X Aniversario, 3.–8.11.1974, Mexico/City.

Schulsportbefreiung anfallskranker Kinder

L. Gündel

Die Mehrzahl der anfallskranken Kinder und Jugendlichen kann eine normale Schule besuchen, nach Schätzungen einzelner Autoren bis zu 80% [6, 7]. Ihre Teilnahme am Schulsport ist aber nicht selbstverständlich. Es gibt nur wenige Untersuchungen über die Sporttauglichkeit Anfallskranker, und die Stellungnahmen in der Literatur waren lange Zeit eher zurückhaltend und sind noch immer uneinheitlich sowie zu allgemein gehalten.

Sonderregelung bei Anfallsleiden

Anfallskranke Kinder sollen prinzipiell am Sportunterricht teilnehmen. Krankheitsbedingte Einschränkungen sind aber gegeben, und nach den Richtlinien der Kultusministerien [3] ist auch eine Freistellung von diesem sonst obligatorischen Unterrichtsfach auf ärztliches Anraten hin möglich. Die Sporttauglichkeit muß aber in jedem Fall sehr kritisch beurteilt werden. Eine pauschale Beurteilung kann dazu führen, daß die betroffenen Kinder länger als unbedingt notwendig teilweise oder ganz vom Schulsport freigestellt werden. Sie ist aber auch von der Sache her nicht möglich, denn Ätiologie der Epilepsien, Typ und Frequenz der Anfälle, therapeutischer Erfolg und die Möglichkeit der Anfallsprovokation bei oder nach körperlicher Tätigkeit sollten ebenso berücksichtigt werden wie Vielfalt der sportlichen Übungen und deren unterschiedliche Anforderungen an das Leistungsvermögen.

Die Bedenken sind im wesentlichen folgende:

1. Es besteht Verletzungsgefahr bei den Anfällen. Das gilt sowohl für spontan auftretende Anfälle als auch für diejenigen, die durch physiologische oder pathophysiologische Vorgänge bei oder nach körperlicher Aktivität provoziert werden können.
2. Es besteht ferner die Möglichkeit von Verletzungen durch unsachgemäßen Umgang mit Sportgeräten oder Fehlverhalten am Gerät. Hierher gehört auch die Gefahr gehäufter Hirntraumen bei bestimmten Sportarten.

Für die Praxis wird zunächst allgemein folgendes Vorgehen empfohlen: Erkrankt ein Kind während der Schulzeit an einem Anfallsleiden, wird es bis zur abgeschlossenen Diagnostik und erfolgreich begonnenen Therapie vom Schulsport ganz befreit. Nach Hempel und Kirsten [14] soll diese Zeit – schon aus psychologischen Gründen – die Dauer von 6–12 Wochen nicht überschreiten. In der anschließenden Übergangsphase wird der weitere Therapieverlauf überwacht, den Kindern aber die Teilnahme an leichten und ungefährlichen Übungen erlaubt. Das sind Gymnastik, Bodenturnen und (kleinere) Wanderungen.

Später soll individuell vorgegangen werden. Typ und Frequenz der Anfälle sind zu berücksichtigen; vor allem natürlich auch, ob das Ziel jeder antikonvulsiven Therapie – die Anfallsfreiheit – erreicht wird. Die unterschiedlichen Anforderungen der einzelnen Sportarten erlauben es, jede noch erforderliche Einschränkung bzw. Teilbefreiung so gering wie möglich zu halten und zeitlich genau zu bemessen. Dies scheint vor allem aus folgenden Gründen erforderlich:

1. Die Freistellung vom Sportunterricht bzw. von einzelnen Übungen bedeutet für den größeren Teil der Kinder eine psychologische Belastung [5]. Da nur bestimmte Anfallstypen bewußt erlebt werden, leiden die Kinder unter den Krankheitssymptomen nur wenig oder gar nicht. Die Krankheit wird von dem Betroffenen mehr im „Spiegel seiner Mitwelt" erlebt [23]. Es kann damit auch die Einsicht in krankheitsbedingte Einschränkungen nicht ohne weiteres erwartet werden, zumal sich die Kinder körperlich gesund und durchaus leistungsfähig fühlen.
2. Eine pauschale und wenig präzise ärztliche Stellungnahme zur Sportbefreiung wird nicht selten von den Eltern der Kinder modifiziert, wobei die Reaktion der Eltern auf die Erkrankung des Kindes dessen Teilnahme am Schulsport ebenfalls mit beeinflußt. Der familären Sonderstellung der Anfallskranken mit ihrer umfangreichen (außerschulischen) Problematik [4, 6, 10, 15] folgt damit auch die ebenso unerwünschte und nachteilige Sonderstellung in der Schule. Ressentiments der Mitschüler entstehen.
3. Bei Sport und Spiel sollen sich die Kinder frei entfalten können. Dem Schulsport als „stabilisierendem Gesundheitsfaktor" [27] kommt dabei eine Aufgabe zu, die weit über den sportspezifischen Bereich hinaus wirkt [19]. Seine Lernziele beinhalten: Koordination der Bewegungsabläufe, Ausgleich affektiven Verhaltens, geistiges Training, Ausbau physischer Leistungsgrundlagen wie Ausdauer, Kraft und Schnelligkeit, schöpferisches Denken und soziales Verhalten; der therapeutische Wert – auch für Anfallskranke – ist offensichtlich.

Anfallsprovokation

Die Kenntnisse über Provokationsmöglichkeiten bei Anfallsleiden verdanken wir den neurophysiologischen Untersuchungen in den EEG-Laboratorien. Hier kommt den verschiedenen Aktivationsverfahren bei der Diagnostik und Therapie der Epilepsien eine bedeutende Rolle zu. Diese klinischen Erkenntnisse können jedoch nur unter Vorbehalt auf den außerklinischen Bereich übertragen werden; die unkritische Beurteilung führt auch heute noch zu Mißverständnissen hinsichtlich der Provokationsmöglichkeit von Anfällen unter körperlicher Belastung.

Dies gilt vor allem für die *Hyperventilation*. Zur Provokation von Krampfpotentialen wird sie bei einer EEG-Ableitung willkürlich und in körperlicher Ruhe durchgeführt. Anders zu beurteilen ist die Hyperventilation als Folge der körperlichen Aktivität. Eine (respiratorische) Alkalose mit Steigerung der corticalen Erregbarkeit ist hierbei nicht zu erwarten, da das erhöhte Atemminutenvolumen bei Muskelarbeit einen regulativen Vorgang zur Kompensation der (metabolischen) Acidose darstellt. Die Erfahrung zeigt auch, daß körperliche (und geistige) Belastung die Anfallshäufigkeit eher herabsetzt.

Götze et al. [11] konnten bei telemetrisch registrierten Hyperventilationsuntersuchungen unter verschiedenen Bedingungen bei 30 jugendlichen Epileptikern mit unterschiedlichen Anfallstypen zeigen, daß die körperliche Aktivität in der Mehrzahl der Fälle die Krampfschwelle sogar erhöht und pathologische EEG-Kurven sich normalisieren. Beobachtungen bei den Sportarten Rudern, Fußball und Radrennen ergaben keinen Hinweis auf eine Anfallsprovokation. Negativ in diesem Sinne ist auch ihr Bericht über die Untersuchungen an einem Luftwaffen-Rehabilitationszentrum während des letzten Weltkrieges.

Somit sind die von einigen Autoren [14, 24, 28] geäußerten Befürchtungen nicht gerechtfertigt, wie die Untersuchungen auch anderer Autoren [2, 5, 11, 20, 22] zeigen. Auf Vorsichtsmaßnahmen in bestimmten Fällen (z. B. therapeutisch noch unbefriedigend eingestellte Absencen) soll deswegen nicht verzichtet werden; bei einzelnen Sportarten wird darauf noch eingegangen.

Andere Bedingungen sind bei denjenigen Epilepsien gegeben, deren Anfälle an den *Schlaf* gebunden sind (Schlaf-Epilepsie [17]). Ausdauerübungen mit Ermüdung können das Auftreten solcher Anfälle begünstigen, da nach derartigen Übungen die Schlafstadien A und B (nach Loomis), in denen der Anfallsgipfel liegt, rasch erreicht werden. Auf die Gefahr von Anfällen in der Entspannungsphase („Feierabend-Anfall") nach körperlicher und/oder geistiger Anspannung (z. B. Sport unter Wettkampfbedingungen oder bei Bewertung für das Zeugnis) weisen aber Bower [5] sowie Hempel und Kirsten [14] hin.

Anfallsprovozierend wirkt auch die *Hypoglykämie*, besonders bei Neigung zu Absencen sowie bei focalen Anfällen. Sie ist bei langer Nahrungskarenz durch die lange Unterrichtszeit an einzelnen Tagen durchaus zu beachten.

Flüssigkeitsbelastung durch übermäßiges Trinken kann – von der Klinik her bekannt – ebenfalls Krampfpotentiale aktivieren; dagegen vermindert *Wasser- und Elektrolytverlust* bei Schweißabsonderung die Anfallsbereitschaft.

Hirntraumen sollen an dieser Stelle ebenfalls mit diskutiert werden, wenn auch diese Verletzung im Schulsport selten auftritt. Experimentelle Untersuchungen von Sellier und Unterharnscheidt [29] konnten zwar zeigen, daß die gehäufte Anwendung von subklinischer stumpfer Gewalteinwirkung auf den Schädel (von Katzen) zu schweren, irreversiblen, kreislaufbedingten Hirndauerschäden führt; diese Bedingungen sind im Schulsport aber niemals gegeben. Zudem ist äußerst umstritten und in der neueren Literatur überwiegend verneint [5, 20, 22], ob Hirntraumen ein Anfallsleiden verschlimmern. Aisenson [1] sowie Livingston und Berman [22] beobachteten über viele Jahre anfallskranke Kinder, die praktisch uneingeschränkt Sport trieben – ohne negative Auswirkung. Das Komitee für medizinische Aspekte des Sports der American Medical Association hat seine 1968 veröffentlichte Zurückhaltung [2] gegen einige Sportarten mit Neigung zu Hirntraumen (sog. Kontaktsport) bei Epileptikern inzwischen revidiert [8].

Die beschwerdefreie *Menstruation* ist im allgemeinen kein Grund für eine großzügige Sportbefreiung [16, 18]. Es kann aber eine zeitliche Bindung von Anfällen an den Menstruationscyclus auftreten [4, 17, 21], die dann bei der Beurteilung der Sporttauglichkeit berücksichtigt werden sollte.

Sportarten

Gymnastik (Bewegungsgymnastik, funktionelle Gymnastik, körperbildende Übungen und Circuittraining). Vom funktionellen Aspekt her ist die Gymnastik die Grundlage jeder sportlichen Aktivität. Je nach Betonung der Übungsinhalte werden die motorischen Eigenschaften und Fähigkeiten gefördert, die Geschicklichkeit wird geschult, Kraft und Kondition erweitert sowie ausgebaut. Gerade die durch Krankheit oder medikamentöse Einwirkung behinderten Bewegungsabläufe bzw. Haltungsfehler werden auch bei anfallskranken Kindern und Jugendlichen positiv beeinflußt. So kann die Gymnastik in jeder Form befürwortet werden, sofern Aufgabenstellung und Übungsinhalt die Fähigkeiten und Möglichkeiten der betroffenen Kinder nicht überfordern. Als Beispiele für Übungen seien hier nur genannt: Laufen, Springen, Gleichgewichtsübungen, Kriechen und Rollen als Übungen ohne Gerät; Übungen mit Handgeräten (Ball, Seil, Reifen, Keule), weiterhin auch Werfen, Hüpfen, Klettern (durch das Seil) sowie Fangen. Ermüdung und Hyperventilation können leicht gesteuert werden.

Bodenturnen. Die Verbindungen zur Gymnastik sind fließend; es gilt hier die gleiche Betrachtungsweise. Ohne besonders komplexe oder riskante Übungen (Flick-Flack, Salto) ist diese Sportart durchaus zu empfehlen. Wesentliche Übungsinhalte sind Dynamik, Koordination, Statik, Kraft; wie bei der Gymnastik werden auch hier motorische Eigenschaften trainiert sowie – je nach Übungsinhalt – ihr koordinierter rhythmischer Ablauf gefördert. Sämtliche gymnastischen Bereiche sowie das Bodenturnen sind auch für solche Anfallskranken geeignet, deren antikonvulsive Medikation noch nicht befriedigt.

Geräteturnen. Ausführlicheres Eingehen auf diese Disziplin ist lohnend, da auch anfallskranke Kinder durch ausreichende Absicherung mit Hilfe von Matten und bei entsprechender Hilfestellung an den meisten Geräten turnen können. Die unterschiedlichen geräte- sowie übungsspezifischen Anforderungen müssen natürlich auch hier berücksichtigt werden.

Reck: Turnen am brusthoch gestellten Reck einschließlich Hangeln und Klimmzüge bei geringer Höhe über dem Boden sind ungefährlich und sollten nicht verboten werden.

Ringe: Auch hier gilt, daß bei optimaler Hilfestellung Übungen am ruhig hängenden, brusthohen Gerät möglich sind.

Pferde: Ebenso wie Kasten und Bock wird dieses Gerät in der Schule vorwiegend als Sprunggerät verwendet. Gegen Hock- und Grätschsprünge bestehen dabei keine Bedenken; Überschlagübungen sollten aber unterbleiben.

Barren: An diesem Gerät sollten anfallskranke Kinder nicht turnen, da Abstürze schwerer zu verhindern sind.

Verboten werden sollten auch Kletterübungen (Stange, Seil) sowie Übungen an der Sprossenwand.

Leichtathletik. Auch hier stellen die verschiedenen Disziplinen unterschiedliche Anforderungen.

Laufen: Auf die Hyperventilation bei körperlicher Aktivität wurde bereits eingegangen. Übertriebene Befürchtungen sind hier nicht berechtigt. Kinder mit Neigung zu Absencen laufen aber besser zunächst nur Kurzstrecken. Treten hierbei keine Anzeichen für eine Anfallsprovokation auf, bestehen auch gegen längere Strecken keine Bedenken. Lediglich Ermüdungserscheinungen sollten kontrolliert werden. Dies gilt jedoch für alle Sportarten mit Dauerbelastung.

Springen: Gegen Hoch- und Weitsprung bestehen keine Bedenken; für diese Übungen (und auch für die Laufdisziplinen) ist wegen der Verletzungsgefahr beim Sturz aber besser auf Spikes zu verzichten.

Werfen: Mit Schlag- und Schleuderball kann geworfen werden; Geräte wie Speer, Diskus und Hammer sind aber keine Übungsgeräte für anfallskranke Kinder; im Schulsport sind sie ohnehin weniger gebräuchlich.

Wandern. Vom Wandertag werden die Kinder selbstverständlich nicht ausgeschlossen. Pausen beugen Ermüdung vor.

Spiele. Alle großen Sportspiele (Fuß- und Handball, Basket- und Volleyball) sowie die volkstümlichen Spiele mit und ohne feste Regeln können ausnahmslos von anfallskranken Kindern ausgeübt werden. Die Begrenzung der Spieldauer verhütet auch hier die Ermüdung. Das Fußballspiel wird hier ausdrücklich mit einbezogen. Die Bedenken einiger Autoren [14] werden von anderen Autoren [1, 22] aufgrund eigener

Beobachtungen bei sporttreibenden anfallskranken Kindern nicht geteilt und sind unberechtigt. Insbesondere die Gefahr von „Kopfballtraumen" kann bei Kindern vernachlässigt werden, da erfahrungsgemäß der etwa 400 g schwere (in der Regel eher leichtere) Fußball nicht mit der Wucht getreten wird, daß er Mitspieler gefährdet; davon abgesehen wird die Gelegenheit zum „Köpfen" selten genutzt.

Wintersport. Da alle hierzu zählenden Disziplinen auch als Freizeitsport heute eine erhebliche Rolle spielen, nicht selten auch durch den gemeinsamen Urlaub mit den Eltern besonders angeregt werden, ist eine kritische Beurteilung besonders angebracht. Einschränkungen sind nicht zu umgehen. Sie gelten für Schlittschuhlaufen wegen der Verletzungsgefahr durch Sturz auf das Eis, aber auch für steile Skiabfahrten auf belebten Hängen. Ähnlich der Situation im Straßenverkehr kann es durch Zusammenstöße zur Gefährdung anderer kommen. Dies gilt auch für Anfallskranke mit Absencen. Auch auf Torläufe sowie auf Skispringen sollte man besser verzichten. Gegen Skilauf ohne schwierige Abfahrten und kürzere Skiwanderungen sowie gegen Rodeln auf übersichtlichen Hängen bestehen keine Bedenken, vor allem dann nicht, wenn die Kinder bereits die Technik beherrschen.

Schwimmen. Die Gefährdung anfallskranker Kinder beim Schwimmen ist gegeben, sollte aber nicht zu ernst genommen werden. Wasserspringen und Tauchen in jeder Form sind zwar wegen der – wenn auch selten beobachteten – Komplikation des Anfalls unter Wasser nicht zu empfehlen, Schwimmen selbst wird mit Hinweis auf bestimmte Einschränkungen und Vorsichtsmaßnahmen aber von nahezu allen Autoren befürwortet, teilweise besonders empfohlen [12]. Nichtschwimmern darf die Möglichkeit nicht verwehrt werden, diese Sportart zu erlernen. Folgende Vorsichtsmaßnahmen sind aber unumgänglich: keine fließenden oder unbekannten Gewässer (Flüsse, Baggerseen); Aufsicht von Personal, das in der Lage ist, bei Gefahr sofort zu helfen (z. B. Rettungsschwimmer); auch Einzelaufsicht in Zusammenarbeit mit den Eltern ausnützen. Es ist zu empfehlen, den Kindern besonders auffällige Badebekleidung anzulegen. Die Teilnahme an Wettschwimmen bzw. Schwimmen nach Zeit muß nach individuellen Gegebenheiten und dem jeweiligen Trainingszustand der Betroffenen entschieden werden.

Als besonders wertvolle Sportart hinsichtlich seines therapeutischen Effektes (Ventil für emotionale Spannungen) empfiehlt Gomes de Araújo [12] den Schwimmsport. Er weist aber darauf hin, daß das Wasser nicht zu kühl sein sollte, da unerwünschte Hyperventilation schon vor der körperlichen Aktivität provoziert werden könnte; dies gilt auch für kaltes Duschen unmittelbar vor dem Eintritt in das Wasser.

Weniger übliche Wassersportarten im Rahmen des Schulsportes sind *Rudern, Segeln* und *Kanusport*; sie werden, den örtlichen und regionalen Bedingungen entsprechend, als Freizeitsport gelegentlich ausgeübt. Hier gelten selbstverständlich die gleichen Bedenken wie beim Schwimmen. Dazu kommt u. U. eine erhebliche körperliche Belastung (Ermüdung) beim Rudern und die Verletzungsgefahr beim wettkampfmäßig betriebenen Kanusport. Lediglich Segeln unter entsprechender Aufsicht kann ohne ernstere Bedenken empfohlen werden.

Therapeutisches *Reiten*, bei dem die Pferde in der Regel an der Longe geführt werden und die Reiter gut gesichert sind, ist bei anfallskranken Kindern durchaus zu empfehlen; Erfahrungen liegen auch schon vor [9]. Am allgemeinen Reitsport sollten die Kinder jedoch nicht teilnehmen.

Radfahren. Als Sportart ist es für Anfallskranke weniger geeignet. Ein generelles Verbot läßt sich aber erfahrungsgemäß nicht aufrechterhalten und wäre – aus psychologischen Gründen – schwerwiegend. Es ist dagegen sinnvoller, auf unbelebtere Strassen und Wege zu verweisen, auf denen medikamentös gut eingestellte Kinder fahren dürfen und auch sollen.

Tennis, Tischtennis. Letzteres ist wegen seiner Anforderungen an Koordination, Schnelligkeit und Reaktionsvermögen als Ausgleichssport gerade bei diesen Kindern sinnvoll. Die Anforderungen an die Kondition sind wegen der Ermüdung zu dosieren; das gilt insbesondere für Tennis.

Boxen. Es handelt sich hierbei nur um eine fakultative Disziplin im Schulsport, die aber – insbesondere von Jugendlichen – gelegentlich durchaus ausgeübt wird. Es ist hier nicht der Ort, über die Zweckmäßigkeit des Boxens zu diskutieren. „Sportliche Werte" sind unbestritten. Vom medizinischen Aspekt her ist Boxen mit Abstand die wohl am besten untersuchte Sportart, worauf zahlreiche kritische Stellungnahmen und Untersuchungen hinweisen. Stellvertretend für die umfangreiche Literatur seien hier nur die Arbeiten von Unterharnscheidt und Sellier [30] sowie Pampus [26] genannt.

Über die Teilnahme anfallskranker Kinder am Boxsport wird – durchaus positiv – von Livingston und Berman [22] berichtet; auch für diese Sportart hat je das Komitee für medizinische Aspekte des Sports der American Medical Association seine 1968 veröffentlichte gegenteilige Meinung revidiert (s. Pressedienst Behindertes Kind Nr. 3, 1975). Gegenstimmen fehlen natürlich nicht [14, 24, 28]. Obwohl bei Kindern – bei Jugendlichen allerdings schon vermehrt – die Verletzungsmöglichkeiten, ähnlich der Situation im Fußballsport, gering sind, muß individuell entschieden werden. Sofern man die Teilnahme vertreten kann, sollte sie zeitlich begrenzt sein. Das gleiche gilt für die anderen Kampfsportarten.

Über den Leistungssport liegen noch keine Erfahrungen vor.

Schlußbetrachtung

Anfallskranke Kinder und Jugendliche, die eine normale Schule besuchen, sollen auch am Sportunterricht teilnehmen. Krankheitsbedingte Einschränkungen der Sporttauglichkeit mit den Folgen einer – zeitlich begrenzten – Ganzbefreiung bzw. einer dauernden Teilbefreiung vom Schulsport sind aber gegeben. Deren pauschale Beurteilung ist allerdings unzweckmäßig. Orientierungshilfen, die diesem Problem gerecht werden, sind kaum bekannt. Diese Ausführungen sind als Empfehlungen zu betrachten und sollen helfen, eine Lücke zu schließen. Um das Verständnis und die Zusammenarbeit zwischen Ärzten, Eltern und Lehrern zu erleichtern, ist nach eigener neurologischer und sportärztlicher Erfahrung eine differenzierte Beurteilung der Sporttauglichkeit anfallskranker Kinder und Jugendlicher angebracht. Sie ermöglicht, die Befreiung vom Schulsport zeitlich und übungsmäßig so begrenzt wie möglich zu halten. Eine rigorose Zurückstellung der Kinder vom Sport ist ebensowenig angebracht wie eine Gefährdung durch sportliche Aktivität zum falschen Zeitpunkt. Es muß auch beachtet werden, daß sportliche Tätigkeit nur sinnvoll ist, wenn die Gesetzmäßigkeiten des Trainings [25] gewahrt bleiben; d. h. ein bestimmtes Maß an Qualität und Quantität der Belastung nicht unterschritten wird. Ein Anfallsleiden soll und kann dabei kein Hindernis sein.

Literatur

1. Aisenson, M.R.: Accidental injuries in epileptic children. Pediatrics *2*, 85 (1948)
2. (Anonym): Convulsive disorders and participation in sports and physical education. A report of the American Medical Association Committee on the Medical Aspects of Sports and the Committee on Exercise and Physical Fitness. J. Amer. med. Ass. *206*, 1291 (1968)
3. (Anonym): Schulordnung für die Grund-, Haupt-, Realschulen und Gymnasien; hier: Richtlinien für den Sportunterricht. In: Kultus und Unterricht (Stuttg.) *20*, Sonder-Nr. 5 (1971)
4. Bamberger, Ph., Matthes, A.: Anfälle im Kindesalter. Basel–New York: Karger 1959
5. Bower, B.D.: Epilepsy and school athletics. Develop. med. Child Neurol. *11*, 244 (1969)
6. Degen, R.: Das anfallskranke Kind und seine Umwelt. Münch. med. Wschr. *117*, 45 (1975)
7. Degen, R., Kastl, H.: Schulleistungen epileptischer Kinder im Vergleich mit einer Kontrollgruppe. Schweiz. Arch. Neurol. Neurochir. Psychiat. *113*, 31 (1973)
8. Deutsche Sektion der Internationalen Liga gegen Epilepsie, Rundbrief Nr. 53, Mai 1975, S. 7
9. Gerster, E.: Reiten als Therapie. Ärztebl. Bad.-Württ. *29*, 450 (1974)
10. Gött, H.: Das epileptische Kind in der außerhäuslichen Situation. In: Hilfe für das behinderte Kind (Hrsg. Bundesausschuß für gesundheitliche Volksbelehrung e. V.), Bad Godesberg (Stuttgart 1966)
11. Götze, W., Kubicki, St., Munter, M., Teichmann, J.: Effect of physical exercise on seizure threshold. Dis. nerv. Syst. *28*, 664 (1967)
12. Gomes de Araújo, H.A.: Apspectos médico-sociais da epilepsia. Médico (Porto) *46*, 423 u. 642 (1968)
13. Gündel, L.: Empfehlungen für die Befreiung anfallskranker Kinder vom Schulsport. Dtsch. med. Wschr. *100*, 491 (1975)
14. Hempel, H.-C., Kirsten, G.: Sportbefreiung bei Kindern mit zerebralen Anfallsleiden. Ärztl. Jugdkde *60*, 65 (1969)
15. Hertl, M.: Das chronisch-kranke Kind in der Schule. In: Schriftenreihe aus dem Gebiete des öffentlichen Gesundheitswesens (Stralau, J. u. B. E. Zoller, Hrsg.). Stuttgart: Thieme 1968
16. Hoffmann, A.: Empfehlungen für die Teilnahme am Schulsport während der Menstruation. Sportarzt Sportmed. *26*, 253 (1975)
17. Janz, D.: Die Epilepsien. Stuttgart: Thieme 1969
18. Kabisch, D.: Frauenärztliche Indikation zur Befreiung vom Sportunterricht. In: Ärztliche Grundlagen der Befreiung vom Sportunterricht (Kabisch, D., Hrsg.) Leipzig: 1967
19. Körbs, W.: Sport in der modernen Welt. In: 200 x Sport für alle. Die olympischen Sportarten ausführlich in Technik und Training. Freiburg–Basel–Wien: Herder 1973
20. Kugel, R.B., et al. (Committee on Children with Handicaps): The epileptic child and competitive school athletics. Pediatrics *42*, 700 (1968)
21. Lempp, R.: Die zerebralen Anfallskrankheiten im Kindesalter. In: Epilepsie und ihre Randgebiete in Klinik und Praxis. (Schulte, W., Hrsg.) München: Lehmanns 1964
22. Livingston, S., Berman, W.: Participation of epileptic patients in sport. J. Amer. med. Ass. *224*, 236 (1973)
23. Matthes, A.: Epilepsie im Kindes- und Jugendalter: Anfallstypen und Verlaufsformen. In: Hilfe für das behinderte Kind (Hrsg. Bundesausschuß für gesundheitliche Volksbelehrung e. V.), Bad Godesberg. Stuttgart: 1966
24. McLaurin, R.L.: Epilepsy and contact sports. J. Amer. med. Ass. *224*, 236 (1973)
25. Mellerowicz, H.: Training. In: Zentrale Themen der Sportmedizin (Hollmann, W., Hrsg.). Berlin–Heidelberg–New York: Springer 1972
26. Pampus, F.: Die Boxschäden des Nervensystems. Sportarzt Sportmed. *15*, 275 (1964)
27. Rösch, H.E., Lautwein, Th.: Praxis des Sportunterrichts. Grundriß einer Sportmethodik. Freiburg–Basel–Wien: Herder 1974
28. Rohmann, E., Külz, J., Arndt, R.: Zum Problem der Sportbefreiung bei Anfallsleiden im Kindesalter. Med. Sport *13*, 277 (1973)
29. Sellier, K., Unterharnscheidt, F.: Mechanik und Pathomorphologie der Hirnschäden nach stumpfen Gewalteinwirkungen auf den Schädel. Hefte zur Unfallheilkunde, H. 76 (Bürkle de la Camp, H., Hrsg.) Berlin–Göttingen–Heidelberg: Springer 1963
30. Unterharnscheidt, F., Sellier, K.: Vom Boxen. Mechanik, Pathomorphologie und Klinik der traumatischen Schäden des ZNS bei Boxern. Fortschr. Neurol. Psychiat. *39*, 109 (1971)

Fortschritte in der klinischen Liquorforschung

H. W. Delank

In der Neurologie steht uns heute eine bunte Palette von chemischen, immunologischen und cytologischen Untersuchungsmethoden für die Liquoranalyse zur Verfügung. Bei dem Umfang dieses labortechnischen Angebotes bleibt aus klinischer Sicht zu prüfen, wo und in welcher Weise Liquoruntersuchungen am Krankenbett diagnostische Hilfe zu bringen vermögen. Daher soll die Frage der klinisch-diagnostischen Relevanz von Liquorbefunden bei der folgenden Darstellung der Fortschritte auf dem Gebiet der Liquorforschung in den Vordergrund des Interesses gestellt werden.

Liquorzellbefunde

Lange Zeit hat sich die Beobachtung der Zellelemente im Liquor cerebro-spinalis auf eine Zellzählung beschränken müssen. Sie ist bis heute unverzichtbarer Bestandteil jeder klinischen Liquoruntersuchung geblieben. Der normale Liquorzellgehalt liegt zwischen 1–5 Zellen mm^3. Pathologische Liquoroligocytosen sind bislang nicht festgestellt worden. Schwierigkeiten ergeben sich immer noch bei der Beurteilung von oberen Grenzwerten der Zellzahl, weil hier in Abhängigkeit von den verschiedenen Verfahrensweisen bei der Zellzählung recht unterschiedliche Streubreiten bestehen. Grundsätzlich bringen die größeren Zählkammern, z. B. die nach Jessen (10 mm^3) und die nach Nageotte (50 mm^3) genauere Werte als die in Deutschland fast ausschließlich im Gebrauch befindliche Fuchs-Rosenthal-Zählkammer (3,2 mm^3). Den bahnbrechenden Impuls für Fortschritte in der Liquorcytologie brachte jedoch erst die Entwicklung von Verfahren zur Liquorzellanreicherung. Vor allem Sedimentier- und Saugkammern [2, 3, 12, 34, 35] sowie die Filtration des Liquors durch Milliporefilter (Methode nach Kistler und Bischoff 1962) schafften die Möglichkeit zu einer schonenden Ansammlung der Zellen auch in zellarmen Liquorproben und damit die Voraussetzung für eine morphologische Zelldifferenzierung, welche inzwischen zu den Routineaufgaben bei Liquoruntersuchungen gerechnet werden kann.

Gegründet auf ein großes, langjähriges Erfahrungsgut haben Sayk und Olischer [31, 34, 35] ein Einteilungsschema für die im Liquor auffindbaren Zellen gebracht, das sich vielerorts als wertvoller Anhalt für eine funktionale Wertung von Liquorzellbildern bewährt hat. So lassen sich ihrer Herkunft und Funktion nach im Liquor folgende Zellformen differenzieren:

Hämatogene Granulocyten. Diese Blutzellen sind unter physiologischen Verhältnissen im Liquor cerebrospinalis nicht anzutreffen. Neutrophile Granulocyten gelten als die Zellen der Exsudation und sind demzufolge in der perakuten Phase der Meningitiden als die das Liquorzellbild beherrschende Zellform nachweisbar. Doch auch bei subakuten und chronisch-entzündlichen Prozessen können sie, selbst bei geringer Pleocytose, noch einen mäßigen Anteil an den Liquorzellen ausmachen. Eosinophile Granulocyten zeigen einen besonders gearteten Reizzustand an und kommen bei

Parasitosen des ZNS, Polyneuritiden und viralen Meningoencephalitiden im Liquor zur Beobachtung [31, 46]. Zu beachten bleibt, daß auch geringe mechanische Reize, ausgelöst z. B. durch eine Pneumencephalographie, Myelographie [40] und selbst durch eine einfache Lumbalpunktion, zu vereinzelter Diapedese von hämatogenen, auch eosinophilen Granulocyten in den Liquor führen können.

Lymphocytäre Zellen. Diese widerstandsfähigsten Zellen des Liquors werden normalerweise aus dem reticulohistiocytären Gewebe der Pia abgeschilfert. Als kleine, rundkernige, den Lymphocyten des Blutes gleichende Zellen machen sie 60–70% der Zellen im normalen Liquorzellbild aus. Ihre Zunahme ist typisch für subakute und chronisch ablaufende Entzündungen des ZNS. Multipotente Eigenschaften, die diese Zellen, wie alle Gewebslymphocyten, prägen, führen zu verschiedenen Transformationsformen der lymphocytären Zellen, welche nicht selten eine Beurteilung problematisch machen. Bemühungen um eine unter immunologischen Aspekten bedeutungsvolle Untersuchung des Lymphocytentransformationsvermögens [36] und um eine Differenzierung von T- und B-Lymphocyten [41] im Liquor stehen noch in ihren Anfängen, ohne bislang klinische Relevanz erlangt zu haben.

Plasmocytäre Zellen. Die morphologischen Kennzeichen der Plasmazellen sind ein intensiv pyroninophiles Zellplasma, ekzentrisch gelagerte Kerne und helle, perinucleäre Höfe. Die Größe der Zellkerne entspricht etwa derjenigen der kleinen Rundzellen (durchschnittlich 5–6 μm). Reife Plasmazellen sind im normalen Liquor nur äußerst selten beschrieben worden und dürften auch unter pathologischen Verhältnissen seltener als bisher vermutet im Liquor vorkommen. Elektronenmikroskopische Untersuchungen nämlich haben in jüngster Zeit [36] ergeben, daß es sich bei den mittelgroßen und großen pyroninophilen Rundzellen, die insbesondere bei der Multiplen Sklerose als ein typischer plasmacellulärer Liquorzellbefund herausgestellt worden sind, um Stammzellen, Prolymphocyten, Proplasmocyten oder plasmocytoide Zellen, jedoch nicht oder nur selten um reife Plasmazellen handelt. Ungeachtet dieser strittig gewordenen Zelltypisierung kann man aber festhalten, daß ein vorherrschend lymphoplasmocytoider Liquorzellbefund mit entsprechender Zurückdrängung der monocytär-histiocytären Zellelemente als Hinweis auf einen immunaktiven Prozeß zu werten ist. Dieser liquorcytologische Befund ist zwar oft, aber nicht ausschließlich bei der Encephalomyelitis disseminata anzutreffen [2, 5, 34, 37]. Auch in der floriden Phase von Viruserkrankungen des ZNS, bei der Lues cerebrospinalis, bei Polyneuritiden und sogar bei mechanisch verursachten, chronischen Reizzuständen, z. B. bei spinalen Prozessen im Cervicalbereich, können plasmocytoide Formen im Liquorzellbild vermehrt auftreten.

Monocytär-histiocytäre Zellelemente. Monocytäre Zellen, die einen Durchmesser bis 25 μm haben, überwiegend nierenförmige bis gelappte Kerne und im reichlichen Cytoplasma kleine Vacuolen und feingranuläre Einschlüsse aufweisen, erlangen im normalen Lumballiquor einen Anteil bis zu 50%. Kennzeichnend für diese Zellen ist eine deutliche Aktivität der unspezifischen Esterase, die bei subakuten und chronischen Entzündungsprozessen zunimmt, so daß mit der cytochemischen Bestimmung der unspezifischen Esteraseaktion (nach Löffler) in der monocytär-histiocytären Zellreihe wertvolle Hinweise auf den jeweiligen Funktionszustand dieser Liquorzellgruppe zu bekommen sind. Monocytäre Zellen sind im Liquor die Zellen mit der stärksten Reagibilität. Ihr anteilmäßiges Überwiegen im Liquorzellbild wird als pathologisch und nach Sayk als „subakutes, unspezifisches Reizungssyndrom“, welches eine entzündliche, aber auch eine nicht entzündliche Genese haben kann, gewertet. So zeigen sich monocytär beherrschte Liquorzellbilder unter anderem bei vasogenen Krankheits-

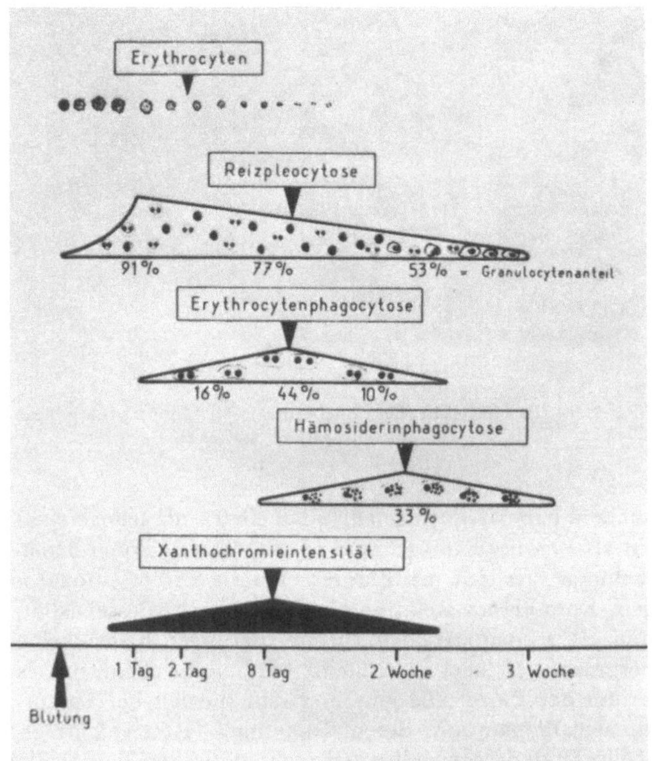

Abb. 1. Liquorverlaufsbeobachtung nach Subarachnoidalblutung

bildern, Neuritiden, Bandscheibenvorfällen und auch nach meningealen Reaktionen und traumatischen ZNS-Schäden.

Ein besonderer Funktionsausdruck mononucleärer Zellen mit der potentiellen Eigenschaft zur Phagocytose sind die Makrophagen, die einen Durchmesser bis zu 50 μm erlangen können. Aus den jeweiligen Einlagerungen in den Makrophagen (Zelltrümmer, Fett, Fremdkörper, Pigmente, Blutabbauprodukte) kann auf pathogenetische Vorgänge geschlossen werden, z. B. phagocytiertes Melanin bei Melanom oder Fettvacuolen bei Hirncontusionen und Hirnabscessen. Die häufigsten Makrophagen im Liquor sind jedoch Erythro- und Siderophagen [44, 46], deren Auftreten stets sehr suspekt für eine Blutung in den Liquorraum ist und auch Anhalt für den Zeitpunkt dieser Blutung zu geben vermag (Abb. 1).

Auch reticulohistiocytäre Zellen, die zumeist ein unscharf begrenztes Cytoplasma und einen relativ kleinen Zellkern haben, sind zur Phagocytose fähige Zellen im Liquor, wenngleich Einlagerungen im allgemeinen nicht erkennbar sind.

Fibrocytäre Zellen sind im Liquor sehr selten zu finden, noch am ehesten bei chronisch-entzündlichen Prozessen und nach traumatischen Hirnsubstanzschäden.

Plexus- und Ependymzellen. Diese spezifischen Zellen der Liquorraumgrenzflächen finden sich relativ häufig im normalen Liquorzellbild mit einem Anteil von 1–3%. Sie sind cytochemisch durch einen gesteigerten Glykogenstoffwechsel gekennzeichnet und können bei Geschwulsterkrankungen und chronischen Entzündungen eine diagnostische Bedeutung erlangen.

Entartete Zellformen. Besondere diagnostische Hoffnungen sind seit längerem in den liquorcytologischen Nachweis von Tumorzellen gesetzt worden. Kritische Be-

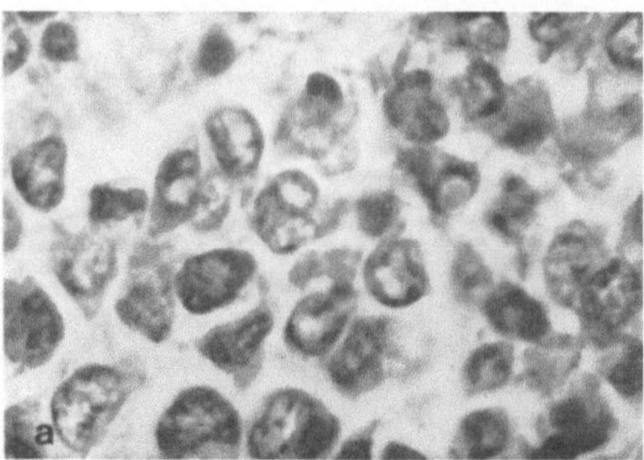

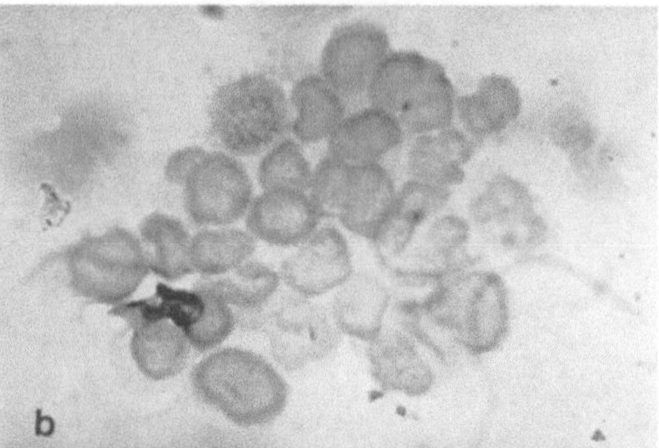

Abb. 2. Medulloblastom (8jähr. ♂ Pat.), (a) Histolog. Bild (Sektionsbefund), (b) Liquorcytolog. Bild

richte von erfahrenen Untersuchern haben jedoch gelehrt, daß ein Tumorzellnachweis aus dem Liquor in kaum mehr als 10% der Fälle gelingt [11, 32, 34, 46]. Auch Bemühungen um subtilere Untersuchungsverfahren mit Fluorescenzfarbstoffen, cytoautoradiographischen Markierungen, Kern-Plasma-Relationsbestimmungen, Mitosebestimmungen, Zellkultivationen und elektronenoptischen Differenzierungen haben keine wesentlich höhere Effizienz erbracht. Zu bedenken bleibt hierbei vor allem, daß es kein sicheres Malignitätskriterium der Einzelzelle gibt und daß speziell bei Tumorzellen im Liquor, trotz optimaler Präparation, deren Erkennung fast regelhaft erschwert ist durch regressive Zellveränderungen, selbst bei recht typischen Tumorzellstrukturen (Abb. 2). Die Möglichkeit der Auffindung von Tumorzellen im Liquor ist auch besonders abhängig von der topischen Beziehung des Tumors zu den Liquorräumen und der Desquamationsfreudigkeit des entarteten Gewebes. Fernerhin gelingt der Tumorzellnachweis fast ausschließlich nur bei einer gleichzeitig bestehenden Pleocytose und ist bei metastatischen Geschwülsten wesentlich eher als bei primären Hirntumoren zu erwarten. So bleibt das klinische Bemühen um den Versuch einer liquorcytologischen Tumordiagnose beschränkt auf jene Fälle, bei denen angiographische, szintigraphische oder computertomographische Untersuchungen die Geschwulst (noch) nicht erfaßt oder die artdiagnostische Zuordnung des Tumorbefundes, vor allem die Unterscheidung zwischen malignem und benignem Tumorwachstum, nicht ermöglicht haben.

Abschließend ergibt sich unter Berücksichtigung der derzeitigen Möglichkeiten der Liquorcytologie, daß das Liquorzellbild am häufigsten klinisch-diagnostische Hilfen bei den entzündlichen ZNS-Erkrankungen zu geben vermag. Die verschiedenen Stadien eines entzündlichen Prozesses spiegeln sich insbesondere mit ihren unterschiedlich ausgeprägten exsudativen und immunologischen Vorgängen in recht charakteristischer Weise im Liquorzellbefund wider, also mit dem Vorherrschen entweder der hämatogenen Granulocyten oder dem der lymphoplasmocytären Zellreihe. Dabei sind im allgemeinen die entzündlichen Reaktionsphasen in den Zellbildstörungen rascher, wenn auch weniger anhaltend als in den Liquoreiweißveränderungen erkennbar. Des weiteren kann der Liquorzellbefund mit eosinophilen Granulocyten diagnostische Hinweise auf das mögliche Vorliegen einer Parasitose des ZNS bringen und mit Makrophagen Abraumvorgänge nach Blutungen oder Gewebsuntergängen zu erkennen geben. Selten einmal wird ein eindeutiger Tumorzellnachweis im Liquor eine wesentliche Ergänzung zur neuroradiologischen Tumordiagnostik darstellen.

Liquoreiweißbefunde

Neben den Liquorzellen kommt den Liquorproteinen die weitaus größte klinisch-diagnostische Bedeutung zu. Grundlage jeder Liquoreiweißanalyse ist eine genaue Totalproteinbestimmung, für welche colorimetische Verfahren (Biuret-, Lowry-Methode) geeigneter sind als die lange gebräuchlich gewesenen volumetrischen Methoden (Kafka-Methode). Der normale Gesamteiweißwert, der von cisternal nach lumbal um etwa 15–20% steigt, liegt im lumbalen Liquor zwischen 20 und 40 mg/100 ml. In den ersten Lebenswochen kann die normale Proteinkonzentration im Liquor bis 100 mg/100 ml betragen.

Für eine qualitative Analyse der Liquorproteine standen lange Zeit nur recht unzureichende und methodisch anfällige Techniken zur Verfügung. Mit den Kolloidreaktionen, die auf der Möglichkeit beruhen, die Stabilität eines kolloiddispersen Sols (z. B. Goldsol, Mastixharz-, Schellack- und Farbsole) durch Hinzufügen eines zweiten Sols (Liquor) zu verändern, ist es möglich, einen „chiffrierten" Anhalt für eine Störung im Liquorproteingefüge auch bei normalem Totalproteingehalt zu bekommen. Anfängliche Hoffnungen auf krankheitsspezifische Kolloidkurvenverläufe („Meningitiskurve", „Paralysekurve") haben sich jedoch nicht halten lassen, vielmehr hat die klinische Erfahrung gezeigt, daß auch die Kolloidreaktionen nur eine überschlagsmäßige qualitative Beurteilung der Zusammensetzung der Liquoreiweißkörper erlauben [4, 20, 37]. So sind denn Kolloidreaktionen und auch eine Reihe weiterer Flokkungstests und fraktionierter Aussalzmethoden überflüssig geworden, nachdem mit der erstmals 1939 von Hesselwick in Schweden durchgeführten elektrophoretischen Trennung der Liquoreiweißkörper der Weg zu einer pherographischen Eiweißdifferenzierung geöffnet wurde. Die Folgezeit brachte eine Vielzahl von Modifikationen zur elektrophoretischen Auftrennung von Liquoreiweiß, vor allem durch methodische Entwicklungen, z. B. durch Kombination mit immunologischen Proteinbestimmungen in dem zweistufigen Analyseverfahren der Immunelektrophorese, das 1953 von Graber und Williams erarbeitet wurde. Will man die heute zur Verfügung stehenden pherographischen Trennmethoden hinsichtlich ihrer klinischen Wertigkeit beurteilen, so wird man recht allgemein feststellen können, daß diese entweder mit vergleichsweise geringem methodischen Aufwand nur eine spärliche Eiweißfraktionierung bringen (z. B. Papierelektrophorese, Elektrophorese auf Celluloseacetatfolie) oder aber verbunden mit größeren labortechnischen Schwierigkeiten bessere Trenn- und Differenzierungseigenschaften besitzen (z. B. Agar- und Agarosegelelektrophorese, Polyacrylamidelektrophorese, Immunelektrophorese) (Abb. 3). Ein Vorteil der Acetatfolienelektrophorese gegenüber der Agarelektrophorese liegt in der Möglichkeit, die Streifen durch Scanning quantitativ auszuwerten. Andererseits kann bislang keine mechanische Scanmethode die visuelle Auswertung und Beurteilung von Subfraktionierungen, die insbesondere im γ-Globulin-Bereich bei der Agarelektrophorese zur Darstellung kommen können, ersetzen [22].

Grundsätzlich zu beachten bleibt allerdings, daß alle Methoden, die sich einer Einengung des Liquors (zur Eiweißanreicherung) bedienen müssen, mit zum Teil erheblichen Fehlern belastet sind [4, 7, 25, 39]. So ist in jüngster Zeit die Entwicklung einer Folienelektrophorese im Mikroformat (Mikrozonenelektrophorese) des nicht eingeengten Liquor cerebrospinalis [15] mit besonderem Interesse aufgenommen worden, zumal mit diesem Verfahren eine bisher nicht zu beobachtende Trennung des Präalbumins und der β-Globuline möglich erscheint.

Die mit der Immunelektrophorese bereits genutzte Möglichkeit zur Differenzierung von Proteinfraktionen aufgrund ihrer spezifischen Antigeneigenschaften ist in

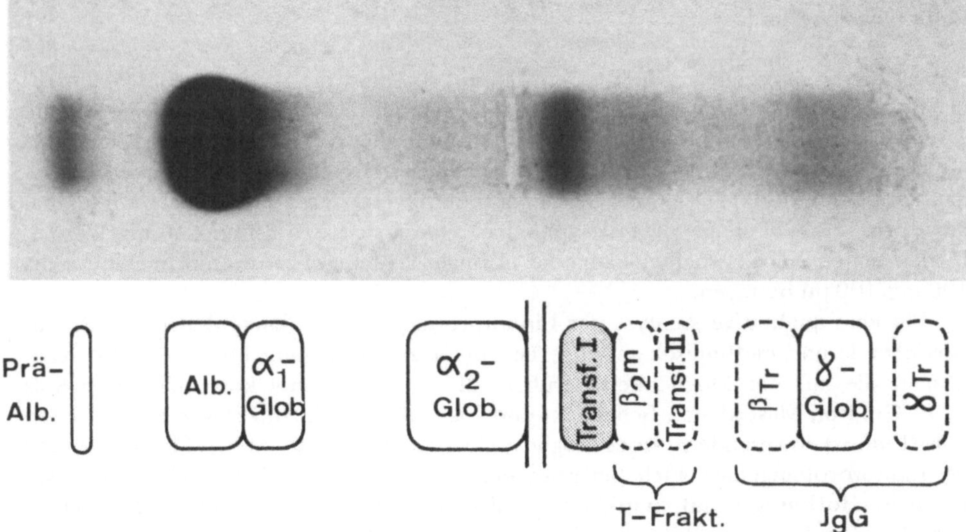

Abb. 3. Agar-Elektropherogramm (normaler Liquor). Prä.-Alb. = Präalbumin = V-Frakt., Alb. = Albumin, α_1-Glob. = α_1-Globulin, α_2-Glob. = α_2-Globulin, β_2m = β_2-Mikroglobulin, β_{Tr} = β-Trace, γ_{Tr} = γ-Trace, Transf. I. = schnelle Transferrinfraktion; Transf. II. = langsame Transferrinfraktion

den letzten Jahren mit verschiedenen Immundiffusionsmethoden (z. B. einfache radiale Immundiffusion nach Mancini [26] und Elektroimmunoassay nach Laurell) weiter entwickelt worden, um nun auch im Liquor – ähnlich wie im Serum – den Gehalt einzelner Proteine quantitativ bestimmen zu können. Für diese, mit geringem technischen Aufwand durchführbaren Konzentrationsbestimmungen verschiedener Liquorproteine stehen heute „low concentration"-Immunodiffusionsplatten zur Verfügung, welche auch bei normaler Liquortotalproteinkonzentration verwendbar sind, also eine bislang noch erforderlich gewesene, fehlerbeladene Liquoreinengung überflüssig machen.

Physiologische Liquorproteine. Mit Ausnahme sehr hochmolekularer Proteine, wie α_2-Makroglobulin, β-Lipoprotein und IgM, finden sich alle Plasmaproteine im normalen Liquor. Ein elektiver Filtrations- und möglicherweise Sezernierungsprozeß innerhalb des Hirnschrankensystems hat jedoch zur Folge, daß der relative Anteil der einzelnen Proteine im Plasma und im Liquor sehr verschieden ist (Tabelle 1). So hebt sich das normale Liquoreiweißbild vor allem durch einen hohen Anteil von Präalbumin und Transferrin sowie durch einen vergleichsweise geringen Immunglobulingehalt in typischer Weise vom Serumeiweißbild ab. Umstritten ist aber immer noch die Frage, ob neben den Plasmaproteinen, die zweifelsfrei den weitaus größten Teil der im Liquor vorhandenen Proteine ausmachen, der normale Liquor auch spezifische, d. h. nur in dieser Körperflüssigkeit anzutreffende Proteine enthält. Lange Zeit sind als solche liquorspezifischen Eiweißkörper gewisse Mikroglobuline [21], also niedermolekulare Liquorproteine mit Molekulargewicht zwischen 10.000 und 30.000 und einer bemerkenswerten elektrophoretischen Homogenität (α_2- und β_2-Mikroglobuline, γ-Trace, Post-γ-Protein) angesehen worden. Jedoch konnte inzwischen deren Anwesenheit auch in normalem Plasma und deren Identität mit einigen niedermolekularen Urinproteinen bewiesen werden. Ungeklärt hingegen ist bislang die Ursache des auffällig hohen Präalbumingehaltes, der im lumbalen Liquor 6% des Totalproteingehaltes ausmacht. Man könnte annehmen, daß die globuläre Form des Präalbuminmoleküls die Blut-Liquor-Schranke besser passiert als das Albuminmolekül, welches zwar ein ähnliches Molekulargewicht, aber eine andersartige Molekularform besitzt. Ausgeschlossen ist aber auch noch nicht die Möglichkeit einer Sezernierung von Präalbumin im Plexus chorioideus-Bereich. In ähnlicher Weise stellt sich die Problematik bei dem hohen Transferringehalt des Liquors. In Abhängigkeit von einem unterschiedlichen Neuraminsäuregehalt zeigt das Transferrin bei gleichbleibender Eisenbindungskapazität und gleichen immunologischen Eigenschaften eine unterschiedliche elektrophoretische Mobilität. Während nun im Serum das stets vier Neuraminsäurereste enthaltende Transferrin infolge seines somit kompletten Neuraminsäuregehaltes eine homogene Bande im schnellwandernden β-Globulinbereich hat, wandert das Liquortransferrin nur zu einem, wenn auch größeren Teil (85%), mit gleicher elektrophoretischer Mobilität. Ein anderer Teil (15%) wandert, bedingt durch einen partiellen Neuraminsäureverlust, langsamer und erscheint bei elektrophoretischen Trägermedien mit schlechtem Auflösevermögen zusammen mit β_2-m-Globulin, C3-Komponente und schnellem β-Trace-Protein in einer β_2-Fraktion, auch T-Fraktion genannt. Zur Erklärung dieses langsamwandernden, hinsichtlich des Neuraminsäuregehaltes „inkompletten" Liquortransferrins, nimmt man nun an, daß entweder „komplettes" Serumtransferrin im Liquor unter dem Einfluß eines neuraminidaseähnlichen Enzyms partiell in die langsamwandernde Form umgewandelt wird oder aber der Plexus chorioideus-Bereich zur Synthese eines besonderen „inkompletten" Transferrins befähigt ist.

Diese kurzen Darlegungen mögen deutlich gemacht haben, daß die Herkunft der Liquorproteine bis heute noch keine in allen Einzelheiten befriedigende Klärung gefunden hat, und der Liquor nicht ohne gewisse Vorbehalte als ein reines Plasmadialysat zu interpretieren ist.

Pathologisches Liquoreiweißbild. Herkunft und Bildungsort der Liquorproteine verdienen besondere Beachtung bei der Deutung und klinisch-diagnostischen Wertung von pathologischen Liquoreiweißbefunden [3, 4, 6, 7, 8, 27, 29, 45].

Tabelle 1. Normalbereiche verschiedener Proteine in Serum und Liquor (mg/100 ml)

	Serum	Liquor
Totalprotein	6700 – 7000	20 – 40
Präalbumin	10 – 40	1,2 – 1,8
Albumin	3500 – 5500	14 – 20
saures-α_1-Glykoprotein	55 – 140	0,1 – 0,6
α_1-Lipoprotein	290 – 770	0,5 – 1,5
Haptglobin	100 – 300	0 – 0,18$^{\alpha}$
Coeruloplasmin	15 – 60	0,1 – 0,4
α_2-Makroglobulin	150 – 420	Spuren
Transferrin	200 – 400	1 – 3
β-Lipoprotein	320 – 500	–
Fibrinogen	220 – 380	–
IgA	90 – 450	0,15 – 0,40
IgG	800 – 1800	1,6 – 3,2
IgM	60 – 280	Spuren
IgD	0,3 – 40	–
IgE	0,01 – 0,14	–

α abhängig vom genetischen Typ

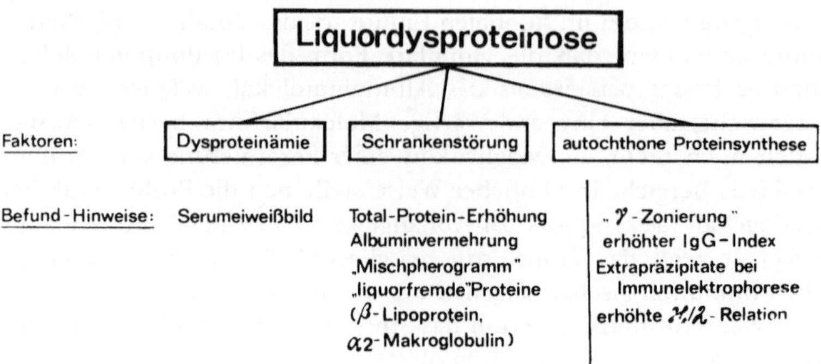

Abb. 4. Bedingungsgefüge von Liquoreiweißstörungen

Drei pathophysiologische Vorgänge, die krankheitsunspezifisch, d. h. bei einer Vielzahl verschiedenartiger Krankheitsprozesse einzeln oder kombiniert ablaufen können, führen zu pathologischen Veränderungen des Liquoreiweißbildes und prägen unterschiedliche Liquordysproteinosen (Abb. 4).

Liquorbegleitdysproteinosen. Bei jeder Dysproteinämie, also jeder Verschiebung im physiologischen Serumeiweißgefüge muß auch eine gleichgeartete Störung des Liquoreiweißbildes erwartet werden, sofern die Serumproteine, welche an der Dysproteinämie beteiligt sind, eine Hirnschrankendurchlässigkeit besitzen. Sowohl die bei akut-entzündlichen Prozessen im Serum anzutreffende Erhöhung der a_1- und a_2-Globulinfraktion als auch Erhöhungen der Serum-γ-Globuline bei chronischen Entzündungen oder monoklonale Gammopathien vom IgA- und IgG-Typ spiegeln sich fast stets in deutlicher Ausprägung auch im Liquor wider. Da in diesen Fällen das veränderte Liquorproteinbild lediglich ein pathologisches Serumproteinmuster begleitet, spricht man von einer „Liquorbegleitdysproteinose", welcher kein Hinweis auf das Vorliegen einer cerebral-lokalen Erkrankung entnommen werden kann. Um die Möglichkeit der hämatogenen Störbarkeit des Liquorproteinspektrums stets zu beachten und diagnostisch zu berücksichtigen, ist daher zur Interpretation eines auffälligen Liquoreiweißbefundes die Kenntnis des bei dem Patienten zum Zeitpunkt der Liquorentnahme vorliegenden Serumeiweißbildes eine unerläßliche Voraussetzung.

Transsudative Liquordysproteinosen. Als wesentliches morphologisches Substrat der Blut-Hirn-Schranke und damit auch der Blut-Liquor-Schranke können wir heute die Endothelzellen der Hirncapillaren ansehen. Hier findet durch enzymatische Mechanismen und durch Schlepper – sogenannte Carrier, wie wir sie inzwischen für den Glucosetransport kennen – eine Auslese statt für die Stoffe, die im ZNS erwünscht sind, und solche, die nicht passieren dürfen. Vor allem zur Verhinderung des Durchtritts von Makromolekülen ist an diesen Endothelzellen eine besondere Barriere aufgebaut in Form von sogenannten „tight junctions", die durch eine Verschmelzung der äußeren Lagen der Zellmembranen zweier Endothelzellen charakterisiert sind. Sie dichten den interendothelialen Spalt ab und schließen somit den extracellulären Raum als Transportweg weitgehend aus. Einer intakten Funktion der Blut-Hirn-Schranke schreiben wir nun auch die Tatsache zu, daß unter physiologischen Verhältnissen – wie bereits erwähnt – Serumeiweißkörper nur sehr beschränkt und ausgewählt vom Blut in den Liquor übertreten können. Insbesondere die großmolekularen Serumproteine (a_2-Makroglobulin, β-Lipoprotein, Fibrinogen und IgM) können eine gesunde Blut-Hirn-Schranke nicht passieren, sind demzufolge „liquorfremde" Serumproteine.

Erst dann, wenn die Schrankenfunktion der Capillarendothelien pathologisch gestört ist (z. B. bei entzündlichen Erkrankungen, Tumoren oder Gefäßprozessen), ist auch eine erhöhte Durchlässigkeit für Serumproteine, sind also sowohl eine Vermehrung des Liquorgesamteiweißgehaltes als auch und insbesondere die Präsenz der liquorfremden Makroproteine zu erwarten. Stärkere Ausprägungen einer Schrankenstörung führen neben einer Totalproteinvermehrung zu einem immer deutlicher hervortretenden Angleich des Liquoreiweißprofils an das Eiweißspektrum des Serums, so daß schließlich elektrophoretisch das Liquorpherogramm sich kaum noch vom Serumpherogramm durch seine „liquortypischen" Konturen abhebt und zum sogenannten Mischpherogramm wird.

Bei leichteren Störungen der Schrankenpermeabilität, bei welchen der Gesamteiweißgehalt im Liquor noch normal ist, gibt sich eine transsudative Liquordysproteinose durch Albumin- und Präalbuminerhöhungen und besonders frühzeitig durch den Nachweis von α_2-Makroglobulin und β-Lipoprotein zu erkennen. Verfolgt man nun diese als Parameter für die Schrankenfunktion dienenden Proteine bei steigendem Liquortotalproteingehalt, so hat sich uns gezeigt, daß der Anstieg des Präalbumins, des Albumins und des β-Lipoproteins etwa gleichmäßig parallel mit dem Anstieg des Totalproteins verläuft. Die Konzentration des α_2-Makroglobulins hingegen steigt jenseits eines Totalproteingehaltes von 50 mg/dl in beachtenswerter Weise steiler und rascher an. Desweiteren fanden wir, daß bei einer Liquortotalproteinerhöhung auf 100 mg/dl der α_2-Makroglobulingehalt im Liquor bereits eine serumentsprechende Höhe erreicht hat, während die im Liquor anzutreffenden β-Lipoproteinwerte noch weit unterhalb ihrer physiologischen Serumentsprechung lagen. Mit anderen Worten, eine Permeabilitätsstörung im Schrankensystem, die den Liquortotalproteingehalt auf 100 mg/dl ansteigen läßt, führt zu einem anteiligen Übertritt des gesamten Serum-α_2-Makroglobulins, jedoch nur eines Bruchteils des Serum-β-Lipoproteins. Man muß daher vermuten, daß auch bei gestörter Blut-Hirn-Schranke noch eine erhebliche Permeabilitätsauslese für verschiedene Makroglobuline erfolgt. Die Vorstellung, daß allein eine pathologische Sprengung der „tight junctions" diesen unterschiedlichen Übertritt der Serummakroglobuline in den Liquor bewirkt, dürfte als Deutung kaum ausreichen. Denkbar wäre aber, daß der elektive Transport von Makroglobulinen aus dem Blut in den Liquor bei lädierter Blut-Hirn-Schranke transcellulär durch die Capillarendothelien, vielleicht über ein noch unbekanntes Proteincarriersystem gesteuert wird. So birgt die Interpretation der Pathogenese einer transsudativen Liquordysproteinose noch viele offene Fragen.

Autochthone Liquordysproteinosen. Besondere Beachtung verdient die Entwicklung von Liquordysproteinosen durch cerebrogene Proteine, d. h. durch Eiweißkörper, die nicht aus dem Serum stammen, sondern das Produkt pathologischer Vorgänge im ZNS-Bereich sind. Eine am Krankheitsort selbst, also autochthon entstandene Liquordysproteinose wurde erstmals bei Transferrinvermehrungen, die einige hirnatrophische Krankheitsbilder im Liquor unabhängig vom Transferringehalt des Serums mit einem Anstieg der elektrophoretischen β-Globulinfraktion zu erkennen geben, diskutiert [6]. Bislang als ausreichend gesichert erwiesen hat sich jedoch nur der Einfluß, den cerebrogene Immunglobuline bei verschiedenartigen lokalen Immunprozessen auf das Liquoreiweißbild haben. Vor allem für selektive Vermehrungen des Liquor-IgG bei Multipler Sklerose und subakuter sklerosierender Panencephalitis (SSPE) konnten Versuche mit ^{125}J-IgG [14] eine cerebral-lokale IgG-Synthese evident machen. So kommt der Bestimmung des IgG-Gehaltes im Liquor ein besonderer

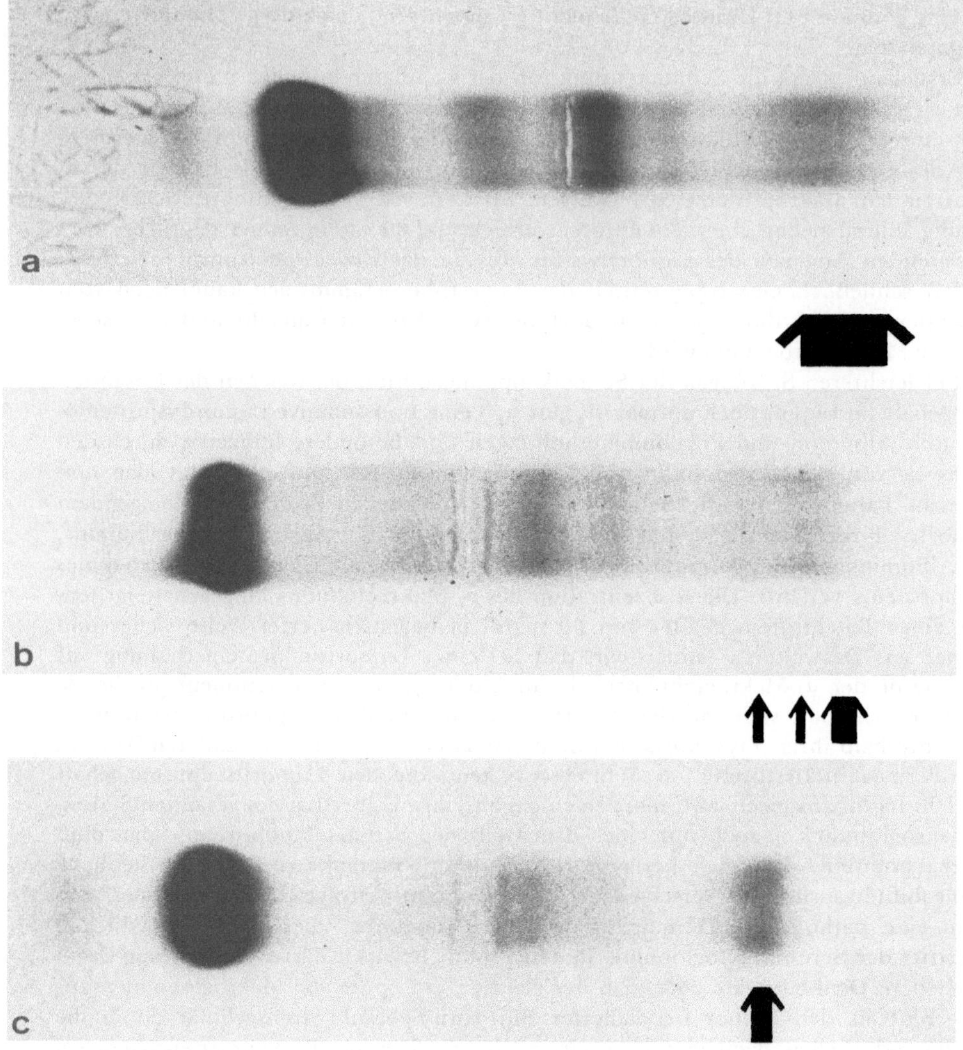

Abb. 5. γ-Globulinvermehrungen im Liquor (Agar-Elektrophosese). (a) polyklonal, (b) oligoklonal und (c) monoklonal

klinisch-diagnostischer [8, 10, 15, 42, 43, 45] Wert zu. Um allerdings im Einzelfall eine Vermehrung der Immunglobuline G im Liquor als Ausdruck eines im ZNS-Bereich lokalisierten immunaktiven Geschehens interpretieren zu können, muß ihre autochthone Entwicklung nachgewiesen werden. Hierzu müssen zunächst eine Serum-IgG-Vermehrung und eine pathologisch erhöhte Schrankendurchlässigkeit als mögliche Ursachenfaktoren für die Liquor-IgG-Erhöhung ausgeschlossen werden. Den derzeit einfachsten Weg zur Erfassung bzw. zum Ausschluß von nicht durch einen cerebral-lokalen Immunprozeß verursachten Liquor-IgG-Vermehrungen bietet die Bestimmung des Liquor-IgG-Index mit dem von Delpech und Lichtblau angegebenen Quotienten:

$$\frac{\text{Liquor-IgG}}{\text{Serum-IgG}} : \frac{\text{Liquoralbumin}}{\text{Serumalbumin}} .$$

Ein deutlicher Anstieg dieses Quotienten, der altersunabhängig ist und sich in jedem Labor ohne größere Schwierigkeiten mit der Mancini-Methode zur quantitativen Proteinbestimmung ermitteln läßt, beweist, daß sich die Liquor-IgG-Erhöhung unabhängig vom Serum-IgG-Gehalt entwickelt hat und ebenfalls nicht durch eine gesteigerte Schrankenpermeabilität (gemessen am Liquorübertritt der Albumine) bedingt ist.

Ein besonderes Merkmal der autochthonen Liquorimmunglobuline, dem nun auch zunehmend klinisch-diagnostische Bedeutung zukommt, besteht in einer begrenzten Heterogenität dieser Proteine.

Sie sind das Produkt aus einer elektiven Stimulation einzelner Klone immunokompetenter Plasmazellen, stellen also eine oligoklonale Immunaktivität dar [1, 8, 9]. Am augenscheinlichsten gibt sich die oligoklonale Produktion des Liquor-IgG bei agarelektrophoretischer Analyse mit einer sogenannten γ-Zonierung [1], d. h. einer unterschiedlich ausgeprägten Subfraktionierung im γ-Globulinbereich, oder immunelektrophoretisch mit Extrapräcipitaten bzw. mit einer Doppelung des IgG-Präcipitates zu erkennen (Abb. 5). Dieses oligoklonale Erscheinungsbild der Liquor-IgG-Vermehrungen ist zwar besonders häufig bei der Multiplen Sklerose zu finden, jedoch weder für diese Krankheit spezifisch noch ausschließlich bei entzündlichen Erkrankungen anzutreffen [9, 25, 38]. Auch bei Tumoren lassen sich gelegentlich immunaktive Vorgänge mit oligoklonaler Liquor-IgG-Vermehrung beobachten. Da auch im Serum, z. B. bei der SSPE, die IgG-Vermehrung bei der pherographischen Darstellung eine oligoklonale Subfraktionierung zeigen kann, ist ein überzeugender Beweis für eine autochthone Liquor-IgG-Erhöhung nur in den Fällen zu erbringen, bei denen ein deutlicher Unterschied zwischen Liquor-IgG und Serum-IgG im elektrophoretischen Bild besteht.

Weitere Hinweise auf oligoklonal produziertes und damit autochthones Liquor-IgG kann die Anteilbestimmung der verschiedenen leichten Ketten (κ- und λ-Ketten) in den Immunglobulinen von Liquor und Serum bringen. Seitdem in jüngerer Zeit spezifische Antisera zur immunologischen Bestimmung der freien und gebundenen κ- und λ-Ketten zur Verfügung stehen, gelingt es mit der Mancini-Methode auch quantitativ, das κ-λ-Verhältnis im Liquor zu untersuchen [9, 16, 19, 42]. Wiederum bei der Multiplen Sklerose, aber auch bei bestimmten Polyneuropathien und anderen neuroallergischen Erkrankungen ist dann häufig die κ-λ-Relation im Liquor sehr viel größer als im Serum, und mit diesem Befund ist der Nachweis einer autochthonen Liquor-IgG-Produktion vom κ-Typ zu führen.

Erwähnenswert bleibt noch, daß oligoklonale Liquor-γ-Globulinvermehrungen im Verlauf einer Erkrankung auch passager auftreten können, z. B. in der Frühphase bei tuberkulösen Meningitiden und Herpesencephalitiden. Diagnostische oder prognostische Relevanz kommt derartigen Befunden jedoch bislang nicht zu.

Ungeklärt ist noch, ob neben IgG auch IgA und IgM autochthon im Liquor vermehrt sein können. Für die Möglichkeit einer lokalen IgM-Synthese sprechen einige wenige Einzelbefunde. So wurde bei einem Encephalitis-Fall IgM im Liquor bei fehlendem Serum-IgM beschrieben [24] und bei einer lymphocytären Meningitis isoliert im Liquor eine monoklonale IgM-Bande gesehen [18].

Wenngleich die Bestimmung der Liquorimmunglobuline und insbesondere des IgG heute in der Liquordiagnostik zu Recht eine empirisch begründbare Relevanz erlangt hat, so darf aber nicht außer Acht bleiben, daß alle erwähnten Auffälligkeiten lediglich der unspezifische Ausdruck immunologischer Vorgänge sind und daß der immunpathologische Stellenwert dieser Liquorimmunphänomene weitgehend unbekannt ist (Abb. 6). So steht noch völlig die Frage nach der Art der Immunprozesse

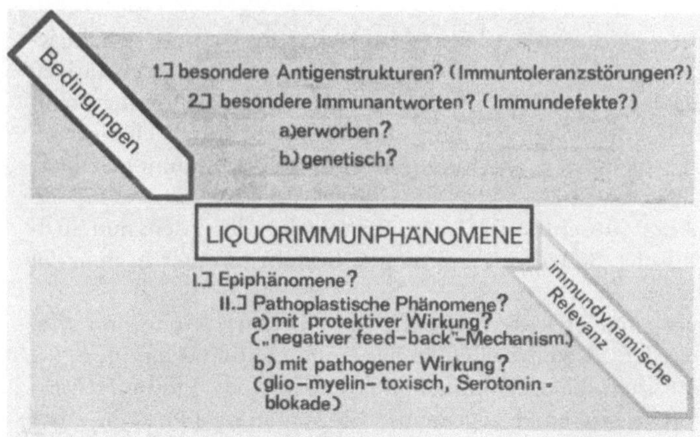

Abb. 6. Immunpathologischer Stellenwert von Liquorimmunphänomenen

(besondere Antigenstruktur oder abnorme Verläufe der Immunantwort?) offen, welche autochthone, oligoklonale Liquor-IgG-Vermehrungen bewirken können, und ebenso die Frage, ob diese Liquorimmunglobuline lediglich unbedeutende Epiphänomene sind oder aber eine bestimmte pathoplastische Funktion im Prozeßablauf neuroallergischer Vorgänge demonstrieren.

Die diagnostische Interpretation von pathologischen Liquoreiweißbefunden – das sei hier abschließend nochmals herausgestellt – muß die Analyse der diese Liquorveränderungen bewirkenden pathologischen Vorgänge anstreben und dabei als mögliche Kausalfaktoren eine Dysproteinämie, eine Schrankenpermeabilitätsstörung und eine autochthone Proteinproduktion in Betracht ziehen. Dabei wird der Einzelfall nicht selten zeigen, daß der Liquordysproteinose gleichzeitig mehrere dieser verschiedenen pathogenetischen Wege zugrundeliegen.

Liquorenzymbefunde

Angeregt durch die klinische Bedeutung, die Enzymaktivitätsbestimmungen im Serum für eine Reihe von internen Erkrankungen erlangt haben, hat es seit Jahren auch an intensiven Studien über Enzyme im Liquor nicht gefehlt [6, 17, 37, 39]. Wenn bei näherer Betrachtung der bisherigen Ergebnisse dieser Untersuchungen nur schwer klare Erkenntnisse sich abzeichnen und zum Teil widerspruchsvolle Beobachtungen aufzufinden sind, sollte man die prinzipiellen Schwierigkeiten der Enzymuntersuchungen im Liquor nicht außer Acht lassen. Diese ergeben sich vor allem dadurch, daß die Möglichkeit zu einer kurzfristigen Kontroll- und Verlaufsbeobachtung von Enzymaktivitäten, welcher bei allen Serumenzymbestimmungen wesentliche Bedeutung zukommt, im Liquor nicht besteht. Ferner stehen die Liquorenzymaktivitäten in erheblicher, jedoch unterschiedlicher Abhängigkeit von dem sehr variablen Zell- und Proteingehalt und auch von selbst geringfügigen (artifiziellen) Blutbeimengungen.

Unter physiologischen Verhältnissen sind Zellenzyme im Liquor, einem extracellulären Raum, nur in geringen Mengen anzutreffen. Als Ursprungsort für stärkere Enzymaktivitäten im Liquor müssen neben den Liquorzellen das ZNS-Gewebe und insbesondere auch das Serum in Betracht gezogen werden.

Zu den Enzymen, welche bei Liquoruntersuchungen bisher größeres klinisches Interesse gefunden haben, gehören vor allem die Transaminasen, die Lactatdehydro-

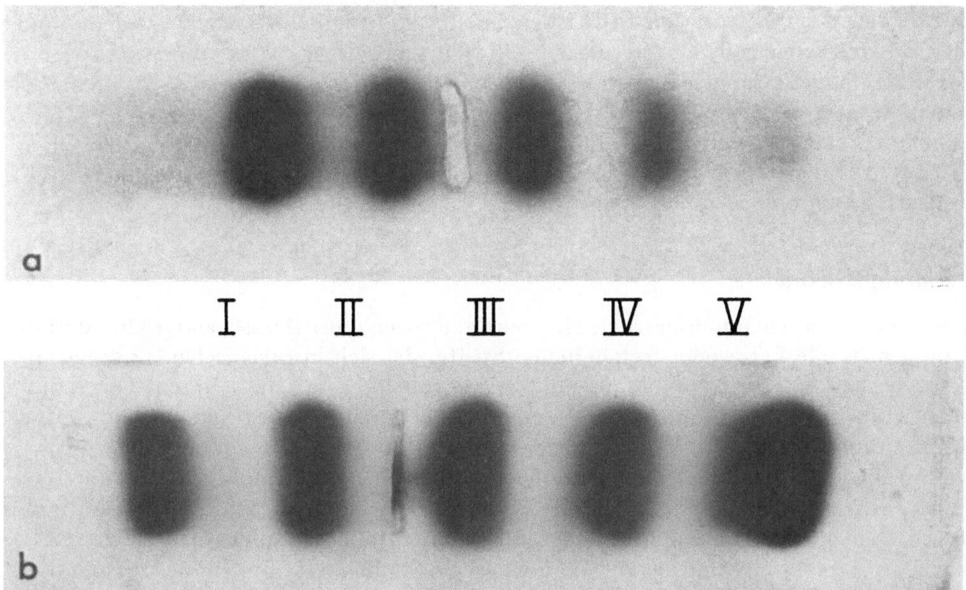

Abb. 7. LDH-Isoenzymmuster im Liquor. (a) normal und (b) pathologische Rechtsverschiebung (bei granulocyt. Pleocytose oder malignen Tumoren)

genase (LDH), die Malatdehydrogenase, die Phosphohexoisomerase und die Kreatinkinase (CK). Zum Teil beträchtliche Aktivitätssteigerungen dieser Enzyme lassen sich im Liquor bei den verschiedenartigsten Erkrankungen des ZNS beobachten, ohne daß bislang solchen Liquorenzymbefunden in diagnostischer Hinsicht praktische Bedeutung zukommt. So hat sich z. B. bei eingehenden klinischen Untersuchungen [13] gezeigt, daß die im normalen Liquor nicht anzutreffende Kreatinkinase bei schweren prozeßhaften Erkrankungen des ZNS, am häufigsten bei Tumoren und Hydrocephalus mit progredientem Verlauf, oft deutlich vermehrt anzutreffen ist, und zwar ohne Korrelation zum Serum-CK-Wert und zum Liquortotalproteingehalt. Hier, wie analog bei vielen anderen Liquorenzymvermehrungen, geht man davon aus, daß bei verschiedenen Erkrankungen, die mit Zerstörung des Nervengewebes oder Veränderungen in der Zellpermeabilität einhergehen, CK aus dem ZNS in den Liquor cerebrospinalis übertritt.

Auch die Möglichkeit einer Differenzierung von Isoenzymen ist bei enzymatischen Liquoruntersuchungen bereits aufgegriffen worden und hat bei manchen Enzymen (u. a. Lactatdehydrogenase und Esterase) zu Ergebnissen geführt, die mit gewisser klinischer Relevanz erst in jüngerer Zeit wieder herausgestellt wurden [17]. Eingehender untersucht wurden vor allem die Isoenzyme der LDH mit der von Wieme entwickelten Technik in der Agrarelektrophorese und anschließender Inkubation eines chromogenen Substrats (mit Nitroblau-Tetrazolium). Hierbei zeigt sich, daß im normalen Liquor, ähnlich wie im Serum, fünf LDH-Isoenzymfraktionen mit einem Dominieren der ersten drei (schnell zur Anode wandernden) Fraktionen nachzuweisen sind. „Rechtsverschiebungen“ dieses Isoenzymverteilungsmusters im Liquor, also ein pathologisches Hervortreten der vierten und fünften Fraktion, finden sich nun in auffälliger Weise bei entzündlichen Prozessen mit starker granulocytärer Pleocytose sowie insbesondere bei bösartigen intrakraniellen Tumoren (Abb. 7). Manche Autoren glauben sogar, daß der Quotient von LDH-Isoenzym IV und LDH-Isoenzym V zu dem Grad der Bösartigkeit des Tumors in Beziehung steht, da sie bei Astrocytomen mit wachsendem Malignitätsgrad ein quantitatives Ansteigen des LDH-Isoenzyms V beobachteten. Insgesamt bleibt jedoch festzustellen, daß Liquorenzymuntersuchungen wahrscheinlich erst dann auch aus klinischer Sicht den nicht unerheblichen technischen Aufwand lohnen werden, wenn es gelingen sollte, organ-spezifische Enzyme des Nervensystems im Liquor aufzufinden.

Liquorlipidbefunde

Die Lipide sind chemisch gesehen eine sehr heterogene Stoffklasse, zu welcher definitionsgemäß alle Fette oder fettähnlichen Stoffe, die sich in organischen Lösungsmitteln, besonders Chloroform-Methanol-Mischungen lösen lassen, gehören. Die Lipidmenge im normalen Liquor ist im Vergleich zu derjenigen des Serums sehr gering (Gesamtlipide im Liquor 1,0–2,8 mg % nach Pilz) und läßt sich am besten durch gravimetrische Bestimmung eines gereinigten Chloroform-Methanol-Extraktes messen. Einen erheblichen Fortschritt für die Untersuchung der verschiedenen Liquorlipidfraktionen brachte die Nutzung der Dünnschichtchromatographie. Dabei ergab sich, daß das normale Lipidmuster des Liquors große Ähnlichkeit mit dem des Serums hat, während gegenüber dem Gehirnlipidmuster beträchtliche Unterschiede bestehen [33]. Folgende Lipide wurden in mengenmäßiger Reihenfolge im normalen Liquor gefunden: Cholesterinester, Lecithin, freies Cholesterin, Sphingomyelin, Neutralfette, Lyolecithin und Colaminkephalin. Mit einer in jüngster Zeit von Müller und Vahar-Matiar entwickelten chromatographischen Mikromethode [30], die wenig aufwendig ist, nur 2 ml nativen Liquors benötigt und die Darstellung der Lipideinzelfraktionen einschließlich prozentualer Verteilung erlaubt, zeigte sich allerdings, daß – wie schon früher angenommen – die normale Liquorlipidkonstellation durch ein auffälliges Hervortreten der Phospholipid-Cerebrosid-Fraktion gekennzeichnet ist. Eine pathologische Vermehrung der Liquorlipidmenge dürfte in der Regel durch den Übertritt von Lipidbestandteilen aus dem Serum zustandekommen, doch können auch Hirnlipide und Lipide aus den Liquorzellen den Liquorlipidgehalt beeinflussen. Unter pathologischen Verhältnissen, so bei verschiedenen neurologischen Erkrankungen (Blutungen, Entzündungen, besonders tuberkulöse Meningitis, ventrikelnahe Tumoren) findet sich neben einer Erhöhung des Gesamtlipidgehaltes im Liquorlipidmuster vorwiegend eine interfraktionelle Verschiebung durch die starke Zunahme der Phospholipide, Cerebroside und freien Fettsäuren. Unter den Phospholipidvermehrungen (zu den Liquorphospholipiden gehören die Lecithine, Sphingomyeline, Lyolecithine und Kephaline) betrachten manche Autoren [33] die Erhöhung des (Colamin-) Kephalins als eine typische Veränderung bei Erkrankungen, welche mit einem Myelinabbau im Nervengewebe einhergehen, besonders bei der Multiplen Sklerose. Ein krankheitsspezifisches Auftreten des Tay-Sachs-Gangliosids im Liquor wurde bei der infantilen amaurotischen Idiotie gesehen, und ein ausgesprochen hoher Gehalt des Liquors an Cholesterin – vom Eiweißgehalt unabhängig – ist bei Cholesteatomen (Epidermoiden) des Gehirns beschrieben worden. Schließlich ist der Befund eines gestörten Liquorlipidverteilungsmusters auch in gehäufter Weise bei den degenerativen Systemerkrankungen der ALS-Gruppe gefunden worden [30] und kann hier diagnostische Wertigkeit erhoffen lassen.

So interessant für die Grundlagenforschung und diagnostisch hilfreich in seltenen Einzelfällen Liquorlipidbestimmungen sein können, so wenig Bedeutung haben sie derzeit noch in der klinischen Liquordiagnostik erlangen können.

Säure-Basen-Status im Liquor

Eine sehr präzise Regulation der Wasserstoffionenkonzentration im Liquor, selbst unter extremen Bedingungen, ist sowohl von klinischer als auch von physiologischer Seite seit längerem beschrieben worden. Mittels der Atmung wird diese Homöostase des äußeren Milieus der Ganglienzellen reguliert, und zwar über einen chemosensiblen Apparat in der Medulla oblongata, der die Atmung dann antreibt, wenn die Wasserstoffionenkonzentration in der benachbarten extracellulären Flüssigkeit ansteigt [23]. Durch die vermehrte Ventilation wird der CO_2-Druck im Blut und Gehirn gesenkt und die örtliche Wasserstoffionenkonzentration dadurch ihrem Ausgangswert (oder Sollwert) genähert. Untersuchungen des Säure-Basen-Status im Liquor bei schweren, akuten cerebralen Krankheitsbildern haben gezeigt, daß zunehmende Normabweichungen der Wasserstoffionenkonzentration (pH-Normbereich: 7,28–7,32) und des Kohlensäuredrucks (pCO_2-Normalmittelwert: 37,3 mm Hg) stets als ein prognostisch ungünstiger Befund zu gelten haben. Korrekturbemühungen mit osmoregulativen Maßnahmen kommen in diesen Fällen meist zu spät. So kann der Beobachtung des Säure-Basen-Status im Liquor bei der Überwachung von Patienten mit akuten cerebralen Erkrankungen auf Intensivstationen eine diagnostische Bedeutung zukommen.

Zusammenfassung

Wenn im Rahmen dieses Übersichtsreferates auf die Besprechung weiterer Liquorbefunde verzichtet wird, so deshalb, weil solche Liquoreigenschaften (z. B. Aminosäuregehalt, Komplementgehalt) bisher noch keinen wesentlichen klinisch-diagnostischen Wert erkennen lassen, oder aber, wie z. B. die Liquorglucosebestimmung, einen seit vielen Jahren bekannten und begrenzten Aussagewert beanspruchen dürfen. Eine Darstellung von Fortschritten sollte auch Ausblicke auf mögliche Entwicklungen bringen. Schwerpunktmäßig scheinen sich diese in der klinischen Liquorforschung schon heute abzuzeichnen bei der weiteren Analyse von immunologischen Phänomenen, wobei die cellulären Immunreaktionen und deren Niederschlag im Liquor ohne Zweifel stärkere Beachtung verdienen müssen. Doch sollte auch bewußt bleiben, daß der Liquor bei degenerativen und metabolischen Erkrankungen des Nervensystems immer noch keine diagnostischen Hilfen zu geben vermag und daß fernerhin die Permeabilitätsverhältnisse im morphologisch noch unzureichend definierten Hirnschrankensystem lediglich eine hypothetische Hilfe zur Interpretation mancher Liquorauffälligkeiten darstellen.

Literatur

(Auswahl aus weiterführenden Monographien und Einzelarbeiten)

1. Bader, R., Rieder, H.P., Kaeser, H.E.: Die Beurteilung der diskontinuierlichen Zonierung des Immunglobulinbereiches für die Diagnose neurologischer Erkrankungen. Z. Neurol. *206*, 25 (1973)
2. Bammer, H.: Zur Tumorzelldiagnostik im Liquor cerebrospinalis. Dtsch. z. Nervenhk. *185*, 89 (1963)
3. Bammer, H.G., Schaltenbrand, G.: Spezielle neurologische Untersuchungsmethoden. Stuttgart: Thieme 1968
4. Bauer, H.J.: Physiologie und Pathophysiologie des Liquors. In: Klinik der Gegenwart, Bd. IV, Ergänzung 1967, S. 367 ff. München: Urban und Schwarzenberg 1967
5. Bischoff, A.: Liquorzystodiagnostik. Dtsch. med. Wschr. *96*, 1881 (1971)
6. Delank, H.W.: Das Eiweißbild des Liquor cerebrospinalis und seine klinische Bedeutung, Darmstadt: Steinkopff 1965
7. Delank, H.W.: Klinische Liquordiagnostik. Nervenarzt *43*, 57–68 (1972)

8. Delank, H.W.: Proteinbestimmungen im Liquor cerebrospinalis. Diagnostik *8*, 572–576 (1975)
9. Delank, H.W.: Cerebrospinal fluid in Multiple Sklerosis and its clinical diagnostic Value. In: Advances in Neurosurg. 2, 152–157, (1975) Berlin, Heidelberg, New York: Springer
10. Delpech, B., Lichtblau, E.: Etude quantitative des immunoglobulines G et de L'albumine du liquide cephalorachidien. Clin. chim. Acta *37*, 15–23 (1972)
11. Den Hartog Jager, W.A.: persön. Mitteilung.
12. Eneström, S.: Some aspects on technique and clinical evaluation of CSF cytology. In: Technical progress in neurological diagnostic. Gilland, O. (ed.), S. 153, Amsterdam: Elsevier 1965
13. Frick, E.: Über die Kreatinin-Kinase im Liquor cerebrospinalis. Klin. Wschr. *45*, 973 (1967)
14. Frick, E., Scheid-Seidel, L.: Untersuchungen mit I^{131}-markiertem γ-Globulin zur Frage der Abstammung der Liquoreiweißkörper. Klin. Wschr. *36*, 857 (1958)
15. Glasner, H.: Die Mikrozonenelektrophorese des nicht eingeengten Liquor cerebrospinalis. Vortrag auf Kongreß der Dtsch. Gesellsch. für Neurologie, Hamburg (1975)
16. Gottesleben, A., Bauer, H.: Quantitative Immunochemie der Liquorproteine bei entzündlichen Erkrankungen des Nervensystems. Germ. med. Mth. *12*, 331–334 (1967)
17. Heller, W., Oldenkott, P., Driesen, W., Elias, W., Blankenhorn, H.: Klinisch-chemische Untersuchungen zur Früherfassung von bösartigen Hirntumoren. Ärztl. Forsch. *25*, 44–47 (1971)
18. Juel-Jensen, B.E. et al: Herpes Simplex Varicella and Zoster. London 1972 cit. nach E. Chr. Laterre
19. Koch, Fr., Becker, W., Schwick, H.G.: Leichte Ketten der Immunglobuline im Liquor cerebrospinalis bei Patienten mit Panencephalitis. Dtsch. med. Wschr. *95*, 391–394 (1970)
20. Laterre, E. Chr.: Les Protéines du liquide céphalorachidien à l'état normal pathologique. Bruxelles–Paris (1975)
21. Laterre, E. Chr.: Proteine im Liquor cerebrospinalis. Laboratoriumsblätter (Behring-Werke AG, Marburg) *25*, 125–130 und *4*, 157–165 (1975)
22. Link, H.: Demonstraction of oligoclonal immunoglobulin G in Guillain-Barré Syndrome. Acta neurol. scand. *52* (2), 111 (1975)
23. Loeschke, H.H.: Der Säure-Basenstatus des Liquor cerebrospinalis und seine Regulation durch die Lungenventilation. Klin. Wschr. *50*, 581 (1972)
24. Lord, R.A., Dupree, E., Goldblum, R.M., Storey, W.D., Forman, P.M., Goldman, A.S.: Cerebrospinal-fluid IgM in the absenc of serum-IgM in Combined immuno deficeincy. Lancet *1973 II*, 528–529
25. Lowenthal, A.: Agar gel electrophoresis in neurology. Amsterdam: Elsevier 1964
26. Mancini, G., Carbonara, A.O., Heremans, J.F.: Immunochemical quantitation of antigens by single radial immuno-diffusion. Immunochemestry *2*, 235 (1965)
27. Meyer-Rienecker, H.J.: Immunologisch bedeutsame Zell- und Eiweißbefunde im Liquor bei neuroallergischen Erkrankungen. Psychiat. Neurol. med. Psycholog. Leipzig *24*, 256 (1972)
28. Meyer-Rienecker, H.J.: Neuroimmunologische Grundkonzeptionen. Psychiat. Neurolog. und med. Psycholg. Leipzig *24*, 625 (1972)
29. Meyer-Rienecker, H.J.: Ätiopathogenetische Probleme der Multiplen Sklerose. Nervenarzt *45*, 133 (1974)
30. Müller, J., Vahar-Matiar, H.: Eine chromatographische Mikromethode zur Bestimmung der Lipide im Liquor cerebrospinalis. Z. Neurol. *206*, 333 (1974)
31. Olischer, R.M.: Morphologie, zytologische Reaktion und diagnostische Wertigkeit der Zellen des Liquor cerebrospinalis. Wiss. Z. Univ. Rostock *22*, 223 (1973)
32. Patzold, U., Engelhard, P., Haller, P.: Liquorbefunde bei Hirngeschwülsten. Nervenarzt *46*, 183 (1975)
33. Pilz, H.: Die Lipide des normalen und pathologischen Liquor cerebrospinalis. Berlin, Heidelberg, New York: Springer 1970
34. Sayk, J.: Cytologie der Cerebrospinalflüssigkeit. Jena: Fischer 1960
35. Sayk, J.: Die klinische Bedeutung der Liquordiagnostik. Dtsch. Ärzteblatt – ärztl. Mitteilungen *71*, 1476 (1974)
36. Schlote, W., Ross, W.: Gibt es ein charakteristisches Liquorzellbild bei multipler Sklerose? Nervenarzt *45*, 576 (1974)
37. Schmidt, R.M.: Der Liquor cerebrospinalis. Berlin: VEB-Verlag Volk und Gesundheit 1968
38. Schuller, E., Rouques, C., Loridan, M.: Zit. nach Laterre, E. Chr. Proteine im Liquor cerebrospinalis. Laboratoriumsblätter (Behringwerke AG, Marburg) *25*, 125 (1975)
39. Schultze, H.E., Heremans, J.F.: Molecular biology of human proteins. Amsterdam, London, New York: Elsevier 1966
40. Summer, K., Traugott, U.: Liquoreozinophilie nach Myelographie. J. Neurol. *210*, 127 (1975)
41. Teuber, J., Baenkler, H.W., Druschky, K.F.: Referat auf 86. Tagung der Gesellschaft Nord- und Nordwestdeutscher Neurologen und Psychiater Kiel (1975)
42. Tourtellotte,W.W.: Multiple sklerosiscerebrospinal fluid. In: Vinken, P.J. Bruyn, G.W. Hdbook of clinical neurology, 13. Amsterdam: North-Holland Publ. Comp. 1970
43. Tourtellote, W.W.: Study of lipids in cerebrospinal fluid. Neurology (Minneap.) *9*, 375 (1959)
44. Vahar-Matiar, H., Müller, J., Lippes, G.: Der blutige Liquor. Acta neurochir. *29*, 229–245 (1973)
45. Weisner, B., Schnedler, R., Bernhardt, W.: Immunglobuline A, G und M in lumbal entnommenem Liquor cerebrospinalis. Nervenarzt *46*, 532 (1975)
46. Wieczorek, V., Greger, J.: Erfahrungen mit der Liquorzelldiagnostik. Psychiatr. Neurol. *150*, 104 (1965)

Myasthenia gravis: Diagnose und Therapie

G. Hertel, K. Ricker und P. Reuther

Klinik

Der Myasthenia gravis liegt eine Störung der neuromusculären Erregungsübertragung zugrunde. Diese bedingt eine Lähmung der quergestreiften Muskulatur, die bei Belastung rasch zunimmt, sich in Ruhe aber gut zurückbilden kann.

Es wird mit einer Häufigkeit von 20–50 Erkrankungen auf eine Million Einwohner gerechnet, unabhängig von Rasse, klimatischen oder anderen Einflüssen [36].

Das Leiden kann in jedem Lebensalter beginnen. Die vorübergehende *neonatale Myasthenie* ist eine Sonderform. Sie tritt bei 12% der Neugeborenen von Müttern mit Myasthenie auf. Neugeborene und Säuglinge von gesunden Müttern erkranken nur selten (kongenitale Myasthenie). Auch die Myasthenie im Kindesalter ist eine Seltenheit. Die Symptome bleiben dann oft, aber keineswegs immer, auf die Augenmuskeln beschränkt. Viel häufiger sind aber die juvenile Myasthenie und die Erkrankung im Erwachsenenalter. Bemerkenswert sind deutliche Geschlechtsunterschiede: Frauen erkranken doppelt so häufig wie Männer, meistens zwischen dem 20. und 40. Lebensjahr, Männer dagegen oft erst zwischen 50 und 70 Jahren. Je nach Lokalisation unterscheiden wir die oculäre, die facio-pharyngeale und die generalisierte Maysthenie.

Die *oculäre Myasthenie* ist die gutartigste Form. Betroffen sind meistens mehrere Augenmuskeln, wodurch Doppelbilder entstehen. Diese werden vor allem nach längerer Anstrengung als störend empfunden. Gelegentlich können beide Augen komplett „eingemauert“ sein, eine Bewegung nach irgendeiner Richtung ist praktisch nicht mehr möglich (Abb. 1). Andere Kranke haben nur bei extremen Blickwendungen Doppelbilder oder bemerken gelegentlich eine vorübergehende Ptose (Abb. 2). Diese nimmt z. B. bei längeren Autofahrten oder beim Blick in grelles Licht zu. Die streng auf die Augen lokalisierte Muskelschwäche wird vor allem im Initialstadium der Myasthenie gefunden. Bei 80% der Kranken kommt es im Laufe der Jahre zu einer Generalisation. Differentialdiagnostische Schwierigkeiten können sich gegenüber der oculären Muskeldystrophie (Symmetrischer Augenmuskelbefall mit schleichender Progredienz ohne Belastungsabhängigkeit und ohne Remission. Keine Doppelbilder. Kein Curare- oder Tensilon-Effekt) und der oculären Myositis (akuter, oft einseitiger Beginn mit Schmerzen. Typisches EMG. Kein Curare- oder Tensilon-Effekt) ergeben.

Viel schwerer als bei der oculären Form sind die Symptome bei der *facio-pharyngealen Myasthenie*. Die Gesichtszüge dieser Patienten sind schlaff, die Kaumuskulatur ist schwach, die Kranken können keine feste Nahrung mehr zu sich nehmen. Schließlich kann der Mund nicht mehr geschlossen werden, der Unterkiefer muß ständig mit einer Hand gehalten werden. Die Sprache ist dann unartikuliert, bulbär verwaschen, kaum verständlich. Die Schluckstörungen können so stark sein, daß auch die nötigen Medikamente nicht mehr genommen werden können.

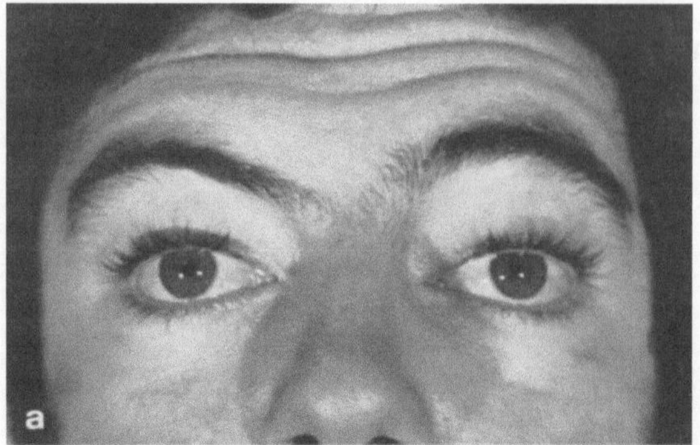

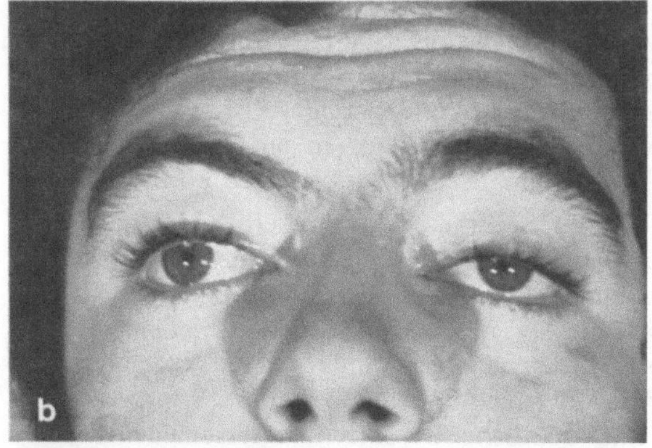

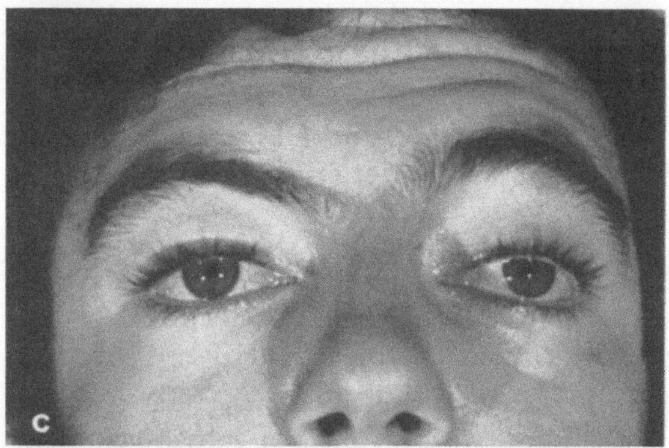

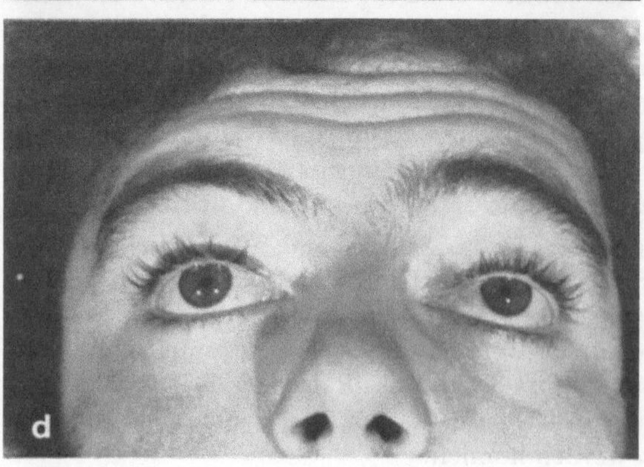

Abb. 1. D.B./m/18 Jahre: Seit 11 Jahren rein oculäre Myasthenie. Nur leichte Ptose (gerunzelte Stirn als Ausgleich), aber hochgradige Einschränkung der Augenbeweglichkeit nach allen Seiten. Der Patient blickt (a) geradeaus, (b) nach rechts, (c) nach links und (d) nach oben.
Serienreizung am N. axillaris (M. deltoideus) und am N. ulnaris (Hypothenar) zeigten keinen Amplitudenabfall. Nach 20 E Curare i.v. keine weiteren Symptome, kein Amplitudenabfall. Lokaler Curaretest unauffällig

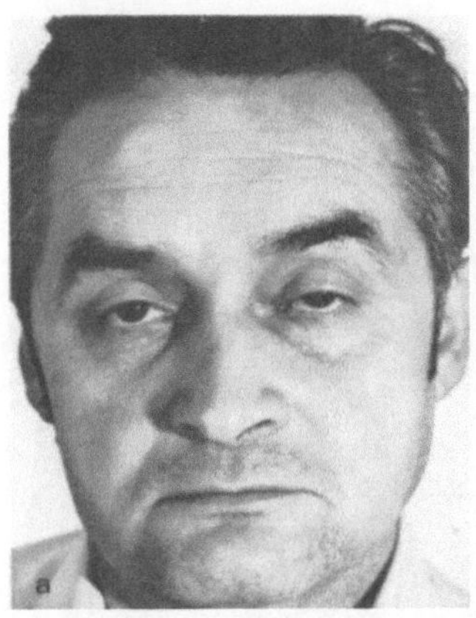

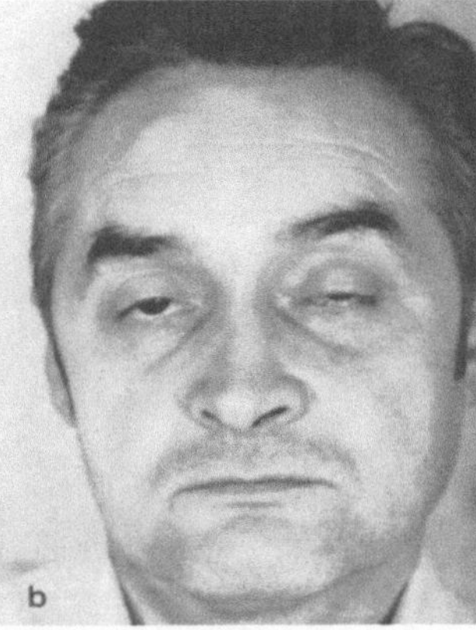

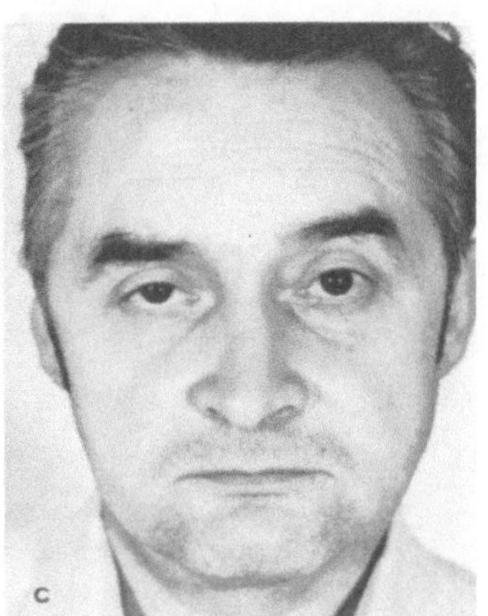

Abb. 2. R.B./m/50 Jahre: Erst seit 6 Wochen Doppelbilder und Ptose bei Belastung (Autofahren, Sonneneinwirkung). Blick geradeaus (a) in Ruhe, (b) nach Belastung (10 mal Augen schließen und öffnen) und (c) nach Tensilon.
Serienreizung an den Nn. ulnaris und facialis ohne Amplitudenabfall. Am M. deltoideus aber Abfall von 18 mV (1. Potential) auf 14 mV (5. Potential). Nach 10 E Curare Verstärkung der Symptome, Sprache bulbär verwaschen, Kaumuskulatur schwach. Verstärkung des Amplitudenabfalles am M. deltoideus; kein Amplitudenabfall an der Hand. Es handelt sich um eine generalisierte Myasthenie, die sich klinisch bisher nur an den Augen manifestiert hat

Bei den Kranken mit *generalisierter Myasthenie* sind neben diesen facio-pharyngealen Muskeln vor allem die großen, stammnahen Schulter- und Beckengürtelmuskeln betroffen. Die Strecker sind immer stärker geschwächt als die Beuger. Die Patienten können z. B. die Arme seitlich nicht über die Horizontale heben (Abb. 3). Andere können nicht auf einen Stuhl steigen oder aus der Hocke hochkommen. Die Handmuskeln sind viel seltener und meist nur bei besonders schweren Verläufen mitbetroffen. Gelegentlich ist nur die Fingerstreckung geschwächt. Charakteristisch ist auch die Schwäche des Kopfhalteapparates. Im Liegen kann dann der Kopf nicht angehoben werden. Bei diesen schweren Verläufen ist die Atemmuskulatur stets mitbetroffen. Die Patienten schlafen nur noch im Sitzen weil sie Angst haben zu erstikken. Sie müssen dann vorübergehend über eine Magensonde ernährt und für die assistierte Beatmung intubiert werden. Eine Störung der Atemfunktion liegt aber nicht nur bei Patienten mit schwerer Myasthenie vor. Routinemäßige Messungen verschiedener Parameter der Lungenfunktion haben gezeigt, daß Vitalkapazität und Peakflow auch bei klinisch scheinbar atemgesunden Patienten mit nur leichter Myasthenie herabgesetzt sind. Eine Besserung der Werte ist dann im Tensilon-Test zu registrieren [37].

Die Übergänge zwischen diesen drei Formen, der oculären, der facio-pharyngealen und der generalisierten Myasthenie sind fließend. Die Krankheitsmanifestation erfolgt oft regellos. Die ersten Symptome können sehr flüchtig sein. Einige Kranke werden wegen der Angabe einer uncharakteristischen Muskelschwäche jahrelang als Psychopathen verkannt, oder es wird eine Depression diagnostiziert. Diese Fehldiagnose liegt bei jüngeren Frauen besonders nahe, weil die Schwäche bei der geringsten Belastung und auch prämenstruell zunimmt, eine Beobachtung, die schon Ende letzten Jahrhunderts gemacht wurde.

Eine ganze Reihe von Pharmaka kann die Störung der neuromuskulären Übertragung bei Myasthenie verstärken. Am bekanntesten ist die Wirkung von Curare. Für

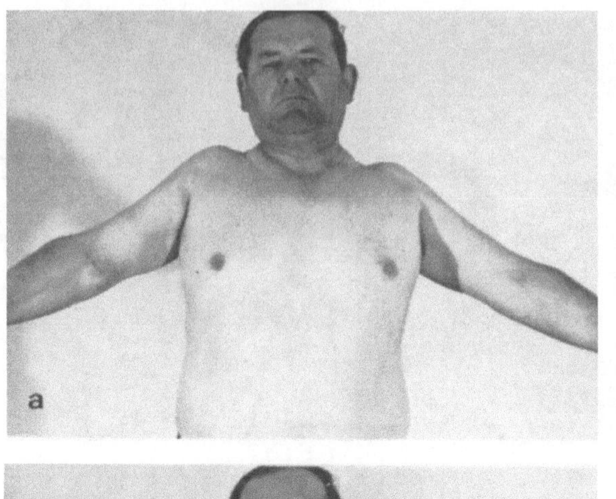

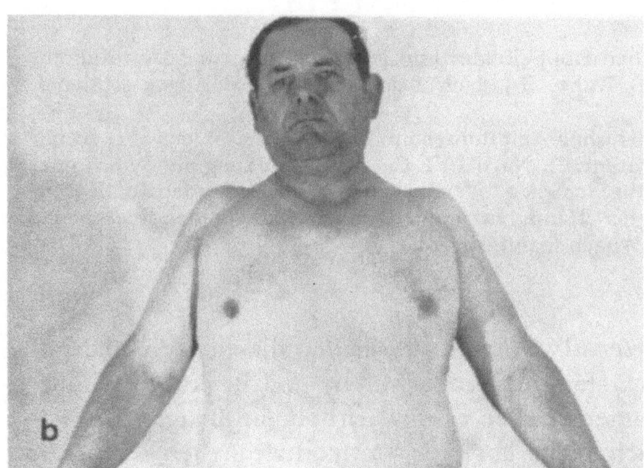

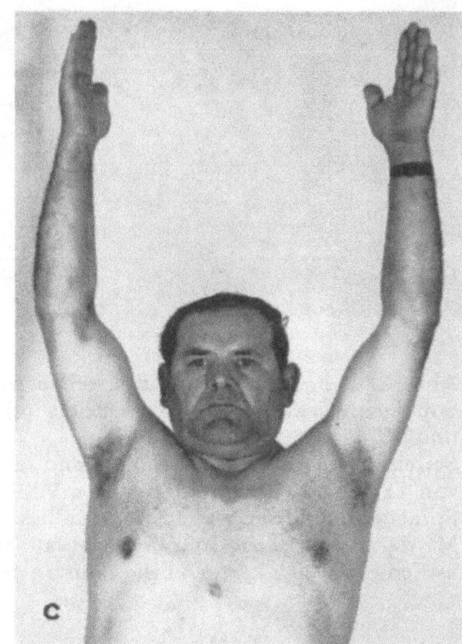

Abb. 3. R.Sch./m/55 Jahre: Myasthenie seit 3 Jahren. (a) Die Arme können nur ca. 50° angehoben werden. (b) Nach Belastung (10 mal hintereinander Arme hochheben) ist die Schwäche stärker ausgeprägt. (c) Nach Tensilon 10 mg i.v. können die Arme mühelos 3 min. lang über dem Kopf gehalten werden. Zu erkennen sind auch die schlaffen Gesichtszüge (der Patient wirkt depressiv, häufigste Fehldiagnose!) und eine rechtsbetonte Ptose, die sich nach Tensilon ebenfalls kurzfristig ändern

die Praxis von besonderer Bedeutung ist die Verstärkung der Muskelschwäche durch Chinin, Sulfonamide, Streptomycin, Tetracycline und andere Antibiotika. Chinine und Chininderivate sind in verschiedenen Medikamenten enthalten, u. a. in Grippemitteln. Corticoide und ACTH führen anfangs zu einer dramatischen Verschlechterung, bei längerer Anwendung zu einer Besserung. Eine Reihe von Psychopharmaka soll ebenfalls eine myasthenieverstärkende Wirkung haben. Bei sorgfältiger Überwachung der Kranken ist deren Anwendung aber ungefährlich [4].

Bei 10% der Myastheniker treten früher oder später deutliche Muskelatrophien auf. Diese sind dann besonders gut im Schultergürtelbereich zu erkennen. Sie können aber auch eng umschrieben, z. B. die Hals- und Kaumuskulatur betreffen. Die Atrophien sind in geringerem Maße histologisch auch bei 25% der Myastheniker nachweisbar, bei denen sie klinisch nicht sicher auffallen [30].

Es gibt eine familiäre Myasthenie. Die Myasthenie tritt in der Regel sporadisch auf. Vereinzelt wurden aber mehrere Patienten in einer Familie beschrieben. So fanden Namba und Mitarb. 1971 eine familiäre Häufung bei 3,8% von 702 und Pirskanen, 1977 bei 7,2% von 296 Myasthenie-Patienten. Am häufigsten sind Geschwister betroffen, gelegentlich kommt aber eine Myasthenie auch in zwei aufeinander folgenden Generationen vor. Der Vererbungsmodus ist unklar.

Von Bedeutung für den genetischen Aspekt ist, daß das Histokompatibilitätsantigen HL-A B 8 viel häufiger bei Myasthenie-Patienten (50–65%) als bei gesunden Menschen gefunden wird (18%). Bei Frauen mit Myasthenie ist die HL-A B 8 Frequenz wesentlich höher als bei Männern. Bei Erkrankung vor dem vierzigsten Lebensjahr haben 3/4 der Patienten das HL-A B 8 Antigen [35, 36].

Aufgrund eigener Erfahrungen glauben wir, daß die familiäre Myasthenie viel häufiger vorkommt als bisher angenommen. So konnten wir allein in den letzten zwei Jahren 4 Familien mit Myasthenie beobachten. In einer Familie sind 3 von 8 Geschwistern sicher erkrankt, alle 3 schwer. In einer anderen Familie sind beide Kinder sicher und die Mutter wahrscheinlich myasthen. Die Symptome treten meist in frühester Kindheit auf, die Diagnose wird, wenn überhaupt, oft erst spät gestellt. So hatten von uns untersuchte zweieiige Zwillinge mit generalisierter Myasthenie oculäre Symptome seit den ersten Lebensjahren, die Diagnose wurde aber zufällig im Alter von 23 Jahren gestellt, nachdem ein Zwilling wegen Kopfschmerzen und Schlafstörungen eine Nervenklinik aufsuchte (von Riecke et. al, 1977 veröff.). Bei zwei anderen Geschwistern stellte man die Diagnose erst im Alter von 19 bzw. 30 Jahren, obwohl schwere generalisierte Symptome mehrmals ab 5. Lebensjahr aufgetreten waren.

D-Penicillamin-induzierte Myasthenie bei chronischer Polyarthritis. Eine besonders interessante und erst seit kurzem bekannte Sonderform der Myasthenie ist die iatrogene D-Penicillamin-induzierte Myasthenie bei chronischer Polyarthritis. Seitz und Mitarb. 1977 konnten in kurzer Zeit 13 Verläufe analysieren. Betroffen waren ausschließlich Frauen im Alter von 35 bis 68 Jahren. Sie hatten 2 bis 11 Monate lang D-Penicillamin bekommen. Sie reagierten wie andere Myasthenie-Patienten auf Tensilon, die Stimulationselektromyographie zeigte ein für die Myasthenie typisches Dekrement. Nach eigenen Erfahrungen besteht auch eine erhöhte Curareempfindlichkeit. Charakteristisch ist die Rückbildung der myasthenen Schwäche innerhalb von Wochen bis Monaten nach Absetzen des D-Penicillamins und das Wiederaufflackern der Symptome bei erneuter Behandlung.

Myasthenie und Schwangerschaft. Neonatale Myasthenie. Während der Schwangerschaft kommen sowohl Besserungen als auch Verschlechterungen der Myasthenie vor. Bei Frauen mit mehreren Schwangerschaften können die Einflüsse sogar gegensinnig sein. Deswegen ist die Beratung von Myasthenie-Patienten mit Kinderwunsch immer schwierig. Veränderungen scheinen zunächst regellos aufzutreten. Da Erfahrungen aufgrund von Einzelbeobachtungen kaum verwertbar sind, ist der Arzt auf Angaben von Sammelstatistiken angewiesen. Hiernach überwiegen im ersten Trimenon Verschlechterungen. Diese können anhalten, bilden sich aber im allgemeinen in wenigen Monaten wieder zurück. Besserungen treten oft erst im 2. Trimenon ein, entweder nach anfänglicher Verschlechterung oder nach unauffälligem Verlauf. Im 3. Trimenon kommt es nur selten zu gravierenden Änderungen. Im Wochenbett kann es zu einer Umkehr des während der Schwangerschaft vorherrschenden Einflusses kommen. Verschlechterungen überwiegen. Sie können leichten Grades oder dramatisch sein. Eine Indikation zur Schwangerschaftsunterbrechung ist nur selten gegeben. Nach anfänglicher Verstärkung der Myasthenie besteht bei Fortdauer der Gravidität eine gute Chance für eine Besserung. Eine Schwangerschaftsunterbrechung dagegen beeinflußt den weiteren Krankheitsverlauf eher ungünstig [13, 22, 31, 40]. Schwierigkeiten bei der Entbindung sind nicht zu befürchten. Wegen der schlaffen Beckenmuskulatur verläuft die Geburt oft besonders rasch.

Günstige und ungünstige Auswirkungen der Schwangerschaft und des Wochenbettes auf die Myasthenie sind auf hormonelle Veränderungen und die hierdurch bedingten Verschiebungen im Elektrolytmilieu zurückzuführen. Für die Bedeutung von hormonellen Umstellungen spricht auch, daß die Mehrzahl der Myasthenie-Patientinnen eine starke Zyklusabhängigkeit ihrer myasthenen Muskelschwäche angeben: In einer eigenen Umfrage gaben 43 von 73 Patientinnen eine Symptomverstärkung vor, gelegentlich auch während der Periode an. Bei diesen Frauen empfiehlt sich die Verordnung von Ovulationshemmern [13]. Oft wird der Arzt gefragt, ob die Myasthenie vererblich ist. Pirskanen, 1977 hat errechnet, daß bei Erkrankung eines Elternteils das Risiko einer Myasthenie bei den Kindern mit 0,6% anzusetzen ist. Ist ein Kind gesunder Eltern erkrankt, so beträgt das Risiko einer weiteren Erkrankung bei den Geschwistern ebenfalls 0,6%. Nach unseren Erfahrungen ist aber das Risiko dann höher anzusetzen, wenn ein Geschwister im frühen Kindesalter erkrankt. Diese Frühmanifestation (kongenitale oder infantile Myasthenie) ist besonders charakteristisch für die familiäre Myasthenie.

Die Beratung von Myasthenie-Patienten mit Kinderwunsch muß individuell erfolgen. Viele Faktoren müssen berücksichtigt werden, unter anderem auch die Art der eingeschlagenen Therapie. Bei jahrelang rein oculärer Myasthenie steht einer Schwangerschaft nichts im Wege. Bei schwerer generalisierter oder betont faciopharyngealer Myasthenie ist eine Besserung abzuwarten. Nach Thymektomie kann eine Remission, die oft in den ersten Jahren nach der Operation eintritt, ausgenutzt werden. Wird mit Azathioprin behandelt, so sollte eine Remission möglichst abgewartet werden, Azathioprin kann dann versuchsweise abgesetzt werden, 1/2 Jahr später kann eine Schwangerschaft geplant werden [24, 25].

Wichtig ist eine Schwangerschaftsberatung auch wegen der Möglichkeit einer neonatalen Myasthenie. Diese an sich harmlose, weil nur transitorische Myasthenie, tritt bei 12% der Neugeborenen von Müttern mit Myasthenie auf. Diaplazentar von der Mutter auf das Kind übertragene Acetylcholinrezeptorenantikörper verursachen die Erkrankung. Die Symptome machen sich sofort nach der Geburt oder in den ersten 72 Stunden bemerkbar, und bilden sich innerhalb von 3–50 Tagen, im Durchschnitt nach 18 Tagen zurück. Nach Ausheilung kommt es nie zu Rezidiven. Leider wird auch heute noch die Letalität dieser Kinder auf 20–30% geschätzt. Dieses ist darauf zurückzuführen, daß die Diagnose meistens nicht rechtzeitig gestellt und die lebensrettenden Maßnahmen nicht ergriffen werden. Verdächtig sind ein kraftloses Schreien sowie Saug- und Trinkschwäche. Infolge Gaumenmuskelparese kann es zu Aspiration und zur Asphyxie kommen. Die Säuglinge sind besonders in den ersten 8 Lebenstagen gefährdet. Deswegen sollte jedes Neugeborene einer myasthenen Mutter genau überwacht werden. Treten Zeichen einer Muskelschwäche auf, so sind Cholinesterasehemmer zu geben (0,5–1,0 mg Mestinon oder 0,1–0,2 mg Prostigmin 4-stündlich in der Milchflasche). Bei Verdacht auf Schluck- und Atemschwierigkeiten sollte frühzeitig intubiert werden [25].

Myasthenie – eine Autoimmunkrankheit

Seit 1960 wird die Autoimmungenese der Myasthenie diskutiert [43]. Die Häufigkeit von Thymusveränderungen und das gelegentliche gleichzeitige Vorkommen mit anderen Autoimmunerkrankungen z. B. Lupus erythematodes, perniciöser Anaemie und Polymyositis spricht für eine Anormalität des Immunsystems. Auch das häufige Auftreten bei jungen Frauen, der remitierende Verlauf, das Ansprechen auf Cortikosteroide und der Nachweis von Antikörpern gegen Skelettmuskulatur bei einem Teil der Myasthenie-Patienten stützt diese Hypothese. 1973 gelang es Patrick und Lindstrom [33] mit gereinigtem Rezeptorprotein vom elektrischen Aal (Electrophorus electricus) beim Kaninchen eine experimentelle, allergische Myasthenie (EAMG) zu erzeugen. Die klinischen und elektromyographischen Befunde dieses Tiermodells deckten sich weitgehend mit den Erfahrungen bei der menschlichen Myasthenie. Fambrough und Mitarb., 1973, konnten mit Hilfe von markierten Alpha-Bungarotoxin, einem Schlangengift mit spezifischer Bindungsaffinität an den Acetylcholinrezeptor, nachweisen, daß die Zahl der Rezeptoren pro Endplatte bei Myasthenie-Patienten stark reduziert ist. In Kenntnis des Acetylcholinrezeptordefizits und der Analogie zwischen menschlicher Myasthenie und dem EAMG-Modell gelang schließlich mehreren Untersuchern der Nachweis von myastheniespezifischen IgG-Antikörpern gegen Acetylcholinrezeptoren [1, 2, 20, 26]. Diese Antikörper besetzen und zerstören die Acetylcholinbindungsstellen an der postsynaptischen Membran und blockieren somit die neuromuskuläre Erregungsübertragung. Die spezifischen Antikörper werden bei ca. 90% der Myasthenie-Patienten gefunden. Die Antikörper-Titer korrelieren in etwa, aber nicht statistisch signifikant, mit der Schwere und Dauer der klinischen Symptomatik und den therapeutischen Maßnahmen wie Thymektomie und Gabe von Corticosteroiden. 1977 gelang dann der Nachweis von Immunglobulinen und Complement an den postsynaptischen Membranen von Myasthenie-Patienten [10].

Die Frage, inwieweit zellgebundenen Immunreaktionen eine zusätzliche oder ergänzende pathogenetische Rolle zukommt, ist ungeklärt. Der histologische Nachweis von lokalen Lymphozytenansammlungen (Lymphorrhagien) im Skelettmuskel von Myasthenie-Patienten und bei der EAMG deutet auf einen lokalen zellulären Immunprozeß hin.

Völlig ungelöst ist die Frage nach dem auslösenden Mechanismus der Autoimmunaggression. Die häufigen Thymusveränderungen bei Myasthenie-Patienten und der gute Erfolg der Thymektomie lassen in diesem Organ entscheidende auslösende Faktoren für den Krankheitsprozeß vermuten.

Der Thymus wird als lymphatisches Organ vorwiegend von drei Zellformen aufgebaut: epithelialen und mesenchymalen (Histiocyten) Reticulumzellen sowie Lymphocyten. Hinzu kommen noch zahlreiche Mastzellen (im Bindegewebe) sowie vereinzelt Plasmazellen und gelegentlich muskelartige Zellen (Myoidzellen). Obwohl die Thymusfunktionen im einzelnen noch nicht genügend aufgeklärt sind, ist die Bedeutung dieser Drüse für eine normale Lymphopoese und für ein funktionstüchtiges Immunsystem unumstritten. Autoimmunkrankheiten sollen dann entstehen, wenn die immunologische Toleranz durchbrochen wird, so daß bestimmte körpereigene Sub-

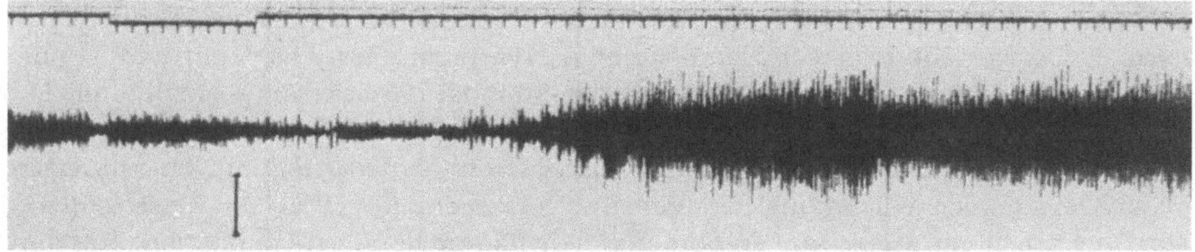

Abb. 4. Oculäre Myasthenie. Augenmuskel-Elektromyographie (Patient der Abb. 1). Ableitung vom M. rectus internus rechts. Patient versucht nach links zu blicken; dabei zunehmend niedriges Aktivitätsmuster. Markierung in der Zeitschreibung: 10 mg Tensilon i.v. Etwa 15 sec später starke Zunahme der Aktivität. Zeitmarkierung: 1 sec; Amplitudenmaßstab: 100 μV

stanzen antigenetisch wirksam werden. Gegen diese werden dann Autoantikörper gebildet. Nach einer Theorie von Burnet, 1962 kommt es dann zu Autoimmunreaktionen, wenn sich eine bestimmte lymphoide Zellpopulation entwickelt, die sogenannten „forbidden clones“ (verbotene Klone). Es handelt sich hierbei um genetisch abnorme immunokompetente Zellen. Kürzlich konnten aus den Myoidzellen des Thymus von Myasthenie-Patienten typische Skelettmuskelzellen in der Zellkultur kultiviert werden [45]. An der Oberfläche dieser kultivierten Zellen befinden sich Azetylcholinrezeptoren. Diese aus Thymusgewebe gewonnenen Acetylcholinrezeptoren könnten für die Auslösung der Autoimmunreaktion bei Myasthenie entscheidende Autoantigene sein [19].

Diagnostik

Tensilon-Test[1]. Durch Gabe von Tensilon (Edrophonium-chlorid) kann sich die myastehne Muskelschwäche deutlich zurückbilden: Es werden 0,2 ml (2mg) Tensilon rasch intravenös gegeben. Treten keine Nebenwirkungen auf (Bronchialsekretion, Speichelfuß), so werden weitere 0,8 ml injiziert. Atropin muß zur Kupierung von Nebenwirkungen bereit liegen. Weil die Tensilon-Wirkung nur 2–10 Minuten anhält, bevorzugen einige Autoren die intramuskuläre Gabe von 1 mg Prostigmin (Neostigmin). Hier muß 15 Minuten vorher immer 0,5 mg Atropin gegeben werden (Darmkrämpfe). Die Prostigminwirkung setzt erst ca. 15 Minuten nach der Injektion ein, hält aber 1–2 Stunden an.

Der Test ist einfach durchzuführen, versagt aber dann, wenn eine Muskelschwäche lediglich in der Anamnese angegeben wird. Bei nur leichter Muskelschwäche kann die Angabe einer subjektiv empfundenen Besserung oft klinisch nicht objektiviert werden. Dann sollte der Tensilon-Test in Kombination mit der Stimulationselektromyographie durchgeführt werden. Tritt bei Patienten, die bereits Mestinon einnehmen, unter Tensilon eine Verschlechterung auf, so ist eine Überdosierung anzunehmen. Die oculären Symptome sprechen schlecht auf Cholinesterasehemmer an. Hier empfiehlt sich eine Kombination mit der Nadelelektromyographie eines paretischen Augenmuskels. Damit kann das starke Anschwellen der Willküraktivität unter Tensilon registriert werden (Abb. 4).

Stimulationselektromyographie. Durch die Serienreizung oder Stimulationselektromyographie, die 1941 von Harvey und Masland eingeführt wurde, läßt sich die für die Myasthenie charakteristische Störung der Impulsübertragung an der neuromuskulären Endplatte am besten aufdecken. Leider wird auch heute noch in vielen Kliniken die Untersuchung überwiegend am Nervus ulnaris durchgeführt. Die Handmuskeln lassen sich am einfachsten untersuchen, sind aber für diesen Test ungeeignet, weil sie selbst bei schwerer Myasthenie nur selten betroffen sind. Deswegen schließt ein normales Reizergebnis an der Hand nie eine Myasthenie aus. Oezdemir und Young [28, 29] haben darauf hingewiesen, daß die Stimulationselektromyographie am M. deltoideus (N. axillaris) wesentlich zuverlässigere Ergebnisse bringt. Bei der gleichzeitig proximalen und distalen Serienstimulation von 27 Patienten mit generalisierter Myasthenie fanden wir 24 mal ein sicheres Dekrement ($\geqslant$ 10%) am M. deltoideus, aber nur 7 mal ein solches am Hypothenar. Wir führen die Serienstimulation jetzt nur noch in Ausnahmefällen an den Handmuskeln durch.

---

[1] Tensilon wird nicht in der Roten Liste geführt und ist nicht im Handel, sondern nur direkt über die Firma Hoffmann-La Roche zu beziehen.

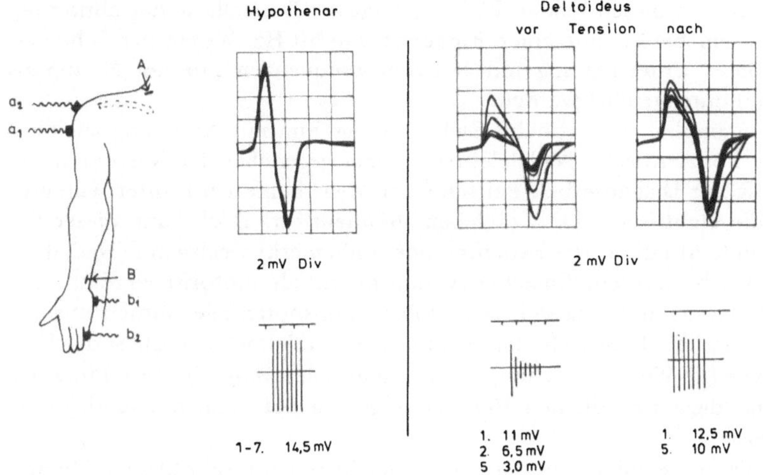

Abb. 5. Serienreizung 3 Impulse/sec. supramaximal an den Nn. axillaris und ulnaris bei Patient mit generalisierter Myasthenie. *Links:* Schematische Darstellung der Reiz- und Ableitemethode. A = Reizung des N. axillaris, a_1 = differente Elektrode 7 cm unterhalb des Acromions, a_2 = indifferente Elektrode auf Acromion, B = Reizung des N. ulnaris am Handgelenk, b_1 = differente Elektrode auf dem Hypothenar, b_2 = indifferente Elektrode am kleinen Fingerendglied. *Mitte und rechts:* Sieben Muskelsummenpotentiale werden übereinander (oben) und nebeneinander (unten) registriert. Am Hypothenar kein Amplitudenabfall. Am Deltoideus (halb rechts) Abfall von 11 mV beim ersten Potential auf 6,5 mV beim zweiten und 3,0 mV beim fünften Potential. Nach Gabe von Tensilon i.v. ist das Anfangspotential etwas höher, der Amplitudenabfall von 12,5 mV auf 10 mV ist nur noch gering (aus [17], S. 62)

Der N. axillaris wird supraclavicular über dem Erb'schen Punkt mit Stahlnadeln supramaximal gereizt und der Arm gegen den Rumpf des Patienten gedrückt. Hierdurch wird eine isometrische Muskelzuckung gewährleistet und Bewegungsartefakte, die Amplitudenveränderungen vortäuschen können, werden vermieden. Die Ableitung erfolgt mit Oberflächenelektroden, die über dem Akromion (indifferente Elektrode) und ca. 7 cm unterhalb über dem Muskelbauch (differente Elektrode) fixiert werden (Abb. 5). Bei ca. 150 Untersuchungen am M. deltoideus hatten wir nur in Einzelfällen, insbesondere bei adipösen Patienten Schwierigkeiten sicher supramaximal zu reizen. Auf die Gefahr eines Pneumothorax bei nicht exakter Nadelplazierung muß hingewiesen werden. Eine solche Komplikation sahen wir einmal. Die Reizung sollte aus Gründen der Standardisierung möglichst nur noch mit einer Frequenz von 3/Sek. erfolgen [9, 38]. Der für die Myasthenie beweisende Amplitudenabfall tritt bereits während des zweiten bis fünften Reizes auf, so daß 5 bis 7 Einzelimpulse ausreichen. Der Amplitudenabfall des 5. Potentials gegenüber dem 1. Potential kann gemessen und in Prozent angegeben werden. Ein Dekrement von mehr als 10% ist pathologisch. Die Serienstimulation kann unter Tensilon wiederholt werden. Das Dekrement muß dann beim Vorliegen einer Myasthenie geringer werden. Höhere Reizfrequenzen als 3/Sek. sind unnötig schmerzhaft und führen leicht zu Bewegungsartefakten. Insbesondere kommt es aber bei höheren Frequenzen leicht zum Phänomen der Facilitation, wodurch die Beurteilung des Amplitudenabfalls erschwert wird. Längere Dauer der Reizserien bringt ebenfalls keine zusätzliche Information. Eine Ausnahme ist gegeben bei Verdacht auf ein Eaton-Lambert-Syndrom (sogenanntes myasthenes Syndrom bei Patienten mit Bronchialcarcinom) und bei Verdacht auf

Botulinusintoxikation. In diesen beiden Fällen gelingt die Darstellung des abnormen Amplitudenanstiegs am besten mit einer Frequenz von 50 Hz. Wegen der Schmerzhaftigkeit sollte diese Untersuchung mit höheren Frequenzen nur am N. ulnaris (Leitungsanästhesie) durchgeführt werden.

Nadelelektromyographie. Das übliche Elektromyogramm mit Ableitung aus dem Muskel durch eine konzentrische Nadelelektrode trägt gegenüber der Nervenreizung praktisch nur wenig zur Diagnose bei. Bei schwerer Myasthenie wird unter willkürlicher Innervation die elektrische Aktivität ebenfalls niedriger. Doch kann dieser Befund durch mangelnde Mitarbeit des Patienten oder unbemerkt wechselnde Nadellage auch leicht vorgetäuscht werden. Einzelne Aktionspotentiale motorischer Einheiten können verschmälert oder polyphasisch sein. Fibrillationspotentiale werden nur selten und spärlich registriert. Läßt sich starkes Fibrillieren ableiten, so besteht der Verdacht auf eine Myositis. Weitere Klärung liefern dann eine eventuelle Erhöhung der CPK im Serum und die entzündlichen Veränderungen in der dann notwendig werdenden Muskelbiopsie.

Einzelfaserelektromyographie. Mit einer Spezialelektrode mit sehr kleiner Ableitefläche ist es möglich, bei geringer Willküraktivität extrazellulär Einzelfaseruntersuchungen durchzuführen. Gelingt es mit einer solchen Elektrode, gleichzeitig die Potentiale von 2 Muskelfasern einer motorischen Einheit abzuleiten, so beobachtet man einen geringen zeitlichen Abstand zwischen diesen beiden Aktionspotentialen. Diese zeitliche Differenz wird Jitter genannt. Bei Gesunden beträgt der Jitter-Wert bis 50 Mikrosekunden. Bei Myasthenie-Patienten mit latenter Störung der neuromuskulären Übertragung ist der Jitter-Wert erhöht. Bei Werten über 200 Mikrosekunden kommt es zu Einzelfaserblockierungen [44]. Diese Untersuchungstechnik ist an eine aufwendige Apparatur gebunden, die Registrierung von Potentialpaaren einer motorischen Einheit gelingt nicht immer, die Auswertung des Jitter-Phänomens ist zeitraubend, der Untersucher ist auf die Kooperation des Patienten angewiesen. Die Einzelfaserelektromyographie wird deswegen nur an einzelnen Zentren angewandt. Der Methode kommt z. Zt. vor allem eine wissenschaftliche Bedeutung zu.

Der systematische Curaretest. Curare wirkt kompetitiv hemmend auf die neuromuskuläre Impulsübertragung durch Verdrängung des Acetylcholins vom Rezeptor. Myasthenie-Patienten haben eine hochgradige Curareempfindlichkeit, weil ein großer Teil der Rezeptoren durch Antikörper blockiert oder zerstört ist. Bereits kleinste Dosen können bei klinisch scheinbar gesunden Myasthenie-Patienten schwere Lähmungen hervorrufen. Dieses für Myasthenie typische pharmakologische Phänomen kann man bei Patienten mit unklarer Muskelschwäche differentialdiagnostisch nutzen.

Das Curare sollte immer systemisch gegeben werden. Wir verwenden Methylcurarin-HAF (d-Tubocurarindimethylaether). 1 ml = 1 mg = 20 E. werden mit 19 ml physiologischer Kochsalzlösung verdünnt und fraktioniert in ca. 15 Minuten i.v. gespritzt. Dabei werden die wichtigsten Muskelfunktionen regelmäßig überprüft. Im Hinblick auf Literaturangaben ist zu beachten, daß Methyl-Curarin niedriger dosiert wird als d-Tubocurarin. Wir wenden diesen Test seit 12 Jahren routinemäßig an. Ernsthafte Komplikationen haben wir unter Beachtung folgender Vorsichtsmaßnahmen nie gesehen: Der Patient ist nüchtern, zwei erfahrene Ärzte sind anwesend, die Möglichkeit von Intubation und Beatmung ist gegeben (obwohl bei ca. 400 eigenen Untersuchungen nie erforderlich). Das Curare wird immer sehr langsam, fraktioniert verabfolgt. Prostigmin und Atropin sind aufgezogen und griffbereit [15, 38]. Der Test hat sich besonders bewährt, wenn vor und während der Gabe von Curare eine proximale Stimulationselektromyographie am N. axillaris durchgeführt wird. Er ist besonders geeignet, um eine Myasthenie bei Angabe von unklaren Schwächezuständen auszu-

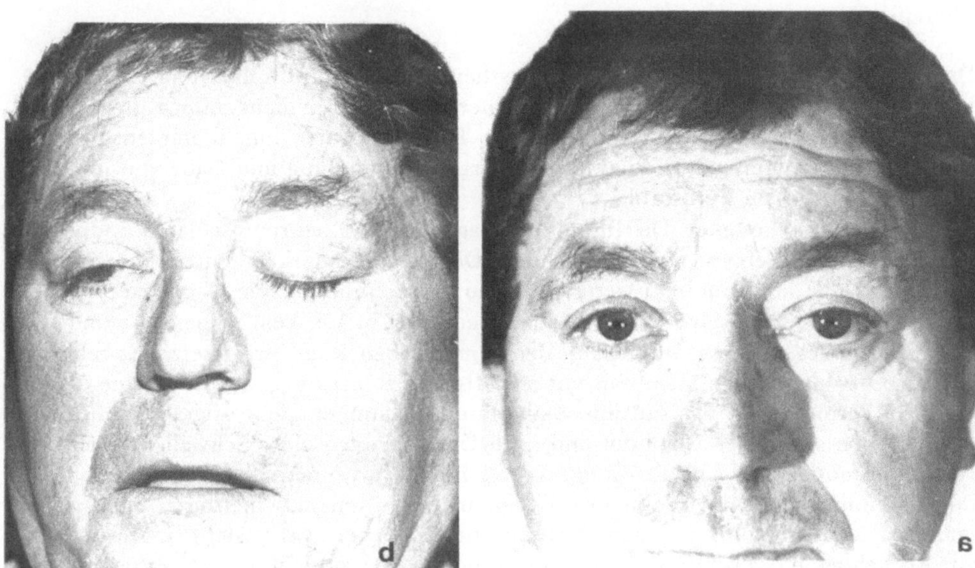

Abb. 6. W.F./m/61 Jahre: 1970 rein oculäre, seit 1974 generalisierte Myasthenie. Unter 3 x 50 mg Azathioprin in klinischer Remission. Patient bemerkt nur ein „Schweregefühl" an den Augen. (a) Ptose angedeutet, Muskelkraft sonst unauffällig. (b) Schon nach 3 E Curare Verstärkung der Ptose, schlaffe Gesichtszüge. Der Kiefer kann nicht mehr gehalten werden. Die Serienreizung am N. ulnaris zeigt auch unter Curare keinen Amplitudenabfall. Am N. axillaris (M. deltoideus) Amplitudenabfall von 17 mV auf 13 mV vor Curare; nach 3 E Curare Abfall von 12 mV auf 7 mV. Diese Untersuchungen zeigen, daß der Patient in der Remission noch gefährdet ist (Infekt, Streß, Medikamente)

schließen und um frühzeitig eine subklinische Generalisation bei rein oculärer Symptomatik nachzuweisen (Abb. 6).

Der lokale Curaretest. Beim sogenannten lokalen Curaretest wird ein Arm suprasystolisch mit einer Blutdruckmanschette gestaut. Dann wird eine kleine Menge Curare intravenös in den gestauten Arm gegeben. Das Curare soll sich retrograd durch Diffusion in der Hand verteilen. Nach 5 Minuten wird der Stau geöffnet und die Stimulationselektromyographie am N. ulnaris durchgeführt [5, 18]. Dieser Test hat sich nicht bewährt: Die Menge Curare, die retrograd den Testmuskel in der Hand erreicht, ist von unwägbaren Faktoren abhängig (Muskelmasse, Venenvolumen, Entfernung zwischen Injektions- und Wirkort). Untersuchungen mit verschiedenen Curaredosen haben gezeigt, daß es keine eindeutige Grenze zwischen „normal" und „pathologisch" gibt [16]. Zudem ist der Test für den Patienten keineswegs ungefährlich, da es beim Öffnen des Staus unkontrollierbar zu plötzlichen generalisierten Paresen kommen kann.

Antikörperbestimmung. Antikörper gegen Acetylcholinrezeptoren können seit kurzem in Speziallaboratorien aus dem Serum von Myasthenie-Patienten bestimmt werden. Der Radioimmunassay ist für die Routinediagnostik zur Zeit noch zu aufwendig. Da diese für Myasthenie spezifischen Antikörper bei 90% der Patienten nachweisbar sind, wird diesem Test zunehmende Bedeutung zukommen [1, 2, 20, 26].

Therapie

Die symptomatische Behandlung der Myasthenie erfolgt mit Cholinesterasehemmern. Damit allein ist die Erkrankung auf die Dauer gesehen aber nicht unter Kontrolle zu halten. Möglichst frühzeitig müssen andere Therapieformen hinzukommen, die am Immunsystem angreifen: Thymektomie, Cortisonbehandlung und Gabe von immunsuppressiv wirkenden Zytostatika.

Cholinesterasehemmer. Die Impulsübertragung an der neuromusculären Endplatte erfolgt durch Freisetzung von Acetylcholin. Dieses wird innerhalb der cholinergischen Neuronen aus Cholin und aktivierter Essigsäure durch das Enzym Cholinacetyltransferase synthetisiert. Es wird dann in den Neuronen in Vesikeln gespeichert und bei Eintreffen eines Aktionspotentials in den synaptischen Raum freigesetzt. Es reagiert an der postsynaptischen Membran mit spezifischen Rezeptoren, wodurch eine Änderung der Permeabilität für Natrium, Kalium und Calcium entsteht. Hieraus resultieren eine Depolarisation der Membran und nach Überschreiten eines Schwellenwertes ein Aktionspotential und eine Erregung. Acetylcholin wird innerhalb von Millisekunden durch Cholinesterase in Cholin und Essigsäure gespalten und hierdurch inaktiviert. Während die Essigsäure auf dem Blutweg abtransportiert wird, steht Cholin wieder zur Aufnahme in das Neuron und zur Resynthese von Acetylcholin zur Verfügung.

Da bei der Myasthenie die Acetylcholinrezeptoren durch Antikörper blockiert bzw. zerstört sind, ist die neuromuskuläre Übertragung gestört: Diese Impulsübertragung kann dann nur durch eine Erhöhung der Acetylcholinkonzentration an der postsynaptischen Endplattenmembran verbessert werden (Erleichterung der Impulsübertragung durch Erhöhung der Miniatur-Endplatten-Potentiale = MEPP). Dieses ist möglich durch Hemmung der Cholinesterase durch Pharmaka der Neostigmingruppe. Der cholinesterasehemmende Effekt von Physostigmin (Eserin), einem Alkaloid aus dem Samen einer afrikanischen Schlingpflanze (Physostigmin venenosum), wurde bereits in den dreißiger Jahren erkannt. Nach Aufklärung der chemischen Struktur wurden ähnliche Verbindungen synthetisiert. Die Bemühungen gingen vor allem dahin, die Substanzen möglichst gut steuerbar zu machen und die Nebenwirkungen zu reduzieren.

Zur Anwendung kommen heute vor allem Mestinon (Pyridostigminbromid) bzw. Mestinon retard (Pyridostigminbromid retard, nicht im Handel, direkter Bezug durch die Firma Hoffmann-La Roche). Gelegentlich wird noch Mytelase (Ambenoniumchlorid) gegeben. Neostigmin (Prostigmin) eignet sich wegen der Nebenwirkungen nicht gut für Dauerbehandlungen. Um Überdosierungen mit der Gefahr einer cholinergen Krise zu vermeiden, sollte die Behandlung in niedriger Dosierung erfolgen. Die Dosis sollte zur Kompensation der wesentlichsten Paresen ausreichen. Leichte Schwächezustände, z. B. an den Augen, müssen evtl. in Kauf genommen werden.

Ein einfaches Behandlungsschema nach Lokalisation oder Schwere der Symptome ist nicht möglich. Die Kranken bzw. die einzelnen Muskeln ein und desselben Patienten können außerordentlich unterschiedlich auf Cholinesterasehemmer reagieren. Wir behandeln fast ausschließlich mit Mestinon retard, wobei die Einstellung immer stationär erfolgt. Wir richten uns in der Dosierung nur nach klinischen Gesichtspunkten, d. h. nach der vom Patienten angegebenen bzw. von uns festgestellten Leistungsfähigkeit (Atmung, Kaukraft, Kopfhalteapparat, Kraft beim Anheben der Arme und beim Händedruck, Kniebeugen usw.).

Langjährige Verlaufsbeobachtungen haben gezeigt, daß bei Behandlungsbeginn durchschnittlich 300 mg Mestinon/Tag verabfolgt wurden (von 3 x 10 mg bis 3 x 1 Mestinon retard à 180 mg). Nach einigen Jahren muß jedoch die Dosis im allgemeinen deutlich heraufgesetzt werden, die Muskelleistungsminderung läßt sich nicht mehr so gut beeinflussen. Es entwickelt sich ein für die symptomatische Therapie insensitives Stadium. Deswegen führen wir bei nahezu allen unseren Myasthenikern zusätzlich eine causale immunsuppressive Therapie durch [23, 25].

Begleitende Maßnahmen. Der Mineralhaushalt muß sorgfältig beachtet werden. Calcium ist für die Endplattenfunktion wichtig. Magnesium kann als Calciumantagonist wirken. Kaliummangel vermindert durch Hyperpolarisation die Muskelerregbarkeit. Ein hoher Serum-Kaliumspiegel ist für die optimale Wirkung der Cholinesterasehemmer notwendig und kann diätetisch und durch Gabe von Aldosteronantagonisten (Spironolactone) erreicht werden. Eine eiweißreiche Diät wirkt günstig, das Körpergewicht sollte niedrig gehalten werden [25].

Myasthene und cholinergische Krise. Myastheniker sterben oft in den ersten Jahren ihrer Erkrankung, ohne daß die Todesursache geklärt werden kann. Es muß dann an einen Herzstillstand infolge einer myasthenen Atemkrise gedacht werden. Wahrscheinlich genügt ein sonst banales Verschlucken, um den Myastheniker in den Tod zu treiben: Der Hustenstoß reicht nicht aus, um das Hindernis zu überwinden. Gefährdet sind vor allem, aber nicht nur, die Kranken mit bulbären Symptomen und besonderer Belastung (Grippe, Operation, Schwangerschaft, Aufregung usw.). Auch nach Gabe gewisser Medikamente (Corticosteroide, Chininderivate usw.) kann es zur raschen Verschlechterung kommen. Eine myasthene Krise kann sich aber auch langsam schleichend anbahnen: Die Mestinondosis muß ständig erhöht werden, ohne daß die Muskelleistung entsprechend zunimmt. Man spricht von der insensitiven Myasthenie. Die Kranken bewegen sich dann auf dem schmalen Pfad zwischen myasthener und cholinergischer Krise.

Die cholinergische Krise wird hervorgerufen durch die muscarin- und die nicotinähnlichen Nebenwirkungen der Cholinesterasehemmer. Die muscarinischen Nebenwirkungen sind Bauchgrimmen, Durchfälle, Erbrechen, Schwindel, Hypersalivation, Miosis, Bradykardie und Hypotonie. Schließlich kann es zu Verwirrtheit und Koma kommen. Die Therapie der Wahl ist die sofortige Gabe von Atropin. Noch gefährlicher sind aber die nicotinartigen Wirkungen. Sie melden sich mit Muskelfasciculationen (oft beginnend in sonst nicht betroffenen Muskeln) an, es droht die Muskellähmung aufgrund eines Depolarisationsblockes an den Synapsen.

Der Tensilon-Test ist nicht immer zuverlässig um zwischen Unter- und Überdosierung zu unterscheiden. Während einige Muskelgruppen noch Cholinesterasehemmer benötigen, sind andere bereits überdosiert. Die vitale Gefährdung der Patienten kommt in beiden Formen der Krise von Seiten der Atemmuskulatur. Diese ist selbst bei leichtester Myasthenie meist mitbeteiligt [37]. Wir behandeln krisengefährdete Patienten auf der Intensivstation, setzen vorübergehend die Cholinesterase-Therapie ab und intubieren, sobald eine Atemstörung sich anbahnt. Die Neueinstellung erfolgt dann zunächst mit Mestinon im Dauertropf (Äquivalenzdosen oral: parenteral in etwa 10 : 1).

Thymektomie. Die Indikation zur Thymektomie hat sich in den letzten Jahren stark gewandelt und wird auch heute noch uneinheitlich gestellt. Sicher sollte eine Thymektomie bei jüngeren Patienten und auch bei Kindern mit generalisierter Myasthenie unabhängig vom Nachweis eines Thymoms so früh wie möglich durchgeführt werden. Bei Patienten über 50 Jahren wird man nur bei berechtigtem Verdacht auf Thymom (Röntgentomogramm, Muskelantikörpernachweis) thymektomieren. Bei sicher rein oculären Myasthenien kommt eine Thymektomie nur in Ausnahmefällen, z. B. bei sehr störenden progredienten Augensymptomen, in Frage. Abzulehnen wegen der erhöhten Risiken ist eine Thymektomie, wenn schwere bulbäre Symptome Lungenkomplikationen erwarten lassen. Dann sollte der Patient vorher in einen besseren Zustand gebracht werden (Cortison-Kur).

Die Durchführung der Thymektomie mit medianer Sternotomie ist nur in Thorax-chirurgischen Zentren mit besonderer Myasthenie-Erfahrung zu verantworten. Dann liegt die Operationsmortalität unter 1%. Zur Einleitung der Narkose wird ein Barbiturat, zur Weiterführung Lachgas, Halothan oder Ethrane in möglichst niedriger Dosierung empfohlen. Zur Intubation kann Succinylcholin gegeben werden, später ist eine weitere Relaxierung nicht mehr erforderlich. Die postoperative Überwachung muß wegen der Gefahr einer Atemkrise stets auf einer Intensivstation erfolgen. Nach einer sofortigen passageren postoperativen Besserung leichten Grades kann es in den darauffolgenden Tagen zu einer Verschlechterung kommen. Die Dosierung mit Cholinesterasehemmern muß wegen der Gefahr einer cholinergischen Krise sehr zurückhaltend erfolgen. Eine Intubation und notfalls assistierte Beatmung sollte bei drohender Ateminsuffizienz sofort durchgeführt werden.

Die Thymektomie beeinflußt den Krankheitsverlauf fast immer günstig. Die Besserung beginnt meistens in den ersten 6 Monaten und setzt sich dann 2–3 Jahre lang fort. Später ist ein wesentlicher Effekt nicht mehr zu erwarten. Häufig, d. h. bei zwei Drittel der Patienten, droht ein Rezidiv. Eine sichere Korrelation des Thymektomieeffektes mit der Schwere und Dauer der Erkrankung konnte nicht festgestellt werden. Es wird aber angenommen, daß junge Frauen mit kurzer Anamnese besonders gut abschneiden [7, 14, 25, 32].

Die Häufigkeit, mit der Thymusveränderungen bei Myasthenikern gefunden werden, variiert stark. Am häufigsten ist eine Thymushyperplasie mit gesteigerter Proliferation lymphatischer und (oder) epithelialer Zellen unter Bildung sogenannter Keimzentren beschrieben. Ob das Ausmaß der Thymusveränderungen von der Dauer und Schwere der Myasthenie abhängig ist, steht noch in Diskussion. Zwischen den Thymushyperplasien und den Thymomen gibt es fließende Übergänge. Es wird angenommen, daß 10–30% der Myastheniker ein Thymom haben. Diese können sehr langsam wachsen, enthalten gelegentlich Placques oder Cysten und sind gewöhnlich von einer dicken Kapsel umgeben. Hat der Tumor ein infiltratives Wachstum, so kann die Kapsel durchbrochen werden. Das maligne Gewebe wächst in das Mediastinum und kann Abklatschmetastasen auf Perikard, Pleura und Peritoneum verursachen. Eine hämatogene Metastasierung kommt kaum vor.

Corticosteroide. Die ersten Erfahrungen mit der Corticosteroid-Behandlung stammen aus den vierziger Jahren. Nach anfänglichem Optimismus geriet diese Therapie jedoch schnell in Mißkredit. In der Tat kommt es bei 75% der Patienten zu Beginn der Behandlung zu einer oft lebensbedrohenden Verschlechterung. Erst mit der Einrichtung moderner Intensivstationen auch in neurologischen Kliniken konnte ein neuer Anfang gewagt werden. Eine Corticosteroidbehandlung ist besonders bei schwerer generalisierter und bei therapieresistenter Myasthenie zu empfehlen. Darüberhinaus kann sie indiziert sein bei mittelschwerer Myasthenie, wenn eine Thymektomie geplant ist und in seltenen Fällen bei oculärer Myasthenie mit therapieresistenten störenden Doppelbildern.

Bis vor einigen Jahren wurde die Behandlung meistens mit einer zehntägigen hochdosierten ACTH- oder Prednisonkur (100 E bzw. 100 mg) durchgeführt. Die drohende Atemkrise in den ersten Tagen wurde in Kauf genommen, ein Teil der Kranken mußte tracheotomiert oder zumindest intubiert und assistiert beatmet werden. Die Besserung setzte im allgemeinen 1–2 Wochen nach Ende der Kur ein. Leider hielt sie jedoch nur kurz an. Rezidive nach Wochen bis Monaten waren die Regel, so daß Kuren mehrmals wiederholt werden mußten. Um eine initiale krisenhafte Verschlechterung und die Rezidivgefahr zu verringern, wird seit einigen Jahren die alternierende Langzeittherapie mit Corticosteroiden empfohlen. Hierbei wird langsam ansteigend jeden zweiten Tag behandelt. Die Dosierung muß individuell erfolgen, ein einheitliches Behandlungsschema hat sich bis heute nicht durchgesetzt. Man kann z. B. mit 20–40 mg Prednison jeden zweiten Tag beginnen und die Dosis innerhalb von Wochen auf 80–100 mg jeden zweiten Tag steigern. Ist eine Besserung eingetreten, so kann langsam auf eine individuelle Erhaltungsdosis reduziert werden. Nicht selten bemerken die Patienten die Besserung zunächst nur am „Cortisontag". Dann sollten auch am „cortisonfreien Tag" 10–20 mg Prednison verabfolgt werden [6, 42].

Bei Patienten, die sich an der Grenze zur Atemdekompensation befinden, führen wir abweichend vom oben aufgeführten Behandlungsschema eine tägliche hochdosierte Behandlung mit 100 mg Prednison durch. Die frühe Intubation zur eventuellen assistierten Beatmung erlaubt dann auch die Cholinesterasehemmer-Dosis drastisch zu reduzieren. Im allgemeinen kann die tägliche Prednison-Dosis nach 10–14 Tagen langsam reduziert werden und schließlich auf eine alternierende Behandlung übergegangen werden. Von Vorteil ist, daß die Behandlungsdauer bei krisenhaftem Verlauf abgekürzt wird.

Eine günstige Beeinflussung der Myasthenie ist durch Corticosteroide in hoher Dosierung fast immer gegeben. Problematisch ist aber nicht selten das rasche Auftreten von Rezidiven bei Dosisreduzierung. Bei einigen Patienten liegt die erforderliche Erhaltungsdosis bei 60 bis 80 mg jeden 2. Tag. Eine Langzeitbehandlung mit solchen Corticosteroid-Dosen ist aber in jedem Fall wegen der bekannten Nebenwirkungen (Diabetes, Osteoporose, Infektgefährdung, Hypertonie, Stammfettsucht u. a.) problematisch. Wir haben in den letzten Jahren Corticosteroide in zunehmendem Maße angewandt, stets jedoch parallel eine Azathioprin-Behandlung begonnen. Wir konnten damit die Behandlungsdauer der Corticosteroid-Therapie auf 2–4 Monate beschränken, weil dann Azathioprin ausreichend immunsuppressiv wirksam war. In diesem Behandlungszeitraum sahen wir lediglich gastrointestinale Begleitsymptome, welche durch Antacida beherrscht werden konnten. Auf die Gefahr einer cholinergischen Krise unter Corticosteroidtherapie muß besonders hingewiesen werden. Mit klinischer Besserung muß täglich die cholinesterasehemmende Medikation individuell überprüft werden. Es empfiehlt sich eine möglichst niedrige Einstellung vorzunehmen.

Azathioprin. Die immunsuppressive Behandlung der Myasthenie mit Zytostatika wird in Deutschland seit 1963 von Balzereit und von Mertens [3, 21, 23, 24, 25] durchgeführt. Während in den ersten Jahren verschiedene Medikamente wie Mercaptopurin (Puri-Nethol), Actinomycin C (Sanamycin) sowie Amethopterin (Methotrexat) zur Anwendung kamen, behandeln diese Autoren nun ausschließlich mit Azathioprin (Imurek) in einer Dosierung von meistens 3–4x 50 mg (2 mg/kg Körpergewicht). Eine Azathioprinbehandlung ist bei allen Kranken mit generalisierter Myasthenie zu empfehlen. Auch bei sonst therapieresistenten ocularen Myasthenien können gute Erfolge erzielt werden. Bei frisch thymektomierten Patienten kann zunächst der Thymektomie-Effekt ohne Azathioprin abgewartet werden. Die Besserung unter Azathioprin beginnt stets schleichend und ist frühestens nach 6–12 Wochen erkennbar. Eine Rückbildung der Symptome ist umsofrüher zu erwarten, je kürzer der Krankheitsverlauf ist. Bei langer Anamnese (> 10 Jahre) ist mit einer Latenz von 6 Monaten bis 3 Jahren zu rechnen. Es kommt zu einer Rückbildung aller Symptome. Bei jedem 4. Patienten kann sogar mit einer klinischen Vollremission gerechnet werden. Im Gegensatz zur Corticosteroidtherapie kann diese Therapie über Jahre fortgeführt werden. Bei regelmäßiger Überwachung des Patienten ist das Risiko der Behandlung überschaubar. Leukozytenkontrollen müssen zunächst alle 1–2, später alle 4 Wochen durchgeführt werden. Eine Reduktion der Azathioprin-Dosis ist bei Leukozytenzahlen unter 3000, ein Absetzen bei Werten unter 2000 erforderlich. Eine Thrombozytopenie (unter 70.000) ist ohne Leukozytopenie kaum zu erwarten. Die häufigsten Nebenwirkungen, die zu einer Dosisreduzierung zwingen können, sind Magen-Darm-Beschwerden und Haarausfall. Gelegentlich können die Leberenzyme leicht erhöht sein. Eine Abschirmung mit Antibiotika ist nur erforderlich, wenn ein chronischer Infekt bekannt ist.

Ernst zu nehmen ist aber auch die Möglichkeit einer mutagenen und teratogenen Schädigung. Obwohl bisher keine sicheren Beweise für eine Keimschädigung durch Azathioprin vorliegen, gilt eine Schwangerschaft als Kontraindikation. Alle Patienten müssen einen antikonzeptiven Schutz erhalten. Besteht dringender Kinderwunsch, so ist Azathioprin mindestens 6 Monate vor der Schwangerschaft abzusetzen.

Ob unter Langzeitbehandlung mit Azathioprin ein höheres Tumorrisiko besteht, ist umstritten. Es handelt sich hier um ein kompliziertes statistisches Problem: Doppelblindstudien können kaum durchgeführt werden und Malignome, insbesondere Lymphome kommen bei den meisten Autoimmunkrankheiten und insbesondere auch bei der Myasthenie von vornherein gehäuft vor.

Wir haben in den letzten 15 Jahren sehr gute Erfahrungen mit der Azathioprin-Behandlung sammeln können. Die Besserung tritt meist langsam nach 1/4- 1/2 Jahr ein und nimmt im Laufe der Jahre zu. Erfreulicherweise kann fast immer die Mestinon-Dosis stark herabgesetzt, bei einigen sogar ganz abgesetzt werden. Die Azathioprinbehandlung sollte kontinuierlich in der vollwirksamen Dosis solange durchgeführt werden, bis der Patient ohne Cholinesterasehemmer beschwerdefrei ist. Wir sind sogar dazu übergegangen Azathioprin erst dann vorsichtig zu reduzieren, wenn der Patient sich klinisch in der Vollremission befindet und eine wesentliche Curareüberempfindlichkeit nicht mehr besteht. Dennoch muß beim Absetzen von Azathioprin und selbst bei Dosisreduktion mit einem Rezidiv gerechnet werden. Das Rezidiv tritt meist nach 6—12 Monaten auf und erfordert die Wiederaufnahme der Behandlung in voller Dosis.

Ein Versagen dieser Therapie haben wir bisher nur bei einer Patientin mit foudroyant einsetzender schwerer generalisierter Myasthenie gesehen. Die Patientin erkrankte vor 5 Jahren, wurde sofort thymektomiert und befindet sich seither auf einer Intensivstation. Eine konsequente Azathioprintherapie wird seit 2 Jahren durchgeführt. Bei allen anderen Patienten gelang es, die Arbeitsfähigkeit wieder herzustellen. Die Letalität der Myasthenie konnte durch Azathioprin von 40% auf unter 5% gesenkt werden.

Ductus thoracicus-Drainage. In besonders therapieresistenten Fällen kann eine Ductus thoracicus-Drainage erwogen werden. Hierbei wird ein Großteil der immunologisch kompetenten Lymphozyten entfernt. Im peripheren Blut kann es zur Lymphopenie und zu einer Verringerung der Immunglobuline, insbesondere der IgG-Globuline kommen [12]. Die Drainage soll bis mehrere Wochen durchgeführt werden, wobei Eiweiß-, Elektrolyt- und Flüssigkeitsverluste ausgeglichen und septische Komplikationen vermieden werden müssen. Die klinische Besserung setzt im allgemeinen nach einigen Tagen ein, hält aber oft nur kurz an.

ALG-Therapie. Eine maximale Immunsuppression kann auch durch Antilymphozytenglobulin (ALG)-Therapie erzielt werden. ALG schädigt die Lymphozyten so stark, daß diese abgebaut werden und eine Lymphopenie entsteht. Unterdrückt werden vor allem zelluläre Immunreaktionen, weniger die Bildung humoraler Antikörper [12]. Ductus thoracicus-Drainage und Antilymphozytenglobulin-Therapie wurden bisher nur in einzelnen Zentren angewandt. Weitere Erfahrungen sind erforderlich um deren Stellenwert im Therapieplan der Myasthenie festzulegen.

Plasmapherese. In jüngster Zeit wurden bei einer kleinen Zahl von Patienten mit schwerer, generalisierter Myasthenie, bei denen Thymektomie und Langzeitcorticosteroidtherapie versagten, Plasmapheresen durchgeführt [8, 34]. Das Ziel des in jedem Fall mehrfach erforderlichen Plasmaaustausches ist die Reduktion der Acetylcholinrezeptoren-Antikörper. Zur Blockierung der Antikörperresynthese muß gleichzeitig mit Corticosteroiden und Azathioprin behandelt werden.

In den beschriebenen Fällen kam es meist nach 6–10 Plasmapheresen zu einer deutlichen Besserung der Symptomatik. Wir haben bisher diese aufwendige und nicht ganz risikolose Behandlungsmethode bei 2 Patienten mit besonders schwerer Myasthenie durchgeführt. Wegen der gleichzeitig eingeleiteten immunsuppressiven Behandlung mit 100 mg Prednison und 150 mg Azathioprin täglich können wir uns aber eine endgültige Bewertung der Methode noch nicht erlauben.

Literatur

1. Aharonov, A., Tarrab-Hazday, R., Abramsky, O., Fuchs, S.: Humoral antibodies to acetylcholine receptor in patients with myasthenia gravis. Lancet, ii, 340 (1975)
2. Almon, R.R., Appel, S.H.: Serum acetylcholine-receptor antibodies in myasthenia gravis. Ann. N.Y. Acad. Sci. *274*, 235–243 (1976)
3. Balzereit, F.: Erfahrungen mit der Azathioprintherapie. In: Myasthenia gravis... S. 272–274 (siehe 17)
4. Berndt, S.F.: Pharmakologie der motorischen Endplatte. In: Myasthenia gravis... S. 174–180 (siehe 17)
5. Brown, J.C., Charlton, J.E.: A study of sensitivity to curare in myasthenic disorders using a regional technique. J. Neurol. Neurosurg. Psychiat. *38*, 27–33 (1975)
6. Brunner, N.G., Berger, Ch.L., Namba, T., Grob, D.: Corticotropin and Corticosteroids in generalized myasthenia gravis. Ann. N.Y. Acad. Sci. *274*, 577–595 (1976)
7. Buckingham, J.M., Howard, F.M., Bernatz, Ph., Payne, W.Sp., Harrison, E.G., O.Brien, P.C., Weiland, L.H.: The value of thymectomy in Myasthenia gravis. Ann. Surg. *184*, 453–458 (1976)
8. Dau, P.C., Lindstrom, J.M., Cassel, Ch.K., Denys, E.H., Shev, E.E., Spitler, L.E.: Plasmapheresis and immunosuppressive drug therapy in myasthenia gravis. N. Engl. J. Med. *291*, 1304–1305 (1977)
9. Desmedt, J.E.: The Neuromuscular Disorder in Myasthenia gravis. In: New Developments in Elektromyography and Clinical Neurophysiology (J.E. Desmedt, ed.) 1, 241–304, Basel: Karger, 1973
10. Engel, A.G., Lambert, E.H., Howard, F.M.: Immune Complexes (IgG and C 3) at the motor end-plate in myasthenia gravis. Mayo Clinic Proceedings *52*, 267–280 (1977)
11. Fambrough, D.M., Drachman, D.B., Satyamurti, S.: Neuromuscular junction in myasthenia gravis: decreased acetylcholine receptors. Science *182*, 293–295 (1973)
12. Frick, E.: Ductus thoracicus-Drainage und ALG-Therapie. In: Myasthenia gravis... S. 280–282 (siehe 17)
13. Hertel, G., Mertens, H.G., Ricker, K., Zöller, D., Marquetand, D., Schumm, F.: Myasthenie und Schwangerschaft. In: Myasthenia gravis... S. 119–122 (siehe 17)
14. Hertel, G., Janzen, R.W.Ch., Lachenmayer, L., Marquetand, D., Mertens, H.G., Ricker, K., Schumm, F., Seitz, D., Webeling, E.R.: Verlaufsbeobachtungen nach Thymektomie in einer multizentrischen Studie. In: Myasthenia gravis... S. 227–236 (siehe 17)
15. Hertel, G., Ricker, K.: Der Curare-Test in der Diagnostik der Myasthenia gravis. Dtsch. med. Wschr. *102*, 90–92 (1977)
16. Hertel, G., Ricker, K., Hirsch, A.: The regional Curare test in Myasthenia gravis. J. Neurol. *214*, 257–265 (1977)
17. Hertel, G., Mertens, H.G., Ricker, K., Schimrigk, K. (Hrsg.): Myasthenia gravis und andere Störungen der neuromuskulären Synapse. Stuttgart: Thieme 1977
18. Horowitz, St.H., Genkins, G., Kornfeld, P., Papatestas, A.E.: Regional curare test in evaluation of ocular myasthenia. Arch. Neurol. *32*, 84–88 (1975)
19. Kao, I., Drachman, D.B.: Myasthenic immunglobulin accelerates ACh-receptor degradation. Neurol. *27*, 364–365 (1977)

20. Lindstrom, J.M., Seybold, M.E., Lennon, V.A., Whittingham, S., Duane, D.D.: Antibodies to acetylcholine receptor in myasthenia gravis. Neurol. *26*, 1054–1059 (1976)
21. Mertens, H.G., Balzereit, F., Leipert, M.: The treatment of severe myasthenia gravis with immunosuppressive agents. Europ. Neurol. *2*, 321–339 (1969)
22. Mertens, H.G.: Schwangerschaftsunterbrechung und Eheberatung bei Myasthenie. Med. Welt (Stuttg.) *23*, 332–335 (1972)
23. Mertens, H.G., Hertel, G.: Immundepressive Behandlung von Myasthenie und Polymyositis. Med. Welt (Stuttg.) *24*, 955–963 (1973)
24. Mertens, H.G., Hertel, G.: Langzeittherapie mit Zytostatika. In: Myasthenia gravis... S. 264–272 (siehe 17)
25. Mertens, H.G.: Myasthenie und andere neuromuskuläre Übertragungsstörungen. In: Neurologische und Psychiatrische Therapie. Hrsg. Flügel, K.A. Peri med. Erlangen (im Druck)
26. Monnier, V.M., Fulpius, B.W.: A radioimmunassay for the quantitative evaluation of antihuman acetylcholine receptor antibodies in myasthenia gravis. Clin. exp. Immunol. *29*, 16–22 (1977)
27. Namba, T., Brunner, N.G., Brown, S.B., Mugurama, M., Grob, M.: Familial myasthenia gravis. Arch. Neur. *25*, 49–60 (1971)
28. Özdemir, C., Young, R.R.: Electrical testing in myasthenia gravis. Ann. N.Y. Acad. Sci. *183*, 287–302 (1971)
29. Özdemir, C., Young, R.R.: The results to be expected from electrical testing in the diagnosis of myasthenia gravis. Ann. N.Y. Acad. Sci. *274*, 203–222 (1976)
30. Oosterhuis, H.J.G.H., Bethlem, J.: Neurogenic muscle involvement in myasthenia gravis. A clinical and histopathological study. J. Neurol. Neurosurg. Psychiat. *36*, 244–254 (1973)
31. Osserman, K.E.: Myasthenia gravis. In: Medical, surgical and gynecologic complications of pregnancy, Hrsg. von J.J. Rovinsky, A.F. Guttacher, Williams und Wilkins, Baltimore, 1965
32. Papatestas, A.E., Genkins, G., Horowitz, St.H., Kornfeld, P.: Thymectomy in myasthenia gravis. Ann. N.Y. Acad. Sci. *274*, 555–573 (1976)
33. Patrick, J., Lindstrom, J.: Autoimmune response to acetylcholine receptor. Science *180*, 871–872 (1973)
34. Pinching, A.J., Peters, D.K., Newson Davis, J.: Remission of myasthenia gravis following plasma-exchange. Lancet, 1373–1376 (1976)
35. Pirskanen, R.: HLA antigens in myasthenia gravis. J. Neurol. Neurosurg. Psych. *39*, 23–33 (1976)
36. Pirskanen, R.: Genetic aspects in myasthenia gravis. Acta Neurol. Scand. *56*, 365–388 (1977)
37. Reuther, P., Hertel, G., Ricker, K., Bürkner, R.: Lungenfunktion bei Myasthenia gravis. Verh. Dtsch. Ges. In.. Med. 1978 (im Druck)
38. Ricker, K., Hertel, G.: Klinische Wertigkeit diagnostischer Methoden. In: Myasthenia gravis... S. 56–64 (siehe 17)
39. Riecke, J., Tackmann, W., Hahn, E.: Juvenile Myasthenie bei zweieiigen Zwillingen. In: Myasthenia gravis... S. 113–117 (siehe 17)
40. Seitz, D.: Myasthenie und Schwangerschaft. In: Progressive Muskeldystrophie, Myotonie, Myasthenie, hrsg. von E. Kuhn. Springer, Berlin 1966 (S. 431–437)
41. Seitz, D., Fischer, K., Kopf, H.Ch., Janzen, R.W.C., Meyer, W.: D-Penicillamin induzierte Myasthenie bei chronischer Polyarthritis. In: Myasthenia gravis... S. 162–165 (siehe 17)
42. Seybold, M.E., Drachman, D.B.: Gradually increasing doses of prednisone in myasthenia gravis. N. Engl. J. Med. *290*, 81–84 (1974)
43. Simpson, J.A.: Myasthenia gravis: a new hypothesis. Scot. med. J. *5*, 419 (1960)
44. Stalberg, E., Trontelj, J.V., Schwartz, M.S.: Single-muscle-fiber recording of the jitter-phenomenon in patients with myasthenia gravis and in members of their families. Ann. N.Y. Acad. Sci. *183*, 189–202 (1976)
45. Wekerle, H., Ketelsen, U.P.: Intrathymic pathogenesis and dual genetic control of myasthenia gravis. Lancet I, 678–680 (1977)

Parkinson-Syndrom: Diagnose und Therapie

J. Finke

Einleitung

Die Zahl der Parkinson-Kranken in der Bundesrepublik Deutschland wird auf 100 000–225 000 geschätzt, in der Schweiz auf 5000–10 000. Die Erstmanifestation erfolgt bei den „idiopathischen" Formen (s. unten) durchschnittlich um das 60. Lebensjahr, bei den postencephalitischen Fällen um das 30.–40. Lebensjahr. Nach 5jähriger Krankheitsdauer sind 25% der Patienten invalide, nach 10–14jähriger Dauer über 80%. Die Lebenserwartung ist verkürzt; die Sterberate ist durchschnittlich dreimal größer als diejenige der gleichaltrigen Durchschnittsbevölkerung. Allerdings weisen unsere Statistiken Mängel auf: Bei Tod an akuter Krankheit wird ein chronisches Parkinson-Syndrom oftmals nicht dokumentiert.

Ätiologie

Die Mehrzahl der Fälle wird als *„idiopathisches Parkinson-Syndrom"* eingestuft; die Ätiologie bleibt – mangels konkreter Anhaltspunkte – offen. Eine *familiäre Belastung* ist bei einer Minderzahl festzustellen; entsprechende Angaben schwanken zwischen 7,9 und 41% (bezogen auf die Gesamtzahl der Parkinson-Syndrome). Man rechnet mit einem dominanten Erbgang bei allerdings geringer Penetranz, wodurch eine Beurteilung der Erblichkeit erschwert wird. (Auch ein recessiver Erbgang wird diskutiert.) – *Postencephalitische* Parkinson-Syndrome (gehäuft nach den Encephalitis lethargica-Epidemien 1917–27) sind heute selten geworden; exakte Zahlen fehlen. Neben der genannten Encephalitis werden gelegentlich auch andere Infekte (wohl ausschließlich viraler Art) angeschuldigt. Die Encephalitis kann „nahtlos" in das Parkinson-Syndrom übergehen; in anderen Fällen finden sich jahrelange Intervalle (ausnahmsweise bis zu mehreren Jahrzehnten). – *Akute schwere Mangeldurchblutung* (z. B. Strangulation, anhaltender Schockzustand, Narkosezwischenfälle) kann ein Parkinson-Syndrom nach sich ziehen. Entsprechendes gilt für *Kohlenmonoxid*-Vergiftungen. Selten handelt es sich um Residuen nach anderen *Intoxikationen*: Mangan, Quecksilberverbindungen, Schwefelkohlenstoff u. a. (Reversible Parkinson-Syndrome kommen auch unter Neuroleptica-Medikation vor.) – Wie erwähnt, wird die Mehrzahl der Fälle als „idiopathisch" eingeordnet. Nicht selten findet sich in dieser Gruppe gleichzeitig eine *Gefäßsklerose* (wie sie in den betroffenen Altersgruppen ohnehin zu erwarten ist). Von klinischer Seite wird dann gern eine arteriosklerotische Entstehung in Anspruch genommen. Die tatsächliche Bedeutung der Arteriosklerose für die Verursachung von Parkinson-Syndromen ist nach Ansicht der Morphologen viel geringer, als klinischerseits vermutet wird; manche Autoren zweifeln derartige Zusammenhänge an. Deshalb wird in der folgenden Darstellung auf den Terminus „arteriosklerotisches Parkinson-Syndrom" verzichtet, was indessen therapeutische

Konsequenzen im Hinblick auf vorhandene Gefäßsklerose keineswegs ausschließt (s. „Therapie" S. 140). Extrem selten, und zwar seltener als eigentlich zu erwarten, werden Parkinson-Syndrome durch *Tumoren* verursacht. – *Traumen* werden gelegentlich als Ursache angeschuldigt; es dürfte sich fast immer um ein zufälliges Zusammentreffen handeln: Ein sich bereits anbahnendes Parkinson-Syndrom wird aus der Latenz gehoben. (Oftmals ist noch die Zusatzfrage zu stellen, ob nicht vielleicht das Trauma durch eine bereits bestehende motorische Behinderung begünstigt wurde.) Ähnliches gilt für andere Faktoren (Allgemeinerkrankungen, psychische Belastungen u. a.).

Morphologie. Läsionen finden sich in der Substantia nigra (Degeneration der melaninhaltigen Zellen), daneben eventuell auch im Globus pallidus und anderenorts.

Biochemie. In den Stammganglien befinden sich Neuronensysteme mit antagonistischen Funktionen, die an bestimmte biogene Amine gekoppelt sind. Bei Parkinson-Syndromen, gleich welcher Ätiologie, besteht ein Dopaminmangel. Die einschlägigen Befunde wurden 1967 von Birkmayer geschildert [7]; sie werden im vorliegenden Band durch Brune und Richter dargestellt (S. 147). Nicht nur die verfügbare Dopaminmenge ist wichtig, sondern auch die Empfindlichkeit der dopaminergen Receptoren, die durch Rückkopplungsmechanismen gesteuert wird.

Die Thrombocyten von – behandelten oder unbehandelten – Parkinson-Kranken nehmen geringere Mengen Dopamin auf, als die Thrombocyten Gesunder (bei gleichem Angebot von Dopamin). Dieser Befund spricht für einen auch peripher vorhandenen Dopamin-Stoffwechseldefekt, unabhängig von nervalen Steuerungsmechanismen [4].

Frage der Prädisposition. Abgesehen von erblicher Belastung mit Parkinson-Syndromen (s. oben) sind prädisponierende Faktoren nicht sicher bekannt. Es fällt allerdings auf, daß offenbar eine negative Korrelation zu Adipositas und auch zum pyknischen Konstitutionstyp besteht; die meisten Parkinson-Kranken (oder alle?) sind konstitutionell als leptosom oder athletisch einzuordnen. (Aus der Literatur war hierüber nichts ersichtlich). Ob sich daraus irgendwelche metabolische Tendenzen ergeben, bleibt zunächst offen.

Klinische Symptome

Hypokinese bzw. Akinese. Die Bewegungsverarmung resultiert nicht aus dem Rigor (s. unten), sondern sie stellt ein eigenständiges Phänomen dar. Betroffen sind die nicht-willkürlichen Ausdrucks- und Gemeinschaftsbewegungen, d. h. Mimik, Sprechweise, Gestik und Mitbewegungen: maskenhaft-starres Gesicht, monoton-leise Sprechweise, hölzern-schwunglose Bewegungen. Die individuelle Eigenart der Ausdrucksbewegungen geht verloren, die Motorik wird auf ein Minimum nivelliert; dadurch ähneln sich Parkinson-Kranke in ihrem Erscheinungsbild, als wären sie alle Angehörige einer großen Familie.

Die *Handschrift* wird insgesamt kleiner, verglichen mit dem Schriftbild vor der Erkrankung (alte Schriftproben zeigen lassen!). Im Verlaufe einer Zeile nimmt die Schriftgröße noch weiter ab. Tremorbedingte Veränderungen der Handschrift sind nicht obligat.

Beim *Gehen* ist die Mitbewegung der Arme reduziert oder aufgehoben. Die Schrittlänge ist verringert. Sie kann aber willkürlich vergrößert werden, die Arme können bewußt bewegt werden. Diese Bewegungen wirken indessen unecht, „gemacht", arrhythmisch, hölzern, ohne natürlichen Schwung. Sobald die Aufmerksamkeit des Patienten nachläßt, verfällt er wieder in seinen kleinschrittigen Gang bei fehlender Mitbewegung der Arme. Bemerkenswert ist die Kopf- und Rumpfhaltung (Abb. 1), die etwas an die Wirbelsäulenverkrümmung bei Morbus Bechterew erinnert. (Deswegen werden Parkinson-Erkrankungen, zumal wenn ein Tremor fehlt, anfangs bisweilen als Bechterew-Leiden fehlgedeutet.) Viele Kranke berichten beim Losgehen über Steifigkeit, die nach einer Zeit des „Einlaufens" verschwindet. In fortgeschritte-

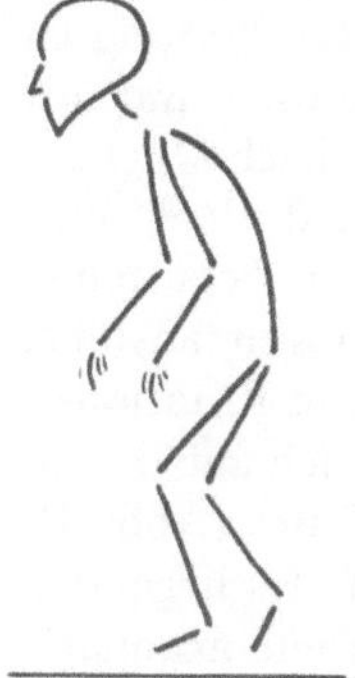

Abb. 1. Typische Körperhaltung bei Parkinson-Syndrom (schematisch) [23]

nen Krankheitsstadien nehmen diese „Startschwierigkeiten" zu: Der Patient gerät nicht sofort in Bewegung, tippelt zunächst auf der Stelle, und kommt erst nach einer kleinen Weile in Gang. Unter Umständen wird dann das Gehen immer schneller und kleinschrittiger, ohne die Möglichkeit anzuhalten (= Propulsion = Festination). Gelingt es nicht, durch diese raschen kleinen Schritte den Schwerpunkt wieder über die Unterstützungsfläche zu manövrieren, so stürzt der Kranke hin. Entsprechendes gilt für die sogenannte Retro- und Lateropulsion. Kehrtwendungen erfolgen zögernd durch mehrfaches Umsetzen der Füße.

Die Fähigkeit, Bewegungsabläufe harmonisch auf die jeweiligen Erfordernisse abzustimmen, geht immer mehr verloren. Beim Hinsetzen beispielsweise verbleibt der Patient einige Augenblicke in halbsitzender Stellung, um sich dann mit einem plötzlichen „Plumps" auf den Stuhl fallenzulassen.

Der Lagewechsel nachts im Bett wird immer schwieriger, schließlich verharrt der Patient unbeweglich und ist auf eine Hilfsperson angewiesen, die von Zeit zu Zeit seine Lage ändert. Dieses Symptom kündigt meist das Erreichen eines sehr fortgeschrittenen Stadiums an.

Willkürbewegungen sind zunächst nicht beeinträchtigt. In späteren Krankheitsstadien indessen werden auch willkürliche Bewegungsabläufe immer sparsamer; sie beschränken sich auf das unumgänglich Notwendige. Schließlich – im Endstadium – wird die motorische Einmauerung so stark, daß sogar lebensnotwendige Bewegungen (etwa im Rahmen der Nahrungsaufnahme) nicht mehr durchgeführt werden können; der Kranke ist dann auf fremde Hilfe angewiesen.

Kinesis paradoxa. Bei starken Emotionen (Schreck- und Angstreaktionen, beispielsweise während einer Feuersbrunst oder in anderen lebensbedrohlichen Situationen) kann die Akinese durchbrochen werden: Der Kranke verfügt für kurze Zeit über eine weitgehend normale Motorik, um allerdings bald danach in seine Erstarrung zurückzufallen.

Sprechstörungen. Die beim Gehen beschriebenen „Startschwierigkeiten" kommen bisweilen in ähnlicher Weise beim Sprechen vor: Zunächst Unfähigkeit, den ersten Laut herauszubringen, eventuell dann stockend-stotternd wiederholter Ansatz, schließlich (sich überstürzend und schneller werdend) leiser, monotoner Redefluß ohne Ausdruck und Modulation.

Einschlägige Lungenfunktionsprüfungen [51] lassen erkennen: Durch die Hypo- bzw. Akinese wird auch die Fähigkeit zu forcierter Atmung beeinträchtigt. Im täglichen Leben tritt dieser Tatbestand kaum in Erscheinung, da ohnehin die körperliche Leistungsfähigkeit – eben durch Hypo- und Akinese – eingeschränkt ist und somit kein Bedarf an stärkerer Ventilation vorliegt. Bei Erkrankungen der Lungen und Bronchien können sich jedoch nachteilige Auswirkungen ergeben.

Rigor. Diese Vermehrung des Muskeltonus bewirkt bei passiven Bewegungen einen zäh-wächsernen Widerstand, unabhängig von der Bewegungsrichtung. Bei Prüfung an den Extremitäten erfolgen die Bewegungen des Untersuchers arrhythmisch und mit unterschiedlichen Exkursionen, um eine aktive Mitarbeit des Patienten nach Möglichkeit zu verhindern. Besonders bewährt sich die Tonusprüfung am Handgelenk, entweder durch langsames Auf- und Abbewegen (Abb. 2) oder durch rasche Schüttelbewegungen am Unterarm, wobei die Hand passiv-flatternde Bewegungen ausführt (Abb. 3), die bei Rigor (aber auch bei Spastik) vermindert sind. Rasche Rotationen des Unterschenkels, indem man diesen auf der Unterlage wiederholt nach außen und innen rollt, bewirken „schlackernde" Hin- und Herbewegungen des Fußes (Abb. 4), die bei Rigor (oder aber bei Spastik) verringert sind. Wird der Kopf des liegenden Patienten passiv angehoben und plötzlich losgelassen, so fällt er nicht wie normalerweise herunter, sondern sinkt langsam ab oder verbleibt in angehobener Stellung. Das Ausmaß des Rigors geht nicht parallel mit dem Grad der Hypo- bzw. Akinese; der alte klinische Begriff „rigorfreie Starre" beispielsweise kennzeichnet Akinese ohne Rigor.

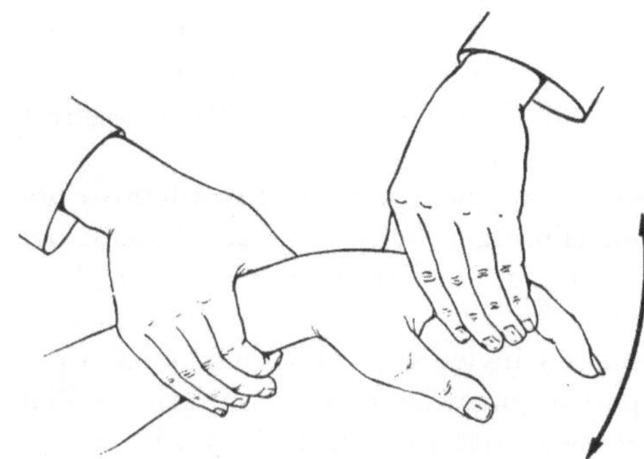

Abb. 2. Tonusprüfung am Handgelenk durch langsame arrhythmische Auf- und Abbewegungen (aus [20])

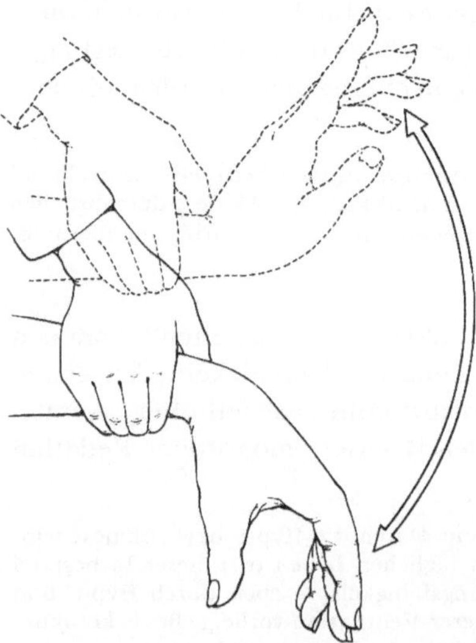

Abb. 3. Tonusprüfung am Handgelenk durch rasche Schüttelbewegungen (aus [20])

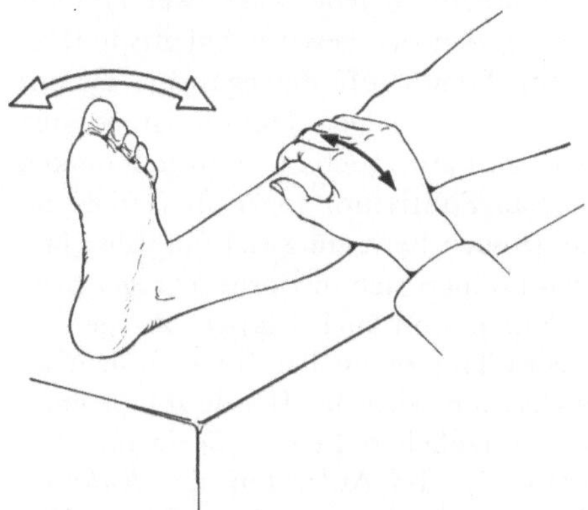

Abb. 4. Tonusprüfung am Unterschenkel durch rasche rotierende Bewegungen; beobachtet wird das „schlackernde" Hin- und Herschwingen des Fußes (aus [20])

Zahnradphänomen. Häufig zeigt der Rigor bei der Prüfung durch passive Bewegungen ein ruckartiges Nachgeben der geprüften Muskeln, als würde ein Sperrmechanismus in einem Zahnrad jeweils ein- und ausrasten. Der Rigor ist gleichsam „zerhackt".

Abgrenzung Rigor/Spastik. Die Tonusvermehrung beim Rigor ist zäh-wächsern; eine Abhängigkeit von der Bewegungsrichtung besteht nicht. Bei der Spastik handelt es sich um einen federnden Widerstand, der je nach Bewegungsrichtung unterschiedlich ausgeprägt ist. Am Arm beispielsweise betrifft die Spastik häufig bevorzugt Beuger und Pronatoren, am Bein oftmals die Strecker. Ein Zahnradphänomen fehlt bei der Spastik. Zur Spastik gesellen sich meist Symptome einer Pyramidenbahnläsion: Gesteigerte Eigenreflexe, pathologische Finger- und Zehenzeichen, Paresen, abgeschwächte bzw. fehlende Bauchhautreflexe. Zum Bild des Rigors gehören diese Symptome nicht. Die Unterscheidungsmerkmale sind in Tabelle 1 zusammengefaßt [21].

Tremor. Durch rhythmisch-alternierende Innervation von Agonisten und Antagonisten, besonders an distalen Extremitätenabschnitten, entsteht ein Zittern, dessen Frequenz beim Parkinson-Syndrom meist 4–6 (–7)/sec beträgt. Man kann die Frequenz auch ohne Registriereinrichtung (s. unten) zu schätzen versuchen, indem man wiederholt „Einundzwanzig" – entsprechend etwa der Zeitdauer einer Sekunde –

Tabelle 1. Unterscheidung von Spastik und Rigor (weitere Erläuterungen s. Text) [aus 21]

Spastik	*Rigor*
Federnder Widerstand unterschiedliche Ausprägung der Spastik je nach Bewegungsrichtung.	*Zäh-wächserner Widerstand* unabhängig von der Bewegungsrichtung.
Kein Zahnradphänomen	Häufig *Zahnradphänomen*
Meist kombiniert mit *gesteigerten Eigenreflexen*, pathologischen Finger- und Zehenzeichen, Paresen, abgeschwächten bzw. fehlenden Bauchhautreflexen (= Symptome einer Pyramidenbahnläsion).	Meist – im Rahmen des *Parkinson*-Syndroms – kombiniert mit Hypo- oder *Akinese, Ruhetremor* u. a. (= Symptome bestimmter extrapyramidaler Läsionen).

sagt. Entfällt auf jede Silbe dieses Wortes ein Tremorschlag, so beträgt die Frequenz ungefähr 4/sec. Bei einer Frequenz von 8/sec kommen auf jede Silbe zwei Tremorschläge. Für die dazwischenliegenden Frequenzen ergeben sich gewisse Anhaltspunkte.

An den Händen entstehen durch den Parkinson-Tremor oft Bewegungen, die mit „Pillendrehen" oder „Münzenzählen" verglichen werden. Der Tremor ist an den Händen oft stärker ausgeprägt als an den Füßen, es gibt aber auch bei einigen Kranken eine Betonung an den Füßen (bisweilen findet man Fußtremor sogar als Initialsymptom). Der Kopf kann am Tremor beteiligt sein, je nach Bewegungsrichtung als „Ja"- oder „Nein-Tremor"; beide Bewegungsrichtungen können sich in Form schräger bzw. rotierender Abläufe kombinieren. In manchen Fällen sind auch Lippen, Zunge und (selten) Augenlider betroffen. Vom Patienten wird Tremor im Kopfbereich in manchen Fällen nicht realisiert. Als störendste Lokalisation wird der Händetremor empfunden, weil er Schreiben und Verrichtungen des täglichen Lebens beeinträchtigt. – Ein besonderes Merkmal des Parkinson-Tremors ist das Auftreten als *„Ruhetremor"*, also bevorzugt bei ruhig-entspannter Extremität; demgegenüber führen Haltungs- und Bewegungsinnervationen zu einer Verringerung (bzw. zu einem Verschwinden). Indessen darf man den Terminus „Ruhetremor" nicht so verstehen, als sei damit auch psychische Ruhe gemeint. Im Gegenteil: Psychische Anspannung (Kopfrechenaufgaben!), Emotionen, Aufmerksamkeitszuwendung seitens des Patienten oder seitens seiner Umgebung bewirken eine Verstärkung des Tremors. (Daraus darf nicht das Mißverständnis resultieren, der Tremor sei „psychogen".) Im Schlaf und etwa 5–15sec nach dem Aufwachen sistiert der Tremor zumindest teilweise (auch der Rigor), um dann schlagartig wieder einzusetzen. Manche Parkinson-Kranke träumen, Tremor und Rigor seien verschwunden. Unmittelbar nach dem Aufwachen glauben sie für einige Sekunden an ein reales Verschwinden; sie sind dann umso enttäuschter, wenn die Symptome wiederkehren.

Tremorregistrierung. Der Tremor kann mit verschiedenen mechanischen, mechano-elektrischen-, elektromyographischen, optischen bzw. photoelektrischen Methoden registriert werden. Uns [22] haben sich einfache Infraton-Pulsabnehmer (wie sie bei Pulsregistrierungen üblich sind) zur Tremorregistrierung bewährt: Lockere Aufhängung mittels Gummiband am Finger (Abb. 5) bzw. Zehe (oder – bei Kopftremor – Anbringung zwischen Kopfstütze und Kopf). Es handelt sich um elastisch deformierbare Kondensatoren, die tremorbedingte Beschleunigungen aufnehmen und in elektrische Energie umsetzen. Die Impulse werden an ein elektronisches Verstärkersystem weitergeleitet, das sich in einem Ophthalmodynamographiegerät (oder in einem anderen Registriergerät) befindet. In dem Kurvenbeispiel Abb. 6 ist zum Vergleich das mittels Hautelektroden synchron gewonnene Elektromyogramm aufgezeichnet; bei Routineuntersuchungen kann darauf verzichtet werden. Die Methode ist einfach anwendbar; wenn ein Ophthalmodynamographiegerät vorhanden ist, ergibt sich kein zusätzlicher apparativer Aufwand. Anhand der Tremorfrequenz können sich differentialdiagnostische Hinweise ergeben. Die Verteilung der Frequenz bei 100 eigenen Patienten (47 mit Parkinson-Syndrom, 53 mit essentiellem Tremor) zeigt Abb. 7. Auf weitere Kriterien zur Abgrenzung des essentiellen Tremors wird im Abschnitt „Differentialdiagnose" eingegangen (S. 133).

Vegetative Symptome. Als *Salbengesicht* bezeichnet man eine vermehrte Talgsekretion, die dem Gesicht ein glänzendes Aussehen verleiht. (Man sollte allerdings routinemäßig fragen, ob der Patient zuvor eine Hautcreme aufgetragen hat, die ein „Salbengesicht" in allzu wörtlichem Sinne hervorruft.) Der *Speichelfluß* ist vermehrt; im Verlaufe der einschlägigen Therapie (s. unten) kann er medikamentös vermindert sein. Gerade für die Frühdiagnose (S. 132) kann nächtlich gesteigerter Speichelfluß

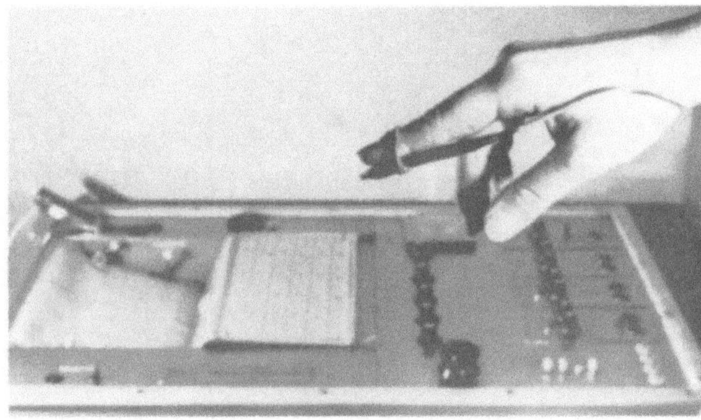

Abb. 5. Infraton-Pulsabnehmer, am Zeigefinger mittels Gummiband locker aufgehängt. In der unteren Bildhälfte Ophthalmodynamographie-Registriergerät, das den Tremor aufzeichnet (aus [22])

wichtig sein. Vermehrungen der *Tränen- und Schweißsekretion* kommen vor, sind aber meist weniger eindrucksvoll. – Die Wärmeabgabe kann, zumal in fortgeschrittenen Stadien, vermindert sein, wohl bedingt durch Gefäßregulationsstörungen. Hinzu kommt eine therapiebedingte (Anticholinergica!) Minderung der Schweißsekretion. Dadurch sind Parkinson-Kranke besonders während der Hitzeperioden gefährdet.

Weitere Symptome. *Akathisie* ist ein abnormer Bewegungsdrang: Der Kranke kann nicht still sitzen oder liegen; er muß immer wieder aufstehen und planlos ein paar Schritte hin und her gehen. Beim Versuch, diese Bewegungen zu unterdrücken, wird die innere Unruhe unerträglich. Bisweilen tritt die Akathisie gerade im Krankheitsbeginn auf; in fortgeschritteneren Stadien verschwindet sie oftmals.

Oculogyrische Krisen (= Blickkrämpfe = Schauanfälle). Attacken mit zwangshafter Wendung beider Bulbi in einer Richtung, meist schräg nach seitlich-oben, wo sie Sekunden, Minuten oder Stunden verharren. Der Zustand wird meist als unangenehm erlebt. Das Bewußtsein kann voll erhalten, aber auch leicht getrübt bzw. eingeengt sein. Manche Kranke gebrauchen die Umschreibung „Schwindel". Oculogyrische Krisen sind spezifisch für eine encephalitische Genese des Parkinson-Syndroms.

Auf eine durchgemachte *Hirnstamm-Encephalitis* können auch weitere Symptome hinweisen: Blinzelkrämpfe, Pupillenstörungen, Augenmuskel- oder Blicklähmungen, Reflexdifferenzen, Paresen, dystone Bewegungsstörungen, choreatisch-athetotische Hyperkinesen, Myoklonien, schwere Schlaf-

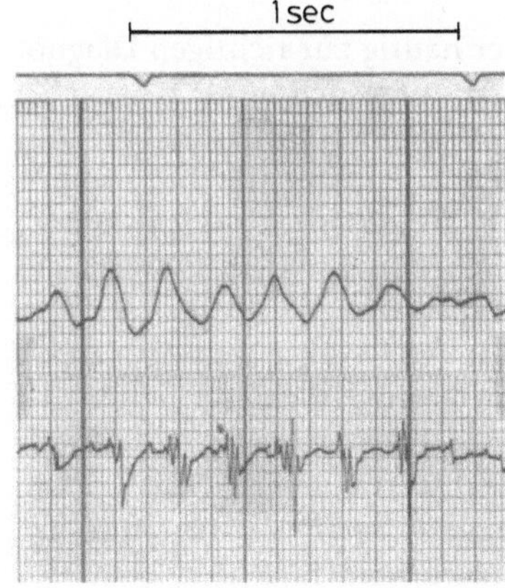

Abb. 6. Tremorregistrierung am Zeigefinger mittels Infraton-Pulsabnehmer (oben). Zum Vergleich Elektromyogramm mittels Hautelektroden an den langen Fingerextensoren (unten). Papiervorschub 50 mm/sec, Zeitkonstante 0,5 (aus [22])

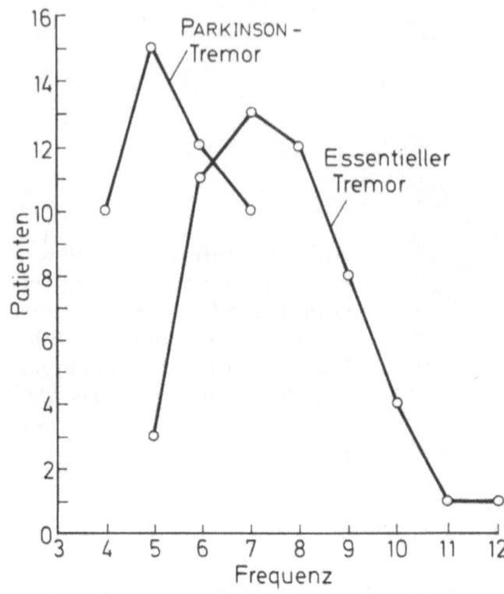

Abb. 7. Verteilung der Tremorfrequenzen bei 47 Patienten mit Parkinson-Syndrom (linke) Kurve) und bei 53 Patienten mit essentiellem Tremor (rechte Kurve) (aus [22])

störungen (Agrypnie, Hypersomnie, Schlafinversion u. a.), andere vegetative Symptome, Drang- und Erregungszustände.

Psychische Symptome. Bei Parkinson-Syndromen verschiedener Genese sind mißmutig-depressive Verstimmungen möglich, die teils als Reaktion auf die Leistungseinbußen ableitbar sind, teils auch mehr als organisch bzw. metabolisch fundiert angesehen werden müssen. Der Denkablauf kann verlangsamt sein (Bradyphrenie), allerdings wird dieser Befund oft nur vorgetäuscht durch die Ausdrucksverarmung und motorische Verlangsamung, insbesondere durch die Sprechstörung mit den oben erwähnten „Startschwierigkeiten". Die intellektuelle Leistungsfähigkeit ist in vielen Fällen nicht (oder nur unwesentlich) reduziert. Der Kranke empfindet eine Diskrepanz [57, 58] zwischen seinen eigenen – tatsächlich oder vermeintlich – verbliebenen Fähigkeiten und der Einschätzung durch die Umwelt: Angehörige, Freunde, Berufskollegen trauen ihm wegen seiner ausdrucksarmen Mimik und seiner eingeschränkten Motorik viel weniger zu, als er noch leisten kann. Dabei steht er unter dem Eindruck eines Fortschreitens seiner Krankheit, so daß das Urteil der Umgebung zwar gegenwärtig übertrieben ist, aber – in die Zukunft projiziert – doch Wahrheitscharakter hat. – Zwangsphänomene, Drangzustände und/oder explosive Affektausbrüche kommen in erster Linie bei postencephalitischen Bildern vor.

Zur Frühdiagnose. Ist Tremor vorhanden, so führt er häufig zur richtigen Diagnose. Diese wird in 70% der Tremorfälle bereits vom zuerst aufgesuchten Arzt gestellt; bei Fehlen von Tremor erkennt der erstbeurteilende Untersucher das Krankheitsbild nur in einem Viertel der Fälle [34]. Die Kranken klagen über eine nicht näher zu definierende *Bewegungsbehinderung* (meist in einem der Arme), das sie als „Schwäche", Schweregefühl, Steifigkeit, Verspannung, dumpfes Ziehen umschreiben. Obwohl die Kraft, wie sich leicht prüfen läßt, intakt ist, wird die Störung subjektiv als eine Art „Lähmung" erlebt. Die Abgrenzung gegenüber der latenten Parese (als Ausdruck einer Pyramidenbahnläsion) wird erleichtert durch den Nachweis eines leichten Rigors, eventuell als Zahnradphänomen. Weitere Hinweise: Kleinerwerden der Handschrift, vermehrter Speichelfluß (oft nächtlich akzentuiert), verminderte Mitbewegung des Armes (ein- oder doppelseitig) beim Gehen. Hingegen können Verringerung der Schrittlänge und veränderte Körperhaltung im Anfangsstadium noch fehlen.

„Pseudoheumatisches Vorstadium“: Ziehende Schmerzen wechselnder Lokalisation, gedeutet als Thamalus-Beteiligung, wahrscheinlich aber oftmals Ausdruck des beginnenden Rigors mit Muskelverspannungen, die zu veränderter Belastung von Wirbelsäule und Gelenken führen.

Die Frühdiagnose wird durch die oben geschilderte Tremorregistrierung erleichtert, weil meist ein subklinischer Tremor aufgedeckt werden kann, dessen Frequenz (4–7/sec) ein wichtiges Indiz ist.

„Hemi-Parkinson-Syndrom“: Die Symptome sind gerade im Beginn oft halbseitig, um später eventuell auf die andere Seite überzugreifen. Ein Vorsprung der zuerst erkrankten Seite kann auch weiter erhalten bleiben oder aber verloren gehen. In seltenen Fällen bleibt die Symptomatik ständig auf eine Seite beschränkt. Rückschlüsse auf die Ätiologie können aus der Tatsache der Halbseitigkeit nicht abgeleitet werden.

Differentialdiagnose

Essentieller Tremor. Dieser differentialdiagnostisch wichtigste Tremor hat eine Frequenz von (5–) 7–10/sec. Er betrifft besonders Hände, aber auch eventuell Kopf, Unterkiefer und Füße. Das Zittern ist unter allen drei Prüfungsbedingungen (Ruhe, Haltung, Bewegung) vorhanden, oft mit Akzentuierung als Haltungstremor, aber auch manchmal mit intentionaler Verstärkung kurz vor Beendigung von Zielbewegungen. Eine Akzentuierung als Ruhetremor – wie beim Parkinson-Syndrom – besteht nicht. Der Tremor nimmt bei Aufregung zu, unter Alkoholeinfluß ab. (Aus der letztgenannten Tatsache darf nicht auf eine alkoholische Genese geschlossen werden.) Der Beginn des Tremors, zunächst in leichtester Form und nur bei besonderen Aufregungen oder körperlichen Anstrengungen, läßt sich oft bis in die Kindheit oder Pubertät zurückverfolgen. Es ergeben sich fließende Übergänge zum physiologischen Ermüdungszittern (wie es beispielsweise nach dem Tragen eines schweren Koffers auftritt), mit dem der essentielle Tremor manche Ähnlichkeit hat. Bisweilen wird der essentielle Tremor erst im höheren Lebensalter manifest bzw. findet dann stärkere Beachtung (= „seniler“ Tremor oder „arteriosklerotischer“ Tremor, wobei allerdings in vielen Fällen eine gefäßsklerotische Genese abzulehnen ist). Bei familiärer Häufung erfolgt auch die Benennung als „familiärer Tremor“; man rechnet mit einem dominanten Erbgang bei unterschiedlicher Penetranz. Eine Progredienz ist meist vorhanden, allerdings oft über Jahrzehnte sehr langsam und kaum merklich, selten rascher. Vom Patienten wird manchmal eine Konstanz auch über Jahrzehnte angegeben; diese läßt sich schwer objektivieren. – Eine Abgrenzung zwischen Tremor bei Parkinson-Syndrom und essentiellem Tremor ist in der Regel durch Unterscheidungsmerkmale möglich, die in Tabelle 2 zusammengestellt sind.

Extrem selten haben wir Übergänge beobachtet in dem Sinne, daß zunächst über Jahrzehnte ein essentieller Tremor bestand und daß sich später zusätzlich ein (Hemi-)Parkinson-Syndrom entwickelte, wobei der raschfrequente essentielle Tremor fortbestand, aber dann – zunächst halbseitig – durch einen niederfrequenten Parkinson-Tremor überlagert wurde, kombiniert mit halbseitigem Rigor, Zahnradphänomen und Hypokinese. Mit einem zufälligen Zusammentreffen zweier unabhängiger Leiden muß gerechnet werden.

Zur weiteren Differentialdiagnose

Medikamentös bedingte Parkinson-Syndrome (nach Neuroleptica) lassen sich anhand der Vorgeschichte meist ohne Schwierigkeiten abgrenzen.

Tabelle 2. Unterscheidungsmerkmale zwischen Tremor bei Parkinson-Syndrom und essentiellem Tremor

	Parkinson-Syndrom	Essentieller Tremor
Bevorzugtes Auftreten des Tremors je nach Prüfungsbedingung (Ruhe, Haltung, Bewegung)	Ruhetremor	Haltungs- oder Bewegungstremor, oder unter allen 3 Prüfungsbedingungen etwa gleichmäßig
Hypo- bzw. Akinese (Mimik! Gangbild! Handschrift! u. a.)	vorhanden	fehlt
Rigor	vorhanden	fehlt
Manifestationsalter	Meist mittleres bis höheres Lebensalter (vgl. S. 125)	Bei genauer Befragung: Oft bis in Kindheit oder Pubertät zurückzuverfolgen
Progredienz	meist deutlich erkennbar	oft nicht erkennbar, da extrem langsam
Frequenz (Tremorregistrierung!)	4–6 (–7) /sec	(5–) 7–10/sec

Alkoholismus. Ein fein- bis mittelschlägiger raschfrequenter Tremor kann sich bei chronischem Alkoholismus entwickeln, verstärkt in Entziehungssituationen, beispielsweise morgens. – Im alkoholischen Prädelir bzw. Delir findet sich grobschlägiger unregelmäßiger Tremor, der in seinem Erscheinungsbild zwischen dem essentiellen Tremor und dem nachstehend geschilderten Flappingtremor steht. (Ähnliches gilt für Medikamentenintoxikationen.) Meist handelt es sich um eine krisenhafte Zuspitzung der Situation bei chronischem Alkoholismus; unter Würdigung der Anamnese und der übrigen Befunde ergeben sich kaum Verwechslungsmöglichkeiten.

Flappingtremor (= Flattertremor = Flügelschlagen) ist ein besonders langsamer (1–3/sec) und unregelmäßiger Tremor, meist grobschlägig bei portocavaler (bzw. hepatogener) oder urämischer Encephalopathie, in ähnlicher Form auch bei manchen Hirnstammläsionen oder bei der hepatolenticulären Degeneration; diese kann auch Parkinson-Symptome hervorrufen und bedarf daher einer gesonderten Erörterung:

Hepatolenticuläre Degeneration (Morbus Wilson, Pseudosklerose Westphal-Strümpell): Recessiv-autosomal erbliche Störung des Kupferstoffwechsels mit neurologischen und hepatischen Symptomen; letztere können isoliert vorkommen. Hauptmanifestationsalter 10.–40. Lebensjahr (Gipfel 15.–20. Lebensjahr). Oftmals entwickelt sich zunächst ein Parkinson-Syndrom mit Hypokinese, Rigor, Tremor; meist ist auch eine Dysarthrie vorhanden, eventuell kombiniert mit anderen bulbären Symptomen. Choreatische, athetotische oder dystone Hyperkinesen können hinzutreten, eventuell auch eine cerebellare Ataxie mit Nystagmus und dem bereits erwähnten, grobschlägigen unregelmäßigen Flappingtremor, unter Umständen verstärkt bei Haltungs- und Bewegungsinnervation (= Intentionswackeln). Hirnorganische Wesensänderungen und Leistungsminderungen sind oft schon im Frühstadium vorhanden. Diagnostisch richtungsweisend ist eine gelblich-grünliche bzw. bräunliche Verfärbung der Hornhautperipherie (= Kayser-Fleischer-Cornealring), die in Fällen mit neurologischer Symptomatik stets vorhanden sein soll, allerdings manchmal so diskret, daß er nur mit der Spaltlampe sichtbar wird. Vermehrte Kupferausscheidung im Urin, vermindertes Gesamtkupfer im Serum (bei erniedrigtem Coeruloplasmin) und erhöhtes freies Kupfer bestätigen die Diagnose. Bei ausgeprägten klinischen Bildern ist die Diagnosestellung nicht schwierig. Wichtig ist es, die Anfangsstadien zu erkennen. Bei jedem Parkinson-

Syndrom im jüngeren oder mittleren Lebensalter, zumal beim Fehlen einer encephalitischen Vorgeschichte, muß nach dem Kayser-Fleischer-Cornealring gefahndet werden, außerdem sollen Kupferbestimmungen in Urin und Serum durchgeführt werden. In manchen Fällen ist eine familiäre Belastung manifest, in anderen kann sie durch die erwähnten Laboruntersuchungen auch bei solchen Angehörigen aufgedeckt werden, die klinisch symptomfrei sind. – Die Behandlung mit Penicillamin vermag die neurologischen und psychischen Ausfälle nur teilweise zu bessern, deshalb sind frühzeitige Diagnose und Therapie besonders wichtig [36].

Olivo-ponto-cerebellare Atrophie. Degenerativer Prozeß im Bereich des Kleinhirns und benachbarter Strukturen; Genese unklar (in manchen Fällen erbliche Belastung erkennbar), Hauptmanifestationsalter um das 50. Lebensalter, tödlicher Ausgang innerhalb von 1–4 Jahren. Im Vordergrund steht zunächst eine cerebellare Ataxie, besonders deutlich beim Gehen; später dominiert ein Parkinson-Syndrom mit Rigor, Akinese, Ruhetremor. Oftmals entwickelt sich eine Demenz. Für die Diagnose ist die anfängliche cerebellare Gangstörung wichtig.

Progressive Blickparese (= progressive supranuclear palsy = Steele-Richardson-Olszewski-Syndrom). Im 6. oder 7. Dezennium entwickelt sich zunächst eine vertikale, später eine horizontale Blicklähmung. Wird während Fixation der Kopf passiv gebeugt, so bleibt die Blickrichtung erhalten (= oculocephaler Reflex = Puppenkopf-Phänomen); das gilt nicht für fortgeschrittene Krankheitsstadien, in denen oft jegliche Bulbusmotorik aufgehoben ist. Gleichzeitig mit den Augensymptomen (oder bald danach) entwickelt sich ein Parkinson-Syndrom mit Hypo- bzw. Akinese, Rigor, Ruhetremor. Suprabulbäre Schluck- und Sprechstörungen sowie leichte Demenz vervollständigen das Krankheitsbild. Der Verlauf ist chronisch-progredient über mehrere Jahre.

Primäre orthostatische Hypotension. Im mittleren oder höheren Lebensalter kommt es schleichend zu zentral bedingten autonomen Funktionsstörungen mit schwerer therapierefraktärer orthostatischer Hypotension, Störung des thermoregulatorischen Schwitzens, Blaseninkontinenz, Potenzverlust. Außerdem entwickeln sich neurologische Abweichungen, entweder im Sinne des Parkinson-Syndroms (Akinese, Rigor, Ruhetremor) oder – bei der Shy-Drager-Variante – im Sinne der olivo-pontocerebellaren Degeneration mit cerebellarer Ataxie sowie suprabulbären Schluck- und Sprechstörungen. In anderen Fällen stehen Muskelatrophien, Fasciculationen und spastische Paresen im Vordergrund, so daß sich Übergänge zur myatrophischen Lateralsklerose ergeben. – Die primäre orthostatische Hypotension verläuft meist innerhalb weniger Jahre tödlich.

Muskelatrophie-Parkinsonismus-Demenz-Syndrom (= Parkinson-Demenz-ALS-Syndrom). Kombination von Parkinson-Symptomatik, Demenz und myatrophischer Lateralsklerose (= ALS) im mittleren oder höheren Lebensalter, gehäuft bei Einwohnern der Marianen-Insel Guam; die Genese ist unklar [39].

Weitere Kombinationsformen. Parkinson-Symptome können in Kombination mit verschiedenen anderen Erkrankungen des Nervensystems auftreten: Außer der erwähnten myatrophischen Lateralsklerose auch bei spinaler progressiver Muskelatrophie, Pick-Atrophie, progressiver Pallidumatrophie Hunt (d. h. progressive Choreoathetose mit Dystonie, beginnend in Kindheit oder Jugend), Hallervorden-Spatz-Krankheit. Fortgeschrittene Stadien der Kuru-Krankheit (auf Neuguinea) zeigen ebenfalls Parkinson-Symptome. Das gleiche gilt von manchen Verläufen bei Multipler Sklerose.

Normotensiver Hydrocephalus. Liquorresorptionsstörungen (meist unbekannter Genese) können zur Ausbildung eines sogenannten normotensiven Hydrocephalus führen. Die Diagnose stützt sich vor allem auf die Isotopen-Cisternographie: Suboccipital eingebrachte radioaktive Substanzen reichern sich (entgegen der üblichen Strömungsrichtung) im Ventrikelsystem an, wobei die Darstellung erweiterter Temporalhörner besonders aufschlußreich ist. Zu den klinischen Symptomen gehören neben „präseniler Demenz" und anderen hirnorganischen Veränderungen auch Pyramidenbahnzeichen, Gangataxie, Inkontinenz sowie in manchen Fällen Parkinson-Symptome. Über die Häufigkeit des normotensiven Hydrocephalus, über seinen pathogenetischen Stellenwert und über die Chancen liquorableitender Operationen (atrioventriculärer Shunt) gehen die Auffassungen noch auseinander. In Einzelfällen soll eine Parkinson-Symptomatik durch atrioventriculären Shunt auf Dauer beseitigt worden sein.

Therapie

Einleitung. Die Mehrzahl der Antiparkinsonmittel läßt sich in drei Gruppen (Tabelle 3) zusammenfassen: 1. L-Dopa (mit oder ohne Decarboxylasehemmer), 2. Anticholinergica und 3. Amantadine. Einige weitere Substanzen bilden eine vierte (heterogene) Gruppe. Als Grundregel für alle diese Präparate gilt: Einschleichende Dosierung, vorsichtige Ermittlung der individuell optimalen Dosis. Wenn eine Änderung der Medikation erforderlich wird, so erfolgt die Umstellung in der Regel schrittweise. Oftmals ist es zweckmäßig, zwei oder sogar drei Mittel (mit verschiedenem Ansatzpunkt) zu kombinieren. Bei Patienten mit Herz-Kreislauf-Komplikationen, Verwirrtheit, Pneumonie, intestinalen Störungen, schwerster Akinese und anderen bedrohlichen Erscheinungen ist eine stationäre Behandlung unumgänglich. – Zumindest genauso wichtig wie die medikamentöse Therapie ist eine intensive Übungsbehandlung. Operative Maßnahmen schließlich kommen nur bei ganz speziellen Indikationen in Betracht. – Alles in allem: Ein allgemein gültiges Therapieschema läßt sich nicht aufstellen. Gleichwohl sollen im folgenden einige grundsätzliche Aspekte für die Behandlung dargelegt werden.

Gruppe 1: L-Dopa-Präparate. *(L-Dopa in Kombination mit Decarboxylasehemmern).* L-Dopa wird im Gehirn und in der Peripherie zu Dopamin decarboxyliert. Therapeutisch wünschenswert indessen ist nur die Decarboxylierung im Gehirn. Deswegen werden fermenthemmende Substanzen eingesetzt, welche die Blut-Hirn-Schranke nicht (oder nur wenig) überschreiten. Dadurch wird die Decarboxylierung nicht im Gehirn, wohl aber in der Peripherie blockiert. Man kommt dann mit etwa einem Fünftel derjenigen L-Dopa-Dosis aus, die ohne Hemmsubstanz erforderlich wäre. Kardiovasculäre und intestinale Nebenwirkungen werden hinsichtlich Häufigkeit und

Tabelle 3. Therapiemöglichkeiten

A. Medikamentöse Behandlung
1. L-Dopa
2. Anticholinergica
3. Amantadine
4. Sonstige Mittel

} Antiparkinsonmittel (1.–4.)

5. Unterstützende Beeinflussung von Herz und Kreislauf sowie Hirnstoffwechsel

B. Übungsbehandlung

C. Operative Behandlung
(bei spezieller Indikation)

Intensität reduziert, nicht jedoch cerebrale Nebenwirkungen (choreatische oder dystone Hyperkinesen, Verwirrtheitszustände, paranoid-halluzinatorische Episoden u. a.). – Verfügbare Präparate:

Madopar enthält L-Dopa und Benserazid (ein Hydrazinderivat mit Decarboxylasehemmwirkung) in zwei Stärken: Madopar 125 besteht aus 100 mg L-Dopa und 25 mg Benserazid, Madopar 250 aus der doppelten Menge beider Substanzen.

Dosierung. In vielen Fällen zu Beginn morgens und abends je 1 Madopar 125 während der ersten Woche. In jeder weiteren Woche Erhöhung um 1 Madopar 125. In leichteren Fällen genügt oft schon eine Tagesdosis von 3–4 Madopar 125. In mittelschweren Fällen wird weiter gesteigert, bis in der fünften Woche eine Dosis von 6 Madopar 125 erreicht ist, die folgendermaßen verteilt werden kann: Morgens und mittags je 2, nachmittags und abends je 1. Für manche Patienten sind indessen viele kleinere Dosen, über den Tag verteilt, günstiger als wenige größere Dosen.

Nacom (= Sinemet) enthält 250 mg L-Dopa und als Decarboxylasehemmer 25 mg L-Carbidopa (= L-α-Methyldopahydrazine, also ebenfalls ein Hydrazinderivat). Die Dosierung erfolgt auch hier einschleichend-individuell, beginnend mit täglich 1/2 Tablette und langsamer Steigerung im Verlauf von einigen Wochen.

Wirkung von L-Dopa mit oder ohne Decarboxylasehemmer: Besserung besonders der Akinese und des Rigors, weniger des Tremors und der vegetativen Symptome. (Eine Besserung des Tremors noch nach einer Behandlungsdauer von 1/2–3/4 Jahr wurde berichtet.) Es erfolgt eine psychische Aktivierung; manche Kranke empfinden das als eine „Verjüngungskur".

Das Kombinationspräparat führt zum gleichen Therapieerfolg mit wesentlich geringerer L-Dopa-Dosis (meist etwa ein Fünftel der Dosis bei Monotherapie). Die kardiovasculären und intestinalen Nebenwirkungen sind unter der Kombination deutlich seltener, die cerebralen eher etwas häufiger, und zwar dosisabhängig. Wegen der Blockierung der Decarboxylase in der Peripherie reagiert nämlich der Dopaminspiegel im Gehirn viel empfindlicher schon auf kleinere Dosisänderungen. Eine geringfügige Steigerung der Dosis kann eine erhebliche Dopaminanreicherung im Gehirn nach sich ziehen. Die prinzipiell als positiv zu wertende Selektivität der Dopaminfreisetzung im Gehirn birgt also hinsichtlich der Nebenwirkungen auch negative Aspekte.

Mögliche Nebenwirkungen: Cerebral. Dystone oder choreatische Hyperkinesen (bei halbseitig betontem Parkinson-Syndrom vorzugsweise auf der parkinsonistisch weniger betroffenen Seite lokalisiert), Verwirrtheitszustände, paranoid-halluzinatorische Psychosen, Verstimmung, Erregung, hartnäckige Schlafstörungen. Die Häufigkeit cerebraler Nebenwirkungen nimmt erwartungsgemäß mit der Behandlungsdauer zu. Offenbar sprechen L-Dopa-Psychosen gut auf L-Tryptophan an: Tagesdosis täglich 2 x 1 g [28]. – *Kardiovasculär.* Orthostatische Hypotension, Rhythmusstörungen. – *Intestinal.* Appetitlosigkeit, Übelkeit, Erbrechen, Diarrhoe. – *Blutbild.* Leukopenie, Thrombopenie. Regelmäßige Blutbildkontrollen sind erforderlich (ebenso wie Überprüfungen der Leber- und Nierenfunktion). – *Augeninnendruck.* Bei Glaukom sind regelmäßige Kontrollen des Augeninnendrucks erforderlich.

Die erwähnten Nebenwirkungen erfordern Dosisreduktion oder Absetzen des Präparates.

Frage der Melanomförderung. L-Dopa ist eine Vorstufe nicht nur für Dopamin, sondern auch für Melanin. Bei einigen Patienten mit Zustand nach operativer Entfernung eines malignen Melanoms (und teilweise jahrelanger Beschwerdefreiheit) manifestierten sich rasch wachsende Metastasen kurz nach Beginn einer L-Dopa-Therapie [44, 52, 60]. In einzelnen Fällen besteht auch der Verdacht, daß ein primäres Melanom unter L-Dopa aus einem pigmentierten Naevus neu entstanden ist. Ob ein kausaler Zusammenhang vorliegt oder eine zufällige Kombination, ist noch offen. Bis zur Klärung der Frage empfiehlt sich der Verzicht auf die L-Dopa-Therapie in folgenden Fällen:

(1) Patienten mit nachgewiesenem malignen Melanom, auch wenn dieses bereits vor langer Zeit operativ entfernt bzw. bestrahlt worden ist und seither Beschwerdefreiheit besteht;

(2) Patienten mit sehr ausgeprägten bzw. irgendwie „suspekten" pigmentierten Naevi.

Unverträglichkeiten. MAO-Hemmer dürfen nicht gleichzeitig mit L-Dopa-Präparaten verabreicht werden. Neuroleptica und Papaverin wirken als Antagonisten von L-Dopa. Zu vermeiden sind auch reserpinhaltige Antihypertonica. Vitamin B_6 schwächt die L-Dopa-Wirkung ab. – Sympathicomimetica und L-Dopa können sich im Effekt gegenseitig verstärken, deshalb sind eventuell zusätzlich erforderliche Sympathicomimetica nur in sehr vorsichtiger Dosierung anzuwenden. Antidepressiva haben einen potenzierenden Effekt auf Dopamin.

Kritische Zwischenbilanz. Eine Zeitlang bestand die Hoffnung, durch L-Dopa wäre ein Wendepunkt in der Parkinson-Therapie erreicht, mit der Möglichkeit einer echten Beeinflussung der morphologischen und metabolischen Grundprozesse. Indessen wird durch L-Dopa (auch als Kombinationspräparat) der Krankheitsverlauf – entgegen ursprünglicher Vermutungen – nicht aufgehalten. Außerdem: Biochemische Untersuchungen an Gehirnen verstorbener Parkinson-Kranker zeigten zwar nach L-Dopa-Therapie vermehrt Dopamin in extrapyramidalen Hirnstrukturen, jedoch ohne Korrelation zum klinischen Effekt. Nach anderen autoptischen biochemischen Studien ist überhaupt zweifelhaft, ob der Dopaminmangel in bestimmten extrapyramidalen Regionen „gezielt" ausgeglichen wird. Offenbar kommt es zu einer globalen Dopaminüberflutung des Gehirns, die eine allgemeine Weckreaktion nach sich zieht, ähnlich wie unter der Wirkung von Weckaminderivaten des Typs Amphetamin (diese wurden übrigens früher ebenfalls zur Parkinson-Therapie eingesetzt) oder wie bei der „Kinesis paradoxa" (s. S. 127) als Angst- und Schreckreaktion in lebensbedrohlichen Situationen. L-Dopa-Überdosierungen haben manches gemeinsam mit den Amphetaminintoxikationen. Freilich ist der therapeutische Effekt auf das extrapyramidale System bei L-Dopa spezifischer als bei Amphetaminderivaten.

Unklar ist auch noch, welche Bedeutung einer Serotoninverarmung des Gehirns zukommt, die im Verlaufe der L-Dopa-Behandlung beobachtet wurde.

Bei aller heute gebotenen Zurückhaltung ist nicht zu übersehen, daß doch die L-Dopa-Behandlung (mit oder ohne Fermentblockierung) eine wesentliche Bereicherung unseres therapeutischen Rüstzeugs darstellt. Bei der Indikationsstellung muß man die eventuellen Risiken abwägen gegen die oft viel größeren Gefahren, die gerade von fortgeschrittenen Parkinson-Erkrankungen mit hochgradiger Akinese und daraus resultierender Bettlägerigkeit ausgehen (Pneumonie, thromboembolische Komplikationen, Decubitus u. a.). Es kann gerechtfertigt sein, in bestimmten Ausnahmefällen die von den Herstellerfirmen angegebenen Kontraindikationen (z. B. auf kardialem Gebiet) vorsichtig dosierend und kontrollierend zu überschreiten, falls sich eine lebensbedrohliche Akinese auf andere Weise nicht beheben läßt. Oftmals bewährt sich auch gerade eine Kombination mit Parkinsonmitteln aus anderen Gruppen (s. folgende Abschnitte); dadurch kann die L-Dopa-Dosis so niedrig gehalten werden, daß Nebenwirkungen eingeschränkt bzw. vermieden werden.

Gruppe 2: Anticholinergica. Es handelt sich um die am längsten angewandte Gruppe von Antiparkinsonmitteln. Früher überwogen Atropin bzw. solche pflanzlichen Drogen, die Atropin und verwandte Substanzen enthalten. Heute dominieren synthetische Präparate mit atropinähnlicher Wirkung, im wesentlichen: anticholinergisch, parasympathicolytisch, nicotinolytisch und antihistaminisch. Das chemische Grundgerüst ist meist ein Piperidinring.

Verfügbare Anticholinergica: Akineton bzw. Akineton retard (= Biperidenum), Artane bzw. Artane retard (= Trihexyphenidylum), Aturbal (= Phenglutarimid), Cogentinol (= Benzatropinmethan-Sulfonat), Osnervan (= Procyclidin), Parks 12 (= Pridinol), Sormodren (= 2-Phenyl-Bicyclo-(2,2,1-Heptane-2-Carbonsäure-(3-Diaethylamino-Propyl)-Esterhydrochlorid), Tremarit (= Metixen).

Kombination mit einem Thymolepticum: ParksPlus (= Pridinol kombiniert mit Amitriptylin).

Pflanzliche Präparate: Homburg 680, Tremoforat.

Dosierung. Allen Mitteln dieser Gruppe ist gemeinsam, daß sie vorsichtig einschleichend dosiert werden; in der Regel dauert es einige Wochen, bis die Enddosis erreicht ist. Die individuell optimale Dosis wird durch sorgfältige Beobachtung der klinischen Besserung, aber auch der Nebenwirkungen (insbesondere der Mundtrockenheit) ermittelt.

Wirkung. Gut beeinflußt werden meist Rigor und vegetative Symptome, etwas weniger die Akinese, am wenigsten in der Regel der Tremor. – Theoretisch erklärt man den Wirkungsmechanismus folgendermaßen: In dem zu vermutenden Antagonismus cholinerger und dopaminerger Funktionssysteme werden die cholinergen durch Anticholinergica gedämpft. (Demgegenüber soll durch L-Dopa eine Forderung der dopaminergen Funktionssysteme erfolgen.)

Mögliche Nebenwirkungen. Mundtrockenheit; zur Linderung Mucinol oder „synthetischer Speichel" der Firma Fresenius. –Akkomodationsstörungen. – Erhöhung des intraocularen Drucks bei Patienten mit Glaukombereitschaft; in entsprechenden Fällen ist enge Zusammenarbeit mit dem Ophthalmologen erforderlich. – Appetitlosigkeit, Übelkeit, Meteorismus, Obstipation. – Miktionsstörungen, besonders bei Prostatavergrößerung. – Unruhe, Schlafstörungen (vor allem in höherer Dosierung). Delirante Verwirrtheitszustände vorzugsweise bei Patienten mit ausgeprägter cerebraler Gefäßsklerose.

Gruppe 3. Amantadine. Amantadine (= Amino-adamantan-Verbindungen), ursprünglich als Grippemittel angewandt, seit 1969 als Antiparkinsonmittel. Sie stehen in zwei verschiedenen Formen zur Verfügung, je nach Salzbildung: Amantadinhydrochlorid ist leichter löslich, wird schneller resorbiert und flutet im Zentralnervensystem rascher an. Amantadinsulfat demgegenüber wird langsamer aufgenommen und entfaltet eine protrahiertere Wirkung. Bei geeigneter Eindosierung im Rahmen einer Dauertherapie verwischen sich diese Unterschiede weitgehend.

Verfügbare Präparate. a) Amantadinhydrochlorid: Amantadin hydrochlorid Dauelsberg zur intravenösen Injektion und Infusion, Amantadin HCl ratiopharm, Amantadin HCl Remmler, Symmetrel.

b) Amantadinsulfat: Contenton, PK Merz (Tabletten sowie Infusionslösung).

Dosierung. Einschleichend bis zur Erzielung einer optimalen Wirkung. Die Steigerung kann innerhalb von Tagen erfolgen, also etwas rascher als bei L-Dopa und bei den Anticholinergica. Zur Durchbrechung akinetischer Krisen stehen die erwähnten Infusionslösungen zur Verfügung.

Wirkung. Beeinflußt wird vor allem der Rigor, daneben auch die Akinese, am wenigsten der Tremor. Die Wirkung tritt relativ rasch ein. Es erfolgt auch eine psychische Aktivierung. – Der Wirkungsmechanismus wird hauptsächlich in einer Stimulierung dopaminerger Receptoren gesehen; eventuell wird auch die Dopaminsynthese gefördert. – Verglichen mit der L-Dopa-Behandlung ist der Effekt durchschnittlich etwas schwächer. Es gibt aber auch einzelne Patienten, die auf L-Dopa ungenügend oder überhaupt nicht (evtl. nicht mehr?) ansprechen, auf Amantadine jedoch eine zufriedenstellende Reaktion zeigen.

Mögliche Nebenwirkungen. Mundtrockenheit. (Keine Akkomodationsstörungen! Keine intraoculare Drucksteigerung!) – Hypotension. – Ödemneigung. – Miktionsstörungen. – Schlafstörungen. – Verwirrtheitszustände, besonders bei stärkerer cerebraler Gefäßsklerose.

Allgemeines Urteil über Amantadine. Vergleichsweise gut verträglich, leicht steuerbar, rasch wirksam, meist mittelgradiger therapeutischer Effekt. Besonders bewährt haben sich Amantadine auch in der Kombination mit L-Dopa-Präparaten und/oder Anticholinergica.

Gruppe 4. Sonstige Mittel. *2-Br-α-Erocryptin* (= Bromocryptin = Pravidel = Parlodel = CB 154) ist ein Ergotaminderivat mit dopaminergem Effekt. Bisher liegen günstige Erfahrungen vor, auch bei L-Dopa-refraktären Erkrankungen.

Antihistaminica werden gelegentlich als Zusatzmedikation gegeben, beispielsweise Soventol (= Bamipin). Auch die Anticholinergica haben ja bereits eine gewisse Antihistaminwirkung; insofern besteht ein Synergismus.

Vitamin B_6. Dieses Vitamin stellt offenbar das Coferment einer Decarboxylase dar. Es besteht ein Synergismus mit den Anticholinergica und den Amantadinen; die Wirkung von L-Dopa wird abgeschwächt.

MIF (= Melanocyte Inhibiting Factor). Eine Infusionstherapie mit dieser Substanz, einem Peptid, ist nach vorläufigen Resultaten erfolgversprechend; weitere Untersuchungen sind erforderlich. Eine Verstärkung des L-Dopa-Effekts erscheint möglich [29].

Myotonolytica. Einige dieser Präparate kommen ebenfalls als Zusatzmedikation in Betracht, beispielsweise Orphenadrin (= Norflex = Orphenadrin HCl ratiopharm), freilich ohne Wirkung auf die Akinese.

β-Receptoren-Blocker haben nach Mitteilung mancher Autoren den Tremor (auch beim Parkinson-Syndrom) gebessert; eine abschließende Beurteilung ist nicht möglich.

Bei einer eigenen Patientin, die versuchsweise einen β-Receptoren-Blocker erhielt (Trasicor), verschwanden Blickkrämpfe (s. S. 131), die vorher häufig aufgetreten waren. Diese Beobachtung bedarf noch der Ergänzung durch weitere Erfahrungen.

Weckamine. Die Anwendung ist wegen der bekannten Risiken verlassen worden.

Apomorphinderivate. Durch Weiterentwicklung dieser Substanzen sind Fortschritte zu erwarten. Apomorphin selbst hat eine günstige Wirkung besonders auf den Tremor; einer klinischen Anwendung steht der starke emetische Effekt entgegen.

Gruppe 5. Unterstützende Beeinflussung von Herz und Kreislauf, Hirnstoffwechsel, Stimmungslage: *Herz und Kreislauf.* Auch wenn die Entstehung eines Parkinson-Syndroms durch Gefäßsklerose fraglich ist (s. S. 125), soll jeweils die Indikation zur Mitbehandlung von Herz und Kreislauf geprüft werden. In vielen Fällen ist eine Mitverursachung bzw. Verschlimmerung des Parkinson-Syndroms durch Hirnzirkulationsstörungen nicht auszuschließen. Darüber hinaus gilt es, die Hirnleistung insgesamt zu verbessern. Wichtigster therapeutischer Ansatzpunkt zur Förderung der Hirndurchblutung ist eine Verbesserung der Herzleistung (Herzglykoside, Antiarrhythmica u. a.). Bei älteren Patienten sollten Herzglykoside auch dann gegeben werden, wenn strenge Kriterien einer Herzinsuffizienz nicht erkennbar sind. Wichtig ist die (Wieder-) Herstellung individuell optimaler Blutdruckwerte, und zwar je nach Ausgangslage im Sinne einer vorsichtigen Anhebung oder einer noch vorsichtigeren Senkung. Zu starke Blutdrucksenkungen können orthostatische Beschwerden, Verwirrtheitszustände oder cerebrale Insulte nach sich ziehen. Zu warnen ist vor „gefäßerweiternden" Mitteln: Sie bewirken oftmals eine globale Vasodilatation in der Peripherie mit entsprechendem Blutdruckabfall und cerebraler Minderdurchblutung. Außerdem besteht die Gefahr, daß manche noch reaktionsfähigen Hirngefäße etwas erweitert werden; den ischämischen Bezirken wird dadurch Blut entzogen („intracerebraler Steal-Effekt"), so daß die ohnehin schlecht versorgten Hirnregionen noch schlechter durchblutet werden als vorher.

Auf den Antagonismus von Papaverin gegenüber L-Dopa wurde bereits hingewiesen (vgl. S. 138).

Hirnstoffwechsel. Neben einer Verbesserung der kardiovasculären Situation kommen noch Substanzen in Betracht, die primär am Hirnstoffwechsel angreifen (und darüber hinaus ebentuell sekundär eine Hirndurchblutungsverbesserung bewirken), beispielsweise: Actihaemyl bzw. Actovegin,
Centrophenoxin (= Helfergin),
Piracetam (= Nootrop = Normabrain),
Pyritinol (= Encephabol).
Durch diese und andere Substanzen kann die Wirkung einer Antiparkinsontherapie oft in erfreulicher Weise ergänzt und verstärkt werden. Interferenzerscheinungen ergeben sich nicht.

Antidepressiva. In manchen Fällen ist es vorteilhaft, gedrückte Stimmungslage, Mattigkeit und mangelnden Antrieb durch zusätzliche Gabe von Antidepressiva zu beeinflussen. Außerdem besteht biochemisch ein Synergismus mit Antiparkinsonmitteln. Vor höheren Dosen von Antidepressiva ist zu warnen, da die ohnehin gegebene Gefahr von Verwirrtheitszuständen (unter Antiparkinsonmitteln) durch hochdosierte Antidepressiva verstärkt würde. Vor dem Beginn einer antidepressiven Zusatzmedikation soll auch in der Regel abgewartet werden, ob nicht allein schon die psychotrope Komponente von L-Dopa bzw. Amantadinen ausreicht, um psychische Symptome, wie Mattigkeit, Antriebsarmut usw., zu bessern.

Übungsbehandlung. Zumindest genauso wichtig wie die medikamentöse Therapie ist eine regelmäßige Übungsbehandlung, zunächst unter krankengymnastischer Anleitung, später überwiegend selbständig, wobei aber doch von Zeit zu Zeit eine „Auffrischung" durch krankengymnastische Impulse und Korrekturen erforderlich ist. Im hier vorgegebenen Rahmen ist es nicht möglich, Einzelheiten darzulegen. Der Kranke bedarf eines individuell angepaßten Übungsplanes mit stufenweisem Training der beeinträchtigten motorischen Funktionen. Diese Übungstherapie wird ergänzt durch Spaziergänge, aber auch durch Bäderbehandlung und lockernde Massage. Bei stärkeren Sprechstörungen sollte eine Logopädin zugezogen werden. Beschäftigungstherapie und sportliche Betätigungen können, je nach Schwere der Behinderungen, ebenfalls eingesetzt werden.

Kraftfahrtauglichkeit. Diese ist bei leichterer Symptomatik in der Regel nicht eingeschränkt.

Operative Behandlung. In bestimmten Fällen kommt eine operative stereotaktische Behandlung in Betracht: Vor allem Patienten im jüngeren und mittleren Lebensalter mit halbseitiger (oder halbseitig betonter) Symptomatik, Überwiegen des Tremors vor der Akinese, Fehlen stärkerer Gefäßsklerose und anderer kardiovasculärer Komplikationen bzw. sonstiger Risikofaktoren. Die Erfolge sind bei strenger Indikationsstellung meist sehr überzeugend, besonders auch hinsichtlich des – medikamentös schwer beeinflußbaren – Tremors. Jedoch vermag der Eingriff grundsätzlich eine Progredienz nicht aufzuhalten. Wichtig ist auch nach der Operation eine dauernde Übungsbehandlung, meist unterstützt durch Antiparkinsonmittel. – Weitere Einzelheiten werden durch Mundinger (S. 53 ff.) dargestellt.

Ausblick

Trotz neuer biochemischer Erkenntnisse sind unsere Einsichten in die kausale Pathogenese nicht größer geworden; dementsprechend fehlen Möglichkeiten einer Prophylaxe des Parkinson-Syndroms. Therapeutisch haben sich Weiterentwicklungen ergeben: Fortschritte der medikamentösen Therapie sowie der operativen Behandlung. Auch die Notwendigkeit einer dauernden Übungsbehandlung wird heute deutlicher gesehen als früher. Indessen: Von einem Wendepunkt in der Parkinson-Therapie kann bislang kaum gesprochen werden. Es ist auch noch nicht gelungen, die Progredienz zu unterbinden. Weiterentwicklungen sind besonders von der biochemischen bzw. pharmakologischen Forschung zu erwarten.

Literatur

1. Albert, E.: Zur Therapie und Problematik des Parkinson-Syndroms. Nervenarzt *42*, 225–241 (1971)
2. Barbeau, A.: L-Dopa Therapy in Parkinson's Disease – A Critical Review of Nine Years' Experience. Canad.med.Ass.J. *101*, 791–800 (1969)
3. Barbeau, A.: Long-term side effects of Levodopa. Lancet *1971 I*, 395
4. Barbeau, A., Campanella, G., Butterworth, R.F., Yamada, K.: Uptake and efflux of ^{14}C-dopamine in platelets: Evidence for a generalized defect in Parkinson's disease. Neurology (Minn.) *25*, 1–9 (1975)
5. Barbeau, A., Mars, H., Botez, M.I., Joubert, M.: Levodopa Combined with Peripheral Decarboxylase Inhibition in Parkinson's Disease. Canad.med.Ass.J. *106*, 1169–1174 (1972)
6. Birdwood, G.F.B., Gilder, S.S.B., Wink, C.A.S. (Ed.).: Parkinson's Disease. A New Approach to Treatment. London/New York: Academic Press 1971
7. Birkmayer, W.: Extrapyramidales System: Das Parkinson- und Chorea-Syndrom. In: Almanach für Neurologie und Psychiatrie (Hrsg. W. Schulte). S. 77–86. München: J.F. Lehmanns 1967
8. Birkmayer, W., Hornykiewicz, O.: Der L-3,4-Dioxyphenylalanin (= Dopa)-Effekt bei der Parkinson-Akinese. Wien.klin.Wschr. *73*, 787–788 (1961)
9. Birkmayer, W., Hornykiewicz, O.: Der L-Dioxyphenylalanin (= L-Dopa)-Effekt beim Parkinson-Syndrom des Menschen: Zur Pathogenese und Behandlung der Parkinson-Akinese. Arch. Psychiat. Nervenkr. *203*, 700–702 (1962)
10. Brinkmann, R., Strian, F.: Apomorphin im biochemischen Konzept des Parkinson-Tremors. Nervenarzt *45*, 474–476 (1974)
11. Brune, G.G., Richter, H.W.: Das Parkinson-Syndrom. Grundlagen-Klinik-Probleme. Akt. Neurol. *1*, 73–82 (1974)
12. Calne, D.B., Reid, J.L. et al.: Idiopathic Parkinsonism treated with an extracerebral decarboxylase inhibitor in combination with Levodopa. Brit. med. J. *1971 III*, 729–732
13. Calne, D.B., Teychenne, P.F. et al.: Treatment of Parkinsonism with Bromocriptine. Lancet *1974 II*, 1355–1356. Bromocriptine in Parkinsonism. Brit. Med. J. *1974* IV, 442–444
14. Claveria, L.E., Vakil, S.D. et al.: Oxprenolol in Parkinsoism. J. clin. Pharmacol. *15*, 66–68 (1975)
15. Clemens, R., Clemens, U.: Zum Stellenwert von L-Dopa in der medikamentösen Behandlung des Parkinson-Syndroms. Inn. Med. *2*, 137–145 (1975)
16. Danielczyk, W.: Die Behandlung von akinetischen Krisen. Med. Welt *24*, 1278–1282 (1973)
17. Duvoisin, R.C.: Antagonism of Levodopa by Papaverine. J. Amer. med. Ass. *231*, 845 (1975)
18. Feise, G., Paal, G.: Zur Therapie des Parkinson-Syndroms mit L-Dopa allein und in Kombination mit einem Decarboxylasehemmer. Nervenarzt *45*, 126–132 (1974)
19. Fieschi, C., Nardini, M. et al.: Amantadine for Parkinson's disease. Lancet *1970 I*, 945–946
20. Finke, J.: Die neurologische Untersuchung. München: J.F. Lehmanns 1968
21. Finke, J.: Neurologischer Untersuchungskurs. München: Urban & Schwarzenberg 1975
22. Finke, J., Bachhausen, D.: Tremorregistrierung mittels Infraton-Pulsabnehmer. Nervenarzt *46*. 272–273 (1975)
23. Finke, J., Offenloch, K.: Zentralnervensystem, organische Hirnkrankheiten und Pyritinol. Darmstadt: Scripta medica merck 7 (1973)
24. Fischer, P.-A.: Die L-Dopa-Therapie des Parkinson-Syndroms. Stand und Probleme. Nervenarzt *45*, 617–627 (1974)

25. Fischer, P.-A., Schneider, E., Jacobi, P., Maxion, H.: Langzeitstudie zur Effektivität der L-Dopa-Therapie bei Parkinson-Kranken. Nervenarzt *44*, 128–135 (1973)
26. Forssmann, B., Kihlstrand, S. et al.: Amantadine therapy in Parkinsonism. Acta neurol. scnadinav. *48*, 1–18 (1972)
27. Fünfgeld, E.W.: Adamantylaminsulfat – ein Pharmakon zur Parkinson-Behandlung mit neuartigem Wirkprinzip. Med. Klin. *65*, 1703–1706 (1970)
28. Gehlen, W., Müller, J.: Zur Therapie der Dopa-Psychosen mit L-Tryptophan. Dtsch.med. Wschr. *99*, 457–463 (1974)
29. Gerstenbrand, F., Binder, H., Kozma, C., Pusch, St., Reisner, Th.: Infusionstherapie mit MIF (Melanocyte Inhibiting Factor) beim Parkinson-Syndrom. – Wien. klin. Wschr. *87*, 822–823 (1975)
30. Gerstenbrand, F., Grünberger, J., Schubert, H.: Quantitative Testmethoden zur Objektivierung des Effekts einer L-Dopa-Langzeittherapie beim Parkinson-Syndrom. Nervenarzt *44*, 428–433 (1973)
31. Görlich, J., Markus, E.: L-Dopa-Therapie des Parkinson-Syndroms. Dtsch.med.Wschr. *97*, 1246–1248 (1972)
32. von Hartrott, H.-H., Mulch, G., Mager, J.: Zur Differentialdiagnose der Akinese. Akt. Neurol. *2*, 3–10 u. 11–18 (1975)
33. Hirschmann, J.: Zur Therapie des Parkinson-Syndroms. Med. Welt *24*, 976–979 (1973)
34. Hirschmann, J.: Die Initial-Symptomatik des Parkinson-Syndroms. Therapiewoche *24*, 4909 (1974)
35. Holdorff, B., Fuchs, E.: Die bilaterale Temporalhornerweiterung: Symptom des normotensiven Hydrocephalus? Akt. Neurol. *2*, 19–25 (1975)
36. Hopf, H.C.: Wilsonsche Krankheit (hepato-lentikuläre Degeneration). Akt. Neurol. *2*, 27–31 (1975)
37. Jackson, R., Crawford, C.O., Peel, J.S.: Oxprenolol in Parkinson's Disease. N.Z.med.J. *74*, 246–247 (1971)
38. Jellinger, K.: Pathomorphologie des Parkinson-Syndroms. Akt. Neurol. *1*, 83–98 (1974)
39. Kaiya, H., Mehraein, P.: Zur Klinik und pathologischen Anatomie des Muskelatrophie – Parkinsonismus – Demenz – Syndroms. Arch. Psychiat. Nervenkr. *219*, 13–27 (1974)
40. Kapp, W., Leickert, K.H.: Das Parkinson-Syndrom. Neurochemie-Klinik-Therapie. Stuttgart/New York: Schattauer 1971
41. Kendel, K., Saprianov, G., Graf, B.: Wach-EEG und Schlaf-EEG beim Parkinson-Syndrom. Akt. Neurol. *1*, 225–136 (1974)
42. Korten, J.J., Keyser, A., Joosten, E.M.G., Gabreels, F.J.M.: Madopar versus Sinemet. Europ. Neurol. *13*, 65–71 (1975)
43. Kugler, J.: Die Beeinflussung von Vigilanz und Bewußtsein durch Aminoadamantansulfat. Akt. Neurol. *2*, 43–51 (1975)
44. Liebermann, A.N., Shupack, J.L.: Levodopa and melanoma. Neurology (Minneap.) *24*, 340–343 (1974)
45. Metzel, E., Weitbrecht, W.U.: Die Dopa-Resorption in der Therapie der Parkinsonschen Erkrankung. Arch. Psychiat. Nervenkr. *219*, 231–237 (1974)
46. Muschard, F., Völler, G.W.: Wirksamkeit von Amantadinsulfat als Infusionslösung bei der Behandlung des Parkinson-Syndroms. Med.Welt *24*, 183–184 (1973)
47. Papavasiliou, P.S., Cotzias, G.C., Duby, S.E., Steck, A.V., Fehling, C., Bell, M.A.: Levodopa in Parkinsonism. Potentiation of central effects with a peripheral inhibitor. N.Engl. J.Med. *286*, 8–14 (1972)
48. Pletscher, A., Bartholini, G., Gey, K.F., Jenni, A.: Die biochemischen Grundlagen für die Behandlung des Parkinson-Syndroms mit L-Dopa. Schweiz.med.Wschr. *100*, 797–804 (1970)
49. Pritchard, P.B.: Prevalence of neoplasms and causes of death in paralysis agitans. Neurology (Minneap.) *23*, 215–222 (1973)
50. Przuntek, D.: Zur Therapie des Parkinson-Syndroms. Wirkung und Nebenwirkungen der Behandlung mit L-Dopa und einem Dekarboxylasehemmer. Fortschr. Med. *91*, 399–404 (1973)
51. Richter, K., Hagemann, P., Albert, M.: Die Lungenfunktion beim Parkinson-Syndrom. Psychiat. Neurol. med. Psychol. (Lpz.) *13*, 125–130 (1961)
52. Robinson, T., Wajsbort, J., Hirshowitz, B.: Levodopa and malignant melanoma. Arch. Path. *95*, 213 (1973)
53. Sandler, M., Fellows, L.E.: Oxprenolol and Levodopa in Parkinsonian Patients. Lancet *1975* 168
54. Scatton, B., Cheramy, A. et al.: Increased synthesis and release of dopamine in the striatum of the rat after amantadine treatment. Europ. J. Pharmacol. *13*, 131–133 (1970)
55. Schneider, E., Fischer, P.-A., Jacobi, P.: Effekte der Zusatzmedikation von Amantachinsulfat bei L-Dopa-vorbehandelten Parkinsonkranken. Med. Klin. *69*, 541–545 (1974)

56. Schönfelder, H., Rieger, G.: Langzeittherapie des Parkinson-Syndroms mit L-Dopa und einem Decarboxylasehemmer über 3 Jahre. Akt. Neurol. *1*, 115–124 (1974)
57. Schulte, W.: Vom pathischen Aspekt organischen Krankseins. – Apopletiker und Parkinsonkranke in der Gegensätzlichkeit ihres Selbsterlebens. Arch. gen. Psychol. *116*, 373–385 (1964)
58. Schulte, W.: Zur seelischen Verarbeitung der Parkinsonerkrankung. Scriptum Geriatricum 1963 (Hrsg. W. Doberauer). S. 199–205. Österr. Ges. f. Geriatrie, Wien 1964
59. Schwab, R.S.: Amantadine in the treatment of Parkinson's disease. J. Amer. med. Ass. *208*, 1168–1170 (1969)
60. Skibba, J.L., Pinckley, J., Gilbert, E.F., Johnson, R.O.: Multiple primary melonoma following administration of Levodopa. Arch. Path. *93*, 556–561 (1972)
61. Steinhäusl, H.: Erfahrungsbericht über die Behandlung des Parkinson-Syndroms mit dem Kombinationspräparat L-Dopa + Dekarboxylasehemmer (Ro 8-0576). Wien.med.Wschr. *123*, 433–435 (1973)
62. Streifler, M., Hait, Z.: Amantadinderivate bei Parkinsonismus im Blindversuch. Therapiewoche *23*, 3649 (1973)
63. Territo, M., Peters, R.W., Tanaka, K.R.: Autoimmune hemolytic anemia due to Levodopa therapy. J. Amer. med. Ass. *226*, 1347–1348 (1973)
64. Teychenne, P.F., Calne, D.B. et al.: Idiopathic Parkinsonism treated with Bromocriptine. Lancet *1975 II*, 473–476
65. Thompson, M.K.: Effect of Oxprenolol on parkinsonian tremor. Lancet *1972 III*, 388
66. Umbach, W.: Vorzeitiger Hirnabbau durch aktiven Hydrocephalus. Dtsch. med. Wschr. *96*, 1184–1187 (1971)
67. Völler, G.W.: Aktuelle Parkinsontherapie. Akt. Neurol. *1*, 99–114 (1974)
68. Wälzholz, U., Schönfelder, H.: Fortschritte in der Behandlung des Parkinson-Syndroms mit L-Dopa durch Kombination mit einem Decarboxylasehemmer. Nervenarzt *43*, 531–532 (1972)
69. Yahr, M.D. (Ed.): Current Concepts in the Treatment of Parkinsonism. New York: Raven Press 1974

Störungen der Neurotransmission assoziiert mit neurologischen und psychiatrischen Syndromen

G. Brune und H.-W. Richter

Aufgrund einer mehr als 20jährigen systematischen Forschung wird heute allgemein angenommen, daß neben dem Acetylcholin biogene Amine, wie Dopamin, Noradrenalin und Serotonin, und darüber hinaus chemische Verbindungen, wie z. B. Glycin, Glutaminsäure und γ-Aminobuttersäure, als Neurotransmitter für die Funktionen des Nervensystems von Bedeutung sind [3, 11, 12, 14, 20, 21, 39, 45, 52, 63, 127, 154]. Diese Annahme schließt ein, daß unterschiedliche Pathomechanismen im Bereich der Neurotransmission, wie z. B. Veränderungen im Stoffwechsel der Neurotransmitter bzw. strukturelle oder funktionelle Läsionen der prä- und/oder postsynaptischen Elemente, Störungen der Funktionen des Nervensystems bedingen und das Entstehen neurologischer und/oder psychiatrischer Syndrome bewirken. Die Erforschung von Physiologie und Pathophysiologie der Neurotransmission hat somit für die Nervenheilkunde zunehmend an Bedeutung gewonnen. Im Rahmen dieses Referates sollen Erkenntnisse und Probleme bezüglich der Pathophysiologie der Neurotransmission im Zusammenhang mit einigen klinischen Syndromen besprochen werden.

Das myasthene Syndrom

Myasthene Syndrome unterscheiden sich sowohl in klinischer als auch in pathophysiologischer Hinsicht, gemeinsam ist jedoch eine abnorme Ermüdbarkeit einzelner oder aller Skelettmuskeln mit verzögerter Erholung sowie Störungen im Bereich des neuromusculären Überganges. Die neuromusculäre Impulsübertragung wird durch Acetylcholin vermittelt [24, 49], das normalerweise in Form von Quanten aus den präsynaptischen Speichern freigesetzt und dann am postsynaptischen Receptor wirksam wird [36, 61, 83, 84]. Als maßgeblicher pathogenetischer Faktor des myasthenen Syndroms wird eine Verminderung des Acetylcholineffektes angenommen.

Die häufigste Form der Myasthenie ist die *Myasthenia gravis pseudoparalytica*, die unter diesem Namen erstmalig 1895 von Jolly [82] beschrieben wurde, verbunden mit dem Vorschlag, die Muskelschwäche mit Physostigmin zu behandeln. Bezüglich des Pathomechanismus der Myasthenia gravis pseudoparalytica ergaben sich Argumente sowohl für eine prä- als auch für eine postsynaptische Lokalisation der Störung. Hinsichtlich einer präsynaptischen Lokalisation der Läsion diskutierten Torda und Wolff [150] die Möglichkeit einer verminderten Acetylcholinsynthese. Andererseits wurden Störungen der Mobilisation und Freisetzung von Acetylcholin [51] sowie eine Verminderung des Acetylcholingehaltes einzelner Quanten [53] postuliert. Es lassen sich jedoch nicht alle bei der Myasthenia gravis erhobenen Befunde, wie z. B. die Feststellung einer fünfmal höheren Schwelle für Acetylcholin [72], zwanglos dem Konzept einer präsynaptischen Läsion zuordnen. Heute wird in erster Linie eine postsynaptische Störung bei der Myasthenia gravis diskutiert. Engel und Santa [56] beschrieben 1971 Veränderungen der Ultrastruktur der postsynaptischen Elemente bei der Myasthenia gravis, die postsynaptische Region zeigte sich kleiner und einfacher als normal mit vermehrter Komplexität und Länge der postsynaptischen Membranen. Der Bereich der Nervenendigungen war ebenfalls durchschnittlich kleiner ausgeprägt als normal, jedoch fanden sich normale Konzentrationen an synaptischen Bläschen sowie normale prozentuale Anteile an Mitochondrien [56, 57, 128]. Die Frage, ob die oben genannten strukturellen Veränderungen Folge einer chronischen Behandlung mit Cholinesterasehemmern seien [55, 58], konnte dahingehend beantwortet werden, daß sich sowohl bei Patienten unter Cholinesterasehemmern als auch bei Patienten ohne Behandlung identische Veränderungen im postsynaptischen Bereich finden [58]. Dies schließt jedoch nicht aus, daß Cholinesterasehemmer Veränderungen im Bereich der motorischen Endplatte hervorrufen [133]. Weitere Hinweise für eine postsynaptische Genese der Myasthenia gravis ergaben Studien mit dem α-Bungeratoxin, hierbei zeigte sich bei Ratten unter Behandlung mit Neostigmin eine Reduktion der Zahl der Acetylcholinreceptoren der postsynaptischen Membran [37, 60]. Eine Verminderung der Acetylcholinreceptoren, die nach Satyamurti et al. [129] alle pathophysiologischen Phänomene der Myasthenie erklärt, wurde auch bei einer Anzahl myasthener Patienten beobachtet, selbst dann, wenn eine Therapie mit Cholinesterasehemmern nicht durchgeführt worden war [60].

Als Ursache der Blockierung und/oder Schädigung der Acetylcholinreceptoren werden Antikörper gegen Acetylcholinreceptoren angenommen. Derartige Antikörper, wie sie im Tierversuch bei der experimentellen Autoimmun-Myasthenia-gravis (EAMG) erzeugt werden, fanden sich im Serum von Patienten mit Myasthenia gravis; diese Antikörper konnten auch an Acetylcholinreceptoren von Skelettmuskeln des Menschen nachgewiesen werden [95, 96], sie scheinen für die Myasthenia gravis spezifisch zu sein. Toyka et al. [151] gelang es, bei Mäusen einen neuromusculären Block durch mehrfache Injektionen einer Immunglobulinfraktion aus dem Serum von Myasthenikern zu erzeugen. Diese Autoren vermuten, daß die Pathogenese der Myasthenia gravis einen durch Antikörper vermittelten Autoimmunangriff auf die Acetylcholinreceptoren des neuromusculären Überganges beinhaltet. Diese Annahme ist im Einklang mit dem seit vielen Jahren diskutierten Konzept, daß der Myasthenia gravis ein Autoimmunprozeß einschließlich Thymuspathologie [1, 108, 125, 139, 140, 146] zugrundeliegt.

Obgleich noch Fragen offen bleiben, so zeichnet sich doch insbesondere aufgrund der neueren Forschungen ab, daß durch immunologische Vorgänge bedingte Läsionen im Bereich des postsynaptischen Elementes des neuromusculären Überganges einen wichtigen Faktor in der Pathogenese der Myasthenia gravis darstellen.

Die Grundregeln der Therapie der Myasthenia gravis folgen dem genannten pathophysiologischen Konzept. Nach heutiger Auffassung ist die Thymektomie nützlich, weiterhin sollte eine Behandlung mit Glucocorticosteroiden durchgeführt werden, darüber hinaus wird eine immundepressive Behandlung mit Azathioprin empfohlen. Cholinesterasehemmer sollten in möglichst geringen Dosen gegeben und so schnell wie möglich abgesetzt werden [67, 106, 133].

Das *Lambert-Eaton-Syndrom* stellt ein myasthenes Syndrom dar, das nicht selten mit malignen bronchogenen Tumoren assoziiert ist [90, 91, 93]. Pathophysiologisch ist es ebenso wie das myasthene Syndrom beim *Botulismus* charakterisiert durch eine Minderung der Freisetzung von Acetylcholin [54, 75, 92]. Sowohl beim Lambert-Eaton-Syndrom als auch beim Botulismus bleibt die Therapie mit Cholinesterasehemmern ohne befriedigendes Ergebnis, während dem Guanidin, das die Freisetzung von Acetylcholin fördert [112], allgemein gute therapeutische Wirkungen zugeschrieben werden [38, 123].

Das Parkinson-Syndrom

Das 1817 von Parkinson [115] beschriebene Syndrom ist klinisch charakterisiert durch die Trias Akinese, Rigor und Tremor. Die Ätiologie des Parkinson-Syndroms ist unterschiedlich, am häufigsten wird heute die idiopathische Form diagnostiziert [64]. Als pathologisch-anatomisches Substrat werden insbesondere Schäden im Bereich der Substantia nigra angenommen [77, 85, 152].

Das Konzept, daß Störungen der Neurotransmission in der Pathogenese des Parkinsonismus von Bedeutung sind, gründet sich insbesondere auf pharmakologische und biochemische Untersuchungen. Pharmaka, wie z. B. Rauwolfia-Alkaloide und die Phenothiazine, können neben ihren übrigen Wirkungen ein Parkinson-Syndrom hervorrufen [19, 31, 88, 100], gleichzeitig interferieren sie mit dem Stoffwechsel biogener Monoamine, wie Dopamin, Noradrenalin und Serotonin. Reserpin verursacht eine langdauernde Verarmung des Gehirns an biogenen Monoaminen [34, 81, 113, 118], während die Phenothiazine durch Receptorblockade den physiologischen Effekt der Monoamine im Gehirn reduzieren [9, 30, 32, 110]; andererseits werden auch präsynaptische Mechanismen diskutiert [134]. Die Beobachtung, daß von den genannten Monoaminen Dopamin am stärksten im extrapyramidal-motorischen System vertreten ist, [4, 5, 15, 153, 154] in Verbindung mit der Annahme, daß die klinischen Effekte von Rauwolfia-Alkaloiden und Phenothiazinen wahrscheinlich durch ihre Wirkungen auf den Monoaminstoffwechsel vermittelt werden [23], führten zu der Vermutung, daß eine Verminderung des cerebralen Dopamineffektes in der Pathogenese des Parkinsonismus von Bedeutung sei. Diese Vermutung fand eine Stütze in der Beobachtung einer signifikanten Reduktion des Dopamingehaltes und weniger ausgeprägt des Gehaltes von Noradrenalin und Serotonin im Gehirn von verstorbenen Parkinson-Kranken im Vergleich zu verstorbenen Personen, bei denen kein Parkinson-Syndrom vorlag [12, 52].

Das pathophysiologische Konzept eines verminderten cerebralen Dopamineffektes und eine dadurch hervorgerufene Störung im Gleichgewicht der cerebralen Neurotransmitter, insbesondere zwischen Dopamin und Acetylcholin [6, 102], eröffnete die Möglichkeit, die klinische Symptomatik durch Normalisierung des cerebralen Dopamingehaltes zu bessern, insbesondere nachdem tierexperimentelle Untersuchungen gezeigt hatten, daß durch Applikation der Dopaminvorstufe L-Dopa eine Erhöhung des cerebralen Dopamingehaltes mit bevorzugter Speicherung in den extrapyramidal-motorischen Hirnzentren zu erzielen ist [8, 15, 117].

Therapeutische Versuche bei Parkinson-Kranken, die zunächst mit relativ geringen Mengen L-Dopa durchgeführt wurden, ergaben insgesamt gesehen positive Ergebnisse, insbesondere zeigte sich eine Besserung der Akinese, aber auch der Rigor und in geringerem Maße der Tremor wurden günstig beeinflußt [16, 17, 18, 62]. Diese therapeutischen Effekte waren jedoch nur von kurzer Dauer und erst nachdem es möglich geworden war, größere Mengen von L-Dopa oral zu verabreichen [47], wurde die L-Dopa-Behandlung des Parkinsonismus zur Therapie der Wahl. Der aus der Verabreichung größerer Mengen von L-Dopa resultierende Nachteil einer Überschwemmung extracerebraler Organe mit Catecholaminen und die daraus wahrscheinlich resultierenden Nebenwirkungen konnten inzwischen durch die Kombination von L-Dopa mit einem Decarboxylasehemmer, der weitgehend bluthirnschrankenundurchgängig ist, gemindert werden, so daß heute allgemein bei der Behandlung des Parkinsonismus die Kombination L-Dopa/Decarboxylasehemmer eingesetzt wird [73, 116, 122, 124]. Nach Sacks et al. [126] sollte bei Parkinson-Kranken mit Demenz L-Dopa nur mit Vorsicht gegeben werden. Sweet et al. [148] vermuteten, daß das häufige Vorkommen von Demenz bei Patienten mit Parkinsonismus unter L-Dopa-Therapie eher einen verlängerten Verlauf der Krankheit reflektiert als eine direkte Folge der Medikation. Zumstein und Siegfried [160] beobachteten, daß die Mortalität korrekt behandelter Parkinson-Kranker innerhalb des Bereichs der erwarteten Mortalität einer Gruppe der normalen Population liegt, verglichen nach Alter und Geschlecht. Das Risiko des Todes bei Parkinson-Kranken ist somit nicht mehr höher als das der normalen Bevölkerung. Trotz dieser therapeutischen Erfolge sind noch viele Fragen offen sowohl hinsichtlich des Wirkungsmechanismus von L-Dopa als auch hinsichtlich des Parkinsonismus [7, 46, 157, 158].

Das depressive Syndrom

Das depressive Syndrom ist klinisch gekennzeichnet durch dysphorische Stimmung (Depression, Hoffnungslosigkeit, Entmutigung, Furcht, Sorge, Reizbarkeit), Anorexie und/oder unbeabsichtigte Gewichtsverluste, selten Hyperphagie, sowie durch Schlaflosigkeit oder vermehrtes Schlafbedürfnis, Verlust von Energie, leichte Ermüdbarkeit, psychomotorische Retardierung oder Agitation, vermindertes Interesse an den üblichen Aktivitäten, herabgesetzte Selbstwertschätzung, mangelhafte Konzentration, langsames Denken, wiederkehrende Gedanken an Tod und Selbstmord [2].

Die Annahme, daß Störungen der Neurotransmission für das depressive Syndrom einschließlich der endogenen Depression pathogenetisch von Bedeutung sind, beruht ähnlich wie beim Parkinson-Syndrom in erster Linie auf pharmakologischen und biochemischen Untersuchungen, verbunden mit klinischen Beobachtungen. Es zeigte sich, daß Neuroleptica, wie z. B. das Reserpin, das – wie bereits oben beschrieben – den cerebralen Effekt biogener Amine reduziert, beim Menschen eine Symptomatik ähnlich der einer Depression hervorrufen können [74, 107]. Darüber hinaus wurde beobachtet, daß Pharmaka, wie z. B. die Monoaminooxidasehemmer und das Imipramin, den cerebralen Effekt biogener Amine vermehren und gleichzeitig Depressionen bessern [66, 78, 86, 89, 143, 144, 159]. Da alle der erwähnten Pharmaka die cerebralen Wirkungen sowohl der Catecholamine Dopamin und Noradrenalin auch als des Indolamins Serotonin verändern, stellte sich die Frage, welches dieser Monoamine für die depressive Symptomatik in erster Linie in Betracht zu ziehen ist. Die Tatsache, daß L-Dopa sowohl beim Tier als auch beim Menschen die reserpin-induzierte Symptomatik weitgehend aufhebt, während die Serotoninvorstufe 5-Hydroxytryptophan sich diesbezüglich wesentlich weniger effektiv zeigte [33, 50, 103], ließ an die Möglichkeit denken, daß in erster Linie ein Catecholamindefizit für die depressive Symptomatik verantwortlich ist. Aufgrund der genannten Untersuchungsmethoden läßt sich ein eindeutiger Schluß jedoch nicht ziehen, da L-Dopa nicht nur den Stoffwechsel der Catecholamine beeinflußt, sondern auch den des Serotonins [26, 59, 109], während andererseits z. B. Tryptophan eine Freisetzung von Noradrenalin bewirkt [22]. Weiterhin ist zweifelhaft, ob durch die Gaben von Aminvorstufen eine Verteilung der biogenen Amine im Gehirn erzielt wird, die der der endogenen Verteilung entspricht [13, 103].

Biochemische Untersuchungen beim Menschen zeigten Veränderungen des Stoffwechsels biogener Amine bei Depressionen und Manien, ergaben jedoch hinsichtlich der Frage, ob in erster Linie Störungen im Catecholaminsystem oder aber Störungen im Serotoninsystem für die klinischen Symptomatiken von Bedeutung sind, ebenfalls keine eindeutigen Hinweise. Bei Untersuchungen bezüglich des Catecholaminstoffwechsels bei depressiven Patienten wurden geringere Harnausscheidungen von Adrenalin und Noradrenalin beobachtet, als während der Manie oder nach Abklingen der Depressionen [100, 141, 147]. Andererseits wurden vermehrte Harnausscheidungen dieser Monoamine insbesondere bei ängstlichen und agitierten Depressionen beschrieben [28, 48]. Schildkraut et al. [131, 132] fanden bei depressiven Patienten verminderte Harnausscheidungen von Vanillinmandelsäure, weiterhin zeigte sich, daß depressive Patienten verminderte Mengen von 3-Methoxy-4-hydroxyphenylglycol (MHPG) ausscheiden [71, 97], und jene Patienten mit erniedrigten MHPG-Werten besser auf Imipramin ansprechen als jene mit normalen MHPG-Ausscheidungen [98]. Es wird vermutet, daß 3-Methoxy-4-hydroxyphenylglycol das Hauptabbauprodukt von Noradrenalin im Gehirn darstellt [99, 130]. Im Liquor cerebrospinalis fanden sich signifikant geringere Mengen von MHPG bei depressiven Patienten, während bei manisch Kranken deutlich erhöhte MHPG-Werte gefunden wurden [70, 138, 156]. Post et al. [119] beobachteten eine Korrelation zwischen erhöhtem MHPG-Gehalt im Liquor cerebrospinalis und der psychomotorischen Aktivität. Darüber hinaus wurde eine Verminderung des Dopaminmetaboliten Homovanillinsäure im Liquor cerebrospinalis bei Patienten mit Depressionen festgestellt [104, 114]. Bezüglich des Indolstoffwechsels bei Depressionen wurden bei Untersuchungen über die Harnausscheidungen des Serotoninmetaboliten 5-Hydroxyindolessigsäure uneinheitliche Befunde erhoben, insgesamt gesehen ergab sich jedoch die Tendenz einer verminderten Ausscheidung [80]. Coppen et al. [43] berichteten über verminderte Harnausscheidungen von Tryptamin während der depressiven Phase mit Normalisierung während der Remission. Im Liquor cerebrospinalis wurden wiederholt verminderte Mengen von Serotonin und 5-Hydroxyindolessigsäure bei depressiven Patienten beobachtet [41, 69, 104, 120], darüber hinaus wurde über Verminderungen des Gehalts von Serotonin und 5-Hydroxyindolessigsäure im Gehirn von Depressiven nach vollzogenem Suicid berichtet [135].

Die Ergebnisse über die therapeutischen Wirkungen von Monoaminvorstufen sind uneinheitlich, möglicherweise bedingt durch uneinheitliches Krankengut und unterschiedliche Untersuchungsmethodik. Darüber hinaus ist nicht hier entschieden, welche Änderungen im Stoffwechsel der Monoamine für die beobachteten Effekte verantwortlich sind [149]. Nach Gaben von Tryptophan und 5-Hydroxytryptophan wurden Besserungen von Depressionen beobachtet [42, 87, 94], andererseits zeigten sich keine therapeutischen Wirkungen [35]. Nach Gaben von L-Dopa wurden Besserungen bei retardierten Depressionen beschrieben, während agitierte Depressionen auf die Behandlung nicht ansprachen [29, 68]. Wie aus den beschriebenen Untersuchungen hervorgeht, ist die Frage nicht beantwortet, ob in erster Linie Catecholamine oder aber Indolamine für die Pathogenese von Depressionen und Manien von Bedeutung sind. Verschiedene Hypothesen versuchen Antwort auf diese Frage zu geben. Die Catecholaminhypothese beinhaltet, daß Depressionen assoziiert sind mit einem funktionellen Defizit an Noradrenalin und Manien mit einem Überschuß an Noradrenalin an bestimmten Receptoren im Gehirn [131]. Die Serotoninhypothese hingegen sieht die Grundlage von Depressionen in einer Verminderung cerebralen Serotonins [40]. Bueno und Himwich [27] postulieren eine dualistische Hypothese und vermuten, daß Depressionen nicht mit einem Mangel und Manien nicht mit einem Überschuß des einen oder anderen Amins zu assoziieren sind, sondern daß diese Krankheitsbilder assoziiert sind mit Veränderungen des speziellen Verhältnisses von Serotonin und Noradrenalin im zentralen Nervensystem. Prange et al. [121] diskutierten die Möglichkeit, daß ein cerebraler Serotoninmangel eine Bereitschaft zur endogenen Depression beinhaltet, während Verminderung der Catecholamine und Depressionen und Vermehrung der Catecholamine mit der manischen Symptomatik korrelieren. Die

Frage nach der speziellen Natur der Störungen innerhalb der cerebralen Neurotransmittersysteme bei Depressionen und Manien bedarf somit der weiteren Klärung, dabei ist aufgrund bisheriger Ergebnisse anzunehmen, daß diese Störungen insbesondere das hypothalamisch-limbische System betreffen [25].

Die medikamentöse Therapie von Depressionen und Manien beinhaltet die Gabe von Antidepressiva und Neuroleptica, also von Medikamenten, die Änderungen in den monoaminergischen Transmittersystemen hervorrufen. Dies gilt auch für das Lithium, das nach mehreren Beobachtungen derartige Änderungen bewirkt [47, 76, 105, 137].

Schlußbemerkungen

Das Referat zeigt, daß die Forschungen auf dem Gebiet der Neurotransmission weitere Erkenntnisse hinsichtlich Pathogenese und Therapie neurologischer und psychiatrischer Syndrome gebracht haben, andererseits sind noch viele Probleme ungelöst. Der gegebene Überblick ist nicht vollständig; aus Raumgründen ist es jedoch nicht möglich, weitere Krankheitsbilder darzustellen, bei denen heute Störungen der Neurotransmission diskutiert werden, z. B. Tetanus [111, 155], schizophrene Psychosen [65, 79, 142], cerebrale Krampfanfälle [101, 136] und Schmerzsyndrome [145].

Literatur

1. Abdou, N.I., Lisak, R.P., Zweiman, B., Abrahamsohn, I., Penn, A.S.: The thymus in myasthenia gravis: Evidence for altered population. New Engl. J. Med. *291* 1221–1275 (1974)
2. Akaiskal, H.S., McKinney, W.T. jr.: Overview of recent research in depression. Arch. gen. Psychiat. *32* 285–305 (1975)
3. Amin, A.H., Crawford, T.B.B., Gaddum, J.H.: The distribution of substance P and 5-hydroxytryptamine in the central nervous system in the dog. J.Physiol. *126*, 596 (1954)
4. Andén, N.E., Carlsson, A., Dahlström, A., Fuxe, K., Hillarp, N.A., Larssen, K.: Demonstration and mapping out of nigro-neostriatal dopamine neurons. Life Sci. *3*, 523 (1964)
5. Andén, N.E., Dahlström, A., Fuxe, K., Larsson, K.: Further evidence for the presence of nigro-neostriatal dopamine neurons in the rat. Amer.J.Anat. *116*, 329 (1965)
6. Barbeau, A.: The pathogenesis of Parkinson's disease: A new hypothesis. Canad.med.Ass.J. *87*, 802 (1962)
7. Barbeau, A., Campanella, G., Butterworth, R.F., Yamada, K.: Uptake and efflux of ^{14}C-dopamine in platelets: Evidence for a generalized defect in Parkinson's disease. Neurology *25*, 1–9 (1975)
8. Bartholini, G., Pletscher, A.: Cerebral accumulation and metabolism of ^{14}C-dopa after selective inhibition of peripheral decarboxylase. J.Pharmacol.exp.Ther. *161*, 14 (1968)
9. Bartholini, G., Pletscher, A.: Enhancement of tyrosine hydroxylation within the brain by chlorpromazine. Experientia (Basel) *25*, 919 (1969)
10. Bergsman, A.: Urinary excretion of adrenalin and noradrenalin in some mental diseases: Clinical and experimental study. Acta psychiat. scand. *34*, 5 (1939)
11. Bernheimer, H., Birkmayer, W., Hornykiewicz, O.: Verteilung des 5-Hydroxytryptamins (Serotonin) im Gehirn des Menschen und sein Verhalten bei Patienten mit Parkinson-Syndrom. Klin.Wschr. *39*, 1056 (1961)
12. Bertler, A.: Occurence and localization of catecholamines in the human brain. Acta physiol. scand. *51*, 97 (1961)
13. Bertler, A., Falck, B., Owman, C., Rosengren, E.: The localization of monoaminergic blood-brain barrier mechanisms. Pharmacol. Rev. *18*, 369 (1966)
14. Bertler, A., Rosengren, E.: Occurence and distribution of dopamine in brain and other tissues. Experientia (Basel) *15*, 10 (1959)
15. Bertler, A., Rosengren, E.: Occurence and distribution of catecholamines in brain. Acta physiol. scand. *47*, 350 (1959)
16. Birkmayer, W., Hornykiewicz, O.: Der L-3,4-Dioxyphenylalanin (= Dopa)-Effekt bei der Parkinson-Akinese. Wien.klin.Wschr. *73*, 787 (1961)

17. Birkmayer, W., Hornykiewicz, O.: Der L-Dioxyphenylalanin (= L-Dopa)-Effekt beim Parkinson-Syndrom des Menschen. Zur Pathogenese und Behandlung der Parkinson-Akinese. Arch. Psychiat. Nervenkr. *203*, 560 (1962)
18. Birkmayer, W., Hornykiewicz, O.: Weitere experimentelle Untersuchungen über L-Dopa beim Parkinson-Syndrom und Reserpin-Parkinsonismus. Arch.Psychiat. Nervenkr. *206*, 367 (1964)
19. Bleuler, M., Stoll, W.: Clinical use of reserpine in psychiatry: Comparison with chlorpromazine. Ann.N.Y.Acad.Sci. *61*, 167 (1955)
20. Bogdanski, D.F., Udenfriend, S.: Serotonin and monoamine oxidase in brain. J.Pharmacol. *116*, 7 (1956)
21. Bogdanski, D.F., Weissbach, H., Udenfriend, S.: The distribution of serotonin, 5-hydroxytryptophane decarboxylase and monoamine oxidase in brain. J.Neurochem. *1*, 272 (1957)
22. Brodie, B.B., Comer, M.S., Costa, E., D'Labac, A.: The role of brain serotonin in the mechanism of the central action of reserpine. J.Pharmacol.exp.Ther. *152*, 340 (1966)
23. Brodie, B.B., Shore, P.A.: A concept for a role of serotonine and norepinephrine as chemical mediators in the brain. Ann.N.Y.Acad.Sci. *66*, 631 (1957)
24. Brown, G.L., Dale, H.H., Feldberg, W.: Reactions of the normal mammalian muscle to acetylcholine and to eserine. J.Physiol. (Lond.) *87*, 394 (1936)
25. Brune, G.G.: The somatically determined psychoses. In: Biochemistry, Schizophrenias and Affective Illnesses (Ed. by Harold E. Himwich), S. 43–78. Baltimore: Williams & Wilkins 1970
26. Brune, G.G., Pflughaupt, K.-W.: Effects of L-Dopa treatment on indole metabolism in Parkinson's disease. Experientia (Basel) *27*, 516 (1971)
27. Bueno, J.R., Himwich, H.E.: A dualistic approach to some biochemical problems in endogenous depressions. Psychosomatics *8*, 82–94 (1967)
28. Bunney, W.E. jr., Davis, J.M.: Norepinephrine in depressive reactions. A review. Arch.gen. Psychiat. *13*, 483 (1965)
29. Bunney, W.E. jr., Murphy, D.L., Brody, K.H., Goddwin, S.K.: L-Dopa in depressed patients. Lancet *1970 I*, 352
30. Burkard, W.P., Gey, K.F., Pletscher, A.: Activation of tyrosine hydroxylation in rat brain by chlorpromazine. Nature (Lond.) *213*, 732 (1967)
31. Cares, R.M., Buckmann, C.: Comparative review of the structure and side effects of newer psychotropic agents. Dis.nerv.Syst. *24*, Suppl. 4, 92 (1963)
32. Carlsson, A., Lindqvist, M.: Effect of chlorpromazine or haloperidol on formation of 3-methoxytyramine and normetanephrine in mouse brain. Acta pharmacol. (Kbh.) *20*, 140 (1963)
33. Carlsson, A., Lindqvist, M., Magnusson, T.: 3,4-Dihydroxyphenylalanine and 5-hydroxytryptophan as reserpine antagonists. Nature (Lond.) *180*, 1200 (1957)
34. Carlsson, A., Rosengren, E., Bertler, A., Nilsson, J.: Effect of reserpine on the metabolism of catecholamines. In: Psychotic drugs (S. Garattini and V. Ghetti, Eds.). Amsterdam: Elsevier 1957
35. Caroll, J., Mowbray, R.M., Davies, B.: Sequential comparison of L-tryptophan with E.C.T. in severe depression. Lancet *1970 I*, 967
36. Del Castillo, J., Katz, B.: The membrane change produced by the neuromuscular transmitter. J.Physiol. (Lond.) *125*, 546 (1954)
37. Chang, C.C., Chen, T.F., Chuang, S.T.: Influence of chronic neostigmine on the number of acethylcholine receptors and the release of acethylcholine from the rat diaphragm. J.Physiol. (Lond.) *230*, 613 (1973)
38. Cherington, M.: Botulism. Ten-Year Experience. Arch.Neurol. (Chic.) *30*, 432 (1974)
39. Cooper, J.R., Bloom, F.E., Roth, R.H.: γ-Aminobutyric Acid, Glycine, and Glutamic Acid. In: The Biochemical Basis of Neuropharmacology. S. 202. New York–London–Toronto: Oxford University Press 1974
40. Coppen, A.: The biochemistry of affective disorders. Brit.J.Psychiat. *113*, 1237 (1967)
41. Coppen, A., Prange, A.J. jr., Whybrow, P.C., Noguera, R.: Abnormalities of indolamines in affective disorders. Arch.gen.Psychiat. *26*, 474 (1972)
42. Coppen, A., Shaw, D.M., Herzberg, B., Maggs, R.: Tryptophan in the treatment of depression. Lancet *1967 I*, 1178
43. Coppen, A., Shaw, D.M., Malleson, A., Eccleston, E., Gundy, G.: Tryptamine metabolism in depression. Brit.J.Psychiat. *111*, 993 (1965)
44. Corrodi, H., Fuxe, K., Hokfelt, T., Schou, M.: The effect of lithium on cerebral monoamine neurons. Psychopharmacologia (Berl.) *11*, 345 (1967)
45. Costa, E., Aprison, M.H.: Studies on the 5-hydroxytryptamine (serotonin) content in human brain. J.nerv.ment.Dis. *126*, 289 (1958)
46. Cotzias, G.C., Papavasiliou, P.S., Düby, S.E., Steck, A.J., Ginos, J.Z.: Some newer metabolic concepts in the treatment of parkinsonism. Neurology (Minneap.) *22*, 82 (1972)
47. Cotzias, G.C., van Woert, M.H., Schiffer, L.M.: Aromatic amino acids and modification of Parkinsonism. New Engl.J.Med. *276*, 374 (1967)

48. Curtis, B.C., Cleghorn, R.A., Sourkes, T.L.: The relationship between affect on the excretion of adrenaline, noradrenaline, and 17-hydroxycorticosteroids. J.psychosom.Res. *4*, 176 (1960)
49. Dale, H.H.: Transmission of nervous effects by acetylcholine. Harvey Lect. *32*, 229 (1936)
50. Degkwitz, R., Frowein, R., Kulenkampff, C., Mohs, U.: Über die Wirkung des L-dopa beim Menschen und deren Beeinflussung durch Reserpin, Chlorpromazin, Iproniazid und Vitamin B_6. Klin.Wschr. *38*, 120 (1960)
51. Desmedt, J.E.: Presynaptic mechanism in myasthenia gravis. Ann.N.Y.Acad.Sci. *135*, 209 (1966)
52. Ehringer, H., Hornykiewicz, O.: Verteilung von Noradrenalin und Dopamin (3-Hydroxytryptamin) im Gehirn des Menschen und ihr Verhalten bei Erkrankungen des extrapyramidalen Systems. Klin.Wschr. *38*, 1236 (1960)
53. Elmquist, D., Hofmann, W.W., Kugelberg, J., Quastel, D.M.J.: An electrophysiological investigation of neuromuscular transmission in myasthenia gravis. J.Physiol. (Lond.) *174*, 417 (1964)
54. Elmqvist, D., Lambert, E.H.: Detailed analysis of neuromuscular transmission in a patient with the myasthenic syndrome sometimes associated with bronchogenic carcinoma. Mayo Clin.Proc. *43*, 689 (1968)
55. Engel, A.G., Lambert, E.H., Santa, T.: Study of long-term anticholinesterase therapy. Neurology (Minneap.) *23*, 1273 (1973)
56. Engel, A.G., Santa, T.: Histometric analyses of the ultrastructure of the neuromuscular junction in myasthenia gravis and in the myasthenic syndrome. Ann.N.Y.Acad.Sci. *183*, 46 (1971)
57. Engel, A.G., Santa, T.: Motor Endplate Fine Structure. Quantitative Analysis in Disorders of Neuromuscular Transmission and Prostigmine-induced Alterations. In: New Developments in EMG and Clinical Neurophysiology (J.E. Desmedt, Ed.), Vol. *1*, Basel: Karger 1973
58. Engel, A.G., Tsujihata, M.: The Motor End Plate in Myasthenia Gravis and in Experiental Autoimmune Myasthenia gravis. A Quantitative Ultrastructural Study. In: Myasthenia Gravis. Annals of the New York Academy of Sciences (Ed. David Grob). Ann.N.Y.Acad.Sci. *274*, 60 (1976)
59. Everett, G.M., Borcherding, J.W.: L-Dopa: Effect on concentrations of dopamine, norepinephrine, and serotonin in brain of mice. Science *168*, 849 (1970)
60. Fambrough, D.M., Drachman, D.B.: Neuromuscular junction in myasthenia gravis: Decreased acetylcholine receptors. Science *182*, 293 (1972)
61. Fatt, P., Katz, B.: Spontaneous subthreshold activity at motor nerve endings. J.Physiol. (Lond.) *117*, 109 (1952)
62. Fehling, C.: Treatment of Parkinson's disease with L-Dopa: double blind study. Acta psychiat. scand. *42*, 367 (1966)
63. Feldberg, W., Vogt, M.: Acetylcholine synthesis in different regions of the central nervous system. J.Physiol. (Lond.) *107*, 372 (1948)
64. Feldhues, A., Brune, G.G.: Panoramawechsel des Parkinsonismus. Fortschr.Med. *90*, 1141
65. Frohman, C.E., Warner, K.A., Barry, C.T., Arthur, R.E.: Amino acid transport and the plasma factor in schizophrenia. Biol. Psychiat. *1*, 201 (1969)
66. Glowinski, J., Axelrod, J.: Inhibition of uptake of tritiated-noradrenaline in the intact rat brain by imipramine and structurally related compounds. Nature (Lond.) *204*, 1318 (1964)
67. Goldman, A.J., Hermann, Chr. jr., Keesey, J.C., Mulder, D.G., Brown, W.J.: Myasthenia gravis and invasive thymoma: A 20-year experience. Neurology (Minneap.) *25*, 1021 (1975)
68. Goodwin, S.K., Murphy, D.L., Brody, H.K.H., Bunney, W.E.: L-dopa catecholamines and behavior: A clinical and biochemical study in depressed patients. Biol.Psychiat. *2*, 342 (1970)
69. Goodwin, S.K., Post, R.M., Dunner, D.L., Gordon, E.K.: Cerebrospinal fluid amine metabolites in affective illness: the probenecid technique. Amer.J.Psychiat. *130*, 73 (1973)
70. Gordon, E.K., Oliver, J.: 3-methoxy-4-hydroxyphenylethylene glycol in human cerebrospinal fluid. Clin.Chim.Acta *35*, 145 (1971)
71. Greenspan, K. et al.: Catecholamine metabolism in affective disorders. 3 MHPG and other catecholamine metabolites in patients treated with lithium carbonate. J.Psychiat.Res. 7, 171 (1970)
72. Grob, D., Namba, T.: Characteristics and mechanism of neuromuscular block in myasthenia gravia. Ann.N.Y.Acad.Sci. *274*, 143 (1976)
73. Hanzal, F.: Behandlung des Parkinson-Syndroms mit L-Dopa und L-Carbidopa. Münch.med. Wschr. *118*, 653 (1976)
74. Harris, T.H.: Depression induced by Rauwolfia compounds. Amer.J.Psychiat. *113*, 950 (1957)
75. Harris, A.J., Miledi, R.: The effect of type D botulinum toxin on frog neuromuscular junctions. J.Physiol. (Lond.) *217*, 497 (1971)
76. Haskovec, L., Rysanek, K.: Die Wirkung von Lithium auf den Metabolismus der Katecholamine und Indolalkylamine beim Menschen. Arzneimittel-Forsch. *19*, 426 (1969)

77. Hassler, R.: Zur Pathologie der Paralysis agitans und des postencephalitischen Parkinsonismus. J.Psychol.Neurol. (Lpz.) *48*, 387 (1938)
78. Hertting, G., Axelrod, J., Whitby, L.G.: Effect of drugs on the uptake and metabolism of H^3-norepinephrine. J.Pharmacol.exp.Ther. *134*, 146 (1961)
79. Himwich, H.E.: Indolamines and the Schizophrenias. In: Biochemistry, Schizophrenias and Effective Illnesses (Ed. by Harold E. Himwich), S. 79. Baltimore: Williams & Wilkins 1970
80. Himwich, H.E.: Indolamines and the Depression. In: Biochemistry, Schizophrenias, and Affective Illnesses (Ed. by Harold E. Himwich), S. 230. Baltimore: Williams & Wilkins 1970
81. Holzbauer, M., Vogt, M.: Depression by reserpine of the noradrenaline concentration in the hypothalamus of the cat. J.Neurochem. *1*, 8 (1956)
82. Jolly, F.: Über Myasthenia gravis pseudoparalytica. Berl.klin.Wschr. *32*, 1 (1895)
83. Katz, B., Miledi, R.: The characteristics of „end-plate noise" produced by different depolarizing drugs. J.Physiol. (Lond.) *230*, 707 (1973)
84. Katz, B., Miledi, R.: The bindings of acetylcholine to receptors and its removal from the synaptic cleft. J.Physiol. (Lond.) *231*, 549 (1973)
85. Klaue, R.: Parkinsonsche Krankheit (Paralysis agitans) und postencephalitischer Parkinsonismus. Arch.Psychiat. *111*, 251 (1940)
86. Kline, N.S.: Use of reserpine, the newer phenothiazines and iproniazid. Res.Publ.Ass.nerv. ment.Dis. *37*, 218 (1959)
87. Kline, N.S., Sacks, W., Simpson, G.M.: Further studies on one day treatment of depression with 5-HTP. Amer.J.Psychiat. *121*, 379 (1964)
88. Kline, N.S., Stanley, A.M.: Use of reserpine in neuropsychiatric hospital. Ann.N.Y.Acad.Sci. *61*, 85 (1955)
89. Kuhn, R.: The treatment of depressive states with G22355 (imipramine hydrochloride). Amer.J.Psychiat. *115*, 459 (1958)
90. Lambert, E.H.: Defects of neuromuscular transmission in syndromes other than myasthenia gravis. Ann.N.Y.Acad.Sci. *135*, 367 (1966)
91. Lambert, E.H., Eaton, L.M., Rooke, E.D.: Defect of neuromuscular conduction associated with malignant neoplasms. Amer.J.Physiol. *187*, 612 (1956)
92. Lambert, E.H., Elmqvist, D.: Quantal components of endplate potentials in the myasthenic syndrome. Ann.N.Y.Acad.Sci. *183*, 183 (1971)
93. Lambert, E.H., Rooke, E.D., Eaton, L.M., Hodgeson, C.H.: Myasthenic Syndrome Occasionally Associated With Bronchial Neoplasm: Neurophysiologic Studies. In: Myasthenia gravis (ed. by H.R. Viets), S. 362. Springfield/Ill.: C.C. Thomas 1961
94. Lauer, J.W., Inskip, W.M., Bernsohn, J., Zeller, E.A.: Observation on schizophrenic patients after iproniazid and tryptophan. Arch.Neurol.Psychiat. (Chic.) *80*, 122 (1958)
95. Lennon, V.A., Lindström, J.M., Seybold, M.E.: Experimental autoimmune myasthenia: A model for myasthenia gravis in rats and guinea pigs. J.exp.Med. *141*, 1365 (1975)
96. Lindstrom, J.: The cause of myasthenia gravis. New Scientist *1*, 228 (1976)
97. Maas, J.W., Fawcett, J.A., Dekirmenjian, H.: 3-Methoxy-4-hydroxyphenylglycol (MHPG) excretion in depressive states. Arch. gen. Psychiat. *19*, 129 (1968)
98. Maas, J.W., Fawcett, J.A., Dekirmenjian, H.: Catecholamine metabolism in depressive illness with particular reference to response to treatment. Presented at the annual meeting. Amer. Psychiat. Ass., Washington, D.C., May 1–5, 1971
99. Maas, J.W., Landis, D.H.: In vivo studies of the rates of appearance in urine of metabolites of brain norepinephrine. Fed. Proc. *26*, 463 (1967)
100. Margolies, C.H.: Pharmacotherapy in psychiatry: a review. Ann.N.Y.Acad.Sci. *66*, 698 (1957)
101. Matz, D.R., Rolf, L.H., Brune, G.G.: Serotoninstoffwechsel bei idiopathischen Grand mal Anfällen. (Eingereicht zur Publikation)
102. McGeer, P.L., Boulding, J.E., Gibson, W.C. et al.: Druginduced extrapyramidal reactions: Treatment with diphenhydramine hydrochloride and dihydroxyphenylalanine. J.Amer.med. Ass. *177*, 665 (1961)
103. McGeer, P.L., McGeer, E.G., Wada, J.A.: A central aromatic amine levels and behavior. II. Serotonin and catecholamine levels in various cat brain areas following administration of psychoactive drugs or amine precursors. Arch. Neurol. (Chic.) *9*, 81 (1963)
104. Mendels, J., Frazer, A., Fitzgerald, R.G., Ramsey, T.A., Sokes, J.W.: Biogenic amine metabolites in cerebrospinal fluid of depressed and manic patients. Science *175*, 1380 (1972)
105. Mendels, J., Secunda, S.K., Dyson, W.L.: A controlled study of the antidepressant effects of lithium. Arch.gen.Psychiat. *26*, 154 (1972)
106. Mertens, H.G., Hertel, G.: Immundepressive Behandlung von Myasthenie und Polymyositis. Med.Welt *24*, 955 (1973)
107. Muller, J.C., Pryor, W.W., Gibbons, J.E., Orgain, E.S.: Depression and anxiety occuring during Rauwolfia therapy. J.Amer.med.Ass. *159*, 836 (1955)
108. Nastuk, W.L., Plescia, O.J., Osserman, K.E.: Changes in serum complement activity in patients with myasthenia gravis. Proc.Soc.exp.Biol. (N.Y.) *105*, 177 (1960)

109. Ng, K.Y., Chase, T.N., Colburn, T.W., Kopin, I.J.: L-DOPA induced release of cerebral monoamines. Science *170*, 76 (1970)
110. Nybäck, H., Sedvall, G., Kopin, I.J.: Accelerated synthesis of dopamine-^{14}C from tyrosine-^{14}C in rat brain after chlorpromazine. Life Sci. *6*, 2307 (1967)
111. Osborne, R.H., Bradford, H.F., Jones, D.G.: Patterns of amino acid release from nerve endings isolated from spinal cord and medulla. J.Neurochem. *21*, 407 (1973)
112. Otsuka, M., Endo, M.: The effect of guanidine on neuromuscular transmission. J.Pharmacol. exp.Ther. *128*, 273 (1960)
113. Paasonen, M.K., Vogt, M.: The effect of drugs on the amounts of substance P and 5-hydroxytryptamine in mammalian brain. J.Physiol. (Lond.) *131*, 617 (1956)
114. Papesche, R., McClure, D.J.: Homovanillic and 5-hydroxyindolacetic acid in cerebrospinal fluid of depressed patients. Arch.gen.Psychiat. *25*, 354 (1971)
115. Parkinson, J.: An essay on the shaking palsy. Reprinted in Medical Classics, Vol. *2*. Baltimore: Williams & Wilkins 1938
116. Pletscher, A., Bartholini, G., Gey, K.F., Jenni, A.: Die biochemischen Grundlagen für die Behandlung des Parkinson-Syndroms mit L-Dopa. Schweiz.med.Wschr. *100*, 797 (1970)
117. Pletscher, A., Gey, K.F.: Topographical differences in the cerebral metabolism of DL-2-^{14}C-3,4-dihydroxyphenylalanine. Experientia (Basel) *18*, 512 (1962)
118. Pletscher, A., Shore, P.A., Brodie, B.B.: Serotonin release as a possible mechanism of reserpine action. Science *122*, 374 (1955)
119. Post, R.M., Kotin, J., Goodwin, F.K., Gordon, E.K.: Psychomotor activity and cerebrospinal fluid amine metabolites in affective illness. Amer.J.Psychiat. *130*, 67 (1973)
120. van Praag, H.M., Kord, J.: Endogenous depressions with and without disturbances in the 5-hydroxytryptamine metabolism: a biochemical classification. Psychopharmacologia (Berl.) *19*, 148 (1971)
121. Prange, A., Wilson, O., Lynn, C.W. et al.: L-Tryptophan in mania: Contribution to a permissive hypothesis of affective disorders. Arch.gen.Psychiat. *30*, 56 (1974)
122. Przuntek, D.: Zur Therapie des Parkinson-Syndroms. Wirkung und Nebenwirkungen der Behandlung mit L-Dopa und einem Dekarboxylasehemmer. Fortschr.Med. *91*, 399 (1973)
123. Ricker, R., Doll, W.: Guanidinbehandlung des Botulismus. Z.Neurol. *341*, 198 (1970)
124. Rinne, U.K., Birket-Smith, E., Dupont, E., Hansen, E., Hyppä, Marttila, R., Mikkelsen, B., Pakkenberg, H., Presthus, J.: Levodopa alone and in combination with a peripheral decarboxylase inhibitor benserazide (Madopar^{R}) in the treatment of Parkinson's disease. J.Neurol. *211*, 1 (1975)
125. Russell, D.S.: Histological changes in the striped muscles in myasthenia gravis. J.Path.Bact. *65*, 279 (1953)
126. Sacks, O.W., Marjorie, B.Ch., Kohl, S., Messeloff, Ch.R., Schwartz, W.F.: Effects of levodopa in parkinsonian patients with dementia. Neurology (Minneap.) *22*, 516, (1972)
127. Sano, I., Gamo, T., Kakimoto, Y., Taniguchi, K., Takesada, M., Nishinuma, K.: Distribution of catechol compounds in human brain. Biochim.biophys.Acta (Amst.) *32*, 586 (1959)
128. Santa, T., Engel, A.G., Lambert, E.H.: Histometric study of neuromuscular junction ultrastructure. I. Myasthenia gravis. Neurology (Minneap.) *22*, 71 (1972)
129. Satyamurti, S., Drachman, D.B., Slone, F.: Blockade of acetylcholine receptors: a model of myasthenia gravis. Science *187*, 955 (1975)
130. Schanberg, S.M., Schildkraut, J.J., Breese, G.R., Kopin, I.J.: Metabolism of normetanephrine-H3 in rat brainidentification of conjugated 3-methoxy-4-hydrophenylglycol as the major metabolite. Biochem.Pharmacol. *17*, 247 (1968)
131. Schildkraut, J.J.: The catecholamine hypothesis of affective disorders: A review of supporting evidence. Amer.J.Psychiat. *122*, 509 (1965)
132. Schildkraut, J.J., Schanberg, S.M., Kopin, I.J.: Effects of lithium in an H^3-norepinephrine metabolism in brain. Life Sci. *5*, 1479 (1966)
133. Schwartz, M.S., Sargeant, M.K., Swash, M.: Neostigmineinduced end-plate proliferation in the rat. Neurology (Minneap.) *27*, 289 (1977)
134. Seeman, P., Lee, T.: Antipsychotic drugs: Direct correlation between clinical potency and presynaptic action on dopamine neurons. Science *188*, 1217 (1975)
135. Shaw, D.M., Camps, F.E., Eccleston, E.: 5-hydroxytryptamine in the hind-brain of depressive suicide. Brit.J.Psychiat. *113*, 1407 (1967)
136. Shaywitz, B.A., Cohen, D.J., Bowers, M.B. jr.: Reduced cerebrospinal fluid 5-hydroxyindolacetic acid and homovanillic acid in children with epilepsy. Neurology (Minneap.) *25*, 72 (1975)
137. Sheard, M.H., Aghajanian, G.K.: Neuronally activated metabolism of brain serotonin: Effect of lithium. Life Sci. *9*, 285 (1970)
138. Shopsin, B., Wilk, S., Gershon, S., Davis, K., Suhl, M.: Cerebrospinal fluid MHPG: An assessment of norepinephrine metabolism in affective disorders. Arch.gen.Psychiat. *28*, 230 (1973)

139. Simpson, J.A.: Myasthenia gravis as an autoimmune disease; clinical aspects. Ann.N.Y.Acad. Sci. *135*, 506 (1966)
140. Sloan, H.E. jr.: Thymus in myasthenia gravis with observations on the normal anatomy and histology of the thymus. Surgery *13*, 154 (1943)
141. Sloane, R.B., Hughes, W., Haust, H.L.: Catecholamine excretion in manic-depressive and schizophrenic psychosis and its relationship to symptomatology. Canad. psychiat. Ass. J. *11*, 6 (1966)
142. Snyder, S.H., Shailesh, P.B., Yamamura, H.I., Greenberg, D.: Drugs, Neurotransmitters, and Schizophrenia. Science *184*, 1243 (1974)
143. Spector, S., Hirsch, C.W., Brodie, B.B.: Association of behavioral effects of pargyline, a non-hydrazide MAO inhibitor with increase in brain norepinephrine. Int.J.Neuropharmacol. *2*, 81 (1963)
144. Spector, S., Shore, P.A., Brodie, B.B.: Biochemical and pharmacological effects of the monoamine oxydase inhibitors, iproniazid, 1-phenyl-2-hydrazinobutane (JB 516) and 1-phenyl-3-hydrazinobutane (JB835). J.Pharmacol. exp. Ther. *128*, 15 (1960)
145. Sternbach, R.A., Janowsky, D.S., Huey, L.Y., Segal, D.S.: Effects of Altering Brain Serotonin Activity on Human Chronic Pain. In: Advances in Pain Research and Therapy, Vol. *1* (Ed. by J.J. Bonica and D.G. Albe-Fessard), S. 601. New York: Raven 1976
146. Straus, A.J., Seegal, L., Hsu, B.C., Burkholder, K.C., Nastuk, P.M., Osserman, K.E.: Immunofluorescence demonstration of a muscle binding, complement fixing serum globulin fraction in myasthenia gravis. Proc.Soc.exp.Biol. (N.Y.) *105*, 177 (1960)
147. Ström-Olsen, R., Weil-Marherbe, H.: Humoral changes in manic-depressive psychosis with particular reference to the excretion of catecholamines in urine. J.ment.Sci. *104*, 696 (1938)
148. Sweet, R.D., Fletcher, H., McDowell, Joel, S. et al.: Mental symptoms in Parkinson's disease during chronic treatment with levodopa. Neurology (Minneap.) *26*, 305 (1976)
149. Takahashi, S., Kondo, H., Nobukatsu, K.: Effect of L-5-hydroxytryptophan on brain monoamine metabolism and evalution of its clinical effect in depressed patients. J.psychiat.Res. *12*, 177 (1975)
150. Torda, C., Wolff, H.G.: Effect of pituitary hormones, cortisone and adrenalectomy on some aspects of neuromuscular function and acetylcholine synthesis. Amer.J.Physiol. *16*, 534 (1950)
151. Toyka, K.V., Drachman, D.B., Griffin, D.E. et al.: Myasthenia gravis. Study of humoral immune mechanism by passive transfer to mice. New Engl. J. Med. *296*, 125 (1977)
152. Tretiakoff, C.: Contribution à l'étude de l'anatomie pathologique de locus niger de Sommering avec quelques réductions relatives à la pathogénie des troubles du tonus musculaire et de la maladie de Parkinson. Thèse méd, Paris No. *293*, 1919
153. Udenfriend, S., Weissbach, H., Bogdansky, D.F.: Biochemical Studies on Serotonin and Their Physiological Implications. In: Hormones, Brain, Functions, and Behavior (H. Hoagland, ed.), S. 147. New York: Academic Press 1957
154. Vogt, M.: The concentration of sympathin in different parts of the central nervous system under normal conditions and after administration of drugs. J.Physiol. *123*, 451 (1954)
155. Werman, R., Davidoff, R.A., Aprison, M.H.: Inhibitory action of glycine on spinal neurons in the cat. J.Neurophysiol. *31*, 81 (1968)
156. Wilk, S., Shopsin, B., Gershon, S., Suhl, M.: Cerebrospinal fluid levels of MHPG in affective disorders. Nature (Lond.) *235*, 440 (1972)
157. Wurtman, R.J., Romero, J.A.: Effects of levodopa on nondopaminergic brain neurons. Neurology (Minneap.) *22*, 72 (1972)
158. Yahr, M.D., Wolf, A., Antunes, J.L., Miyoshi, K., Duffy, Ph.: Autopsy findings in parkinsonism following treatment with levodopa. Neurology (Minneap.) *22*, 56 (1972)
159. Zeller, E.A.: The role of amine oxydase in the destruction of catecholamines. Pharmacol. Rev. *11*, 387 (1959)
160. Zumstein, H., Siegfried, J.: Mortality among parkinson patients treated with L-Dopa combined with a decarboxylase inhibitor. Europ. Neurol. *14*, 321 (1976)

Psychiatrie

Teilleistungsstörung und Teilleistungsschwäche

R. Lempp

Die in den letzten Jahren in der kinder- und jugendpsychiatrischen Sprechstunde immer häufiger anstehenden Schulfragen [7, 8–16] und die vielfach dabei zu beobachtenden „normalbegabten Schulversager" machen deutlich, wie wenig aussagefähig der früher fast zum Fetisch erhobene Intelligenzquotient (IQ) für die Beurteilung der Schulleistungsfähigkeit, aber auch der Lebensanpassung überhaupt ist. Auch die weite Verbreitung des in mehrere, einzeln standardisierte Untertests aufgeteilten Intelligenztests von Wechsler-Bellvue machte deutlich, wie weit beim einzelnen Patienten die einzelnen Untertests streuen können und wie unterschiedlich der gleiche Gesamt-IQ zu bewerten ist, je nach der Streuungsbreite der Untertests. Dabei ist die Auswahl der Untertests, gerade etwa beim Wechsler-Test, keineswegs geeignet, das gesamte Spektrum aller Teilfaktoren zu erfassen, die letztlich die intellektuelle Leistungsfähigkeit ausmachen.

Im Zusammenhang mit der Beschreibung psychopathologischer und leistungsmäßiger Besonderheiten frühkindlich cerebral-organisch geschädigter Kinder hat Wewetzer [20] auf die umschriebenen visuellen Erfassungsstörungen dieser Kinder hingewiesen. Ausgehend davon haben wir dann das *frühkindlich exogene Psychosyndrom* als Ausdruck einer leichtgradigen frühkindlichen Hirnschädigung – oder wie man heute, ätiologisch weniger festgelegt, sagen würde, einer *„minimal brain dysfunction"* – herausgestellt [2, 15].

Es war von vornherein klar, daß das Modell der umschriebenen optischen Erfassungsschwäche mit den Erschwernissen einer Figur-Hintergrund-Differenzierung, häufig vergesellschaftet mit einer auch motorischen Retardierung und darum als visuo-motorische Schwäche beschrieben, nur einen Spezialfall für eine ganze Reihe charakteristischer, umschriebener Leistungsschwächen im Gesamtgefüge der intellektuellen Fähigkeiten, insbesondere der der Reizaufnahme und -verarbeitung, darstellt.

Von Graichen [3–5] wurde dann, beispielhaft dargestellt an der Sprachbenützung, die grundsätzliche Bedeutung der Teilleistungsschwäche aufgezeigt. Er definiert die Teilleistungsschwächen als „Leistungsminderungen einzelner Faktoren oder Glieder innerhalb eines größeren funktionellen Systems, das zur Bewältigung einer bestimmten komplexen Anpassungsaufgabe erforderlich ist". Er stützt sich dabei in neuropsychologischem Ansatz auf die Erkenntnisse und das Integrationsgebiet von experimenteller Psychologie, Neuroanatomie, -physiologie und -biologie, auf die Ergebnisse der amerikanischen Autoren Johnson und Myklebust [6] sowie auf die Formulierungen von Luria [17]. Während Johnson und Myklebust von der Konzeption ausgehen, daß innerhalb des als ganzes funktionierenden Zentralnervensystems halbautonome Teilsysteme sowohl für sich allein als auch im Verband untereinander funktionieren, definiert Luria „Funktion" als die komplizierte Anpassungstätigkeit des Organismus, ausgerichtet auf die Bewältigung einer physiologischen oder psychologischen Aufgabe, wobei er auch von „intellektuellen Funktionen" spricht.

In der Differenzierung der einzelnen Teilfunktionen, die für die Gesamtfunktion des Systems, das schließlich die intellektuelle Leistungsfähigkeit bestimmt, verantwortlich sind, befindet man sich erst in den Anfängen, zumindest muß man sich in praktischen klinischen Bereichen der Sprechstundendiagnostik noch auf relativ grobe Einzelfunktionen und Teilleistungen bzw. ihre Störungen oder relativen Schwächen beschränken.

Graichen hat gerade in den differenzierten Bereichen der Sprachbenutzung einzelne Teilkomponenten dargestellt. So hängt die Sprachwahrnehmung als ein auditiver Klassifikationsprozeß der einzelnen akustischen Ereignisse von der Kanalkapazität des auditiven Analysators ab, dessen Minderung zu einer Herabsetzung der auditiven Differenzierung und damit zu einer sensorischen Hörschwäche führen kann.

Die Zusammenfassung der Einzelelemente zu größeren Einheiten erfolgt durch den Vorgang des Codierens, wobei eine Codierschwäche das Zusammensetzen zur komplexen Klanggestalt wie auch ihre Analyse erschwert.

Weiterhin spielt bei der Sprachbenützung auch die articulomotorische Leistungsfähigkeit eine bedeutende Rolle, und die Minderung dieser articulomotorischen Fähigkeit muß zu deutlichen Dysphasien und motorischen Ablaufstörungen beim Sprechen führen. Eine weitere funktionell außerordentlich bedeutungsvolle Funktion ist die des auditiven Kurzspeichers, der die zeitlich flüchtigen akustischen Einzelelemente solange festhalten muß, bis die weiterverarbeitenden Vorgänge der Differenzierung und Codierung abgelaufen sind. Sowohl zu flüchtige wie auch zu stark fixierende Funktion des Kurzspeichers kann zu Sprachstörungen führen.

Schließlich haben noch die Stabilität oder Instabilität der Ordnungsstrukturen sowie auch die situationsspezifische Selektion von Außen- und Innenreizen als gesonderte Teilleistungen eine große Bedeutung.

Gerade die Funktion des Aufbaus und der Fixierung von hierarchischen Ordnungsstrukturen ist für jede komplexere Handlung einschließlich der Sprache im Sinne eines programmierten Handelns [18] in weiten Bereichen der Verhaltensstörungen von entscheidender Wichtigkeit. Für die Wahrnehmungsstörungen hat Affolter [1] aufgrund der Beobachtung an hörgeschädigten Kindern diese Art der Störung, dort als seriale Integrationsstörung bezeichnet, besonders hingewiesen. Ist ein Kind in der Fähigkeit, sein Handlungsprogramm oder sein Sprachprogramm weiträumig genug aufzubauen und gegenüber neuen Einflüssen von Außenreizen abzuschirmen, eingeschränkt, dann werden seine Handlungsprogramme rasch zusammenbrechen, das Kind wird sich ständig neuen Reizen mit neuen und ebenfalls instabilen Programmen zuwenden, und wir haben das Bild der motorischen Unruhe bis hin zur Erethie vor uns. In einfachen Formen entspricht es der vielgeklagten Konzentrationsschwäche. Im sprachlichen Bereich kommt es zu charakteristischen Ablaufstörungen in Form von Stottern oder anderen Sprachanomalien.

Gerade am Beispiel der einfachen Aufgabe aus dem Kramer-Intelligenztest der Fünfjahresreihe, dem Perlenauffädeln, konnte Graichen deutlich machen, wieviele Teilfunktionen in dieser scheinbar so einfachen Aufgabe erfaßt sind, deren isolierte Störungen oder Schwächen durch entsprechende Beobachtung zu differenzieren sind.

Diese einzelnen, hier im Groben dargestellten, sich gegenseitig wieder beeinflussenden Teilfunktionen lassen sich im wesentlichen in den beiden großen sensorischen Erfassungsbereichen, der optischen wie auch der akustischen Reizaufnahme, nachweisen.

Schließlich ist eine besondere Teilleistung die differenzierte Fähigkeit der Raumlageerfassung, die nicht nur im visuo-motorischen Bereich, sondern wahrscheinlich auch im Bereich der kalkulatorischen Fähigkeiten eine gewisse Rolle spielt. Gerade die Raumlageperception und -orientierung bauen sich ja erst in den ersten Lebensjahren psychischer Entwicklung auf.

Stark vereinfacht, gewissermaßen auf den klinisch-praktischen Bereich zugeschnitten, können folgende charakteristischen und häufig zu beobachtenden Teilleistungsschwächen beschrieben werden:

Die *visuelle Erfassungsschwäche* erschwert dem Kind bereits im frühen Alter die optische Differenzierung der auf ihn zukommenden visuellen Eindrücke einschließlich der Erkennung mimisch-gestischer Signale nach ihrem Bedeutungsgehalt. Dies führt dazu, daß diese Kinder oft nicht ihrem Alters- oder sonstigen Entwicklungsstand entsprechend situative Konstellationen erfassen und z. B. die Gefährlichkeit einer Situation zu spät erkennen. Diese Kinder fallen in der Regel schon im Kindergartenalter durch situativ unangepaßtes und damit störendes Verhalten auf, umsomehr als mit dieser optischen Differenzierungsschwäche häufig eine mangelhafte motorische Integration mit typischer *statomotorischer Retardierung* vergesellschaftet ist. Es sind dies typisch ungeschickte Kinder mit zwei „linken Händen", die in der Schule bald durch schlechte Handschrift und unordentliche Heftführung auffallen.

Im *auditiven Bereich* erfassungs- und differenzierungsschwache Kinder vermitteln in ausgeprägteren Fällen ihren Eltern frühzeitig den Eindruck, nicht zu hören, was dann ohrenärztlich nicht bestätigt werden kann. Später fragen solche Kinder oft gewohnheitsmäßig bei jeder an sie gerichteten Rede zurück und lassen sich Auftrag oder Information wiederholen. Diese Kinder fallen aber in der vorwiegend visuellen Welt der Vorschulzeit weniger auf als in der Schule, in der plötzlich alle wesentlichen Informationen akustisch übermittelt werden. Dort fallen sie dann zur eigenen Überraschung und der ihrer Eltern durch mangelhafte Leistungen in scheinbar so einfachen Anforderungen wie Lesen und Schreiben auf. Solche auditiven Erfassungsschwächen sind häufig mit einer gewissen Sprachentwicklungsstörung, mit Stottern, Stammeln und dgl. vergesellschaftet.

Kinder mit einer persistierenden und dauernden *Raumlagelabilität* fallen durch hartnäckige Rechts-Links-Verwechslungen auf, auch die physiologische Unsicherheit zwischen oben und unten hält weit über das 3. Lebensjahr hinaus an.

Auf die besondere Bedeutung der *Programmsteuerung* für den Handlungsablauf jeder Art wurde bereits eingegangen. Diese Form der Teilleistungsschwächen findet sich bemerkenswert häufig. Die Programmstabilität ist natürlich keine für sich allein fixe Größe, sondern steht in Korrelation zu der Intensität und dem affektiven Gehalt programmfremder Reize.

Diese Programmschwäche ist besonders häufig bei der sehr unterschiedlich begründeten und als Begriff ungenügend zu definierenden Konzentrationsschwäche, hinter der sich neben Teilleistungsschwächen vor allem eine mangelnde Motivation verbergen kann. Diese kann aber wiederum Folge von Teilleistungsschwächen sein.

Die Legasthenien sind keine einheitliche Störung, sondern sind einerseits Spezialfall, andererseits Syndrom mehrerer Teilleistungsschwächen, die sich in der komplexen Leistung der Differenzierung der Buchstaben und/oder ihrer schriftlichen Wiedergabe äußern [3–5, 19].

In charakteristischer Weise lassen sich daher Teilleistungsschwächen und Teilleistungsstörungen besonders häufig und auch oft besonders deutlich nachweisen: bei dem klinischen Bild der Rechtschreib- und Leseschwäche, der Rechenschwäche (Dyskalkulie), bei allen Formen von Sprachstörungen, darüber hinaus bei vielen Formen des Schulversagens, vor allem dann, wenn die schlechte Schulleistung im scheinbaren Widerspruch zu einem relativ guten Gesamt-Intelligenzquotienten steht. Aber auch bei vielen Arten kleinkindlicher Anpassungsstörungen, leichteren Entwicklungsverzögerungen, Einordnungsschwierigkeiten im Kindergarten und dgl. sind nicht selten charakteristische Teilleistungsschwächen bei gezielter Prüfung nachzuweisen.

Die große Bedeutung dieser umschriebenen Schwächen partieller intellektueller Funktionen liegt in ihrer eminenten psychodynamischen Wirkung in der Interaktion zwischen Kind und Umwelt. Diese Teilleistungsstörungen haben prinzipiell mit dem, was allgemein als „die Intelligenz" angesprochen wird, wenig zu tun. Sie lassen sich bei allen Intelligenzgraden nachweisen. Bei den insgesamt schwach begabten Kindern findet man häufig eine Summierung und Kombination mehrerer Teilleistungsschwächen und man könnte ohne weiteres die schwere Unterbegabung und den Schwachsinn als eine Summe von Teilleistungsschwächen oder auch als eine generalisierte Teilleistungsstörung bezeichnen.

Wesentlich in der psychodynamischen Wirkung dieser Teilleistungsschwächen erscheint zu sein, daß in aller Regel weder die Erziehungspersonen, also die Eltern, Kindergärtnerinnen und Lehrer, noch besonders das Kind selbst von diesen isolierten und oft lange nicht besonders auffälligen umschriebenen Schwächen wissen, und man ihm daher sein isoliertes Versagen als vorwerfbare Minderleistung abwertend vorhält. Dies führt in gegenseitigem Mißverständnis zu einer affektiven Entfremdung zwischen Kind und Umwelt und damit letztlich zur Voraussetzung einer grundsätzlichen Umweltbeziehungsstörung. Dies wurde modellhaft in Zusammenhang mit dem frühkindlich-exogenen Syndrom in der korrelativen Beziehung zwischen frühkindlicher Hirnschädigung und Neurose dargestellt. Aber auch ohne die entsprechende inadäquate Reaktion der Umwelt führt die Konfrontation des Kindes mit seinem eigenen Versagen im Vergleich zu dem seiner Alterskameraden in Kindergarten und Schule zu einer oft tiefgreifenden Verunsicherung und einem Ausbleiben nötiger Erfolgserlebnisse und damit einer Störung der Motivation.

Gerade an den Sprachstörungen kann man deutlich machen, wie hier lange Zeit Ursache und Wirkung verwechselt wurden, indem man das Stottern als Prototyp einer reaktiven, d. h. neurotischen Störung angesehen hat. Tatsächlich liegen kindlichen Sprachstörungen in aller Regel Teilleistungsstörungen, insbesondere Störungen der Programmsteuerung zugrunde. Erst das eigene Erlebnis der dadurch entstehenden Kommunikationsstörung führt über einen Circulus vitiosus zur psychogenen Sprachstörung. Da diese Zusammenhänge zunächst an erwachsenen Stotterern augenfällig waren, schloß man aus diesen Beobachtungen, es handle sich beim Stottern primär um eine Neurose. So sind viele Teilleistungsstörungen Anlaß zu sekundärer Neurotisierung.

Ich habe an anderer Stelle darauf hingewiesen, daß gerade Psychotherapie und Heilpädagogik, d. h. die Behandlung der Beziehungsstörung zur Umwelt einerseits und die trainierende Behandlung umschriebener Leistungsschwächen andererseits, sich im Kindesalter hinsichtlich der Kausalität oder Symptomatik einer Behandlung umgekehrt verhalten wie im Erwachsenenalter. Ist die pädagogische Behandlung oder die ihr verwandte verhaltenstherapeutische Behandlung im Erwachsenenalter lediglich symptomatischer Natur und die Psychotherapie mit dem Ziel einer Umstrukturierung der Persönlichkeit kausaler Natur, so beseitigt die Heilpädagogik im Kindesalter gezielt die entscheidende Teilleistungsstörung und verhindert daher durch kausale Therapie die sekundäre Neurotisierung. Die Kinderpsychotherapie, die den sekundären neurotischen Überbau angeht, behandelt dagegen lediglich das Symptom, das sich auf der primären Teilleistungsstörung aufgebaut hat [8–16].

Die Beobachtung an Schulversagern macht darüber hinaus deutlich, daß die Dissoziation der einzelnen intellektuellen Teilleistungen an sich schon eine Erschwerung im Aufbau der Umweltbeziehungen zur Folge hat. Die Disharmonie in der Umwelterfassung, in der Reizaufnahme und -differenzierung führt offenbar zu einem gegenüber den Mitmenschen leicht verschobenen Realitätsbezug, der Kommunikation und affektive Beziehung stören kann. Zumindest benötigen Kinder mit dissoziierter Leistungsfähigkeit, auch wenn sie im Durchschnitt-IQ über ihren Altersgenossen liegen, mehr Energien, um die ihnen abgeforderten Leistungen zu erfüllen und sich in der Umwelt zu integrieren. Anders wäre es kaum erklärlich, daß etwa Kinder mit einem weit überdurchschnittlichen Gesamt-IQ und überragenden Einzelleistungen erhebliche Verhaltensauffälligkeiten zeigen und in der Schulleistung versagen, nur weil einige Teilleistungen relativ schwach sind, aber immer noch über dem Niveau, das für einen entsprechenden Schultyp gefordert werden muß.

Grenzfälle solcher Teilleistungsstörungen haben wir offenbar bei dem psychischen Syndrom des Autismus infantum vorliegen. Hierbei führt die Kombination einzelner, weniger gut erhaltener Teilleistungen mit fast völligen, an Seelenblindheit oder Seelentaubheit gemahnenden Ausfällen anderer Teilbereiche zu einer so weitreichenden Störung im Aufbau des Realitätsbezugs, daß das psychoseähnliche Bild des kindlichen Autismus mit schwerer Sprachentwicklungsstörung im Falle der Kanner-Form oder mit Objektfixierung und Kontaktstörung in der leichteren Form des Asperger-Autismus entsteht.

Welche Bedeutung solche Teilleistungsschwächen schließlich für den Aufbau des Realitätsbezugs im Rahmen der kindlichen Entwicklung überhaupt und damit auch für dessen Stabilität oder Labilität und sekundären Verlust im Rahmen einer schizophrenen Psychose hat, vermag zunächst nur vermutet werden.

Die Ätiologie der Teilleistungsschwächen ist unterschiedlich. Wie dies im Rahmen des frühkindlich exogenen Psychosyndroms deutlich gemacht werden konnte, spielen umschriebene frühkindlich erworbene minimale Hirnschädigungen, vor allem am Ende der Schwangerschaft und perinatal eine nicht unerhebliche Rolle. Es kann kein Zweifel sein, daß es Teilleistungsschwächen auch als erbliche Leistungsvarianten geben kann und daß sie familiär in charakteristischer Weise vorkommen. Dabei sprechen wir von Teilleistungsstörungen bei umschriebenen Ausfällen schwereren Grades, vorwiegend aufgrund erworbener Hirnschädigungen, von Teilleistungsschwächen dagegen bei geringgradigeren umschriebenen Minderleistungen vorwiegend familiärer Art.

Die Voraussetzung für eine erfolgreiche Therapie ist die Früherkennung, für die Graichen in der Erörterung der Möglichkeit der Voraussage legasthenischer und dyskalkulatorischer Schulschwierigkeiten den Weg gewiesen hat. Sie ist die Voraussetzung einer rechtzeitig einsetzenden, gezielten heilpädagogischen Behandlung, für die in Teilbereichen Johnson und Myklebust [6] Anregungen gegeben haben. Darüber hinaus sind gerade für die häufigen motorischen Ablaufstörungen und Programmsteuerungsstörungen krankengymnastische Übungen von der Art programmierter Kinderspiele mit steigenden Ordnungsstrukturen besonders hilfreich. Eine frühzeitige gezielte Behandlung ist eine wirksame Prophylaxe nicht nur für spätere Leistungsstörungen und Schulschwierigkeiten, sondern für Verhaltensstörungen und Anpassungsschwierigkeiten vielfältigster Natur.

Die genaue und immer weitergehende Differenzierung einzelner zur Gesamtintelligenz zusammenwirkender Teilleistungen und ihrer absoluten oder relativen Ausfälle oder Schwächen kann für die Psychopathologie nicht nur des Kindes- und Jugendalters, sondern auch der Erwachsenenpsychiatrie weitere, wesentliche Erkenntnisse bringen.

Literatur

1. Affolter, F.: Wahrnehmungsstörungen. In: Das mehrfach behinderte, hörgeschädigte Kind. Bericht der Bodenseeländer-Tagung 1971 Bern. S. 94–115. Berlin-Charlottenburg: Marholt, C., 1972.
2. De la Cruz, F.F., Fox, B.A., Roberts, R.H.: Minimal brain dysfunction. Ann. N.Y. Acad. Sci. *205*, (1963).
3. Graichen, J.: Grundformen hirnorganischer Lernstörung. Didaktischer Brief *31*, Päd. Institut der Stadt Nürnberg (1972).
4. Graichen, J.: Teilleistungsschwächen, dargestellt an Beispielen aus dem Bereich der Sprachbenützung. Z. Kinder-Jugendpsychiat. *1*, 113–143 (1973).
5. Graichen, J.: Kann man legasthenische oder dyskalkulatorische Schulschwierigkeiten voraussagen? Prax. Kinderpsychol. *24*, 52–57 (1975).
6. Johnson, D.J., Myklebust, H.R.: Lernschwächen. Stuttgart: Hippokrates 1971.
7. Klosinski, G., Lempp, R., Müller-Küppers, M.: Die Bedeutung frühkindlicher Hirnschädigung bei schulschwierigen Kindern. Prax. Kinderpsychol. *21*, 82–86 (1972).
8. Lempp, R.: Normal begabte Schulversager. Psychol. Beitr. *XI*, 191–200 (1969).
9. Lempp, R.: Frühkindliche Hirnschädigung und Neurose. 2. Aufl. Bern–Stuttgart–Wien: Huber 1970.
10. Lempp, R.: Ursachen von Lernstörungen und ihre Bedeutung für die Entwicklung und das Verhalten des Kindes. Prax. Psychother. *XVI*, 269–274 (1971).
11. Lempp, R.: Der kindliche Autismus – ein organisches Psychosyndrom. Pädiat. Pädol. Suppl. *I*, 64–71 (1972).
12. Lempp, R.: Die pathogene Bedeutung der Teilleistungsschwäche für die psychische Entwicklung – ihre Früherkennung und Therapie. Mkurse ärztl. Fortbild. *22*, 532–535 (1972).
13. Lempp, R.: Psychotherapie oder Heilpädagogik bei Kindern mit leichten frühkindlichen Hirnschädigungen. Acta paedopsychiat. *39*, 176–182 (1973).
14. Lempp, R.: Psychosen im Kindes- und Jugendalter – eine Realitätsbezugsstörung. Bern–Stuttgart–Wien: Huber 1973.
15. Lempp, R.: Die Bedeutung des minimal brain dysfunction für das Schulversagen. Pädiat. Prax. *13*, 535–538 (1973/74).
16. Lempp, R.: Teilleistungsstörungen, insbesondere Legasthenie und ihre sozial-pädiatrische Bedeutung. Kinderarzt Heft *6* und *7* (1974).
17. Luria, A.R.: Die höheren kortikalen Funktionen des Menschen und ihre Störungen bei örtlichen Hirnschädigungen. Berlin: VEB Deutscher Verlag der Wissenschaften 1970.
18. Miller, G.A., Galanter, D., Pribram, K.H. Strategien des Handelns. Stuttgart: Klett 1973.
19. Schmidt, M.: Differentialdiagnose hirnorganischer Ursachen von Schulschwierigkeiten. Das ärztliche Gespräch. Köln: Tropen-Werk 1975.
20. Wewetzer, K.H.: Das hirngeschädigte Kind. Stuttgart: Thieme 1959.

Frühkindlicher Autismus: Nosologie, Genese und Therapie

H.E. Kehrer

Seit der ersten Beschreibung des frühkindlichen Autismus durch Kanner und Asperger sind 32 Jahre vergangen. Eine neue Krankheitseinheit wurde damit geschaffen und allgemein akzeptiert, über die Nosologie und die Genese herrschen aber immer noch viele Unklarheiten. Es ist daher notwendig, zunächst eine Begriffsbestimmung zu versuchen, die die Billigung möglichst vieler Fachleute findet. Schon die grobe Einordnung unter die üblichen psychiatrischen Kategorien bereitet gewisse Schwierigkeiten. Haben wir es mit einer Psychose, mit einer Neurose oder mit den Symptomen einer Hirnkrankheit zu tun? Kanner war seinerzeit der Meinung, eine der Schizophrenie nahestehende Psychose entdeckt zu haben. Die Differenzierung von der Erwachsenenschizophrenie fällt leicht, denn es ist niemals eine schon entwickelte, bis zum Krankheitsausbruch intakte Persönlichkeit betroffen. Ein schubweiser oder chronisch-progredienter Verlauf wird nicht gefunden. Auch die typischen Denkstörungen sowie Wahn und Halluzinationen kommen höchstens andeutungsweise vor. Ein frühkindlicher Autist entwickelt sich mit dem Älterwerden nicht zum erwachsenen Schizophrenen, sondern bleibt sein Leben lang ein im Kontakt und/oder in seinen geistigen Leistungen gestörter Mensch.

Besonders wichtig für die Diagnose ist der Beginn der Symptomentwicklung. Nach den Untersuchungen von Kolvin [14] kann von frühkindlichem Autismus nur gesprochen werden, wenn die ersten Symptome vor dem 3. Lebensjahr auftreten. Im typischen Fall lassen sie sich bei genauer Befragung der Eltern sogar bis ins 1. Jahr zurückverfolgen. Das *erste* diagnostische Kriterium für die Diagnose dieser Störung wäre also der frühe – infantile – Beginn, das *zweite* bezüglich des Verlaufs die Konstanz der Grundstörung, d. h. von gewissen Schwankungen abgesehen keine Progredienz der Symptomatik, sondern eher eine gewisse Besserung durch Kompensation von Leistungsdefiziten durch Lernen und Anpassung, wenn dem Patienten in seiner Umwelt Angebote auf verschiedenen Gebieten gemacht werden.

Die Verständigung über ein Krankheitsbild unter Fachleuten gelingt am besten, wenn die Diagnose vorwiegend aufgrund von Symptomen und deren Entwicklung gestellt wird; sie bereitet Schwierigkeiten, wenn man nach unterschiedlichen und/oder unbewiesenen ätiologischen Kriterien klassifiziert. Das gilt ganz besonders für die Psychosen. Das *dritte* diagnostische Kriterium wäre demnach das Vorhandensein der drei Kardinalsymptome: Störung der sozialen Entwicklung in einer ganz spezifischen Art, Störung und Verzögerung der Sprachentwicklung und verschiedene ritualistische Aktivitäten [20]. Wie diese Symptome im einzelnen aussehen, soll hier nicht erörtert werden; es sei auf die Symptomlisten von Creak et al. [2], Rimland [18] und Kehrer [10] verwiesen.

Wenn die drei genannten Kriterien zutreffen, sollte die Klassifizierung „frühkindlicher Autismus" erfolgen, unabhängig von der Ätiologie, allerdings unter der Voraussetzung, daß das Kind nicht hochgradig seh- oder hörschwach ist. Denn die stark sehbehinderten oder gehörlosen Kinder bilden eine Sonderkategorie, bei der sich manchmal schwer entscheiden läßt: Zeigt das Kind die für Autismus typischen Symptome, weil bei ihm ein Sinnesorgan ausfällt, oder wirkt nur ein „echter Autist" gehörlos oder blind, obwohl er auf diesen Sinnesgebieten doch genügend primär wahrnehmen kann? Die Diagnose „frühkindlicher Autismus" sollte aufgrund von Symptomatologie und Verlauf von der kindlichen Schizophrenie unterschieden werden, die erst jenseits des 5. Lebensjahres einsetzt und dann bereits produktive Symptome wie Halluzinationen und Wahn zeigt. Um den etwas unglücklichen Begriff der kindlichen Schizophrenie zu vermeiden, hat Kolvin [14] vorgeschlagen, statt von frühkindlichem Autismus von „infantiler Psychose" zu sprechen und die kindliche Schizophrenie „spät einsetzende Psychose des Kindesalters" zu nennen. Auch Rutter [21] plädiert für die Aufgabe des mißverständlichen Begriffes „kindliche Schizophrenie".

Weit schwieriger als die Abgrenzung von den eigentlich schizophrenen Erscheinungsbildern ist die Differentialdiagnose gegenüber geistiger Retardierung infolge von frühkindlichem Hirnschaden. Gibt man auch hier den Symptomen den Vorrang und fragt zunächst nicht nach der Ursache, so findet man eine Gruppe von Kindern, die neben gewissen neurologischen Ausfällen mehr oder weniger zahlreiche Symptome der oben genannten Checklisten zeigen. Hierhin gehören plausiblerweise auch die eindeutig gehörlosen und blinden Kinder mit autistischer Symptomatik. Es ist also zweckmäßig, in einem solchen Falle das Syndrom als „Gehörlosigkeit mit autistischen Zügen" u. ä. zu klassifizieren. Bei den zahlreichen Kindern mit frühkindlichen Hirnschäden ist die Gruppe derer mit solchen autistischen Zügen nicht allzu groß. Unzulässig ist es meines Erachtens jedoch, von einem Hirnschaden zu sprechen, wenn er sich nicht eindeutig diagnostisch erfassen läßt; denn auch bei den in jeder Weise typischen Fällen von Autismus, so wie sie Kanner beschrieben hat, ist ein frühkindlicher Hirnschaden, jedenfalls ein organisches Substrat, nicht mit letzter Sicherheit auszuschließen. Die Klassifizierung „frühkindlicher Hirnschaden" ist meines Erachtens eine recht grobe ätiologische Aussage, aber keine eigentliche Diagnose, so als wenn man beim Delirium tremens lediglich von Alkoholintoxikation sprechen würde. Die Differenzierung des Autismus von verschiedenen Formen der Oligophrenie gelingt am ehesten dann, wenn man sich fragt, ob die Symptome in einem verständlichen Zusammenhang mit der geistigen Retardierung stehen. Das kann bei Kontaktstörungen und manchen stereotypen Verhaltensweisen durchaus der Fall sein. Eindeutig von geistiger Retardierung abzugrenzen sind jedenfalls die Fälle mit autistischen Symptomen, bei denen es gelingt, mit einem sprachfreien Intelligenztest (etwa Merrill – Palmer oder Raven Matrices) einen Intelligenzquotienten von über 90 zu ermitteln. Ich habe verschiedene derartige Kinder gesehen, die in ihrer globalen Leistungsfähigkeit u. a. wegen ihres Mutismus, erheblich eingeschränkt waren, für die jedoch die Klassifizierung „geistige Retardierung" oder „frühkindlicher Hirnschaden" gegenüber der Bezeichnung „frühkindlicher Autismus", evtl. mit der Einschränkung „etwas atypisch", sicher keinen Vorteil haben würde.

Fragt man nach der Ursache des frühkindlichen Autismus, so steht heute fest, daß das Syndrom mit einer Störung der Wahrnehmungssynthese zu tun hat. Wenn das autistische Kind nicht so reagiert wie ein normales, wenn es wie taub in seiner eigenen Welt kontaktlos verharrt, so ist dies keine Frage des Wollens, keine Frage der Ablehnung, etwa seiner Mutter, sondern Ausdruck einer Unfähigkeit, Wahrnehmungsreize richtig zu koordinieren und auf ihnen „normale" Reaktionen aufzubauen [6, 17].

Mit der Erkenntnis, daß der frühkindliche Autismus auf einer Störung der Wahrnehmungssynthese beruht (SWS), die von Geburt an vorhanden ist oder in den ersten 3 Lebensjahren einsetzt, ist zwar viel gewonnen, aber nichts darüber ausgesagt, warum gerade dieses Kind und nicht ein anderes erkrankt. Denn die wichtigsten Fragen schließen sich jetzt erst an: 1. Ist die SWS Ausdruck eines organischen Substrats, d. h. einer morphologischen Hirnveränderung? 2. Wie könnte eine solche Hirnveränderung entstehen?

Auf beide Fragen gibt es bis heute eigentlich nur spekulative Antworten. Die Tatsache, daß man bei einem bestimmten Prozentsatz von typischen Fällen anamnestisch Hinweise für eine peri- oder postnatale Hirnschädigung erhält, könnte für eine exogene organische Ursache sprechen. Andererseits findet man aber etwa ebensoviele autistische Kinder, bei denen Geburt und frühkindliche Entwicklung ohne erkennbare Störungen abgelaufen sind. Auch neurologische und pathologische EEG-Befunde hat man bei einigen autistischen Kindern erhoben; sie sagen aber wenig über die Gesamtpopulation aus. Ebenfalls auf einen organischen Prozeß bei einigen Autisten deuten Feststellungen von Rutter [20]: Von 64 nach Jahren nachuntersuchten Fällen hatten 18 (29%) im Laufe ihres Lebens epileptische Anfälle bekommen, d. h. bei ihnen besteht mit Sicherheit eine Hirnkrankheit, die aber nicht exogen, durch einen frühkindlichen Hirnschaden entstanden zu sein braucht. Für eine exogene Verursachung sprechen Erhebungen von Stella Chess [1], die unter 243 Kindern mit congenitalen Röteln 10 sichere und 8 etwas atypische Fälle von frühkindlichem Autismus fand. Ein negatives Argument gegenüber dem ätiologischen Faktor „frühkindlicher Hirnschaden" (f.k.H.) liegt darin, daß dieser sehr häufig auftritt, ohne autistische Symptomatik zur Folge zu haben. Man fragt sich also: Warum führt die verhältnismäßig häufig cerebrale Geburtsaphyxie so selten zum autistischen Syndrom? Bei den übrigen Folgeerscheinungen eines f.k.H. erkennt man im allgemeinen graduelle Unterschiede, die mit der Art und Dauer der Asphyxie korrelieren. Der frühkindliche Autismus fällt jedoch hier durch seine Spezifität aus dem Rahmen.

Weitere Erhebungen über eine cerebral-organische Genese des frühkindlichen Autismus sind bisher unbefriedigend gewesen: Hirnautopsiebefunde sind meines Wissens bisher nicht veröffentlicht worden. Von Henningsen und Klinken [5] durchgeführte Hirnpunktionen bei 10 Kindern, deren Krankengeschichten leider nicht mitgeteilt werden, hatten gerade bei den Fällen ein negatives Ergebnis, die als infantile Psychose bezeichnet werden, während bei den Diagnosen „mental deficiency" und „Demenz" entzündliche Veränderungen vorlagen.

Sollte nun die SWS nicht durch eine exogene organische Schädigung entstanden sein, welche Alternativen bieten sich an? Zunächst müßte an eine Erbkrankheit gedacht werden. Diese Annahme ist nicht von der Hand zu weisen, denn es gibt ein paar Berichte über Häufungen des Syndroms in Geschwisterreihen und das Vorkommen bei Zwillingen [9]. Die Untersuchung der Ascendenz von autistischen Kindern hat jedoch keine eindeutigen Ergebnisse gebracht [15, 18]. Psychosen findet man nicht häufiger als in der Normalbevölkerung. Auch Annahmen, in der Ascendenz fänden sich häufig abnorme Persönlichkeiten, haben sich bisher nicht beweisen lassen. Hier wurde wohl öfter die Reaktion eines Elternteils auf das abnorme Kind mit eigener abnormer Anlage verwechselt.

Eine andere, sehr interessante Frage ist die nach der Entstehung der SWS durch nicht organische, d. h. durch aus der Umwelt stammende Einflüsse. Die Hypothese lautet: Schwere Deprivation im 1. Lebensjahr führt zu SWS, so wie man im Tierversuch durch Aufzucht in Isolierung [4] Kontaktstörungen und stereotype Verhaltensweisen und in der Camera silens Halluzinationen u. ä. hervorrufen kann. Dabei bliebe die Frage offen, ob derartige Störungen irreversibel sein können. Gegen eine solche Genese spricht die Tatsache, daß bei der Mehrzahl der autistischen Kinder eine ernstliche Deprivation nicht nachzuweisen ist. Bei einigen wenigen hat man allerdings den

Eindruck, daß eine gewisse, vorübergehende Deprivation, etwa durch Krankenhausaufenthalt zwischen dem 1. und 3. Geburtstag das Syndrom ausgelöst hat. Aber auch hier gilt das Gegenargument: Wievielen anderen passiert genau das gleiche, ohne daß sie autistisch werden.

Die meisten Forscher sind sich heute darüber einig, daß fehlender oder ungünstiger Einfluß der Mutter bei der Betreuung des Kindes in den ersten Lebensphasen *nicht* der ausschlaggebende ätiologische Faktor sein kann. Die Hypothese von Mahler und Furrer [16], der Mangel oder der Verlust der Fähigkeit des Kindes, die Mutter während der frühen Lebensphasen als ein Komplement und als Organisator der eigenen Reifung zu benutzen, führten zu der kindlichen Psychose, ist nicht von der Hand zu weisen, wenn man diese Unfähigkeit als eine primäre Störung beim Kind sieht.

In diesem Zusammenhang wären noch die interessanten Familienuntersuchungen beim frühkindlichen Autismus zu betrachten. Kanners erste Patienten waren fast ausschließlich Kinder von Akademikern. Durch spätere Beobachtungen ist diese Feststellung eingeschränkt worden; man fand auch Kinder aus anderem Milieu. Dennoch ergab eine umfangreiche Studie von Lotter [15], bei der sämtliche Kinder eines englischen Counties zwischen 8 und 10 Jahren untersucht wurden, daß die Eltern der autistischen Kinder einen höheren sozio-ökonomischen Status, höhere Intelligenz und ein besseres Bildungsniveau aufwiesen als die Eltern anderer Kinder. Bei einer Untersuchung von 48 Müttern und 43 Vätern von psychotischen Kindern fanden Florsheim und Peterfreund [3] ganz unterschiedliche Intelligenzquotienten. Der Durchschnittswert lag allerdings über der Norm der Bevölkerung. Auch eine Studie, die sich mit den Eltern von 136 autisitschen Kindern unseres eigenen Krankengutes befaßt [7] und diese einer Kontrollgruppe von Eltern normaler Kinder gegenüberstellt, kommt zu dem Ergebnis, daß 54% der Väter und 29% der Mütter gegenüber je 10% der Väter und Mütter der Normalen die Oberschule mit dem Abitur abgeschlossen haben. Auf einer Hoch- oder Fachschule hatten studiert: 65% der Väter und 45 % der Mütter von Autisten gegenüber 24% und 20% der Eltern Normaler. Eine Erklärung für diese Familienbefunde gibt es bis heute nicht.

Noch ein genetischer Gesichtspunkt wäre schließlich zu erörtern: der ethologische Forschungsansatz [8, 11, 22]. Manche typischen Symptome des autistischen Kindes, vor allem viele sogenannte Stereotypien, haben auffallende Ähnlichkeit mit Verhaltensweisen von Tieren, insbesondere Primaten. So wie unter gestörten Umweltbedingungen, z. B. sogenannter Frustration auch sonst bei Kindern atavistische Verhaltensweisen, etwa Übersprunghandlungen, auftreten [13], könnte es bei autistischen Kindern infolge der primären Störung der Wahrnehmungssynthese sozusagen als Regression oder durch Entwicklungshemmung zu diesen eigenartigen Bewegungsschablonen kommen.

Bevor ich mich der Therapie zuwende, soll nun versucht werden, eine Synthese der bisherigen Forschungsergebnisse über den frühkindlichen Autismus zu geben. Wenn man das Syndrom zunächst unabhängig von seiner Genese betrachtet, so ist die in Tabelle 1 skizzierte Relation zwischen Symptomatik, Intelligenz und Prognose gegeben.

Die Ursachen des frühkindlichen Autismus lassen sich übersichtlich in Form eines Schemas erklärend darstellen (Abb. 1). Dabei bin ich der Meinung, daß immer mehrere Ursachen zusammenkommen, um das voll ausgeprägte Bild hervorzubringen. Unter dem Stichwort Hirnschaden sind in erster Linie exogene Noxen, wie z. B. ein Geburtstrauma gemeint. Es muß aber offen bleiben, ob eine Funktionsstörung der Wahrnehmungssynthese nicht auch primär als Entwicklungsanomalie vorhanden sein und dabei ein bisher nicht nachgewiesenes morphologisches Substrat im Gehirn haben kann.

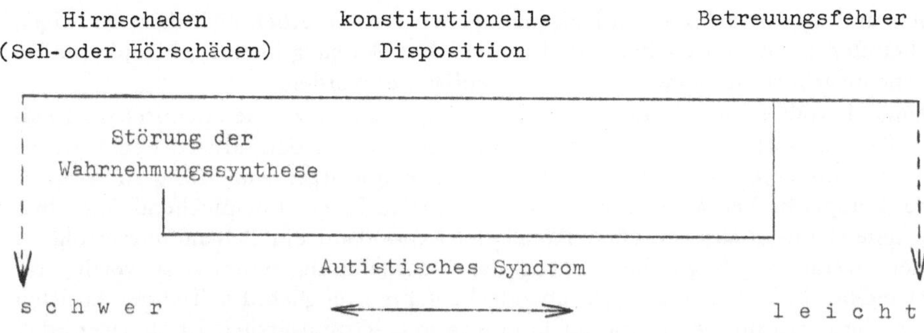

Abb. 1. Ursachen des frühkindlichen Autismus

An die Stelle des Faktors Hirnschaden kann wohl auch ein schwerer Defekt der Seh- oder Hörfähigkeit treten. Unter unseren Patienten haben wir eine Reihe von solchen Fällen. Diese seh- oder hörgeschädigten Kinder verhalten sich ganz anders, nämlich autistisch, als die üblichen Seh- oder Hörschwachen oder sogar Blinden oder Tauben, wobei nicht verkannt werden soll, daß *einzelne* Symptome des frühkindlichen Autismus auch bei ihnen manchmal angetroffen werden. Ein gewisser Unsicherheitsfaktor dieser Gruppe ist der Tatbestand, daß es bei solchen Kindern auch frühkindliche Hirnschäden gibt bzw. nicht ausgeschlossen werden können.

Unter Betreuungsfehlern verstehe ich alle Umstände der Umwelt, die sich in den ersten 2–3 Lebensjahren negativ auf die Entwicklung des Kindes auswirken können, also vor allem die verschiedenen Spielarten der Deprivation. Zweifellos kann auch Deprivation allein *einzelne* Symptome des frühkindlichen Autismus hervorrufen, aber kaum das ausgeprägte irreversible Erscheinungsbild.

Der typische frühkindliche Autismus ist eine schwere chronische Verhaltensstörung, die insgesamt keine gute Prognose hat. Sie ist nach Rutter [19], der bei 64 Fällen nach bis zu 15 Jahren Katamnesen gemacht hat, von der intellektuellen Kapazität und damit im Zusammenhang von der Fähigkeit, Sprache zu entwickeln, abhängig. Nur ein Teil der Patienten mit einem hohen intellektuellen Niveau kann einen Beruf

Tabelle 1. Beziehungen zwischen Symptomatik, Intelligenz und Prognose beim frühkindlichen Autismus

Intelligenz	Symptome	Prognose
1. Stark retardiert (IQ nicht meßbar, bis 50)	Anfangs starke Kontaktstörung (wie taub); viel motorische Stereotypien; starke Neigung zur Selbststimulation, auch Selbstbeschädigung; Mutismus	Bleiben immer auf fremde Hilfe angewiesen; viele bleiben mutistisch
2. Mäßig retardiert (IQ 50–90)	Primitive Sprache, meist mit articulatorischen Besonderheiten; einige Stereotypien; einige Zwangsmechanismen	Soziale Obhut (Familie, Heim o.ä.) nötig; unter dieser Bedingung (auch Beschützende Werkstatt) handwerkliche Tätigkeiten wahrscheinlich möglich
3. Intelligent (IQ über 90)	Gut entwickelte Aussagesprache mit einigen bizarren Äußerungen; gutes abstraktes Denken, z. T. mit Zwangsmechanismen (z. B. Rechenzwang)	Abschluß einer Schule möglich; evtl. Berufsausbildung; ein Teil kann sozial selbständig leben (aber keine Familiengründung)

erlernen und als Erwachsener auf eigenen Füßen stehen. Aber auch diese günstigen Fälle heiraten nicht und bleiben sozial isoliert. Der Ausgang in eine schizophrene Erwachsenenpsychose ist meines Wissens nie beobachtet worden.

Dennoch sollten diese prognostischen Aussagen nicht zu therapeutischem Defätismus führen. Nach unseren eigenen Erfahrungen ist bei den autistischen Kindern fast immer mit langdauernder und intensiver Therapie irgendein Erfolg zu erzielen. Welche therapeutischen Maßnahmen kommen nun in Frage? Entsprechend dem oben entwickelten funktionsgenetischen Konzept ist nur dann ein Behandlungserfolg zu erwarten, wenn es gelingt, die Störung der Wahrnehmungssynthese zu verringern. Das ist meines Erachtens nur durch übende Verfahren möglich. Ein Teil der Autisten lernt es, diese Störung irgendwie zu kompensieren. Grundsätzlich ist zu sagen, daß das autistische Kind nie wie ein normales spielend und von sich aus lernt, sondern daß ihm die Erwachsenen immer helfen müssen, das erwünschte Verhalten aufzubauen. Das liegt vor allem daran, daß es von sich aus kaum oder gar nicht seine Umwelt imitiert, wie das normale Kind. Imitation kommt zwar vor, orientiert sich aber oft nicht an den relevanten Vorbildern. So werden z. B. primitive Bewegungen mechanischer Vorgänge (drehende Räder u. ä.) oder Lautfolgen der Musik nachgemacht, aber nicht Handlungen von Partnern oder Sprachlaute.

Konkret bedeutet das für die Behandlung, daß der Therapeut Handlungen in kleinen Schritten durch systematische Übung aufbauen muß. Das ist ein langwieriger Prozeß, der sehr viel Geduld erfordert. Hier können manche sogenannte heilpädagogischen Verfahren erfolgreich sein. Wirkungsvoller und bei der Art der Störungen besonders geeignet sind die Methoden der lerntheoretisch begründeten Verhaltensmodifikation, vor allem das operante Konditionieren und das Modellernen [12]. Mit solchen Verfahren gelingt es darüber hinaus auch in den meisten Fällen, so störende Symptome wie Stereotypien und/oder Selbstbeschädigung zu verringern. Die Verhaltenstherapie hat gegenüber manchen anderen Methoden noch den Vorteil, daß vorgeplante, durchschaubare Programme, die sich nach Bedarf modifizieren lassen, angewandt und evtl. von Eltern und nichtakademischen Betreuern unter der Supervision eines Fachmannes verwirklicht werden können.

Literatur

1. Chess, Stella: Autism in children with congenital rubella. J. Autism Childh. Schizophr. *1*, 33–47 (1971).
2. Creak, M., Cameron, K., Cowie, V., Ini, D., MaCKeith, R., Mitchell, G., O'Gorman, G., Orford, F., Rogers, W., Shapiro, A., Stone, F., Stroh, G., Yudkin, S.: Schizophrenic syndrome in childhood. Brit. med. J. *1961 II*, 889–890.
3. Florsheim, J., Peterfreund, O.: The intelligence of parents of psychotic children. J. Autism Childh. Schizophr. *4*, 61–70 (1974).
4. Harlow, H.F., Suomi, St.J.: Production of depressive behaviors in young monkeys. J. Autism Childh. Schizophr. *1*, 246–255 (1971).
5. Henningson, G.J., Klinken, L.: Brain biopsy in selected cases of infantile psychosis. Acta paedopsychiat. *38*, 90–96 (1971).
6. Hermelin, B., O'Connor, N.: Psychological experiments with autistic children. Oxford: Pergamon 1970.
7. Hummel, Eva: Eltern und Familie autistischer Kinder. Diss. Münster 1974.
8. Hutt, C., Hutt, S.J.: Biological studies of autism. J. special Educ. *3*, 3–14 (1969).
9. Kamp, L.N.J.: Autistic snydrome in one of a pair of monocygotic twins. Psychiat.Neurol. Neurochir. (Amst.) *67*, 143–147 (1964).
10. Kehrer, H.E.: Die Diagnose des kindlichen Autismus. Kinderarzt *21*, 476–481 (1973).
11. Kehrer, H.E.: Die Symptome des kindlichen Autismus aus ethologischer Sicht. Arch. Psychiat. Nervenkr. *219*, 377–386 (1974).

12. Kehrer, H.E.: Verhaltenstherapie bei kindlichem Autismus. Z. Kinder-, Jugendpsychiat. *2*, 233–247 (1974).
13. Kehrer, H.E., Tente, D.: Observations on displacement activities in children. J. Child Psychol. *10*, 259–268 (1969).
14. Kolvin, I.: Studies in the childhood psychoses. I. Diagnostic criteria and classification. Brit. J. Psychiat. *118*, 381–384 (1971).
15. Lotter, V.: Epidemiology of autistic conditions in young children. II. Some characteristics of the parents and children. Social Psychiat. *1*, 163–173 (1967).
16. Mahler, M.S., Furrer, M.: Child psychosis: A theoretical statement and its implications. J. Autism Childh. Schizophr. *2*, 213–218 (1972).
17. Ornitz, E.M.: The modulation of sensory input and motor output in autistic children. J. Autism Childh. Schizophr. *4*, 197–215 (1974).
18. Rimland, B.: The differentiation of childhood psychoses: An analysis of checklists. J. Autism Childh. Schizophr. *1*, 161–174 (1971).
19. Rutter, M.: Autistic children: Infancy to adulthood. Semin. Psychiat. *2*, 435–450 (1970).
20. Rutter, M.: The description and classification of infantile autism. In: D.W. Churchill, G.D. Alpern and M.K. DeMyer, Eds.): Infantile autism, Springfield III.: C.C. Thomas 1971.
21. Rutter, M.: Childhood schizophrenia reconsidered. J. Autism Childh. Schizophr. *2*, 315–337 (1972).
22. Tinbergen, E.A., Tinbergen, N.: Early childhood autism – an ethological approach. Fortschritte der Verhaltensforschung. Berlin: P. Parey 1972.

Zur Versorgung psychisch kranker alter Menschen

H. Lauter

Der Versorgungsbedarf auf dem Gebiet der Alterspsychiatrie

In den letzten zwei Jahrzehnten hat sich die Altersverteilung und die diagnostische Zusammensetzung der in psychiatrischen Krankenhäusern untergebrachten Patienten stark geändert. Während der Anteil jüngerer Patienten an dem Stichtagsbestand psychiatrischer Einrichtungen zurückgegangen ist, hat sich die Zahl der senilen und präsenilen Psychosen teilweise verdoppelt [11]. In den psychiatrischen Krankenhäusern der Bundesrepublik stehen die psychischen Erkrankungen des höheren Lebensalters mit 20–30% neben den Suchtkrankheiten und der Schizophrenie an der Spitze sämtlicher Aufnahmediagnosen.

Die Gründe für diese Entwicklung sind in erster Linie in dem veränderten Altersaufbau der Bevölkerung zu suchen, wobei nicht nur die verlängerte Lebenserwartung, sondern vor allem die Abnahme der Geburtenziffern eine Rolle spielt. Außerdem stellen alte Menschen eine ausgesprochene Risikogruppe für seelische Störungen dar. Schließlich hat der Strukturwandel der heutigen Industriegesellschaft Veränderungen des Hilfesuchverhaltens nach sich gezogen: Die Wandlung der ländlichen, seßhaften Großfamilie zur mobilen Kleinfamilie, die Beengtheit der Wohnverhältnisse, die vermehrte Berufstätigkeit der Frauen, der Ausbau der Sozialversicherung und die Art der gesetzlichen Einweisungsbestimmungen – dies alles sind Faktoren, die für viele alte Menschen den Weg ins psychiatrische Krankenhaus erleichtert haben, gleichzeitig aber auch vermehrte Anforderungen an die Kapazität und Qualität anderer Dienste stellen, zu deren Aufgabenbereich die medizinische, psychologische und soziale Betreuung psychisch kranker, alter Menschen und ihrer Familienmitglieder gehört.

Praxisrelevante Forschungsergebnisse

Dem großen Bedarf an einer intensivierten alterspsychiatrischen Versorgung entspricht in letzter Zeit ein wachsendes Interesse an der Gerontopsychiatrie als Forschungsgegenstand. Noch bis in die letzten Jahrzehnte hinein galt dieses Gebiet als ein unergiebiger und unattraktiver Wissenschaftsbereich. Auch und gerade auf dem Gebiet der psychischen Krankheiten erschien das Alter ausschließlich unter dem negativen Aspekt eines unausweichlichen Übels, durch welches sich Schwierigkeiten aller Art nur verstärken und gegen das so gut wie nichts getan werden konnte. Alterspsychiatrie war praktisch identisch mit organischem Defekt und Demenz, gegen welche ohnehin kein Kraut gewachsen war. Selbst bei der Lektüre einiger psychiatrischer Lehrbücher muß man noch heute den Eindruck gewinnen, als ob es sich bei den seelischen Alterserkrankungen ausschließlich um irreparable, therapieresistente Störungen handelt.

Klassifikation. Es war daher eine bedeutende Leistung, als Roth [20] in Großbritannien vor nunmehr 20 Jahren für die Alterspsychiatrie eine wissenschaftliche

Entwicklung nachholte, die um die Jahrhundertwende für das Gebiet der Erwachsenenpsychiatrie schon von Kraepelin geleistet worden war, nämlich die genaue Beschreibung und Klassifikation zahlreicher, durchaus verschiedenartiger, im höheren Lebensalter auftretender Krankheitsbilder aufgrund ihrer psychopathologischen Symptome, des körperlichen Befundes, des EEG's, des Krankheitsverlaufes und des Sektionsergebnisses. Das wesentliche Resultat dieser Bemühungen war die Erkenntnis, daß die bis dahin fast ausschließlich diagnostizierte Hirnarteriosklerose und senile Demenz weder die einzigen noch die häufigsten Diagnosen bei über 65jährigen, in psychiatrischen Krankenhäusern hospitalisierten Patienten darstellten, sondern daß das Spektrum dieser Krankheiten sehr viel reichhaltiger und vielseitiger ist, als dies früher angenommen wurde. Es zeigte sich, daß es unter den Patienten mit organischen Hirnstörungen eine nicht geringe Gruppe von passageren Verwirrtheitszuständen gab, die keineswegs immer durch eine Hirnarteriosklerose bedingt, sondern durch verschiedenartige körperliche Grundkrankheiten verursacht waren – z. B. durch Mangel an Flüssigkeitszufuhr, Elektrolytverschiebungen, Vitaminmangelzustände, Intoxikationen –, und bei rechtzeitiger Diagnose und Therapie sich als völlig reversibel erwiesen. Außerdem stellte sich heraus, daß es neben den organisch bedingten psychiatrischen Alterserkrankungen auch solche gab, die ebenso wie bei jüngeren Patienten nicht auf einer erkennbaren körperlichen Grundlage beruhten: Hierzu gehört neben einer kleineren Gruppe von erstmals im höheren Lebensalter auftretenden Wahnerkrankungen eine sehr große Zahl von Spätdepressionen, die vielfach wegen ihres organischen Kolorits fälschlicherweise als Ausdruck einer Hirnarteriosklerose fehlgedeutet wurden und auch heute noch werden, die aber auch dann, wenn sie mit einer solchen hirnorganischen Krankheit einhergehen, einen völlig unabhängigen Verlauf zeigen und auf Behandlungsmaßnahmen meist ebenso gut ansprechen wie gleichartige Störungen in jüngerem Lebensalter. In der Folgezeit zeigte sich immer deutlicher, daß solche prognostisch günstigen Erkrankungen zuverlässig von den zum geistigen Abbau führenden hirnorganischen Leiden abgegrenzt werden konnten. Psychische Alterskrankheiten sind also nur zum Teil Folge von irreversiblen hirnorganischen Krankheitsprozessen, zum anderen Teil handelt es sich um durch verschiedenartige Ursachenkonstellationen hervorgerufene, prognostisch allgemein günstige und einer erfolgreichen Behandlung zugängliche Leiden.

Häufigkeit. Im Laufe weiterer Untersuchungen wurde klar, daß es sich bei den Alterspatienten psychiatrischer Fachkrankenhäuser um eine hochgradig selektierte Population handelt. Der Schwerpunkt des wissenschaftlichen Interesses richtete sich daher mehr und mehr auch auf seelisch erkrankte, alte Menschen außerhalb von psychiatrischen Institutionen. Sie wurden entweder durch Erhebungen in Nervenarzt-Praxen – wie z. B. von Dilling et al. [6] in Oberbayern – oder durch vollständige Erhebungen in den für eine bestimmte geographische Region zuständigen psychiatrischen, medizinischen und sozialen Einrichtungen – wie z. B. von Häfner und Reimann [19] in Mannheim – erfaßt. Darüber hinaus wurden aber auch Untersuchungen bei repräsentativen Bevölkerungsstichproben von über 65jährigen Personen durchgeführt, bei denen der Kontakt mit einem ärztlichen oder sozialen Dienst überhaupt kein Kriterium für die Einbeziehung in die Erhebung mehr darstellte. Solche alterspsychiatrischen Feldstudien wurden in den USA [9], in Großbritannien [13], in Dänemark [17] und in anderen Ländern unternommen. In jüngster Zeit hatten auch Krauss et al. [14] in der Bundesrepublik eine derartige Untersuchung durchgeführt. Als übereinstimmendes Resultat solcher Feldstudien kann festgehalten werden, daß etwa 25% der über 65jährigen und etwa 30% der über 70jährigen Personen in der Wohnbevölkerung an psychischen Störungen leiden. Davon entfallen etwa 8–12%

auf das Gebiet der Hirnarteriosklerose und der senilen Demenz, etwa 3–5% auf die endogenen Psychosen und ca. 12–14% auf den Bereich der Persönlichkeitsstörungen, Neurosen und abnormen Erlebnisreaktionen. Neben diesen 30% mit psychischen Störungen im engeren Sinne konnte Krauss bei den über 70jährigen eine weitere große Gruppe von Individuen identifizieren, bei denen leichtere oder mittelgradige hirnorganische Leistungseinbußen festzustellen waren, denen kein Krankheitswert im engeren Sinne zukam. Alle diese Felduntersuchungen zeigen also, daß die in psychiatrischen Krankenhäusern untergebrachten Patienten nur die kleine Spitze eines Eisberges darstellen, dessen weitaus größter Anteil sich unter der Oberfläche dieser Institutionen befindet. Nur ein sehr geringer Teil der an seelischen Störungen leidenden älteren Menschen ist in einem psychiatrischen Krankenhaus oder einem Heim untergebracht, während sich alle anderen psychisch Kranken zu Hause aufhalten. Das Verhältnis der institutionalisierten zu den zu Hause lebenden Kranken beträgt nach der Untersuchung von Kay et al. [13] bei sämtlichen psychischen Störungen der über 65jährigen Personen 1 : 14, bei den Psychosen im höheren Lebensalter 1 : 8 und selbst bei den schweren senilen und arteriosklerotischen Demenzprozessen noch etwa 1 : 6.

Ursachen. Die therapeutischen Bemühungen bei diesen Patienten können zunächst an einem außerordentlich wichtigen Forschungsergebnis ansetzen, nämlich der engen Verzahnung von seelischer und körperlicher Gesundheit gerade im höheren Lebensalter. In Übereinstimmung mit allen früheren Erhebungen hat auch die Studie von Krauss in Göttingen wieder gezeigt, daß zwischen körperlichem und seelischem Gesundheitszustand eine lineare positive Korrelation besteht. Dabei ist es für die Probanden mit schlechtem körperlichem Gesundheitszustand kennzeichnend, daß sie fast ausnahmslos gleichzeitig an verschiedenen Krankheiten leiden; bei etwa der Hälfte der von Krauss untersuchten Probanden konnten fünf oder mehr körperliche Krankheiten festgestellt werden, wobei verschiedene Organsysteme betroffen waren. Die Beziehung zwischen körperlichen und seelischen Erkrankungen, die bei älteren Menschen noch enger ist als in jüngeren Lebensjahren, läßt sich nicht immer leicht interpretieren. Am einfachsten liegen die Dinge da, wo akute körperliche Krankheiten zu deliranten oder amentiellen Zustandsbildern oder zu einem organischen Durchgangssyndrom führen. Aber auch relativ leichte Gesundheitsstörungen können sich bei älteren Menschen bereits auf das cerebrale Funktionsniveau und auf das intellektuelle Leistungsvermögen auswirken [3]. Daß endogene Depressionen gerade im höheren Lebensalter häufig durch somatische Krankheiten ausgelöst werden, haben vor allem die Untersuchungen von Angst [1] gezeigt. Daneben gibt es aber auch Fälle, bei denen depressive Phasen der Aufdeckung schwerer, oft maligner körperlicher Erkrankungen um mehrere Wochen oder Monate vorausgehen. Häufiger dürfte es allerdings das Bewußtsein einer körperlichen Krankheit sein, das von älteren Menschen mit einer ängstlichen oder depressiven Reaktion verarbeitet wird. Von besonderer Bedeutung sind auch die Beziehungen zwischen der Spätschizophrenie und Einbußen des Seh- und Hörvermögens.

Neben dem allgemeinen körperlichen Gesundheitszustand und neben hirnorganischen Faktoren spielen auch soziale und wirtschaftliche Ursachen beim Zustandekommen von psychischen Erkrankungen im höheren Lebensalter eine Rolle. In der Bundesrepublik sind 12% der über 60jährigen Männer und 41% der gleichaltrigen Frauen alleinstehend. Zwei Drittel der alleinstehenden älteren Personen sind verwitwet. Alle diese Menschen sind hinsichtlich ihrer Ernährungsbedingungen meist ungünstiger gestellt und leiden daher nicht selten an chronischen Erkrankungen, die mit einem Mangel an Vitaminen oder anderen Nährstoffen einhergehen. Auch die soziale Hilfe, pflegerische Betreuung und ärztliche Behandlung ist bei Alleinstehenden oft nicht ausreichend gewährleistet oder setzt zu spät ein. Ähnliches gilt für jene alten Menschen, deren finanzielle Situation hart am Rande des Existenzminimums liegt, d. h. beispielsweise für jene 31% der über 65jähriger Frauen, deren monatliches Nettoeinkommen im Jahre 1971 weniger als DM 300,– betrug. Armut ist im höheren Lebensalter fast immer mit schlechten Wohnverhältnissen, ungenügender Heizung, unzureichender Ernährung und Mangel an sozialen Kontakten verbunden und geht deshalb ebenfalls mit einem erhöhten Krankheitsrisiko einher.

Verlauf und Behandlung. In den sechziger Jahren wurde in der Schweiz ein Forschungsprogramm entwickelt, dessen Ergebnisse wesentlich dazu beitrugen, die Gleichgültigkeit und Passivität gegenüber Altersfragen zu überwinden und das Problem der seelischen Gesundheit im Alter differenzierter und optimistischer zu beurteilen. Es handelt sich hierbei um die sogenannte „Lausanner Enquête", die sich unter Leitung von Ch. Müller zum Ziel setzte, den Einfluß des höheren Lebensalters auf vorbestehende psychiatrische Erkrankungen zu untersuchen. Dabei wurde von dem Plan ausgegangen, das Schicksal von ca. 5.600 Patienten durchschnittlich 30–40 Jahre nach einem ersten Aufenthalt in einem psychiatrischen Krankenhaus zu verfolgen und die im Senium festgestellten Veränderungen günstiger und ungünstiger Art mit allen Variablen in Beziehung zu setzen, die bei dieser Entwicklung eine Rolle spielen. Die besonders günstigen Bedingungen zur Nachuntersuchung in einem kleinen Lande brachten es mit sich, daß trotz der verstrichenen Jahrzehnte die Spur von mehr als 96% der Ausgangspopulation wiedergefunden werden konnte. Die Tatsache, daß gut drei Viertel der ursprünglichen Patienten mittlerweile verstorben waren, machte es allerdings erforderlich, die Wirkung dieses Auslesefaktors durch zusätzliche Mortalitäts- und Todesursachenuntersuchungen abzuschätzen. Immerhin konnten aber noch fast 1.000 ehemalige Patienten mit dem ganzen weiten Spektrum psychiatrischer Diagnosen im Laufe der Jahre persönlich nachuntersucht werden [5].

Dabei wurde die überraschende Beobachtung gemacht, daß das höhere Alter eindeutig einen günstigen Einfluß auf den Langzeitverlauf vieler seelischer Krankheiten ausübt. Im allgemeinen dämpft und mildert das Alter die Heftigkeit und Intensität von psychischen Störungen der verschiedensten Art, manchmal soweit, daß ganz erstaunliche späte Resozialisierungen beobachtet werden. Nur bei einer Minderzahl von Kranken kommt es im Laufe vieler Jahrzehnte zu einer Verschlimmerung vorbestehender psychischer Störungen, insbesondere dann – aber auch hier nicht obligatorisch –, wenn gleichzeitig senil-organische Abbauprozesse auftreten. Nicht selten drängen sich im Alter verstecktere und weniger lautstarke, dafür aber umso hartnäckigere Leiden, z. B. psychosomatischer und depressiver Art, in den Vordergrund.

Auch zeigte sich, daß günstige Altersentwicklungen von einer ganzen Reihe von Faktoren abhängen. Die wichtigsten dieser Variablen haben etwas mit der Ausgangspersönlichkeit zu tun: nämlich die Anpassungs-, Beziehungs- und soziale Leistungsfähigkeit lange vor Ausbruch der Erkrankung. Das Geothe'sche „Gesetz, nach dem wir angetreten" scheint also das Schicksal, auch das Krankheitsschicksal, bis ins hohe Alter hinein in starkem Maße zu bestimmen [4]. In zweiter Linie geht vor allem ein guter körperlicher Gesundheitszustand mit einer günstigen Langzeit- und Altersentwicklung einher. Des weiteren spielen Arbeits-, Familien- und Wohnverhältnisse eine Rolle. Bestmögliche allgemeinmedizinische Behandlung, Einsatz sämtlicher heute verfügbarer psychiatrischer Therapieverfahren, sinnvolle Beschäftigung, Erhaltung der Selbständigkeit und Förderung sozialer Aktivitäten gehören also zu den wichtigsten Faktoren, die zu einer Besserung der psychischen Gesundheit im Alter beitragen.

Grundprinzipien der alterspsychiatrischen Versorgung

Die bisher genannten wissenschaftlichen Erkenntnisse sind leider noch nicht überall in die alltägliche Praxis der psychiatrischen Versorgung umgesetzt. Auch verschiedene praktische Erfahrungen, die in anderen Ländern mit bestimmten Organisationsformen der alterspsychiatrischen Versorgung gewonnen wurden, haben in der Bundesrepublik verhältnismäßig wenig Nachahmung gefunden. Aus diesen Gründen soll im Folgenden versucht werden, einige Leitprinzipien für die Behandlung, Rehabilitation und Prävention psychiatrischer Alterskrankheiten aufzustellen. Hierbei werden gleichzeitig die Mängel der gegenwärtigen Versorgung erkennbar werden.

Humanisierung der Krankenstationen. Die therapeutische Atmosphäre einer alterspsychiatrischen Station hängt in erster Linie davon ab, inwieweit es gelingt, auf solchen Abteilungen einen lediglich bewahrenden Pflegestil zu vermeiden, der meist mit einer unpersönlichen Ordnung und schematisierten Routine verbunden ist und allzu leicht zu einer gedankenlosen Uniformierung und Entindividualisierung des Patienten führen kann. Solche sinnlosen Reglementierungen zeigen sich vor allem in dem Prinzip der pflegerischen Totalversorgung mit ihrem Symbol, dem Bett, das man dem alten Menschen immer noch zu oft als ausschließlichen Lebensraum zuweist und in dem er vom partiell Hilfsbedürftigen zum totalen Pflegeobjekt gemacht wird. Demgegenüber muß eine aktivierende Pflege von dem Grundsatz ausgehen, Selbständigkeit und Individualität des älteren Menschen zu erhalten und zu fördern, das Gesunde am alterskranken Patienten wahrzunehmen und hieran mit allen verfügbaren Rehabilitationsbemühungen anzuknüpfen. Ebenso wie körperlich behinderten Kranken heute prothetische Möglichkeiten zur Verfügung stehen, müssen auch verwirrten oder dementen alten Menschen auf den Krankenstationen optische Orientierungshilfen angeboten werden, durch die sie sich leichter in einer fremden Umgebung zurechtfinden können. Von großer Bedeutung ist die richtige Steuerung der Distanz zwischen den Mitarbeitern der Krankenstation und dem seelisch behinderten alten Menschen. Die objektivierende Verfremdung des Patienten zum „Pflegefall“ ist hier ebenso abzulehnen wie jede falsche Form der Vertraulichkeit. Äußere Distanz ist in der Regel eine notwendige Vorbedingung für innere Nähe. Für die Gestaltung eines angemessenen Stationsklimas ist es außerdem notwendig, das gegenseitige Hilfspotential der Patienten zu nutzen. Viele alte Menschen können sich trotz ihrer eigenen Behinderung noch bei der Betreuung anderer Patienten nützlich machen und leiten hieraus das Bewußtsein eigenen Selbstwertes ab, das für das Wohlbefinden unerläßlich ist. Auch der Kontakt mit dem anderen Geschlecht und mit anderen Generationen muß auf alterspsychiatrischen Abteilungen gepflegt werden. Die Einbeziehung von Laien in die Betreuung von psychisch kranken alten Menschen kann dazu beitragen, den psychiatrischen Altersstationen die unbedingt notwendige Beziehung zur Außenwelt zu erhalten und sie nicht zu in sich abgeschlossenen Subkulturen entarten zu lassen. Die Realisierung solcher Prinzipien ist zwar an einen gewissen baulichen und räumlichen Mindeststandard der Stationen gebunden, hängt aber nicht ausschließlich von der Durchführung aufwendiger Bauvorhaben ab. Im Gegenteil: Manche solcher neuerrichteten Altersstationen werden besonders leicht zu sterilen und trostlosen Zeugnissen moderner Krankenhaushygiene, in denen vor lauter Perfektionismus die Lebensbedürfnisse alter Menschen aus dem Blickfeld der Mitarbeiter verschwinden.

Breitgefächertes Angebot an Hilfen. Die gegenwärtige Situation auf dem Gebiet der Versorgung psychisch kranker alter Menschen ist in der Bundesrepublik gekennzeichnet durch das Mißverhältnis zwischen den sehr differenzierten Hilfsbedürfnissen solcher Kranker und dem relativ schmalen Fächer an verfügbaren institutionalen und nichtinstitutionalen Hilfen. Dabei ist besonders zu denken an eine Verbesserung und Differenzierung auf dem Gebiet des Heimsektors. Wie die Untersuchungen von Bergener et al. [2] gezeigt haben, befindet sich eine große Zahl von psychisch gestörten alten Menschen in Alten- und Pflegeheimen, ohne daß dort die notwendigen psychiatrischen Hilfen in dem erforderlichen Umfang angeboten werden können. Auf der anderen Seite bedürfen manche alte Menschen, die heute noch in einer psychiatrischen Anstalt leben, nicht unbedingt der Unterbringung in einem Fachkrankenhaus und wären ebenso gut in einem gemeindenahen Pflege- oder Krankenheim bzw. in anderen Heimen zu betreuen, wenn diese über die notwendigen personellen, therapeutischen und rehabilitativen Voraussetzungen und über einen regelmäßigen psychiatrischen Konsiliardienst verfügen würden. Solche Heime haben den Vorteil der größeren Gemeindenähe, können im allgemeinen mit einem geringeren finanziellen Aufwand betrieben werden und tragen schließlich erheblich zu einer Entlastung der psychiatrischen Krankenhäuser bei. Es muß also ein System vielfältiger alterspsychiatrischer Verteidigungslinien aufgebaut werden, wobei das psychiatrische Krankenhaus im allgemeinen lediglich den Stützpunkt der hintersten Linie darstellen darf, der möglichst nicht auf längere Zeit bezogen werden sollte.

Verlegungen von Patienten, die in einem psychiatrischen Fachkrankenhaus fehlplaziert sind, weil sie der besonderen Dienste einer solchen Einrichtung nicht bedürfen, können allerdings leicht mit großen Härten verbunden sein. Die Entwicklung in den USA hat in den letzten Jahren deutlich gezeigt, was geschehen kann, wenn eine Verminderung der psychiatrischen Anstaltsbetten vorwiegend auf Kosten der alten Patienten erfolgt oder wenn psychisch kranke ältere Menschen nicht mehr in ein psychiatrisches Krankenhaus aufgenommen werden, ohne daß geeignete Behandlungsalternativen zur Verfügung stehen. Die Situation der psychisch kranken alten Menschen hat sich durch diese Versorgungsstrategie teilweise erheblich verschlechtert, und den Angehörigen und Gemeinden wurden damit oft unerträgliche Belastungen auferlegt.

Ambulante und teilstationäre Dienste. Der Schwerpunkt der alterspsychiatrischen Versorgungsangebote liegt heute noch im Bereich intramuraler Dienste. Gerade bei psychisch kranken alten Menschen kommt aber der ambulanten Versorgung besondere Bedeutung zu. Wie sich aus den bereits erwähnten Feldstudien ergibt, wird nur ein Bruchteil der Patienten im höheren Lebensalter von der intramuralen Form der Betreuung erreicht. Sie setzt meist erst in einem fortgeschrittenen Stadium der Krankheitsentwicklung ein und ist insofern völlig unzureichend, als angesichts der zu erwartenden Bevölkerungsentwicklung der Bedarf an sozialer und medizinischer Betreuung durch die Schaffung weiterer Heime und Krankenhausplätze allein niemals ausreichend gedeckt werden kann, sondern nur durch die gleichzeitige Entwicklung extramuraler Dienste. Außerdem ist zu berücksichtigen, daß die Aufnahme in eine Institution Anforderungen an das körperliche und psychische Umstellungsvermögen stellt, denen gerade psychisch kranke alte Menschen oft nicht mehr gewachsen sind. Jeder längere Aufenthalt in einem Krankenhaus oder in einem Heim macht über kurz oder lang die Rückkehr zur eigenen Selbständigkeit nahezu unmöglich und bringt die Gefahr mit sich, daß das Selbstgefühl des alten Menschen erheblich beeinträchtigt wird, die Anpassungsfähigkeit nachläßt und der Umfang der Sozialkontakte abnimmt. Gerade der ambulante Versorgungsbereich bietet demgegenüber den Vorteil, durch rechtzeitige Diagnostik, Therapie, Versorgung und Betreuung psychisch Alterskranker, eine Institutionalisierung zu verhindern oder den Zeitpunkt dafür mindestens hinauszuschieben. Im Rahmen eines ambulanten „Assessment" kann die allgemeinmedizinische, soziale, pflegerische, psychische und wirtschaftliche Situation des Hilfesuchenden genau bestimmt und Art und Umfang der anzubietenden Betreuungsmaßnahmen hiervon abhängig gemacht werden. Diese Aufgabe ist heute im allgemeinen nicht mehr von einer einzelnen Person zu leisten, sondern muß von Berufsgruppen mit unterschiedlichen diagnostischen Schwerpunkten in einem „multiprofessionellen" Team von Ärzten verschiedener Fachgebiete, Psychologen, Sozialarbeitern und Krankenpflegepersonal durchgeführt werden.

Neben der Schaffung von hierfür geeigneten alterspsychiatrischen Spezialambulanzen könnten auch teilstationäre Einrichtungen einen wichtigen Beitrag zu einer verbesserten alterspsychiatrischen Versorgung leisten. Ausgehend von Erfahrungen in England hat sich auch in der Schweiz und später in anderen Ländern bestätigt, daß hierzu vor allem tagesklinische Einrichtungen geeignet sind. Durch eine alterspsychiatrische Tagesklinik können nicht nur Betten in psychiatrischen Fachkrankenhäusern eingespart, sondern Familien dauernd oder vorübergehend entlastet werden, die ihre alten und gebrechlichen Angehörigen noch selbst versorgen. Der Patient kann in der Tagesklinik einer gründlichen Diagnostik und Therapie unterzogen werden, ohne daß er wie bei einer Vollhospitalisierung längere Zeit aus seiner vertrauten Umgebung herausgelöst werden muß. Die Tagesklinik stellt in vielen Fällen auch eine günstige rehabilitative Möglichkeit für die Nachbehandlung im Anschluß an einen Aufenthalt im Akutkrankenhaus dar. Die allmähliche Umgewöhnung und Reintegration des Patienten in den ursprünglichen Lebensbereich kann auf diese Weise nach dem Grade der wiedererlangten Selbständigkeit dosiert werden [10].

Verzahnung der psychiatrischen und der allgemeinmedizinischen Versorgung. Aus dem engen Zusammenhang zwischen körperlichem und seelischem Gesundheitszustand im Alter ergibt sich, daß die gleichzeitige Berücksichtigung psychiatrischer und allgemeinmedizinischer Aspekte in Diagnostik und Therapie gerade bei der Betreuung älterer Menschen unerläßlich ist. Nirgends ist die herkömmliche organisatorische Trennung von medizinischer und psychiatrischer Versorgung so verhängnisvoll wie bei der Behandlung der von der bereits genannten Mehrfachmorbidität betroffenen Alterskranken. Die Folgen dieser Aufsplitterung sind aus den Untersuchungen von Reimann und Häfner [19] deutlich abzulesen: Die Mehrzahl der in Allgemeinkrankenhäusern hospitalisierten psychiatrischen Alterskranken erhält zwar eine gute internistische Versorgung, aber keine psychiatrische Behandlung; im Gegensatz dazu wird den in einem psychiatrischen Landeskrankenhaus aufgenommenen Alterspatienten zwar eine gute psychiatrische Therapie, nicht aber der ganze Fächer hochqualifizierter diagnostischer und therapeutischer Möglichkeiten eines modernen Allgemeinkrankenhauses angeboten. Für keine andere Altersgruppe ist daher die Schaffung von psychiatrischen Abteilungen an Allgemeinkrankenhäusern so vordringlich wie für die Patienten der zweiten Lebenshälfte. Die Studie von Krauss hat aber darüber hinaus gezeigt, wie wichtig die Integration allgemeinmedizinischer und psychiatrischer Maßnahmen bereits im Vorfeld der Krankenhausbehandlung ist. Probanden mit leichten psychoorganischen Störungen unterscheiden sich hinsichtlich ihres körperlichen Gesundheitszustandes weniger von den schwerer gestörten und den dementen als vielmehr von den psychisch Gesunden. Schwere körperliche Gesundheitsstörungen kommen also nicht erst bei fortgeschrittenen psychischen Krankheiten vor, sondern treten schon zu einem früheren Zeitpunkt auf, wenn psychoorganische Symptome erst in angedeuteter Form vorhanden sind. Schon leichte psychoorganische Krankheitssymptome fordern daher unbedingt zu frühzeitigen allgemeinmedizinischen Bemühungen diagnostischer und therapeutischer Art heraus.

Koordination und Kooperation verschiedener Dienste. Die Zusammenarbeit der verschiedenen, für die alterspsychiatrische Versorgung zuständigen Institutionen ist heutzutage vielfach durch eine fehlende Koordination der verfügbaren Dienstleistungen gekennzeichnet. Die gegenseitige Durchlässigkeit der mit der Versorgung Alterskranker beauftragten Einrichtungen – Altenwohnheim, Altenheim, Altenpflegeheim, Krankenhaus, ambulante und teilstationäre Dienste – ist außerordentlich gering. Der Patient gerät deshalb leicht auf eine Einbahnstraße und in eine Sackgasse, von der eine Umkehr so gut wie unmöglich ist. Es fehlt weitgehend an einer Koordinierung der Arbeit der von den verschiedenen Trägern angebotenen Einrichtungen der Altenhilfe. Soziale und medizinische Dienste arbeiten nebeneinander her, und sogar die sozialen Versorgungsangebote selbst sind ganz zufällig über die Landschaft verteilt und arbeiten nicht optimal zusammen. Dies erschwert die Möglichkeit für einen Patienten, vorhandene Hilfsmöglichkeiten auch wirklich in Anspruch nehmen zu können.

Früherkennung und Frühbehandlung. Die Prognose psychischer Erkrankungen bei alten Menschen könnte durch eine frühzeitige Erkennung und Behandlung in vielen Fällen verbessert werden. Dies gilt z. B. für die mit einem hohen Suicidrisiko behaftete Altersdepression, aber auch für manche senilen Verwirrtheitszustände, die auf einer Störung der Herz- und Kreislauffunktion, einer Verschiebung des Elektrolytgleichgewichtes, einer ungenügenden Nahrungs- und Flüssigkeitszufuhr oder toxischen Schädigungen beruhen können. Auch bei manchen degenerativen Hirnerkrankungen, deren weiteres Fortschreiten aufgrund unserer heutigen Kenntnisse noch nicht zuverlässig verhindert werden kann, bringt die frühzeitige Erkennung erhebliche Vorteile. Die Entscheidungsfreiheit über die bestmögliche Form der Unterbringung und Betreuung, die bei Krisenaufnahmen meist verlorengeht, bleibt dann erhalten. Unnötige Krankenhaus- oder Heimaufnahmen und hierdurch bedingte zusätzliche Behinderungen können unter Umständen vermieden werden. Durch die rechtzeitige Einleitung von sozialen Hilfsmaßnahmen werden aber auch die Belastungen für die Angehörigen vermindert.

Ebenso mangelt es heute noch an einer Früherkennung und Früherfassung von besonders risikogefährdeten alten Menschen, z. B. Alleinstehende, Höchstaltrige, sozial Schwache, körperlich Kranke oder Behinderte, bei denen sich häufig unter einer zusätzlichen Belastung eine psychische Erkrankung manifestiert. Eine frühzeitige psychosoziale Hilfestellung und ein entsprechender Einsatz ambulanter Dienste würde die Situation des betreffenden Patienten in manchen Fällen erheblich verbessern können, zumindest im Sinne einer Abschwächung oder eines Hinausschiebens der Manifestation der psychischen Erkrankung.

Spezialisierung. Die Qualität jedes Versorgungssystems hängt weitgehend davon ab, ob die hierfür vorgesehenen Einrichtungen auf die besonderen Bedürfnisse der jeweiligen Patientenkategorie zugeschnitten sind und die Mitarbeiter der verschiedenen Berufsgruppen durch ihre spezielle Ausbildung mit den wissenschaftlichen Erkenntnissen ihres Fachgebietes vertraut gemacht und auf ihre besonderen Aufgaben vorbereitet werden. Aus diesem Grunde empfiehlt es sich, innerhalb der psychiatrischen Krankenhäuser die gerontopsychiatrischen Stationen zu einer selbständigen Funktionseinheit unter eigenverantwortlicher ärztlicher Leitung zusammenzufassen. Eine solche Spezialisierung ist die Voraussetzung dafür, daß die Versorgung alterspsychiatrischer Patienten angesichts der vielen anderen Prioritäten eines psychiatrischen Krankenhauses nicht mehr und mehr aus dem Blickfeld schwindet, daß die für eine optimale Betreuung dieser Personen notwendige enge konsiliarische Zusammenarbeit mit Alten- und Pflegeheimen sowie anderen sozialen Einrichtungen vorangetrieben wird und daß die jüngeren Mitarbeiter der Anstalt während ihrer Ausbildung auf einer alterspsychiatrischen Station auch mit den interessanten medizinischen und psychopathologischen Aspekten, Forschungsproblemen und Versorgungsaufgaben dieses Fachgebietes genügend vertraut und nicht nur im Rahmen eines Routineeinsatzes „verheizt“ und abgeschreckt werden. Freilich dürfen solche Funktionseinheiten ebenso wenig wie andere Spezialabteilungen ein vom übrigen Krankenhaus losgelöstes Eigenleben führen, da sonst für Mitarbeiter und Patienten eine unfruchtbare Ghettosituation entstehen kann, die Anstalt in eine Anzahl mangelhaft koordinierter, fragmentierter Atome zerfällt und ihre Funktionsfähigkeit einbüßt.

Im Sinne einer solchen Spezialisierung muß auf die Dauer auch angestrebt werden, daß sich die Geriatrie in der Bundesrepublik wie in einigen anderen Ländern zu einer eigenständigen medizinischen Disziplin entwickelt. Für die Einführung eines Facharztes für Geriatrie spricht vor allem die Überlegung, daß alte Menschen in ihrem Hilfesuch- und Krankheitsverhalten erheblich von jüngeren Patienten abweichen. Sie haben nicht nur ein höheres Krankheitsrisiko, sondern leiden in der Mehrzahl der Fälle auch gleichzeitig an mehreren behandlungsbedürftigen Krankheiten. Es sind daher Ärzte notwendig, die die verschiedenen Arten der Alterskrankheiten, vor allem auf dem Gebiet der Inneren Medizin, der Orthopädie, der Neurologie und Rehabilitationsmedizin diagnostizieren und die Therapie solcher Krankheiten eigenverantwortlich durchführen können. Diese Ärzte müssen auch in der Lage sein, psychiatrische Alterserkrankungen zu erkennen und sie nach Schwere und Art des Krankheitsbildes von vornherein allein oder nach entsprechender Konsultation psychiatrischer Fachärzte zu behandeln. Darüber hinaus setzt der Umgang mit Patienten im höheren Lebensalter besondere Kenntnisse auf soziologischem und psychologischem Gebiet voraus, die in den Weiterbildungsgängen der traditionellen medizinischen Disziplinen nicht ausreichend vermittelt werden. Dazu kommt noch, daß die stationäre Langzeittherapie von Alterspatienten im Rahmen der an Akutkrankenhäusern üblichen Organisationsformen und Behandlungsmöglichkeiten im allgemeinen nicht durchführbar ist. Hierfür sind vielmehr spezielle geriatrische Kliniken erforderlich, die unter der Leitung eines entsprechend vorgebildeten Geriaters stehen sollen. Die Schaffung eines Facharztes für Geriatrie ist schließlich auch deshalb unerläßlich, weil das Interesse jüngerer Ärzte an dem Gebiet der Alterskrankheiten auf die Dauer nur dann geweckt und wachgehalten werden kann, wenn diesen Kollegen bessere Laufbahnmöglichkeiten offenstehen.

Verbesserung von Aus-, Weiter- und Fortbildung. Eine Verbesserung der alterspsychiatrischen Versorgung ist auf die Dauer nur zu erreichen, wenn allen Berufsgruppen im medizinischen, pflegerischen, sozialen und rehabilitativen Bereich ausreichende Basiskenntnisse auf dem Gebiet der Gerontologie, Geriatrie und Gerontopsychiatrie vermittelt werden. Besonders bedauerlich ist es, daß auch die Ärzte während ihrer Ausbildung kaum mit diesen Gebieten in Berührung kommen. Es wäre dringend zu wünschen, daß sich die Universitätskliniken stärker als bisher an der Behandlung alterspsychiatrischer Patienten beteiligten. Nur dadurch wäre es auf die Dauer möglich, die angehenden Mediziner für das Gebiet der Alterspsychiatrie zu interessieren, sie mit den Problemen chronischer Krankheit vertraut zu machen und neue wissenschaftliche Erkenntnisse zu gewinnen.

Die alterspsychiatrische Aus-, Weiter- und Fortbildung im medizinischen und nichtmedizinischen Bereich sollte nicht nur auf die Vermittlung objektiver Kenntnisse und Erfahrungen gerichtet sein, sondern vor allem auch die interaktionellen Aspekte in den Beziehungen zwischen den Mitarbeitern verschiedener Berufsgruppen und den älteren Patienten berücksichtigen und eine Hilfestellung beim Erkennen der eigenen, größtenteils unbewußten Gefühlsübertragungen und Konflikte anbieten [18].

Einbeziehung der Angehörigen. Eine angemessene Behandlung alter Menschen mit körperlichen und seelischen Krankheiten kann nicht als ein ausgegrenzter Bereich betrachtet werden, der ausschließlich die vielfältigen Behinderungen und Schwierigkeiten der Bejahrten selbst zum Ziel hat. Das Problem der Alterskrankheit ist vielmehr immer auch unter dem Gesichtspunkt der Rückwirkungen zu sehen, welche solche Krankheiten auf diejenigen Personen ausüben, die sich unmittelbar um die Pflege und Versorgung von behinderten alten Menschen kümmern oder kümmern sollten. Bei der großen Bedeutung, die die extramurale Versorgung gerade auf dem Gebiet der Alterspsychiatrie hat, sind es gerade die Angehörigen, auf denen die Verantwortung für die erforderlichen Hilfeleistungen in erster Linie lastet. Die Betreuung alter Menschen mit seelischen Behinderungen muß daher stets die Familie mit einbeziehen. Bei der Wahl der geeigneten Behandlungsform ist stets das Ausmaß der Bürden und Belastungen zu bedenken, welchen sich die Ehepartner und erwachsenen Kinder bei der Pflege eines älteren erkrankten Familienmitgliedes unterziehen. Dabei muß nach Möglichkeit die Ambivalenz, das Konflikthafte und der Abhängigkeitscharakter dieser Wechselbeziehungen erfaßt werden. Bei der Aufstellung eines Behandlungsprogramms ist sorgfältig zu überlegen, durch welche sozialmedizinischen Maßnahmen die angespannte Familiensituation im Umfeld des Kranken wirksam entlastet werden kann.

Sterbehilfe. Es wird vielleicht manchen Leser überraschen, wenn auch die Sterbehilfe zu den Problemen der alterspsychiatrischen Versorgung gerechnet wird. Die Mitarbeiter einer alterspsychiatrischen Station, die einen sterbenden Kranken zu betreuen haben, werden aber oft in sehr unmittelbarer Weise mit der Todeserfahrung ihrer Patienten konfrontiert. Ein großer Teil älterer Menschen stirbt ja heute nicht mehr zu Hause, sondern in Heimen der geschlossenen Altenhilfe, in Krankenhäusern und speziell auf psychiatrischen Stationen. Alle diese Einrichtungen sind aber von ihrer Zweckbestimmung her in erster Linie darauf ausgerichtet, durch ärztliche und pflegerische Maßnahmen Leben zu erhalten und zu bewahren. Dies geschieht – wie von Ferber [7] gezeigt hat – durch Erbringung materieller Leistungen, Darbietung von Komfort oder Gewährung medizinisch-technischer Hilfen, wobei zwischen Patient und Krankenhauspersonal in der Regel ein affektiv neutrales Verhältnis angestrebt wird. Die Organisation des ärztlichen und pflegerischen Dienstes erfolgt nach dem Prinzip, die Mitarbeiter von allen Tätigkeiten zu entlasten, auf die sie durch Ausbildung und Berufserfahrung nicht speziell vorbereitet wurden. Mit der Zielsetzung und Arbeitsweise derartiger Einrichtungen ist daher die Erteilung von Sterbehilfe nicht ohne weiteres vereinbar. Das Verlassensein des Sterbenden im Krankenhaus beginnt oft schon lange vor dem Todeseintritt. Alle, die mit der Behandlung und Pflege eines solchen Menschen zu tun haben, beginnen sich unmerklich von ihm zurückzuziehen. Durch die Verbringung in einen gesonderten Raum – oft genug ein Abstell- oder Badezimmer – wird der Sterbende auch von der Gemeinschaft der übrigen Patienten ausgeschlossen; Notsignale aus solchen Räumen werden vom Pflegepersonal oft später beantwortet als Klingelzeichen aus anderen Zimmern [12]. Durch eine solche Absonderung kann daher der Tod in der Institution völlig unter dem Zeichen des Alleinsterbens stehen. Zu dieser Isolierung, in die der sterbende Patient durch das technische Organisationsgefüge des modernen Krankenhauses gerät, kommt gerade bei psychisch kranken alten Menschen noch die Schwierigkeit, hinter der geistigen Verwirrtheit das Bedürfnis nach Sterbehilfe zu erkennen und auf diese Bedürfnisse in einer für den Patienten wahrnehmbaren und verständlichen Weise zu antworten. Dabei zeigt sich aber immer wieder, daß Freundlichkeit, Anteilnahme und mitmenschliche Wärme von geistig verwirrten Sterbenden auch dann wahrgenommen werden, wenn eine verbale Verständigung nicht mehr möglich ist, sondern nur noch bruchstückhaft gelingt.

Die Einbeziehung der Angehörigen, von der im letzten Abschnitt die Rede war, gehört auch zu den wichtigsten Voraussetzungen der Sterbehilfe bei alten Menschen. Der traditionelle Verzicht des Krankenhauses auf die Mitwirkung der Familienmitglieder bei der Betreuung und Pflege von Alterskranken und die zeitliche Besuchsbeschränkung sind zwar zur Aufrechterhaltung des Stationsbetriebes hier und da unvermeidlich, aber solche starren und oft gedankenlosen Regelungen stehen im Widerspruch zum Bedürfnis des Sterbenden, zwischenmenschlichen Kontakt, Geborgenheit und Solidarität nicht schon vor dem Lebensende zu verlieren, verleihen dem Sterben in der Institution vollends den Charakter des „seul mourir" [16]. Überall dort, wo Sterbehilfe als eine wesentliche ärztliche und pflegerische Aufgabe begriffen wird, sollten daher die Angehörigen ermutigt werden, den letzten Weg gemeinsam mit dem erkrankten Familienmitglied zurückzulegen und wenn möglich in der Stunde des Sterbens anwesend zu sein. Durch eine solche Regelung kann den Familienmitgliedern bei der Bewältigung von Schuldgefühlen geholfen werden, die so oft mit der Unterbringung in einem Krankenhaus verbunden sind. Die Angehörigen gewinnen dabei in der Regel die Überzeugung, daß wirklich alles getan wurde, was zur Besserung der Krankheit, zur Linderung von Schmerzen und zur pflegerischen Betreuung möglich war; gleichzeitig wird ihnen ein Stück eigener Todeserfahrung und Vertrautsein mit dem Sterben vermittelt. An dieser Stelle sei auf die wichtigen Beobachtungen von Kübler-Ross und von Glaser und Strauss [8] hingewiesen.

Schlußbemerkung

Mit den zuletzt genannten Gedanken zur Sterbehilfe sind wir unversehens wieder an den Anfang unserer Überlegungen zurückgekehrt, die von der Humanisierung der alterspsychiatrischen Krankenstationen ihren Ausgang nahmen. Die Aufgabe, sich mit der eigenen Endlichkeit und mit der Unausweichlichkeit des Todes abzufinden, stellt sich aber nicht nur für Patienten, die sich in stationärer Unterbringung befinden. Es handelt sich hier vielmehr um eine Erfahrung, die bei vielen Patienten im höheren Lebensalter unausgesprochen mitschwingt und bei der psychiatrischen Behandlung stets zu bedenken ist. Vielleicht kann gerade diese Erfahrung uns Ärzte davor schützen, uns die Hilfe für unsere Patienten von allzu perfektionierten und durchorganisierten Versorgungssystemen zu versprechen. Vielleicht ist gerade sie eine Garantie dafür, daß hinter den abgegriffenen Konturen des Wortes „Versorgung" sein ursprünglicher caritativer Sinngehalt wieder erlebt werden kann: Die Sorge.

Literatur

1. Angst, J.: Zur Ätiologie und Nosologie endogener depressiver Psychosen. Eine genetische, soziologische und klinische Studie. Monographien aus dem Gesamtgebiete der Neurologie und Psychiatrie, 112. Heft. Berlin–Heidelberg–New York: Springer 1966.
2. Bergener, M., Behrends, K., Zimmermann, R.: Psychogeriatrische Versorgung in Nordrhein-Westfalen. Psychiat. Prax. *1*, 18–33 (1974).
3. Birren, J.E., Butler, R., Grennhouse, R.N., Sokoloff, S.W., Yarrow, M.R.: Humain aging. Public Health Service Publ. No. 986. (1963).
4. Ciompi, L.: Ansprache anläßlich der Verleihung des Dr. Günther-Buchpreises 1974 (unveröff.).
5. Ciompi, L., Müller, C.: Untersuchungen zur Altersentwicklung psychischer Krankheiten. Nervenarzt *40*, 349–355 (1969).

6. Dilling, H., Weyerer, S., Lisson, H.: Zur ambulanten psychiatrischen Versorgung durch niedergelassene Nervenärzte. Social Psychiat. *10*, 111–131 (1975).
7. von Ferber, C.: Der Tod. Ein unbewältiges Problem für Mediziner und Soziologen. Köl.Z. Soziol. *22*, 237–250 (1970).
8. Glaser, B.G., Strauss, A.: Interaktion mit Sterbenden. Göttingen: Vandenhoeck & Ruprecht 1974.
9. Gruenberg, E.M.: A mental health survey of older persons. In: Hoch, P.H., Zubin, J. (eds.): Comparative Epidemiology of the mental disorders. New York–London: Grune & Stratton S. 13–23 (1961).
10. Hippius, H., Kanowski, S.: Zum gegenwärtigen Stand der Gerontopsychiatrie in der Bundesrepublik. Nervenarzt *45*, 289–297 (1974).
11. Juel-Nielsen, N., Strömgren, E.: Ten years later. Acta jutland. *XLI*, 2 (1969).
12. Kalish, R.A.: The aged and the dying process; the inevitable decision. J.soc.Issues *21*, 87–96 (1965)
13. Kay, D.W.K., Beamish, P., Roth, M.: Old age mental disorders in Newcastle upon Tyne. Part I: a study of prevalence. Brit.J.Psychiat. *110*, 146 (1964).
14. Krauss, B., Cornelsen, J., Lauter, H., Schlegel, M.: Vorläufige Berichte über Ergebnisse einer epidemiologischen Studie der 70jährigen und älteren in Göttingen. Janssen-Symposien, S. 18–32. Freiburg 1975.
15. Lauter, H.: Epidemiologische Aspekte alterspsychiatrischer Erkrankungen. Nervenarzt *45*, 277–288 (1974).
16. Meyer, J.E.: Tod und Neurose. Göttingen: Vandenhoeck & Rupprecht 1973.
17. Nielsen, J.: Geronto-psychiatric period-prevalence investigation in a geographically delimited population. Acta psychiat. scand. *38*, 307 (1962).
18. Radebold, H., Bechtler, H., Pina, I.: Psychosoziale Arbeit mit älteren Menschen. Freiburg i. Brsg.: Lambertus 1973.
19. Reimann, H., Häfner, H.: Psychische Erkrankungen alter Menschen in Mannheim. Soc. Psychiat. *7*, 53–69 (1972).
20. Roth, M.: The natural history of mental disorders in old age. J.ment.Sci. *101*, 281 (1955).

Therapie des Alkoholismus

K. Kryspin-Exner

Wie bei anderen Formen der Abhängigkeit ist auch für die Alkoholabhängigkeit eine einheitliche Ätiologie und Pathogenese nicht bekannt. Aufgrund der anzunehmenden multidimensionalen Entstehungsbedingungen muß auch die Therapie prinzipiell in mehreren Ebenen geführt werden. Alle Konzepte, die sich nur auf einen Faktor stützen, übersehen die Vielschichtigkeit der Entstehung und der Verlaufsgesetzlichkeit der Alkoholabhängigkeit. Alle therapeutischen Konzepte müssen daher von einer Vielzahl von Ansatzpunkten ausgehen und multidisziplinär geführt werden. Das soll aber nicht dazu führen, daß die Polypragmasie in der Therapie des Alkoholismus zum Prinzip erhoben wird. Man muß berücksichtigen, daß verschiedenartigste Persönlichkeitsstrukturen in verschiedenen Lebensaltern unter ganz differenten Milieubedingungen von der Alkoholabhängigkeit erfaßt werden. Ferner muß beurteilt werden, welche Schäden der Alkoholismus bereits gesetzt hat und welche Zeitdauer der Rückbildung unter Abstinenzbedingungen anzunehmen ist. Das Phänomen erscheint also nur einheitlich, ist in Wirklichkeit sehr komplex, und für jeden Fall von Alkoholabhängigkeit muß unter Beibehaltung gewisser einheitlicher Richtlinien ein individueller langzeitiger Behandlungsplan aufgestellt werden. Außerdem müssen im Zeitablauf der Entziehung bzw. Entwöhnung verschiedene therapeutische Instrumente und Therapieformen zur Anwendung gebracht werden.

Entgiftung

Einheitlich herrscht die Auffassung vor, daß die chronische Alkoholintoxikation in Form der Alkoholabhängigkeit abrupt unterbrochen werden muß. Die Unterbrechung macht nur in einem Teil der Fälle die Aufnahme in stationäre Behandlung bzw. in eine Fachklinik erforderlich. Bestimmte Alkoholismusformen mit diskontinuierlichem Trinkverlauf (γ-Alkoholismus) bzw. die Frühstadien der Alkoholabhängigkeit können unter halbwegs günstigen Milieubedingungen auch ambulant entzogen werden. Je nach Schwere und Dauer der Intoxikation sind die Abstinenzerscheinungen verschieden stark ausgeprägt. Die akuten Abstinenzerscheinungen mit einer Dauer von wenigen Tagen bis 1 Woche sind ausschließlich einer Pharmakotherapie zugänglich. Es bewähren sich hier die Tranquilizer wie z. B. Meprobamat und Benzodiazepine. Das Meprobamat in hoher Dosierung bis zu 12 x 400 mg tgl. ist in den meisten Fällen imstande, schwerwiegende Entziehungserscheinungen zu unterdrücken. Das gleiche gilt vom Einsatz der Benzodiazepine (Diazepam, Oxazepam usw.) Auch das Schlafmittel Hemineurin (Chlormethiazol) kann in hoher Dosierung bei großer therapeutischer Breite in den ersten Tagen des Entzuges mit Erfolg eingesetzt werden. Dem Erzielen eines ausreichenden Nachtschlafes und dem Dämpfen der vegetativen Ausfallserscheinungen kommt besondere Bedeutung zu. Eine gleichzeitige Polyvitamintherapie soll zum Ausgleich der karentiellen Schäden beitragen.

Sollte es, als schwerstes Abstinenzsyndrom zum Ausbruch eines Delirium tremens kommen, so kann das altbewährte Paraldehyd noch immer mit Erfolg eingesetzt werden. Neuroleptica bewähren sich in dieser Phase des Entzuges meist nicht, da sie starke vegetative Nebenerscheinungen hervorrufen und vom Alkoholabhängigen schlecht vertragen werden. In manchen Fällen, besonders dann, wenn eine Polytoxikomanie (Mischung von Alkoholabhängigkeit und Medikamentenabhängigkeit) unterbrochen werden muß, ist die Gabe eines Neurolepticums, wie z. B. Laevomepromazin oder Clotiapin, angezeigt. Neuroleptica, die stärkere vegetative Begleiteffekte erzeugen, sind auch hier nur bedingt anwendbar.

Besonders muß betont werden, daß die Therapie des akuten Entziehungsstadiums kaum etwas mit der Therapieführung in der Entwöhnungsphase zu tun hat. Die Substanzen, die sich im akuten Entzug bestens bewähren, können den Patienten nach länger dauernder Gabe gefährden. Besonders genannt seien hierbei das Meprobamat, das sehr leicht zu einer Verschiebung der Abhängigkeit führt, und ebenso das Chlormethiazol, das beim akuten Entzug bestens geeignet, bei längerer Gabe die Tendenz zur Abhängigkeitsbildung neuerlich fördern kann. Die Benzodiazepine können mit Erfolg und intermittierend in der Entwöhnungsphase eingesetzt werden, da ihr abhängigkeitserzeugendes Potential vergleichsweise geringer ist, doch ist eine laufende ärztliche Überwachung der Therapie erforderlich.

Persönlichkeitsveränderungen

Nach erfolgtem Entzug haben wir es bei dem ehemals Alkoholabhängigen mit einer mehrfach geschädigten Persönlichkeit zu tun. Er zeigt in jedem Fall Zeichen einer *psychoreaktiven Wesensänderung*. Die Wesensänderung, die durch die ständige Einwirkung des Suchtmittels, aber auch durch die gesetzmäßig negative Reaktion des Milieus auf den Abhängigen hervorgerufen wurde, hat die echte Auseinandersetzung mit der Realität seit langer Zeit verhindert. Es hat also ein negativer Lernprozeß stattgefunden. Nun gesellen sich hierzu Faktoren, die meist zu wenig Beachtung finden, nämlich die Ausbildung eines *organischen Psychosyndroms* meist beträchtlichen Stärkegrades. Diese organischen Faktoren verändern zusätzlich die Persönlichkeitsreaktion. In vielen Sparten der Hirnleistung, etwa im Bereich der Merkfähigkeit, der Auffassung und Aufmerksamkeit, sind die Leistungen von Alkoholabhängigen nach der ersten Entziehungsphase bis zu 40% gegenüber den Normwerten herabgesetzt. Die Rückbildung dieses Psychosyndroms geschieht rasch, letzte Reste finden sich noch nach Monaten, in schweren Fällen auch 1 Jahr oder mehr nach dem Entzug. In dieser Mischung von organischen und psychoreaktiven Faktoren ist eine Beurteilung der ursprünglichen Persönlichkeitsstruktur, etwa einer neurotischen Fehlhaltung des Süchtigen in der ersten Entwöhnungsphase fast unmöglich. Die ursprünglich der Abhängigkeit zugrunde liegende und in vielen, wenn auch nicht in allen Fällen nachzuweisende Persönlichkeitsstörung ist nur mehr in groben Umrissen zu erkennen.

Es ist sogar anzunehmen, daß der Alkoholismus als lebensgefährlicher Selbstheilungsversuch die Symptomatik der ursprünglich vorhandenen Persönlichkeitsstörung weitgehend verwischt hat. Andererseits sind neue, für den Suchtkranken charakteristische Züge und abnorme Reaktionsweisen hinzugekommen. Dieser Vorgang wird durch die Tatsache kompliziert, daß die Unterbrechung einer Abhängigkeit, gleichgültig ob vom Alkohol oder von anderen abhängigkeitserzeugenden Substanzen, *protrahierte Abstinenzsyndrome* hervorruft, die wellenförmig durch sehr lange Zeit in der Entwöhnung auftreten und in der Symptomatik einer Cycloidie ähnlich sind.

Primär ist nicht zu entscheiden, ob wir es ursprünglich mit einer cycloiden Persönlichkeitsstruktur zu tun hatten oder ob die Cycloidie sekundär aufgrund der langdauernden Intoxikation zustande gekommen ist. Es handelt sich um phasenhafte Schwankungen im Bereich der Stimmung, des Antriebs und der Motivation, meist unter Auftreten von vegetativen Ausfallserscheinungen. Die Verstimmungszustände, Schlafstörungen, Inappetenz, Gewichtschwankungen, Blutdruckschwankungen usw. zwingen uns erneut zum Einsetzen einer Pharmakotherapie. Alle diese Symptome, die sich durch Monate in ständigem Wandel befinden, treten nur dann auf und sind nur dann einer Therapie zugänglich, wenn wir unter den Bedingungen der absoluten Abstinenz vorgehen. Versuche, den Patienten zum kontrollierten Trinken zu bringen (etwa durch verhaltenstherapeutische Maßnahmen) sind als gescheitert zu betrachten und auch theoretisch nicht denkbar. Auch bei Beurteilung des ursprünglichen Schädigungsmusters und des Verlaufes der Rückbildung ist es undenkbar, daß der ehemals Abhängige das spezifische Suchtmittel weiter zu sich nimmt. Es gelten alle Ausführungen über die Therapie in der Entwöhnungsphase nur für vollkommene Abstinenzbedingungen.

Entwöhnungs-Psychotherapie

Das Hauptanliegen der Therapieführung in der Entwöhnungsphase ist ein *psychotherapeutisches*. Es gilt, den ehemals Abhängigen zur Mitarbeit zu motivieren, wobei diese Motivierung nur dann gefunden werden kann, wenn eine gewisse Krankheitseinsicht zu erzielen ist. Selbstbestrafungstendenzen, Schuldgefühle, aber auch Rationalisierungsmechanismen und Widerstände müssen einer sachlichen Beurteilung vom Krankheitscharakter der Alkoholabhängigkeit weichen. Diese Krankheitseinsicht ist optimal durch *Gruppentherapie* zu erzielen. Es handelt sich um eine themenzentrierte Gruppentherapie, wobei der Patient am Beispiel seiner Mitpatienten auf die Gesetzmäßigkeit des Verlaufes der Abhängigkeit und die Symptomatologie in der Entwöhnungsphase hingewiesen wird.

Wenn aus äußeren Gründen, etwa bei Durchführung ambulanter Entwöhnungskuren, eine gruppentherapeutische Beeinflussung nicht möglich ist, so ist eine *individuelle Psychotherapie* unbedingt angezeigt. Eine rein medikamentöse Entwöhnungsbehandlung ist nicht zielführend und nicht effektvoll. Zwischen dem Therapeuten und dem ehemals Abhängigen bildet sich in der Regel ein Abhängigkeitsverhältnis aus, das der süchtigen Charakterstruktur des Patienten entspricht. Auch der ambivalenten Einstellung des Therapeuten dem Patienten gegenüber kommt in der Regel eine gewisse Bedeutung zu. Diese Schwierigkeiten sind, wie vielfache Erfahrung gezeigt hat, relativ leicht zu überwinden. Ein Eingehen auf die persönlichen Schwierigkeiten des Patienten ist nur möglich, soweit es die äußeren, leicht faßbaren Schwierigkeiten betrifft. Aus oben erwähnten Gründen der Wesensänderung und der organischen Schäden ist es in der ersten Phase der Entwöhnung unmöglich, die Feinstruktur der Persönlichkeit des Patienten zu erfassen. Daher ist nach übereinstimmendem Urteil aller Fachleute die klassische Psychoanalyse nicht angezeigt, die bei der Spannungsintoleranz des Patienten und der sich ständig im Wandel befindlichen Basisstruktur der Persönlichkeit in der Entwöhnungsphase nicht zielführend sein kann.

Individuelle Psychotherapie bedient sich der gesprächstherapeutischen und psychagogischen Techniken (supportiv-appellative Individualtherapie). Gewisser, wenn auch zurückhaltender Dirigismus ist angezeigt, da der Patient durch seine Antriebs-, Motivations- und Stimmungsveränderung, vor allem aber auch durch seine Entscheidungsunfähigkeit nicht in der Lage ist, die Realität auch in groben Zügen zu bewältigen und zu beurteilen. Die Hypnosetechnik, das autogene Training und ähnliche Entspannungsverfahren stellen therapeutische Hilfen, aber keine eigentliche Therapie dar. In den ersten Stadien der Entwöhnungsbehandlung geschieht der eigentliche psychotherapeutische Eingriff durch die Bindung an den Therapeuten bzw. an die Gruppe und durch das therapeutische Gespräch. Psychotherapeutische Verfahren sind dann besonders wirksam, wenn es gleichzeitig zum Einbau des Patienten in eine sogenannte *therapeutische Gemeinschaft* kommt. Diese therapeutische Gemeinschaft ist in Fachkliniken leicht zu etablieren, bewirkt die aktive Mitarbeit des Patienten an der Führung der therapeutischen Einrichtung, d. h. an der Therapieführung überhaupt. Die Wiederaufnahme in ein Gemeinwesen, das eine gemeinsame Zielsetzung hat, ist für den Patienten ein besonders beeindruckendes Erlebnis und ein starker, therapeutisch positiv wirkender Faktor. Die therapeutische Gemeinschaft ermöglicht es, gleichzeitig passiv als Patient der Therapie unterworfen zu sein und aktiv an der Therapieführung einer Institution teilzunehmen, eine besonders ideale Basis psychotherapeutischer Arbeit.

Da bei den meisten Alkoholkranken schwerwiegende Konfliktsituationen im Bereich des engeren Milieus nachweisbar sind, ist die individuelle Psychotherapie wenig effektvoll, wenn nicht gleichzeitig eine therapeutische Beeinflussung oder zumindest Aufklärung der *Angehörigen* erfolgt. In vielen Fällen ist die Therapieführung mit dem Patienten einfacher als mit den Angehörigen. Beim Versuch, die Angehörigen im Sinne des therapeutischen Gesamtkonzeptes zu beeinflussen, zeigt sich der gesamte schwerwiegende Komplex neurotischer Verzahnungen zwischen dem ehemals Suchtkranken und seiner Umgebung. Die Therapie des Suchtkranken zeitigt in kurzer Zeit meist wesentlich positivere Ergebnisse, da er an sich zur Abhängigkeit (in diesem Fall vom Therapeuten) neigt, die Basisstörung im stetigen Wandel begriffen ist und der Patient daher das subjektive Erleben der Besserung seines Zustandes hat. Dagegen sind die Angehörigen von Ressentiments getragen, stehen dem Persönlichkeitswandel des Patienten meist sehr ambivalent und zum Großteil mißtrauisch gegenüber. Gelingt es durch ein therapeutisches Gespräch mit den Angehörigen, dem Patienten eine gewisse Entlastung in seiner Situation zu verschaffen, so ist schon viel erreicht.

Neben den angeführten Methoden kommt auch modernen *verhaltenstherapeutischen Ansätzen* eine gewisse Bedeutung in der Entwöhnungsbehandlung Alkoholabhängiger zu. Die Aversionstherapie, die schon seit Jahrzehnten geübt wurde (Apomorphinkur), ist im wesentlichen verlassen und ihre Indikation auf einzelne, gegenüber anderen psycho- und pharmakotherapeutischen Verfahren resistente Fälle eingeschränkt. Auch die modernen Aversionsbehandlungen mittels elektrischer Schläge, die bei Zufuhr alkoholischer Getränke oder beim Sprechen über Alkohol bzw. bei der Vorstellung von Alkoholkonsum appliziert werden, haben sich als zu simpel und nicht tragfähig erwiesen. Die Entstehungsbedingungen des Alkoholismus sind wohl viel zu komplex, um so einfachen therapeutischen Konzepten einen durchschlagenden Erfolg zu ermöglichen. Es wurde auch versucht, eine Verhaltensanalyse der wichtigsten Faktoren der Verhaltenskette, die zu Trinkreaktionen führt, durchzuführen, um die geeignetsten Methoden zur Modifikation dieses Verhaltens zu finden. Bei dieser Form der Verhaltenstherapie muß der therapeutische Ansatz ein komplexer sein und kommt dann den klassischen, seit langem geübten therapeutischen Methoden schon sehr nahe.

Die systematische Desensibilisierung der dem Trinkverhalten zugrundeliegenden Konflikt-, Angst- und Spannungszustände ist eine Methode, die die Bestrafung meidet und den theoretischen Konzepten von der Entstehung der Alkoholabhängigkeit am besten entspricht. Doch ist die Aufstellung einer Angsthierarchie mit allen das Trinken provozierenden Symptomen beim Alkoholabhängigen, schon wegen der schwankenden Basis in der Persönlichkeitsstruktur, in der Entwöhnungsphase kaum vollständig durchführbar. Die das Ich stärkende, führende Psychotherapie ist auch dann noch wesentlich effizienter. Alle erfolgreichen Therapiekonzepte enthalten aber seit jeher eine Fülle verhaltenstherapeutischer Ansätze; es werden im wesentlichen alle Verhaltensweisen, auch wenn sie nicht direkt mit Alkoholkonsum zu tun haben, die süchtigem Verhalten entgegenwirken, deutlich verstärkt, während eher der Abhängigkeit entsprechende Verhaltensweisen abgelehnt oder ignoriert werden. Eine therapeutische Gemeinschaft, die, meist mehr unbewußt als bewußt, solche komplexen verhaltenstherapeutischen Ansätze berücksichtigen, wird besondere Erfolge erzielen können.

Pharmakotherapie

Psychotherapeutische Verfahren, auch komplexerer Art, sind in der Entwöhnungsphase allein nicht ausreichend. Da es, wie wir ausgeführt haben, unabhängig von psychoreaktiven Faktoren und wohl auf organischer Basis zu einer Verschiebung von Antrieb, Stimmung und Motivation, aber auch zu Leistungsschwankungen und vegetativen Störungen kommt, müssen die Möglichkeiten der modernen Psychopharmakotherapie in optimaler Weise ausgenützt werden. Dies allerdings, ohne den Patienten zu gefährden und ohne ihn neuerlich in abhängige Verhaltensweisen zu führen. Die häufig vorkommenden Schlafstörungen sind in einer Behandlung mit Tranquilizern (Diazepam, Nitrazepam, Flunitrazepam usw.) sehr gut zugänglich. Die Therapie sollte aber nicht über einen zu langen Zeitraum geführt werden, um eine Abhängigkeitsentstehung zu vermeiden. Im Hinblick auf die Verschiebung der Abhängigkeit bewähren sich manchmal auch kleine Dosen von Neuroleptica (Laevomepromazin, Thioridazin) als schlafanstoßende Substanzen. Vegetative Labilität kann durch kleine Dosen von Fluphenazin günstig beeinflußt werden.

Die Verschiebungen der Stimmung und der Motivation in die negativen Skalenbereiche sind der Behandlung mit antidepressiven Substanzen sehr gut zugänglich. Vor allem sollten Antidepressiva mit geringerer Wirkungsstärke (Opipramol) eingesetzt werden, da dabei kaum Nebenwirkungen zu erwarten sind. Stärker wirksame Antidepressiva wie Amitriptyline sollten nur dann zur Anwendung kommen, wenn die zugrundeliegende organische Störung eher gering ausgeprägt ist. Auch dann sollten stärker wirksame Antidepressiva nur in kleinerer Dosis Verwendung finden, um psychotische Komplikationen zu vermeiden. Antidepressiva werden von Abhängigen gut vertragen und sind auch dann effektvoll, wenn die depressive Verstimmung keine Züge einer endomorphen Depression zeigt. Aus der klinischen Erfahrung heraus kann nicht geleugnet werden, daß die Gabe von Polyvitaminpräparaten (evtl. i.v.) zu einer merklichen Besserung des Gesamtzustandes des Patienten führen kann, auch wenn hierfür theoretische Ansätze fehlen. Die Psychopharmakotherapie muß laufend kontrolliert und dem individuellen Zustand des Patienten angepaßt werden. Bei hochgradigen Unruhe- und Spannungszuständen bzw. bei plötzlichem Eintreten negativer, äußerer Faktoren sind auch kurzzeitige Dämmerschlafbehandlungen mittels einer kombinierten Neuroleptica- und Tranquilizergabe angezeigt.

Dem Patienten sollten aber Tranquilizer nicht frei verfügbar gemacht werden, da eine gewisse Tendenz zur Verschiebung in die Abhängigkeit besteht, besonders dann, wenn in der Vorgeschichte, wie man es häufig bei alkoholabhängigen Frauen feststellen kann, polytoxikomane Verhaltensweisen nachgewiesen sind. Auch die hochdosierte Gabe von Substanzen, die angeblich imstande sein sollen, die Restitution des organischen Psychosyndroms zu beschleunigen, ist angezeigt. Mittels einer solchen komplexen Psychopharmakotherapie läßt sich eine wesentliche Besserung in der Grundbefindlichkeit des Patienten erzielen, was dem Ansatz des psychotherapeutischen Verfahrens zugute kommt.

Der Einsatz der Psychopharmakotherapie kann in den ersten Monaten nach dem Entzug periodisch in intensiver Weise erfolgen. Später sollte die Therapie auf die notwendigste Behandlung von Zielsymptomen beschränkt und letztlich im Verlauf der Behandlung ganz weggelassen werden. Immerhin ist zu bedenken, daß mit protrahierten Entziehungserscheinungen auch noch in einem Zeitabstand von 1 1/2 Jahren und mehr nach dem Entzug zu rechnen ist, und daß es in der Regel 2 Jahre dauert, bis sich die alkoholische Wesensänderung soweit rückbildet, daß die ursprünglich vorhandene Persönlichkeitsstruktur sichtbar wird.

Während man ursprünglich seit der Einführung in die Therapie des Alkoholismus 1948 große Hoffnungen auf die Anwendung von Medikamenten setzte, die zu einer künstlichen Alkoholunverträglichkeit führen, mußte man inzwischen erkennen, daß auch diese Maßnahme zu primitiv und zu einschichtig ist, um als echte Behandlungsmaßnahme der Alkoholabhängigkeit bezeichnet werden zu können. Es hat sich gezeigt, daß das verbreitetste Medikament zur Erzielung einer künstlichen Alkoholintoleranz (Disulfiram – *Antabus*), das eine weltweite Verbreitung gefunden hat, nur als Adjuvans in der Therapie eingesetzt werden kann. Die Antabuseinnahme, die den oralen Tendenzen des Patienten entgegenkommt, sollte nur dann empfohlen werden, wenn der Patient selbst dies wünscht und über den Wirkungsmechanismus aufgeklärt ist. Sie stellt eine aktive Handlung des Patienten dar, die täglich wiederholt, den ständigen Entschluß zur Aufrechterhaltung der absoluten Abstinenz bekräftigt. Bei einer stark in der Persönlichkeit verwurzelten Rückfallsneigung hat sich Antabus als unwirksam erwiesen, da es vom Patienten nicht mehr eingenommen wird, dagegen stellt es eine Stütze bei plötzlich eintretenden psychischen Belastungen, die mit Alkoholverlangen verbunden sind, dar. In der Antabus-Alkoholreaktion eine Aversionstherapie zu erblicken, ist theoretisch falsch, gefährlich und absolut abzulehnen. So sollte man auch von einer therapeutischen Alkoholgabe im Initialstadium der Antabuseinstellung prinzipiell absehen. Wenn man die eingeschränkte Indikation und die Wirkungsweise des Antabus zur Kenntnis nimmt, so ist es immer noch eine wertvolle Substanz und eine therapeutische Hilfe in der Behandlung des Alkoholismus. Antabus sollte gleichmäßig mindestens 2 Jahre eingenommen werden, um den Zeitraum abzudecken, der zur Rückbildung der abhängigkeitsbedingten Ausfallserscheinungen auf jeden Fall erforderlich ist.

Behandlungseinrichtungen und Ergebnisse

Zur Durchführung dieses komplizierten *langzeitigen Behandlungsplanes* bedarf es therapeutischer Einrichtungen und therapeutischer Instrumente. Als wichtigstes Zentrum der Behandlung dient eine meist multidisziplinär zu besetzende *Beratungs- und Betreuungsstelle* (Fachambulanz). Diese Fachambulanzen sollten regional gegliedert und für alle Patienten leicht erreichbar sein. Diese können ambulante Behandlungsmaßnahmen einleiten, aber auch den Patienten zur stationären Aufnahme vorbereiten und motivieren. In jeder Versorgungsregion sollte eine *Fachklinik* zur Behandlung Suchtkranker errichtet werden. Eine Fachklinik kann ein komplettes Therapieangebot bereitstellen und ist daher therapeutisch besonders effizient. Sie stellt ein Modell dar, in dem alle oben angeführten Methoden in optimaler Weise angewandt werden können. In dieser Fachklinik und nur in dieser, kann sich auch eine wirksame *therapeutische Gemeinschaft* etablieren, deren Geist und Zusammenhalt auch nach Entlassung aus stationärer Behandlung weiterwirkt.

In der Fachklinik kann auch eine weitere Therapiemethode zur Anwendung kommen, die in der Behandlung der Alkoholabhängigkeit von beträchtlicher Bedeutung ist, nämlich die Beschäftigungs- und Arbeitstherapie. Während die Beschäftigungstherapie für Alkoholabhängige weniger angezeigt ist, hat sich die *Arbeitstherapie* als sehr effizient erwiesen. Arbeitstherapeutische Maßnahmen fördern die Rückbildung der organischen Ausfallserscheinungen, lehren den Patienten, wieder in einer Gruppe aktiv zu werden und gemeinsam etwas zu leisten, lassen ihn den später nach Berufseintritt wieder erforderlichen Tagesrhythmus nicht verloren gehen und stellen ein wertvolles Arbeitstraining dar. In der Arbeitstherapie kann der Patient auch Anregungen für die zukünftige Freizeitgestaltung gewinnen. Gut eingerichtete Arbeitstherapien in Fachkliniken stellen auch Möglichkeiten zur beruflichen Weiterbildung zur Verfügung.

Nach der Entlassung aus der Fachklinik oder einer spezialisierten Abteilung, die einem allgemeinen Krankenhaus angeschlossen ist, bewähren sich als *Übergangseinrichtungen* Nacht- und Tageskliniken, die eine Teilhospitalisierung für jene Patienten ermöglichen, denen die Rückkehr in das ursprüngliche Milieu noch nicht möglich ist. Fachkliniken und Fachambulanzen stellen aber nur Schwerpunkte im Versorgungssystem für Alkoholabhängige und Abhängige von anderen Suchtmitteln dar. Wirklicher Erfolg läßt sich nur dann erzielen, wenn eine genügende Zahl von fachlich gut ausgebildeten und interessierten Ärzten und Sozialarbeitern im Versorgungsgebiet zur Verfügung steht.

Die Behandlung und Betreuung Alkoholabhängiger steht und fällt also mit der Initiative und dem Ausbildungsstand, mit der Motivation und dem Interesse einzelner Personen. In dieser Hinsicht stoßen wir überall auf beträchtliche Schwierigkeiten, da nur wenig geschultes und interessiertes Personal zur Verfügung steht. Aber auch unter optimalen Bedingungen werden die Behandlungspläne, wie sie oben kurz skizziert worden sind, nur in einem Teil der Fälle von Alkoholabhängigkeit zum Erfolg führen. Diese Feststellung sollte aber nicht zu einem therapeutischen Pessimismus Anlaß geben.

Der Anteil der Alkoholabhängigen, die positiv beeinflußt werden können, ist immerhin erheblich. Die Erfolge, die erzielt werden können, übertreffen in vieler Hinsicht die Erfolge anderer medizinischer Fächer. Wegen der Häufigkeit des Vorkommens des Alkoholismus (in Mitteleuropa sind ca. 2% der gesamten Bevölkerung von der Alkoholabhängigkeit befallen) kommt dem therapeutischen Einsatz nicht nur eine große gesundheitspolitische, sondern auch volkswirtschaftliche Bedeutung zu. Dem therapieresistenten Teil der Alkoholiker, die wegen schwerer organischer Veränderungen, ihrer abnormen Persönlichkeitsstruktur oder ihrer verfahrenen Lebenssituation den skizzierten therapeutischen Maßnahmen nicht mehr zugänglich sind, darf man derzeit nicht zu viel Bedeutung beimessen, da wir noch nicht über genügend Institutionen, Mittel und Personen verfügen, um die große Zahl von behandlungsfähigen Alkoholabhängigen wirklich zu erfassen.

Literatur

1. Gerard, D.L., Saenger, G.: Out-Patient Treatment of Alcoholism. Toronto: University Press 1966.
2. Glasscote, R.M., Plaut, T.F.A., Hammerslex, D.W., O'Nell, F.J., Chafetz, M.E., Cumming, E.: The Treatment of Alcoholism. American Psychiatric Association. Baltimore: Pridemark 1967.
3. Haase, H.–J.: Der Alkoholkranke in Klinik und Praxis. Stuttgart: Thieme 1975.
4. Huhn, A.: Die Behandlung des Alkoholismus und der Arzneimittelabhängigkeit. Deutsche Hauptstelle gegen die Suchtgefahren, Hamm 1975.
5. Kryspin-Exner, K.: Die offene Anstalt für Alkoholkranke in Wien-Kalksburg. Wien: Hollinek 1967.
6. Kryspin-Exner, K.: Theorie und Praxis der Therapie der Alkoholabhängigkeit. Wien: Hollinek 1969.
7. Mendelson, J.H.: Alcoholism. Boston: Little, Brown & Co. 1966.
8. Steinbrecher, W., Solms, H.: Sucht und Mißbrauch, 2. Auflage. Stuttgart: Thieme 1975.

Depression und Psychosomatische Krankheit (Syndrom-Shift)

U. Spiegelberg und P. Dietsch

Obwohl das Abwechseln affektiver Syndrome, etwa einer banalen depressiven Episode nach einem Verlusterlebnis in der Jugend und einer eklatant phasisch-psychosomatischen Krankheit, wie z. B. Bronchialasthma oder Ulcus pepticum, bei einem und demselben Menschen jedem bekannt ist, erscheint die ernste wissenschaftliche Beschäftigung mit diesem Thema vielfach gleichsam noch als ein Hobby einiger Psychiater oder Internisten, die sich eben gerade auf dieses Grenzgebiet kapriziert haben. Im folgenden beabsichtigen wir, in kurzen Zügen die wesentlichen, literarischen, wissenschaftlichen Ergebnisse der Syndrom-Shift-Forschung zu referieren und dabei die Argumente herauszustellen, welche weitere Bemühungen auf diesem Gebiet zu rechtfertigen scheinen. Wir beschränken uns auf Syndrom-Shift, d. h. das alternierende Auftreten psychosomatischer und affektiver Syndrome. Die affektiven Äquivalente [28] sowie die larvierten bzw. maskierten Depressionen [57] stehen zu unseren Fragestellungen im engsten theoretischen und praktischen Zusammenhang. Vielleicht liegt der einzige Unterschied darin, daß sich die Arbeiten über Syndrom-Shift am weitesten in das Grenzgebiet von Psychiatrie zu anderen medizinischen Disziplinen begeben. Hier liegen auch zugleich praktische und theoretische Schwierigkeiten.

Beim Vorliegen somatischer pathologischer Prozesse ist gegebenenfalls der Facharzt für Innere Medizin, der Chirurg, der Dermatologe oder Gynäkologe kompetent. Die Objektivierung der entsprechenden Phänomene und auch die Dokumentation gehen dann über das psychiatrische Fachwissen hinaus. Kontrollierte Studien, denen allein unser wissenschaftliches Interesse seit einigen Jahren gilt, stoßen auf Schwierigkeiten bei der Zusammenstellung der psychosomatischen, der psychiatrischen und der weder psychosomatisch noch psychiatrisch kranken Kontrollgruppen. Auch sind die grundsätzlichen methodologischen Schwierigkeiten beträchtlich.

Gelegentlich der ersten eigenen Studie über die Beziehung endogener Psychosen zu körperlichen Krankheiten [42] wurde die spezielle ältere Literatur weitgehend vollständig referiert. Kelp berichtete 1872 über das von ihm so genannte „auffallende vikariierende" Auftreten von Asthma und Psychosen [23]. Er fand in der Literatur „keine ähnliche Kasuistik", dies in Übereinstimmung mit unseren eigenen Literaturstudien. Auch Groen [18] sowie Lopez Ibor [25] haben das Syndrom-Shift-Thema nicht weiter zurückverfolgen können. Norman [33] publiziert im gleichen Jahr 1872 sieben Patienten mit Psychose und Asthma, „bei denen er den gemeinsamen Zug einer ausgesprochenen Alternierung von seelischen und Lungensymptomen" fand. Savage [41] ist bei Norman zitiert und berichtet aus dem englischsprachigen Schrifttum ebenfalls das Fehlen entsprechender Veröffentlichungen. Savage [41] bringt zusätzliche, eigene analoge Beobachtungen. Seine Bemerkung, daß „der Gegenstand bis dahin wenig Aufmerksamkeit erregt" hätte, sollte noch lange Gültigkeit behalten. Systematische psychiatrisch-psychosomatische Studien, d. h. solche, die über psychoanalytische Theorie und Praxis hinausgehen, setzten erst in den fünfziger Jahren ein, eigenartigerweise unabhängig und gleichzeitig in Spanien [25], den Niederlanden [19], Deutschland [42] und den USA [40].

In der Zwischenzeit wurde indes immer wieder hier und da das Thema kasuistisch aufgenommen, ohne weiter verfolgt zu werden. So zitiert Wexberg [61] Wilmans (1906), der das Vorkommen von Urticaria bei manisch-depressiven Krankheiten beobachtete und die Vermutung äußerte, daß periodisches Auftreten von Pruritus und Urticaria auch ohne psychische Begleitsymptome gewisse Beziehungen zur Cyclothymie aufweisen könnte. Im Inhalt übereinstimmend und in der Interpretation eher noch zurückhaltender äußern sich noch Kirschbaum [24], Reichmann [38], von der Torren [55] u. a. (vollständige Literatur bei Spiegelberg [42]). Wie sehr die Thematik der älteren Psychiatrie doch letzthin bekannt war, mag aus einer Bemerkung von Friedreich (1836) [15] geschlossen werden. In seiner klassischen Auseinandersetzung mit der Ätiologie der Psychosen führt er als einen Beweis für die somatische Ätiologie an, daß Seelenkrankheiten die Fähigkeit besäßen, verschiedene körperliche Leiden (u. a. Asthma) zu verhindern oder gänzlich zurückzudrängen. Das Phänomen, den Psychiatern also immer wieder aufgefallen, aber selten publiziert, wird heute unter dem Begriff der Syndrom-Suppression gefaßt und ist demjenigen des Syndrom-Shifts verwandt, von diesem aber dennoch deutlich abgegrenzt. Erst 1963 finden Inhalt und Begriff des Syndrom-Shifts mit dem Handbuchartikel von Lopez Ibor [26] Einzug in das offizielle deutschsprachige Schrifttum. Lopez Ibor, Groen et al. sowie Spiegelberg setzten ihre Studien seit Mitte der fünfziger Jahre systematisch fort. Wir bescheiden uns im folgenden auf die Ergebnisse des zweiten Abschnittes unserer eigenen Studien von 1955–1970 [43, 45, 46, 49, 50].

Syndrom-Shift findet sich bei psychiatrischen, hospitalisierten Patienten hochsignifikant häufiger als bei einer Kontrollgruppe neurologischer Patienten. Prüfgruppe und Kontrollgruppe umfaßten je 500 Patienten, jeweils zur Hälfte männlichen und weiblichen Geschlechts. Wir fanden, daß sich Syndrom-Shift bei psychiatrischen Patienten (N = 378) in 15%, d. h. einem nicht unerheblichen Prozentsatz, findet.

Bei sämtlichen Verstimmungszuständen kommt Syndrom-Shift häufiger als zufällig vor. Der Unterschied ist signifikant auf dem 5-%-Niveau. Die nachträgliche Prüfung der Daten [49] ergibt auch für die Gesamtgruppe affektiver Psychosen, d. h. inklusive Manien, eine signifikant vermehrte Häufigkeit von Syndrom-Shift. Die Hypothese einer positiven Korrelation von endogener Depression und Syndrom-Shift konnte allerdings nicht ausreichend gesichert werden. Diese Ergebnisse, die Erfahrungen der klinischen alltäglichen Realität und die gleichsinnigen Hypothesen und Forschungsansätze der oben erwähnten Autoren motivierten uns zu methodenkritischen Überlegungen und medizinisch-psychologischen experimentellen Planungen, über die wir berichteten [50, 11].

Unsere neueren Untersuchungen gingen von der Überlegung aus, daß mindestens die gehäufte Überschneidung von psychosomatischen Erkrankungen und Erkrankungen an affektiven Psychosen in der Biographie der gleichen Personen gegeben sein muß, wenn von Syndrom-Shift gesprochen werden soll, d. h. ein nosologischer Zusammenhang von Erkrankungen verschiedener Gestalt postuliert wird. Als „gehäufte Überschneidung" kann verstanden werden, daß die definierten Erkrankungen miteinander häufiger vorkommen in der gleichen Biographie, als jede für sich mit einer anderen Gruppe von Erkrankungen. Dieses Vorgehen entspricht hinsichtlich seiner Stellung zum Gesamtproblem des Syndrom-Shifts etwa der Familienforschung als Grundvoraussetzung der Bestimmung genetischer Faktoren von Erkrankungen. Es bleibt vieles vom spezifischen Konzept des Syndrom-Shifts offen, z. B. die Abgrenzung von Phasen oder die Definition eines gemeinsamen Faktors.

Gegenüber unserer früheren statistischen Untersuchung wurde zum einen eine Eingrenzung der untersuchten psychiatrischen Patienten auf Fälle mit endogener Depression vorgenommen, zum anderen aber auch der umgekehrte Weg eingeschlagen, indem akut psychosomatisch Erkrankte auf frühere Schwankungen der Stimmungslage untersucht wurden. Neben dieser Eingrenzung der untersuchten Fälle spielte die Definition der retrospektiv zu ermittelnden Veränderungen des somatischen bzw. psychischen Zustandes für uns eine wichtige Rolle. Gerade bei phasisch auftretenden Erkrankungen ist nicht damit zu rechnen, daß jeweils gezielte ärztliche Behandlung mit entsprechender Dokumentation gegeben ist. Wir entschlossen uns deshalb, frühere Symptome in vielen Einzelaspekten durch subjektive Tests zu erfassen und direkt in definierten Interviews zu erfragen. Die erfaßten Merkmale aus den Fragebögen wurden nach Testskalen verrechnet, die erfragten Krankheitssymptome wurden ohne

Kenntnis der diagnostischen Zuordnung des akuten Falles von Experten zu retrospektiven Diagnosen verwertet. Als Kontrollpopulation verwendeten wir Patienten innerer und chirurgischer Kliniken, bei denen eine klar umrissene somatische Erkrankung gesichert war und bei denen zum Zeitpunkt der Untersuchung für den Arzt keine psychische Alteration zu erkennen war.

Die Ergebnisse bestätigen weitgehend unsere Hypothesen. Geht man von psychosomatischen Fällen (es handelt sich um Störungen des Magen-Darm-Bereiches sowie Allergosen) aus, dann zeigt sich bei ihnen im retrospektiven subjektiven Test in allen Dimensionen des depressiven Syndroms eine Erhöhung der Werte gegenüber der Kontrollgruppe. – Die Anzahl der rückwirkend aus erfragten Symptomen gestellten Diagnosen einer Depression von klinisch relevantem Ausmaß ist bei Männern mit psychosomatischen Erkrankungen ca. sechsmal, bei Frauen ca. dreimal höher als in den entsprechenden Kontrollgruppen.

Geht man von affektiven Psychosen aus, läßt sich auf der Ebene der Testkennwerte für psychosomatische Beschwerden keine signifikante Differenz gegenüber der Kontrollgruppe zeigen. Dies hängt in erster Linie mit einer relativ großen Wahrscheinlichkeit des Auftretens einzelner derartiger Beschwerden auch im Rahmen anderer Erkrankungen in der Biographie jedes Menschen zusammen. Jedoch liegen die Trends bei den Männern in Richtung unserer Erwartungen. Bei den rückwirkend aus erfragten Symptomen gestellten Diagnosen zeigen die aktuell endogen depressiven Männer ein viermal häufigeres Auftreten psychosomatischer Erkrankungen in der Vorgeschichte als die Kontrollfälle. Bei Frauen läßt sich ein entsprechender Unterschied nicht zeigen. Dies wird auf Fehler zurückgeführt, die darin bestehen, daß vor allem organische, länger bestehende Erkrankungen des Herzens und der Lunge, die in der weiblichen Kontrollgruppe bei den aktuellen Diagnosen relativ häufig sind, anhand der Symptome als funktionelle Herzbeschwerden oder Herzphobien bzw. Asthma bei rückwirkender Diagnose nach beschriebenen Symptomen ohne die Möglichkeit des Ausschlusses anhand organischer Befunde verkannt wurden.

Hier wird eine Schwäche unseres Verfahrens deutlich, das nicht auf aktenkundige Diagnosen, sondern auf Symptome rekurriert. Diese Schwäche scheint jedoch durch Zusatzinformationen reparabel. Eine weitere Schwäche liegt darin, daß die absoluten Zahlenangaben über die Häufigkeit von Diagnosen nicht mit den bekannten Daten der Epidemiologie vergleichbar sind, weil diese von Fällen in ärztlicher Behandlung ausgeht. Andererseits dürften die genannten Schwächen den Vorteil unseres Vorgehens nicht überwiegen, welcher in der Miterfassung unbehandelter Stimmungsschwankungen bzw. somatischer Störungen liegt.

Eindrucksvoll war als Nebenergebnis dieser Untersuchung das Ausmaß der Überlappung der Einzelmerkmale in der Beurteilung durch die Patienten zum Zeitpunkt der gegenwärtigen Erkrankung. Während das Vorhandensein diverser somatischer Beschwerden bei aktuellen endogenen Depressionen uns vertraut ist, verdient der umgekehrte Sachverhalt besondere Beachtung. Die Patienten mit psychosomatischen Erkrankungen wiesen in allen Dimensionen des Tests für aktuelle Depressivität signifikante Erhöhungen auf, natürlich in geringerem Ausmaß als endogen Depressive, jedoch deutlich abgehoben von den zum Teil somatisch schwerkranken Kontrollfällen, die zu Stimmungssenkungen durchaus Anlaß gehabt hätten. Man könnte argumentieren, daß hiermit die Grenze zur „larvierten Depression" [57] fließend wird. Auch wenn man nicht so weitgehende Schlüsse ziehen will, sollte doch gesehen werden, daß offenbar in vielen Fällen von einem Ersatz psychischen Leidens durch somatische Symptome im Sinne eines Konversionsmodelles nicht die Rede sein kann.

Eine ganz andersartige Bestätigung der Zusammenhänge zwischen psychosomatischen Erkrankungen und affektiven Psychosen fanden wir bei Untersuchungen an Fällen mit Colitis ulcerosa und Morbus Crohn. Unter anderem wurden diese hinsichtlich ihrer Primärpersönlichkeit durch Fremdeinschätzung eines Angehörigen auf das Charakteristikum des Typus melancholicus im Sinne von Tellenbach nach einem Verfahren von von Zerssen [66] beurteilt. Hierbei wiesen Fälle mit Colitis ulcerosa keinen Unterschied gegenüber endogenen Depressiven auf, die durch dieses Charakteristikum besonders ausgezeichnet sind. Fälle mit Morbus Crohn zeigten sogar eine Tendenz zu Werten über denen der Depressiven. Dieser Ansatz bestätigt eine Gemeinsamkeit in der prämorbiden Persönlichkeit, die zuvor von Da Fonseca besonders betont wurde [12, 13].

Die gleiche Untersuchung ergab auch, daß sich zwischen den beiden Erkrankungen des Magen-Darm-Bereiches in akuten Persönlichkeitsmerkmalen, gemessen mit dem FPI (Freiburger Persönlichkeitsinventar), und in wesentlichen biographischen Ereignissen kein Unterschied fand. Unterschiede gegenüber einer Kontrollpopulation ließen sich in einigen FPI-Skalen nur bei Frauen nachweisen, was damit übereinstimmt, daß auch bei der vorher beschriebenen Studie Frauen mit psychosomatischen Erkrankungen sich hinsichtlich der aktuellen Depressivität stärker von Kontrollfällen unterscheiden als Männer, eine auch in der neueren Literatur (Zusammenfassung in [6]) bestätigte Tatsache, daß psychologische Unterschiede zwischen symptomatisch-organisch abgrenzbaren psychosomatischen Erkrankungen relativ gering sind. Daß andererseits Geschlechtsunterschiede und Zusammenhänge in der prämorbiden Persönlichkeit mit psychischen Erkrankungen auftauchen, bestärkt uns in der Auffassung, daß eine sinnvolle nosologische Ordnung nicht von der Suche nach einer charakteristischen Persönlichkeitsstruktur für somatisch abgegrenzte Syndrome zu erwarten ist.

Einige weitere wissenschaftliche Ergebnisse rechtfertigen die Fortsetzung der Studien über depressive Äquivalente, Syndrom-Shift und verwandte psychosomatische Prozesse. Ein Teil der psychosomatischen Krankheiten, besonders Ulcus pepticum, Allergosen, aber auch Dickdarmerkrankungen weisen offensichtliche *Periodizität* auf. Dies betrifft jahreszeitliche Periodik, Spontanremissionen mit zum Teil sehr langen Intervallen (Colitis ulcerosa), aber auch das Vorkommen von einmaligen, ganz verschieden langen Episoden und schließlich Affinitäten zu biologischen Lebensphasen (Asthma-Spontanheilung in der Postpubertät, Spätasthma im Klimakterium u. a.). Die Analogie zu den endogenen Psychosen, vornehmlich der Cyclothymie, ist unverkennbar und besonders von Thiele hervorgehoben [54].

Mindestens so eindringlich wie klinische Einzelbeobachtungen und kontrollierte Studien an erkrankten Personen sind die Ergebnisse der *erbbiologischen Forschung*. Es bestehen mit exakten genetischen Methoden erarbeitete erbbiologische Beziehungen zwischen Cyclothymie und einer Vielzahl psychosomatischer Syndrome bzw. Krankheiten. Da Fonseca [13] hat zuletzt zusammenhängend darüber berichtet. Lopez Ibor-Aliño [28] bringt eindrucksvolle gleichsinnige klinisch-genetische Ergebnisse. Auch Mendlewicz [31] studierte das gemeinsame Vorkommen von affektiven Störungen und psychosomatischem Syndrom bei ein und demselben Patienten sowie bei Verwandten ersten Grades. Mendlewicz stellt aus der New Yorker Lithium-Klinik 30 Patienten mit monopolaren Depressionen, 30 Patienten mit bipolarem Verlaufstyp gegenüber. Die familiäre Prävalenz psychosomatischer Störungen bei unipolaren Erkrankungen ist signifikant häufiger. Interessanterweise sind aber vier psychosomatische Störungen statistisch mit bipolaren Cyclothymien stärker als mit unipolaren Verlaufstypen korreliert bzw. assoziiert. Es sind dies Ulcus pepticum, Schilddrüsenfunktionsstörungen (vornehmlich Schilddrüsenunterfunktionen), iatrogene Störungen, wie Hautüberempfindlichkeit bei Drogeneinnahme, sowie Obesitas. In beiden Populationen scheinen die psychosomatischen Syndrome vornehmlich bei weiblichen Personen im mittleren und älteren Lebensalter aufzutreten. Mendlewicz bestätigt die schon bekannte genetische Beziehung von affektiven Störungen einerseits sowie Alkoholismus andererseits [65] Mendlewicz benützt ebenso wie wir den Begriff „shift" in Form des Verbums: „The equivalents described here may be masking affective disturbances in predisposed individuals. The homeostatic value of depression is then shifted toward physiological channels whose localizations are probably genetically determined".

Der Autor bleibt uns auch eine Antwort auf die Natur der genetischen Beziehung zwischen affektiven und psychosomatischen Störungen nicht schuldig. „Affective equivalents could be genetically conceptualized in 2 different ways: (1) as a different genetic subtype of affective disorder consistent with a model of heterogenetic inheritance; or (2) as part of a continuum in a homogenic model of mood disturbances".

Weitere Argumente sind nicht weniger wichtig. Es handelt sich um die besonders von Frommer [16] studierten affektiven, speziell depressiven Äquivalente im *Kindesalter*. Symptome, welche akute Depressionen im Kindesalter maskieren, sind unter anderem Bauchweh, Kopfschmerzen mit Übelkeit und Erbrechen, beide Symptome gelegentlich dramatisch bis zu Hirntumorverdacht und Probelaparotomien. Die explorativ demaskierbare Depression wird oft überlagert durch Lernstörungen und Verhaltensanomalien anderer Art, wie Stehlen, Fortlaufen u. a.

Gleichfalls nur gestreift werden kann die gegenwärtige Position der *Psychoanalyse* in bezug auf unser Thema. Die Übereinstimmung ist fast perfekt. Ammon [1] zieht erst kürzlich die Summe der psychoanalytischen Lehre. Die psychosomatischen Störungen ebenso wie Suchtkrankheiten und sexuelle Deviationen stehen den (endogenen) Psychosen nahe, die bereits seit Freud [14] als narzistische Neuroseformen betrachtet werden. Die Grundstörung, ätiologisch, strukturell und psychodynamisch, ist bei Psychosen und psychosomatischen Krankheiten in gleicher oder doch sehr ähnlicher Weise „tiefer", präödipal, jedenfalls sehr früh geprägt in der Sprache der Analyse, archaisch nach Ammon. Die Gestörtheit ist jedenfalls unterschieden von Verhältnissen bei Psychoneurosen. Ammon stützt seine durchaus unserer Auffassung entgegenkommende Theorie nicht zuletzt auf Beobachtungen, die wir hier mit Syndrom-Shift oder Syndrom-Synchronizität bezeichnen.

Wir möchten hier aber betonen, daß somatische Erkrankungen, wie Störungen im Verhalten und Erleben, als Erscheinungsbild nosologisch nicht eindeutig sind, wie jedes Verhalten und jede Emotion mit ihren somatischen Äquivalenten hinsichtlich Motivation oder Stimulus nicht eindeutig sind. Trotz unseres Bemühens, die Zusammenhänge psychosomatischer Erkrankungen und endogener Psychosen aufzuzeigen bzw. den Aspekt der Grundstörung zu betonen, verkennen wir nicht, daß unser nosologisches Konzept nur für einen Teil der Fälle mit somatisch gleichem Zustandsbild relevant sein wird.

Kaum ein ärztlicher Autor versäumt, das in der Empierie oder, wie Lopez Ibor [27] sagt, in der klinischen Realität täglich demonstrierte Argument der *Psychopharmakotherapie* zu erwähnen. Angst und Theobald [2] haben in ihrer Tofranil-Monographie über psychosomatische Störungen allgemeiner Thematik 9, über Ulcus pepticum 13, Colitis ulcerosa 5 und Bronchialasthma 11 Arbeiten zitiert. Spiegelberg [43] fand 99 Arbeiten, die sich allein mit der Psychopharmakotherapie gastrointestinaler Störungen befassen. Es handelt sich zum Teil um direkte Vegetativwirkungen. Sofern sehr niedrige Dosen gegeben werden, fließen wahrscheinlich reichlich Placeboeffekte ein. Dennoch beruht gewiß die Beliebtheit der Thymoleptica bei Internisten und Ärzten vieler anderer Disziplinen, nicht zuletzt den praktischen Ärzten, auf der intuitiven Erfassung der affektiv-psychosomatischen Zielsyndrome als im Grunde richtiger Indikation.

In der Reihe der Argumente folgt last not least das Fazit Hamiltons [20] über die Angaben zur *prämorbiden Persönlichkeit* psychosomatisch Kranker in diversen Untersuchungen. Hamilton fand häufig jenen anankastischen Reaktionstyp, der sich mit der prämorbiden Persönlichkeit der Depressiven im Sinne des Typus melancholicus weitgehend deckt [53, 66].

Fassen wir zusammen, so sprechen acht Forschungsrichtungen bzw. entsprechende, mit verschiedenen Ansätzen gewonnene Ergebnisse für die Berechtigung, ja notwendige Beibehaltung der psychosomatisch-cyclothymen Hypothese und zwar 1. reichliche Einzelkasuistik von Evidenzcharakter, 2. Ähnlichkeiten im Verlauf (phasisch, periodisch) bei Cyclothymien einerseits und psychosomatischen Krankheiten andererseits, 3. jüngere klinisch-statistische systematische Studien, 4. genetische Forschungsergebnisse, 5. jugendpsychiatrische Beobachtungen, 6. gleichartige klinische Empirie mit analoger Theorie bzw. Hypothesenbildung im Rahmen des geschlossenen Systems der Psychoanalyse, 7. das Argument der Psychopharmakotherapie und 8. ähnliche prämorbide Persönlichkeiten bei affektiv bzw. psychosomatisch Erkrankten.

Für die klinische Forschung ergeben sich einige methodologische Konsequenzen. Im Hinblick auf die teilweise sehr hohen Raten bei der retrospektiven Erfassung von psychosomatischen und affektiven Phasen in unseren eigenen Untersuchungen, besonders auch im Rahmen der Kontrollgruppe, empfiehlt sich ein strengerer Maßstab bei der Merkmalsbestimmung. Eine Verbindung von Fragebogenmethode und Rückgriff auf objektive Unterlagen (Krankengeschichten, ärztliche Befundberichte, Röntgenaufnahmen, endoskopische Befunde) in Anlehnung an klinisch-genetische Methoden bietet sich an. Der Rückgriff auf objektivierte Daten soll aber unser Verfahren der Entdeckung von Vorerkrankungen in den Schilderungen des Patienten nicht wieder ersetzen. Dies gilt für psychosomatische Vorphasen und auch für affektive frühere Erkrankungen.

Auf psychiatrischem Gebiet empfiehlt sich jedenfalls die Differenzierung der affektiven Psychosen in mono- und bipolare Verlaufstypen. Damit wird den Ergebnissen von Angst und Theobald [2] sowie Perris [35] in bezug auf die Genetik affektiver Psychosen selbst Rechnung getragen, wie auch den Ergebnissen von Mendlewicz [31] in bezug auf den Zusammenhang spezieller psychosomatischer Erkrankungen mit affektiven Syndromen.

Die Vergleichbarkeit psychiatrischer Ergebnisse verlangt eine Bestimmung des untersuchten Krankengutes über die klinische Diagnose hinaus. Das Fallmaterial sollte in einem anerkannten, standardisierten psychopathologischen Merkmalssystem dokumentiert und lokalisiert werden. Neben den verschiedenen Fremd- und Selbstbeurteilungsmethoden empfiehlt sich die Anwendung des AMP-Systems als weitgehend ausgereifter Standardmethode bezüglich psychiatrischer Anamnese, Befunden und Diagnosen. Die diagnostische Klassifizierung sollte dem WHO-Schlüssel entsprechen.

Die Psychosomatik der Schizophrenien ist über psychoanalytische Theorien und Einzelkasuistik hinaus relativ wenig studiert worden. Im Hinblick auf alte und neue Tendenzen, Cyclothymien und Schizophrenien als Pole eines Kontinuums mit verschiedensten Mischformen [10, 22] zu betrachten, sollte man sich nicht zu fest und zu lange auf die cyclothym-psychosomatischen Probleme beschränken.

Psychopharmakologische (biochemische) und neurophysiologische Beobachtungen erscheinen fruchtbar und verdienen in die psychosomatischen Forschungsansätze einbezogen zu werden. Der breiten, allerdings im Hinblick auf sowohl die Indikation als auch die Dosierung diskutablen oder sogar mißbräuchlichen Anwendung von tricyclischen Thymoleptica, Neuroleptica, Butyrophenonen, tranquilisierenden Substanzen aus der Benzodiazepinreihe und einigen anderen eingeführten psychotropen Medikamenten stehen wenige wissenschaftlich exakte und theoretisch sowie praktisch wegweisende Ergebnisse und Erkenntnisse gegenüber. Ohne Anspruch auf Vollständigkeit seien schlaglichtartig einige uns wesentlich erscheinende aktuelle Programme und Ergebnisse erwähnt.

Eine reine antidepressive Behandlung, d. h. der Einsatz eines Thymolepticums (Maprotilin-HCl[1]) ohne Beimischung eines Tranquilizers, kann psychosomatische Syndrome günstig beeinflussen [2, 44], auch unter den strengen Bedingungen einer Placebokontrolle. Die praktische Bedeutung dieses Ergebnisses ist offenbar.

Neuere kasuistische Ergebnisse sprechen dafür, daß Lithiumsalze rezidivierenden psychosomatischen Erkrankungen, z. B. Asthma, Colitis ulcerosa, Kopfschmerzen, Schulter-Arm-Syndrom, analog affektiven phasischen Störungen vorbeugen können. Vorerst beziehen sich alle Beobachtungen auf Fälle, bei denen auch affektive Störungen vorlagen [29, 51, 57, 67]. Lassen sich diese ersten Studien bestätigen, so sind die praktischen und theoretischen Konsequenzen sehr bedeutsam. Sie können einen echten neuen Beitrag der biologischen Psychiatrie für die Psychosomatische Medizin darstellen.

Kaum weniger bedeutsam, jedenfalls bemerkenswert und vielleicht bahnbrechend sind Beobachtungen über die Wirkung von β-Receptoren blockierenden Substanzen („β-Blocker") auf psychiatrischem und psychosomatischem Gebiet. β-Blocker wirken in hohen Dosen antipsychotisch, speziell antimanisch [3, 59]. In niedrigen Dosen kommen tranquilisierende Effekte zur Beobachtung [17, 58, 5, 8]. Es werden indessen nach neueren Untersuchungen [52, 17] auch bestimmte, wohldefinierte psychosomatische Syndrome, besonders im kardiovasculären Bereich, z. B. die Herzphobien (Synonym: Herzneurose, Angstneurose), von niedrig dosierten β-Blockern günstig beeinflußt.

In diesem Zusammenhang ist erwähnenswert, daß Viloxazinhydrochlorid (V.[2]), ein Zweierring, der aus einem Molekül mit β-Receptoren blockierenden Eigenschaften entwickelt wurde, selbst diese Eigenschaften aber nicht mehr besitzt, ein echtes Thymolepticum (Antidepressivum) ist. V. erweist sich in mehreren Doppelbildstudien in der thymoleptischen Potenz dem Tofranil gleichwertig [56, 4]. Eigene einzelkasuistische Beobachtungen bestätigen die Angaben der Literatur [62, 34, 29 u. a.]. V. begünstigt nicht die notorisch häufige Gewichtszunahme bei Anwendung zahlreicher psychotroper Substanzen, es läßt das normale EEG-Muster bei deutlicher thymoleptischer Wirkung untangiert [21]. V. fehlen fast alle vegetativen Nebenwirkungen der gängigen Antidepressiva, von denen man oft schwer unterscheiden kann, wieweit es sich überhaupt um Nebenwirkungen oder Krankheitssymptome, insbesondere bei larvierten Depressionen [60] bzw. depressiven Äquivalenten [28], handelt. Wir sehen hier einen echten zukunftsweisenden Fortschritt gerade im Hinblick auf Krankheitsverläufe mit affektiv-psychosomatisch „gemischten" Syndromen. Auch im Hinblick auf die Häufigkeit derartiger Syndrome bei Menschen im mittleren und höheren Lebensalter erscheint die Substanz von Interesse.

Nur angedeutet seien die noch widersprüchlich beurteilten Wirkungen des TRH (thyrotropinreleasing hormone) auf psychische Funktionen [36, 32, 9]. Nachdem die Hoffnungen der Psychiatrie auf die Wirkungen der Sexualhormone auf psychische Krankheiten im wesentlichen enttäuscht wurden, zeigen sich mit der Entdeckung der im Nervengewebe gebildeten Vorhormone (releasing factors) und ihren unmittelbaren oder mittelbaren psychischen Wirkungen doch prinzipiell neue psychiatrisch-psychosomatische Aspekte im weiteren Sinne. Damit erscheint das oben schon erörterte Argument der Psychopharmakologie im Rahmen der psychosomatischen Psychiatrie nur noch weiter legitimiert und erfolgversprechend.

Der Forschungsschwerpunkt unserer eigenen weiteren Studien wird das Herausstellen des Phasenhaften sein, d. h. der Periodizität beider, der affektiven und der psychosomatischen Krankheiten unter Berücksichtigung der hier entwickelten Maßstäbe zur Objektivierung.

---

1 Ludiomil (Ciba-Geigy AG.)

2 Vivalan, ICI-Pharma, in Großbritannien eingeführt

Literatur

1. Ammon, G.: Psychoanalyse und Psychosomatik. München: Piper 1974.
2. Angst, J., Theobald, W.: Tofranil (Imipramin). Bern: Stümpfli 1970.
3. Atsmon, A., Blum, I.: Treatment of acute porphyria variegata with propranolol. Lancet *1970 I*, 196–197.
4. Bayliss, P.F., Dewsbury, A.R., Donald, J.F., Harcup, J.W., Mayer, M., Million, R., Molla, A.L., Murphy, J.E., Plant, B., Shaoul, E.: A double-blind controlled trial of „Vivalan" (Viloxazine hydrochloride) and Imipramine hydrochloride in the treatment of depression in general practice. J.int.med.Res. *2*, 260–264 (1974).
5. Bonn, J.A., Turner, P., Hicks, D.C.: Beta-adrenergic-receptor blockade with practolol in treatment of anxiety. Lancet *1972 I*, 814–815.
6. Bräutigam, W., Christian, P.: Psychosomatische Medizin. Stuttgart: Thieme 1973.
7. Braun, J.P., Dietsch, P., Spiegelberg, U., Volk, W.: Klinisch statistische Untersuchungen zur Psychosomatik depressiver Psychosen. In: Psychiatrie und Psychosomatik (Lopez Ibor, Michaelis und Spiegelberg, Hrsg.). Bibliotheca psychiatrica. Basel: Karger 1976
8. Cleghorn, J.M. et al.: Verbal anxiety and the beta-adrenergic-receptors: A facilitating mechanism? J. nerv. ment. Dis. *151*, 266–272 (1970).
9. Coppen, A. et al.: Thyrotropin-releasing hormone in the treatment of depression. Lancet *1974 I*, 433–435.
10. Diagnosenschlüssel und Glossar psychiatrischer Krankheiten. ICD. 2. Auflage. Berlin–Heidelberg–New York: Springer 1971.
11. Dietsch, P., Braun, J.P., Kunze, U., Rieg, W., Spiegelberg, U., Volk, W.: Klinisch-statistische Untersuchungen zur Psychosomatik depressiver Psychosen. Vortrag Graz, Univers.-Nervenklinik. 2. Internat. Symposion zur Symptomatik, Provokation und Therapie depressiver Psychosen am 13. und 14.4.1973. (Walcher, W., Hrsg.). Wien: Hollinek 1974.
12. Da Fonseca, A.F.: Affective Equivalents. Brit. J. Psychiat. *109*, 464 (1963).
13. Da Fonseca, A.F.: Basic concepts of affective equivalents. In: Excerpta medica International Congress Series No. *274*. Psychiatry (Part I). (de la Fuente, R. und M.N. Weisman, Hrsg.). Proceedings of the V World Congress of Psychiatry, Mexiko D.F., 25. November – 4. December 1971. Excerpta med. (Amst.) 627 (1973).
14. Freud, S.: Zur Einführung des Narzismus. Ges. Werke Bd. *X*, S. 137. London: Imago (1946).
15. Friedreich, J.B.: Historisch-kritische Darstellung der Theorien über das Wesen und den Sitz der psychischen Krankheiten. Leipzig: Otto Wigand (1836).
16. Frommer, E.A.: The recognition and treatment of depressive equivalents in children. In: Excerpta medica International Congress Series No. *274*. Psychiatry (Part. I). Proceedings of the V World Congress of Psychiatry, Mexiko D.F., 25. November – 4. December 1971 (de la Fuente R. und Weisman, M.N., Hrsg.). Excerpta med. (Amst.) 653 (1973).
17. Greenblatt, D.J., Shader, R.I.: On the psychopharmacology of beta adrenergic blockade. Curr. ther. Res. *14*, 615–625 (1972).
18. Groen, J.J.: Syndrome Shift. Arch. intern. Med. *114*, 113 (1964).
19. Groen, J.J., Bastiaans, S.J., v.d. Valk, J.M.: Psychosomatic aspects of syndrome shift and syndrome suppression. In: Psychosomatics (I. Booij ed.). Amsterdam: Elsevier 1957. Suppl. Psychiat. Neurol. Neurochir. (Amst.).
20. Hamilton, M.: Psychosomatik. In: Lexikon der Psychologie (Arnold, W., Eysenck, H.J. und Meili, R., Hrsg.), Bd. 3, S. 95–102. Freiburg: Herder 1972.
21. Heintel, H.: Persönliche Mitteilung.
22. Huber, G.: Psychiatrie. Stuttgart–New York: Schattauer 1974.
23. Kelp, W.: Asthma und Psychose. 6. Versammlung des Vereins d. Irrenärzte Niedersachsens und Westfalens in Hannover am 1.5.1872. Allg. Z. Psychiat. *29*, 449 (1873).
24. Kirschbaum, W.: Über eigenartige Einflüsse endogener Psychosen auf Asthma bronchiale und Heuschnupfen. 20. Jahresversammlung d. Vereins Norddeutscher Psychiater und Neurologen. Allg. Z. Psychiat. *82*, 244 (1925).
25. Lopez Ibor, J.J.: La Angustia vital. Madrid: Paz Montalvo 1950.
26. Lopez Ibor, J.J.: Psychosomatische Forschung. In: Psychiatrie der Gegenwart. Berlin–Göttingen–Heidelberg: Springer 1963.
27. Lopez Ibor, J.J.: Persönliche Mitteilung 1971.
28. Lopez Ibor-Aliño, J.J.: Los equivalentes depressivos. Madrid: Paz Montalvo 1972.
29. Lopez Ibor-Aliño, J.J., Lopez Ibor-Alino, J.M.: Indications of lithium salts in psychosomatic medicine. Int. Pharmacopsychiat. *5*, 187–189 (1970).
30. Magnus, R.V.: A placebo controlled trial of Viloxazine with and without tranquilizers in depressive illness. J. int. med. Res. *3*, 207–213 (1975).
31. Mendlewicz, J.: The nature of affective equivalentes in relation to affectice disorders. In: Excerpta medica International Congress Series No. *274*. Psychiatry (Part I). Proceedings of

the V World Congress of Psychiatry Mexiko D.F.,) 25. November – 4. December 1971. Excerpta med. (Amst.) 638–643 (1973).

32. Mountjoy, C.Q. et al.: A double-blind crossover sequential trial of oral thyrotropin-releasing hormone in depression. Lancet *1974 II*, 958–960.
33. Norman, C.: On Insanity Alternating with Spasmodic Asthma. J. ment. Sci. *31*, 1 (1885).
34. Peet, M.: A clinical trial of ICI 58, 834 – A potential antidepressant. J. int. med. Res. *1*, 624 (1973).
35. Perris, C.: A study of bipolar (manic-depressive) and unipolar recurrent psychoses (I–X). Acta psychiat. scand. Suppl. 194 (1966).
36. Prange, A.J. jr. et al.: Effects of thyrotropin-releasing hormone in depression. Lancet *1972 II*, 999–1002.
37. Rackensperger, W., Gaupp, R., Mattcke, D.J., Schwarz, D., Stutte, K.H.: Die Behandlung von akuten schizophrenen Psychosen mit Beta-Rezeptorenblockern. Arch. Psychiat. Nervenkr. *219*, 29–36 (1974).
38. Reichmann, F.: Zur Psychopathologie des Asthma bronchiale. Med. Klin. *18*, 1098 (1922).
39. Rein, W.: Kontrollierte psychosomatische Studien an Patienten mit Colitis ulcerosa und Morbus Crohn mit dem FPI (Freiburger Persönlichkeitsinventar) unter besonderer Berücksichtigung Geschlechts- und krankheitsspezifischer Unterschiede. Inaugural-Dissertation. Tübingen, 1975.
40. Ross, W., Hay, J., McDowall, M.F.: The association of certain negetative disturbances in relation to Psychoses. Psychosom. Med. *12*, 179 (1950).
41. Savage, B.: On Insanity Alternating with Spasmodc Asthma. J. ment. Sci. *31*, 1 (1885).
42. Spiegelberg, U.: Über Beziehungen endogener Psychosen zu körperlichen Krankheiten. Fortschr. Neurol. *23*, 221 (1955).
43. Spiegelberg, U.: Zur Psychosomatik des Syndromwechselns. Z. Psychother. med. Psychol. *16*, 1 (1966).
44. Spiegelberg, U.: Therapie mit Psychopharmaka bei Funktionsstörungen der Verdauungsorgane. In: Psychopharmaka und Psychotherapie in Klinik und Praxis (D. Gross, Hrsg.). Bd. *6* der Schriftenreihe Therapie über das Nervensystem. Stuttgart: Hippokrates 1967.
45. Spiegelberg, U.: Zyklothymie, Neurose und psychosomatische Störung: In: Vitalität (H.J. Colmant Hrsg.). Stuttgart: Enke 1968.
46. Spiegelberg, U.: Depressive Syndrome aus der Sicht der psychosomatischen Klinik und Forschung. In: Das depressive Syndrom (Hippius und Selbach, Hrsg.). München–Berlin–Wien: Urban und Schwarzenberg 1968.
47. Spiegelberg, U.: Depressive Equivalents and Psychosomatic Syndrome Shift. Vortrag Associación mundial de psiquiatría. Aspects of Depression. Symposium Madrid 8.–10. Mai 1972. In: Aspects of depression (Lader, M.H., Hrsg.). Madrid 1972.
48. Spiegelberg, U.: Provokation depressiver Psychosen im Rahmen psychosomatischer Krankheitsabläufe. Vortrag Internat. Sympos. über Probleme der Provokation depressiver Psychosen in Graz am 16. und 17.4.1971. Univ.-Nervenkliniken Münster und Graz. In: Probl. der Provokation depressiver Psychosen. (W. Walcher, Hrsg.). Wien: Hollinek 1974.
49. Spiegelberg, U., Betz, B.: Syndrome Shift (Bericht über neue psychosomatisch-psychiatrische Studien). Excerpta medica International Congress Series No. *274*. Psychiatry (Part I). Proceeding of the World Congress of Psychiatry, Mexiko D.F., 25. November – 4. December 1971. Excerpta med. (Amst.) 633–637 (1973).;
50. Spiegelberg, U., Schirg, B., Betz, B.: Syndromwechsel (Syndrome Shift) und Verstimmung. Nervenarzt *41*, 73–77 (1970).
51. Straker, M.: Clinical experience with lithium carbonate. Canad. psychiat. Ass. J. *15* 21–27 (1970).
52. Taggart, P., Carruthers, M., Somerville, W.: Electrocardiogram, plasma catecholamines and lipids, and their modification by oxprenolol when speaking before an audience. Lancet *1973 I*, 341–346.
53. Tellenbach, H.: Melancholie. 3. Aufl. Berlin–Heidelberg–New York: Springer 1976.
54. Thiele, W.: Vegetatives Nervensystem und Affektivität. Münch. Med. Wschr. *104*, 825 (1962).
55. van der Torren, J.: Ein Fall von manisch-depressiver Psychose mit Asthma. Zbl. ges. Neurol. Psychiat. *46*, 887 (1927).
56. Tsegos, I.K., Ekdawi, W.Y.: A double-blind controlled study of viloxazine and imipramine in depression. Curr. med. Res. *2*, No. 8 (1974).
57. Tyber, M.A.: Treatment of the painful shoulder syndrome with amitriptyline and lithium carbonate. Canad. med. Ass. J. *111*, 137–140 (1974).
58. Ullrich, R. et al.: Die Therapie multipler Situationsphobien (Platzangst) durch Habituationstraining (flooding) und periphere Erregungshemmung. Z. klin. Psychol. *4*, 209–233 (1975).
59. Volk, W., Bier, W., Braun, J.P., Spiegelberg, U.: Klinische Beobachtungen bei hoch-dosierter Behandlung endogener Psychosen mit einem Beta-Rezeptorenblocker. Intern. Symposium Rottach-Egern November 1972. Stuttgart: Thieme 1975.

60. Walcher, W.: Die larvierte Depression. Wien: Hollinek 1969.
61. Wexberg, E.: Die objektiven körperlichen Symptome bei funktionellen Psychosen. Zbl. ges. Neurol. Psychiat. *35*, 1 (1924).
62. Wheatley, D.P.: Viloxazine (Vivalan) – A new anti-depressant. J. int. med. Res. *3*, 105 (1975).
63. Willke, F.: Psychosomatische Untersuchungen an Patienten mit Enteris regionalis (Crohn) und Colitis ulcerosa unter besonderer Berücksichtigung der prämorbiden Persönlichkeit (Fragebogen nach v. Zerssen) und der Biographie (semistrukturiertes Interview). Inaug.-Diss. Med. Tübingen 1975.
64. Willmanns, K.: Die leichteren Fälle des manisch-depressiven Irreseins (Zyklothymie) und ihre Beziehungen zu Störungen der Verdauungsorgane. Samml. klin. Vortr. Nr. *434*, Breitkopf und Härtel, Leipzig 1906. Zbl. Nervenhk. *29*, 855 (1906).
65. Winokur, G., Reaich, T., Rimmer, J., Pitts, F.N. jr.: Alcoholism. III. Psychiatric illness in 259 alkoholic probands. Arch. gen. Psychiat. *23*, 104 (1970).
66. von Zerssen, D., Koeller, D.M., Rey, E.R.: Objektivierende Untersuchungen zur prämorbiden Persönlichkeit endogen Depressiver. In: Das depressive Syndrom. Internat. Sympos. Berlin am 16. und 17.2.1968. (Hippius, H. und Selbach, H. Hrsg.). München–Berlin–Wien: Urban und Schwarzenberg 1969.
67. Zisook, S.: Ulcerative colitis: Case responding to treatment with lithium carbonate. J. Amer. med. Ass. *219*, 755 (1972).

Verlauf endogener Psychosen

J. Angst

Einleitung

Obgleich wir den „Spontanverlauf" endogener Psychosen – d. h. unbeeinflußt von verlaufsgestaltenden Umweltbedingungen – nicht feststellen können, brauchen wir möglichst exakte deskriptive Verlaufsuntersuchungen für prognostische Aussagen und für die Bestimmung des Wertes einer Therapie.

Eine Verlaufsbeschreibung hat mindestens folgende Elemente zu berücksichtigen:

- Zahl, Dauer, Amplitude krankhafter Prozesse (Prodrome, Phasen, Schübe)
- Ausprägungsgrad und Dauer krankhafter Zustände bzw. freier Intervalle (Residuen, Defekte, Behinderungen)
- Beginn und Dauer der gesamten Erkrankung
- Qualitative psychopathologische Charakterisierung von Prozessen und Zuständen
- Analyse verlaufsgestaltender „unabhängiger" Variablen (z. B. Geschlecht, Alter, Konstitution, Intelligenz, Persönlichkeit, Milieueinflüsse vor und nach Erkrankungsbeginn).

Schizophrenien

Die Schizophrenieforschung hat wichtige Beiträge geliefert zu:

1. Typologien des Verlaufes (z. B. [6, 15]),
2. Zahlen über Qualität, Schwere und Häufigkeit der Endzustände und
3. Analysen mit Hilfe multivarianter Verfahren über den Einfluß intervenierender Variablen auf die Endzustände [4, 5].

Verlaufstypologie. Ein allgemein gültiges Modell für den Verlauf der Schizophrenien gibt es heute nicht. M. Bleuler [6] findet eindeutig eine Modifikation des Verlaufes der Schizophrenien im Sinne einer Reduktion der prognostisch an sich ungünstigeren einfachen und chronischen Verlaufsformen zugunsten wellenförmiger Entwicklungen. Entsprechend ist die früher in 5–18% beobachtete schwerste Verlaufsform mit akutem Beginn zu schwerem Defekt (Katastrophen-Schizophrenien) kaum mehr zu sehen. Von den akut beginnenden Schizophrenien gingen früher etwa ein Drittel in langdauernde Heilung über, heute ist es mehr als die Hälfte. Zugenommen haben andererseits unter den einfachen Verläufen die chronisch beginnenden, die zu leichten bis mittelschweren Endzuständen führen. Die Mehrzahl der Schizophrenien (64%) verläuft heute jedoch wellenförmig. Deshalb wird sich künftig das Interesse vermehrt bis jetzt nicht bearbeiteten Fragen zuwenden müssen, z. B. wie oft und in welchen Abständen treten Schübe, Phasen, Exacerbationen, Rezidive als eigentliche Prozesse im Sinne von Kraepelin [16, 17] auf und wie weitgehend erfolgt die jeweilige Remission, wobei vieles darauf deutet, daß auch bisher als unheilbar, schwer defekt geltende Zustände grundsätzlich immer noch rückbildungsfähig sind [6]; wenn

Tabelle 1. Endzustände Schizophrener zu Beginn des Jahrhunderts

Autoren	Schmid	Meyer	E. Bleuler
Jahr	1909	1909	1911
N	455	142	515
K-Dauer (Jahre)	1–10	2–3	
	%	%	%
geheilt	16,2	21,8	--
leicht defekt	15,5	9.1	60
mittelschwer defekt / schwer defekt	[57,5]	[69]	18
gest.	10,2		22

auch hier gewisse Divergenzen zu den Auffassungen von Huber et al. [15] bestehen, die annehmen, es sei zwischen uncharakteristischen und charakteristischen Syndromen im Intervall zu unterscheiden, und sogenannte „reine Defekte" sowie die Strukturverformungen seien in der Regel irreversibel.

Endzustände. Die Tabellen 1 + 2 geben Zahlenbeispiele über den Remissionsgrad schizophrener Erkrankungen aufgrund verschiedener Untersuchungen zu Beginn dieses Jahrhunderts, verglichen mit solchen der letzten Jahrzehnte. Die beobachteten Endzustände sind nach der Literatur klassiert in „geheilt", „leicht defekt", „mittelschwer defekt", „schwer defekt". Von den alten Untersuchungen sind drei besonders aussagekräftig, nämlich diejenigen von Schmid [26], Meyer [22] und E. Bleuler [5]. Darauf gestützt darf angenommen werden, daß ungefähr ein Fünftel bis ein Sechstel der Schizophrenien zu Beginn dieses Jahrhunderts heilten und ein Fünftel bis ein Viertel in schweren Defektzuständen endeten.

Im Laufe dieses Jahrhunderts scheint sich die Prognose hospitalisierter Schizophrener etwas gebessert zu haben, wenn auch die diesbezüglichen Befunde immer noch stark divergieren. Die Zahlen über Heilungen schwanken zwischen 17 und 30%. Ungesichert ist, ob die schweren Defektzustände, wie M. Bleuler [6] z. B. annimmt, abgenommen haben, da Vergleichszahlen aus dem Beginn dieses Jahrhunderts spärlich sind und andere Untersucher [3, 4, 29] etwa gleich oft schwere Defektzustände finden, wie E. Bleuler [5] im Jahre 1911. Immerhin gibt es eine ganze Reihe von neueren Untersuchungen, wobei die betreffenden Autoren zwei Stichproben verglichen, die Jahrzehnte in ihrer Erkrankung auseinanderliegen, und dabei fanden, daß die schweren Defektzustände abgenommen, die leichten relativ zugenommen haben [14, 29, 3, 4].

Prognostica. Die Frage einer Prognose der Schizophrenie ist schon in den frühesten Arbeiten aufgeworfen worden, und es wurde immer wieder betont, daß akuter Beginn eine bessere Prognose mit sich bringt als ein chronischer Beginn, daß Besonnenheit prognostisch ungünstig ist [5], daß Frauen in ihrem Krankheitsverlauf umweltlabiler sind und daß eine prämorbid psychopathische Persönlichkeit mit einem eher ungünstigen Krankheitsverlauf korreliert.

Methodische Fortschritte in der Analyse der Prognostik schizophrener Psychosen sind vor allem der Arbeitsgruppe um Astrup [3] zu verdanken, welche mit multivariaten statistischen Verfahren arbeiteten und die Resultate kreuzvalidierten. Als bezüglich der Endzustände prognostisch günstig wurden dabei erneut bestätigt: starke affektive Färbung der Psychose, Erregung oder Verwirrung, akuter Beginn ohne

Tabelle 2. Endzustand Schizophrener (Untersuchungen der letzten Jahrzehnte)

Autoren	Hayashi u. Akimoto	Astrup u. Noreik	Holmboe et al.	Shimazono		M. Bleuler (Gruppe F)	Hinter-huber	Astrup	Huber et al.
N	88	664	399	402		68	157	2094	502
Jahr	1939	1966	1968	1968/75		1972	1973	1975	1975
Katamnesendauer	12–16 J.	6–11 J.	5 J.	10 J.		23 J.	30 J.	5 J.	20 J.
	[%]	[%]	[%]	(1960) [%]	(1965) [%]	[%]	[%]	[%]	[%]
geheilt	33	17,2	17,8	29	30	30	29,2	24	22,1
leicht defekt	16	30,1	37,1	16	34	53	40,3	21	34,5
mittelschwer defekt	9	26,2	17,3	21	18			31	27,4
schwer defekt	42	11,4	28,1	35	18	13	30,5	24	16,2

Prodromalsymptome, Halluzinationen, schizophrene Denkstörungen und schizophrene Belastung der Verwandten. Erstaunlicherweise war gerade das letzte Merkmal der beste Prädikator. Inwieweit schubauslösenden äußeren Faktoren eine Bedeutung für die Langzeitprognose zukommen, ist bis heute nicht voll geklärt.

Ursachen der Verlaufsbesserung der Schizophrenien. Es wäre kurzschlüssig, wenn auch befriedigend, die Besserung der Prognose schizophrener Erkrankungen allein den modernen Behandlungsverfahren zuzuschreiben. Es gibt verschiedene Anzeichen dafür, daß sich die Prognose hospitalisierter psychischer Patienten in diesem Jahrhundert allgemein gebessert hat [8, 27, 28, 1], wobei auch zu berücksichtigen ist, daß an manchen Orten auch leichtere Krankheitszustände in neuerer Zeit in Spitälern behandelt worden waren, so daß die Aufnahmeraten z. B. von Schizophrenien im Vergleich zur Größe der Bevölkerung stark anstiegen [1].

Der Einfluß somatischer Behandlungen auf den Langstreckenverlauf ist schwer festzustellen. Elektroschock- und Insulinkuren scheinen die Langstreckenprognose nicht zu verändern. Gesichert jedoch ist die Wirkung einer neuroleptischen Dauermedikation im Vergleich zu Placebokontrollgruppen. Die Pharmakotherapie bessert den Verlauf im Sinne einer Verminderung der Rehospitalisierungsquoten, einer Verkürzung der Hospitalisierungszeit. Besonders aufschlußreich sind die Zahlen von Stroemgren [30] aus Dänemark (Tabelle 3): Bei gleichbleibender Bettenzahl und Diagnostik nahmen die Prävalenzraten für hospitalisierte Frauen um 36%, diejenigen für Männer um 28% ab. Stroemgren fand unter den 1957–62 entlassenen Patienten im Jahre 1970 bei 31% nichts sicher Psychotisches, was genau den Resultaten von Bleuler's Katamnese entspricht. Bei der dänischen Katamnese standen 94% der Patienten unter einer dauernden Pharmakotherapie! Stroemgren schließt: Vor der Psychopharmakotherapie befanden sich drei Viertel der Schizophrenen Dänemarks in Krankenhäusern und Pflegeheimen, nach deren Einführung nur noch ein Viertel.

Die Vermutung Stroemgrens, wonach der drastische Rückgang der Hospitalisierungen von Schizophrenen vor allem der Pharmakotherapie zuzuschreiben ist, wird gestützt durch Vergleiche verschiedener Behandlungsgruppen, z. B. durch May [20].

Die weltweit zu beobachtende, in den letzten Jahren deutlich zurückgegangene Aufenthaltsdauer Schizophrener in psychiatrischen Krankenhäusern, verbunden mit ansteigenden Entlassungs- und Wiederaufnahmeraten, wird in einer Übersicht von Häfner [10] allen Rehabilitationsbemühungen gemeinsam zugeschrieben, wobei aber doch der Psychopharmakotherapie eine dominierende Rolle zukommt; die Soziotherapie wirkt unterstützend mit [13]. Alles deutet daraufhin, daß im Sinne von Wing [32] und Häfner [10] neben der basalen neuroleptischen Erhaltungsmedikation vor allem während der Phase die Aktivierung des Patienten, die Gestaltung des Tagesablaufes, die Frühentlassung und die Wiedereingliederung durch alle modernen sozialtherapeutischen Einrichtungen von allergrößter Bedeutung sind.

Die Verbesserung der Prognose schizophrener Erkrankungen ist also vielen Faktoren zuzuschreiben: Veränderung der Hospitalisierungspraxis und Entlassungspraxis, Einführung von Übergangseinrichtungen, Intensivierung der Rehabilitation, vor allem der Liberalisierung, der Aktivierung der Patienten durch alle möglichen Behandlungsverfahren und heute am allermeisten durch die Einführung einer langdauernden neuroleptischen Therapie. Bedeutsam ist der Hinweis von M. Bleuler [6], daß auch bei chronischen Verlaufsformen und scheinbar irreversiblen Defektzuständen immer wieder neue therapeutische Impulse wertvoll sind, um unerwartete Besserungen zu erzielen. Im besonderen ist eine langdauernde Therapie immer wieder zu überprüfen, um eine Erstarrung zu vermeiden.

Tabelle 3. Hospitalisierungen wegen Schizophrenie in Dänemark

		Hospitalisierte			Prävalenzraten auf 100.000 Bevölkerung		
		1957	1962	1967	1957	1962	1967
Schizo	m	2974	2688	2420	184	156	133
	f	3202	2713	2326	191	152	123
	m + f	6176	5401	4746	187	154	128

Affektive Psychosen

Unter affektiven Psychosen werden hier Erkrankungen des monopolar endogen-depressiven (ICD 296.2 + 296.0), des bipolar manisch-depressiven Formenkreises (ICD 296.3) und schizoaffektive Psychosen (ICD 295.7) verstanden. Da sich der Verlauf mono- und bipolarer Psychosen stark unterscheidet, sind ältere Arbeiten, die nicht auf dieser Dichotomie gründen, von beschränktem Wert.

Der Verlauf affektiver Psychosen kann etwas präziser als derjenige schizophrener Erkrankungen in Form von Phasen und Intervallen beschrieben werden. Dabei können allerdings viele Fehlerquellen die Beobachtung verfälschen, z. B. mag der Verlauf pharmakotherapeutisch modifiziert sein, was manchmal das Abgrenzen des Endes einer Phase unmöglich macht.

Die folgenden Ausführungen stützen sich hauptsächlich auf eigene Untersuchungen der letzten 15 Jahre und fassen einige Aspekte vergleichend zusammen (Tabelle 4). Bipolare und schizoaffektive Psychosen zeigen dabei viel Gemeinsames, ebenso früh- und spätdepressive monopolare Erkrankungen.

Tabelle 4. Verlauf affektiver Erkrankungen

	monopolare Depr. (ICD 296.2 + 296.0)	bipolare Psychosen (ICD 296.3 + 296.1)	schizoaffektive Psychosen (ICD 295.7)
N	159	67	85
Ersterkrankungsalter (Jahre)	45	36	35
Alter	64	62	62
Phasenzahl			
einphasisch (Ersterkr.)	23%	–	11%
zweiphasisch (Ersterkr.)	26%	4%	4%
mehrphasisch (Ersterkr.)	51%	96%	85%
Mittelwert	4,9	11,7	6,3
Phasendauer (Monate) Median (1. Phase)	6	4	4
Cyclusdauer (Mte) Median des 1. Cyclus	59	48	50–60
5-Jahres-Rückfallfreiheit	47%	36%	29%
Beobachtungsdauer (Jahre)	19,0	26,2	26,3
Krankheitsdauer (Jahre bis Katamnesenabschluß)	13,9	23,9	22,4

Erstmanifestation. Bipolare und schizoaffektive Psychosen manifestieren sich, ähnlich wie Schizophrenien (ausgenommen paranoide Schizophrenien), vorwiegend zwischen dem 20. und 50. Altersjahr (Mittelwert 35 Jahre), endogene Depressionen zwischen dem 30. und 60. Altersjahr (Mittelwert 45 Jahre) oder noch später; letztere sind also Erkrankungen des mittleren und höheren Lebensalters.

Phasenzahl. Uneinigkeit besteht über die Häufigkeit einphasischer Verlaufsformen. Nach älteren Untersuchungen wäre nur in der Hälfte der Fälle ein periodischer Verlauf zu erwarten (Pollock [24] 56%, Lundquist [19] 55–61%). Die gründliche Untersuchung von Oltman und Friedman [23], welche 187 ersthospitalisierte Patienten bis zu deren Tod erfaßte, zeigt nur in 21% (N = 40) einphasische Verläufe. Unsere eigenen Untersuchungen beziehen sich auf Ersthospitalisierte der Jahre 1959–1963 und deren Katamnesen bis 1975. Sie zeigen bei bipolaren Formen keine einphasischen Verläufe (zum Teil definitionsbedingt), bei schizoaffektiven Formen in 11% und bei monopolaren Depressionen in 23%. Die Hälfte der Depressionen, 96% der bipolaren Störungen und 85% der schizoaffektiven verlaufen periodisch im Sinne von mindestens drei Episoden innerhalb von etwa 20 Jahren!

Phasendauer. Die spontane Phasendauer wird oft in ihrer Länge überschätzt. Die Phasen dauern in der Hälfte der Fälle nur einige Wochen bis 3 Monate (auch wenn sie nicht behandelt werden). Andererseits gibt es diagnoseabhängig in 18–25% Phasen mit einer mehr als einjährigen Dauer; am ungünstigsten verlaufen diesbezüglich schizoaffektive Psychosen (25%) und Spätdepressionen (24%). Zusammengesetzte manisch-depressive Phasen dauern im allgemeinen nicht länger als rein manische oder rein depressive. Die exogene Auslösung einer Phase ist ohne Einfluß auf deren Dauer.

Cyclusdauer (= Phasendauer + Dauer des anschließenden Intervalles). Die Cyclusdauer gibt an, in welchen zeitlichen Abständen neue Phasen auftreten. Sie ist anfänglich relativ lang und verkürzt sich bei periodischen Verlaufsformen stetig (um 10%), so daß die Phasen, welche in ihrer Länge wenig variieren, eine Zeitlang bis zu einem Grenzwert (z. B. 6–12 Monaten) immer rascher aufeinander folgen. Am ausgeprägtesten ist dies bei bipolaren, bei schizoaffektiven und bei spätdepressiven (involutiven) Erkrankungen zu beobachten. Frühdepressionen verlaufen deutlich günstiger, die Intervalle sind länger, die Phasenzahl ist entsprechend niedriger. Die Cyclusdauer beträgt für monopolare Depressionen anfänglich 4–5 Jahre, für bipolare Erkrankungen 3–4 Jahre.

Zustand im Intervall und Endzustände. Der Zustand im Intervall ist noch relativ wenig erforscht [18, 31], doch steht fest, daß in ein Drittel bis zur Hälfte der Fälle keine Vollremissionen erreicht werden, sondern Residuen in Form von bleibenden Veränderungen der Stimmungslage oder einer erhöhten affektiven Auslenkbarkeit derselben weiterbestehen. Besonders ungünstig gestaltet sich diesbezüglich der Verlauf schizoaffektiver Störungen; hier finden sich wenig Vollremissionen; etwa vier Fünftel zeigen Defekte im Intervall. Katamnestisch enden die Depressionen im Alter in 10–20% in einem organischen Psychosyndrom. Dessen Ausbildung hängt nicht mit der Anzahl vorher durchgemachter affektiver Phasen zusammen. Besonders hoch ist erwartungsgemäß das Suicidrisiko; 12,5% der Depressiven enden mit Suicid.

„Heilungen". „Heilungen" werden hier definiert als 5-Jahres-Remissionen, wobei Residuen im Intervall nicht ausgeschlossen werden. Die Katamnesen zeigen, daß die meisten bipolaren und schizoaffektiven Störungen bis zum Alter von 60–65 Jahren hochgradig periodisch verlaufen. Entsprechend finden sich soziale 5-Jahres-Remissionen am Ende der Katamnese bei bipolaren Erkrankungen nur in 36%, bei schizoaffektiven in 29%, hingegen bei monopolaren Depressionen in nicht weniger als 47%.

Modell des Verlaufes. Affektive Psychosen verlaufen in der Mehrzahl periodisch, wobei die stark streuende Phasendauer keine sichere Tendenz einer Zu- oder Abnahme aufweist, hingegen folgen bei periodischen Verlaufsformen die Phasen in immer kürzeren Intervallen aufeinander, bis ein Grenzwert erreicht wird oder der Prozeß aus unbekannten Gründen zum Stillstand kommt. Während der Intervalle finden sich oft Residualsymptome. Das Modell einer multiplen Regression, wobei als abhängige Variable die Cyclusdauer berücksichtigt wird, ermöglicht rechnerisch eine gewisse Gruppenprognose.

Verlaufsmodifikation. Mit Hilfe von Pfadanalysen und multiplen Regressionen wurde der Einfluß unabhängiger Größen auf den Verlauf (Erkrankungsalter, Cyclusdauer, Phasendauer, Phasenfrequenz) untersucht. Es finden sich dabei keine Beziehungen dieser Größen zu Merkmalen wie Geschlecht, Herkunft aus grobgestörten Familien (broken home), Intelligenz, Körperkonstitution, hereditärer Belastungsgrad. Bei prämorbider Auffälligkeit ist das Erkrankungsalter niedriger, wobei sich die Frage erhebt, ob hier nicht prämorbide Persönlichkeitsabweichungen schon Ausdruck einer Erkrankung sind.

Unter den Behandlungen ist einzig der Einfluß einer Lithiumdauermedikation, falls nicht eine volle Unterdrückung neuer Phasen zustande kommt, im Sinne einer Verlängerung der Cyclusdauer und Verkürzung der Phasendauer [2] gesichert. Die Antidepressiva verkürzen die Phasendauer (beim Vergleich über verschiedene Jahrzehnte) nicht sicher; es kommt in der Regel zu einer deutlichen Besserung bis fast völliger Unterdrückung der Symptomatik, jedoch nicht zu einer vorzeitigen Heilung der Phase. Ob eine antidepressive Dauermedikation [25, 7] wenigstens bei monopolaren Depressionen wirksam ist, muß weiter erforscht werden.

Literatur

1. Achté, K.A.: Der Verlauf der Schizophrenien und der schizophrenieformen Psychosen. Eine vergleichende Untersuchung der Veränderungen in den Krankheitsbildern, der Prognosen und des Verhältnisses zwischen dem Kranken und dem Arzt in den Jahren 1933–1935 und 1953–1955. Acta psychiat. scand. *36*, 155 (1961).
2. Angst, J., Grof, P., Schou, M., Baastrup, P.C., Weis, P.: Lithium prophylaxis in recurrent affective disorders. Brit. J. Psychiat. *116*, 604–614 (1970).
3. Astrup, C.: Long-term Prognosis of the Functional Psychoses. In: Biological Mechanism of Schizophrenia und Schizophrenia-Like Psychoses (Mitsuda, H. and T. Fukuda ed.). Tokyo 1974.
4. Astrup, C., Noreik, K.: Functional Psychoses. Diagnostic and Prognostic Models. Springfield/Ill.: C. Thomas 1966.
5. Bleuler, E.: Dementia praecox oder die Gruppe der Schizophrenien. In: Handbuch der Psychiatrie (Hrsg. von G. Aschaffenburg). Leipzig: Deuticke 1911.
6. Bleuler, M.: Die schizophrenen Geistesstörungen im Lichtee langjähriger Kranken- und Familiengeschichten. Stuttgart: Thieme 1972.
7. Coppen, A., Montgomery, S.A., Gupta, R.K., Bailey, J.E.: A double-blind comparison of lithium carbonate and maprotiline in the prophylaxis of the affective disorders. Brit.J.Psychiat. *128*, 479–485 (1976).
8. Freyhan, F.A.: Course and outcome of Schizophrenia. Amer.J.Psychiat. *112*, 161–169 (1955).
9. Goldberg, D.: Principles of rehabilitation. Paper presented at the W.P.A. International Symposium on „The epidemiological basis for planning psychiatric services" held at Mannheim, 26–29 July 1972.
10. Häfner, H.: Rehabilitation Schizophrener. In: Therapie, Rehabilitation und Prävention schizophrener Erkrankungen (hrsg. von G. Huber) 265–283. Stuttgart–New York: Schattauer 1976
11. Hayashi, S., Akimoto, H.: Prognosis and therapy of Schizophrenia. Psychiat. Neurol. jap. *43*, 705–742 (1939).
12. Hinterhuber, H.: Zur Katamnese der Schizophrenien. Fortschr. Neurol. Psychiat. *41*, 527–558 (1973).
13. Hogarty, G.E., Goldberg, S.C. et al.: Drug and sociotherapy in the aftercare of schizophrenic patients: one-year relapse rates. Ment. Hlth. dig. *5*, 12 (1973).

14. Holmboe, R., Noreik, K., Astrup, C.: Follow-up of functional psychoses at two Norwegian mental hospitals. Acta psychiat. scand. *44*, 298–310 (1968).
15. Huber, G., Gross, F., Schlüttler, R.: Konsequenzen der Verlaufsuntersuchungen für Therapie und Rehabilitation der Schizophrenien. In: Therapie, Rehabilitation und Prävention schizophrener Erkrankungen (hrsg. von G. Huber) 111–131. Stuttgart–New York: Schattauer 1976
16. Kraepelin, E.: Compendium der Psychiatrie, S. 133–148. Leipzig: Ambr. Abel 1883.
17. Kraepelin, E.: Psychiatrie, 5. Aufl. Leipzig: Barth 1896.
18. Lauter, H.: Phasenüberdauernder Persönlichkeitswandel und persistierende Symptome bei der endogenen Depression. In: Das depressive Syndrom (Hippius, H. u. H. Selbach, Hrsg.). München–Berlin–Wien: Urban & Schwarzenberg 1969.
19. Lundquist, G.: Prognosis and course in manic-depressive psychoses. Acta psychiat. scand. suppl. *35*, 1945.
20. May, Ph.R.A.: Treatment of Schizophrenia: A comparative Study of Five Treatment Methods. New York: Science House 1968.
21. Meyer, E.: Zur prognostischen Bedeutung der katatonischen Erscheinungen. Münch.med. Wschr. *50*, 1369–372 (1903/32).
22. Meyer, E.: Die Prognosen der Dementia praecox. Arch.Psychiat. *45*, 351–407 (1909).
23. Oltman, J.E., Friedman, S.: Life cycles in patients with manic-depressive psychosis. Amer.J. Psychiat. *119*, 174–176 (1962).
24. Pollock, H.: Recurrence of attacks in manic-depressive psychoses. Amer.J.Psychiat. *11*, 567–573 (1931).
25. Prien, R.F., Klett, C.J., Cafeey, E.M.: Lithium carbonate and imipramine in prevention of affective episodes. A comparison in recurrent affective illness. Arch. gen. Psychiat. *29*, 420–425 (1973).
26. Schmid, H.: Ergebnisse persönlich erhobener Katamnesen bei geheilten Dementia-praecox-Kranken. Z.ges.Neurol.Psychiat. *6*, 125–195 (1911).
27. Shepherd, M.: A Study of the Major Psychoses in an English Country. London: Maudsley Monogr. 1957.
28. Shepherd, M.: The influence of specific and non-specific factors on the clinical effects of psychotropic drugs. Neuro-Psychopharmacology, Vol. 2, Amsterdam–London–New York–Princeton: 1961.
29. Shimazono, J.: Comment and Discussion. In: Schizophrenia and Schizophrenia-Like Psychoses (H. Mitsuda and T. Fukuda, ed.). Stuttgart–Tokyo: Thieme 1975.
30. Stroemgren, E.: Verlauf der Schizophrenien. In: 2. Weissenauer-Schizophrenie-Symposion, 4. + 5.5.1973 (hrsg. von Huber, G.), S. 121–136. Stuttgart–New York: Schattauer 1973.
31. Wieser, St.: Über den Defekt bei phasischen Psychosen. In: Das depressive Syndrom (Hippius, H. und H. Selbach, Hrsg.). München–Berlin–Wien: Urban & Schwarzenberg 1969.
32. Wing, J.K.: Eine praktische Grundlage für die Soziotherapie bei Schizophrenie. In: Therapie, Rehabilitation und Rävention schizophrener Erkrankungen (hrsg. von G. Huber) 31–54. Stuttgart–New York: Schattauer 1976

Hinweise für den Psychiater als Consiliarius in der Zahnheilkunde

H. Müller-Fahlbusch

Der Titel dieses Beitrags ist nicht geeignet, von vornherein großes Interesse zu wecken. Der einigermaßen informierte Leser wird unter diesem Titel eine Abhandlung über Neuralgien im Gesicht vermuten, und er wird mit einiger Berechtigung der Auffassung sein, daß ein solches Thema doch wohl kaum in einen Sammelband gehört, dessen erklärtes Ziel die Darstellung aktueller Themen der Neurologie und Psychiatrie ist. Nun ist das Thema Gesichtsschmerzen auch unter Vorwiegen des Aspektes der Neuralgien auch heute noch wichtig und fruchtbar, wie das von Soyka [8] herausgegebene Buch gezeigt hat; dieser hier vorliegende Beitrag jedoch zielt auf einen anderen bislang viel zu wenig beachteten Bereich der klinischen Wirklichkeit. Alles, was das eben genannte Buch darstellt, ist für den Nervenarzt beim Konsilium in der Zahnheilkunde wichtig, dieser Beitrag setzt das Wissen um die an dieser Stelle abgehandelte Problematik voraus, er kann diese Problematik nicht wiederholend referieren. Daß da aber im klinischen Alltag noch andere Probleme und Schwierigkeiten vorhanden sind, wird demjenigen klar, der sich z. B. in dem Lehrbuch der Neurologie von Mumenthaler [6] über Gesichtsschmerzen informieren möchte. Da ist die Rede von atypischen Gesichtsschmerzen und von Patienten, die von Arzt zu Arzt eilen und immer tiefergreifenden Operationen unterworfen werden, die ihnen aber doch nicht helfen, vielmehr ihre Beschwerden eher zu intensivieren scheinen. Dieses rätselhafte Atypische ist aber nach Auffassung des Referenten weder selten noch unbedeutend.

Nachdem diese Vorrede zu zeigen versucht hat, daß der konsiliarisch im Bereich der Zahnheilkunde tätige Nervenarzt vielleicht doch etwas vorfinden kann, auf das er nicht gefaßt war, möchte der Referent den Leser zu einem Konsiliarbesuch mitnehmen. Dieser Besuch gilt einem Gebiet der Zahnheilkunde, welches der Leser wohl zunächst als das fernstliegende betrachten würde; es wird sich aber herausstellen, daß das scheinbar Fernliegende dem Nervenarzt viele Aufgaben stellt, die ihm ganz nahe liegen, die offenkundig mit zentralen Problemen der Psychiatrie zusammenhängen. Es ist eine 53jährige Patientin, die ihre Beschwerdeschilderung zunächst in einem Brief vorweggeschickt hat. Wir müssen Zeit und Mühe aufwenden, um diesen Brief fast vollständig wörtlich aufzunehmen. Es sind die Leiden der Patientin und die differentialdiagnostischen Überlegungen und Maßnahmen der behandelnden Ärzte und Zahnärzte in kaum zu überbietender Klarheit und Schlichtheit dargestellt:

„Meine Klage lautet einfach: Meine Prothese brennt mich. So kann ich die Unerträglichkeit nur bezeichnen. Und das ist meine ‚Prothesen-Entwicklung': Im Juni 1972 war es nach Ansicht meines damaligen Zahnarztes soweit, daß er die restlichen Zähne des Oberkiefers zog, nachdem mir ein Schneidezahn herausgefallen war (bis auf die zwei hinteren Zähne) und mir eine Prothese fertigte, und zwar wurde die Prothese vorgefertigt, fünf bzw. sechs Zähne wurden gezogen und das Gebiß unmittelbar danach eingesetzt. Eine ziemliche Prozedur, die ich mutig anging und auch überstand und die meine Kollegen bewunderten. Ich weise deshalb darauf hin, weil mir der Zahnarzt hinterher einreden wollte, ich sei zu empfindlich. Das mag bei meiner nunmehrigen Situation zutreffen, traf aber auf den Vorgang Zähneziehen und Prothesenaufnehmen gewiß nicht zu, denn ich stand auf dem Standpunkt, was soviele Menschen durchmachen, werde ich doch wohl auch schaffen. Im November 1972 wurde die noch fehlende Zahnfleischpartie unter der Oberlippe angeschuht. Die Oberkieferprothese bestand aus Kunststoff mit einer Netzeinlage (wohl aus Stahl) am Gaumen. Das Gebiß war passend und ich konnte auch damit kauen (weniger abbeißen, was ja zu umgehen ist). Aber bald begann das Brennen oder die Allergie. Und nun begannen meine laufenden Klagen. Ich wechselte den Zahnarzt, nachdem ich zweimal den Hautarzt konsultierte, der durch Hauttests keine Allergien feststellen konnte, aber dennoch die Meinung vertrat, daß die Netzeinlage wohl Einfluß auf meine Schleimhäute hätte. Mein Zahnarzt (nun ein Dr. dent.) wechselte die Gaumenplatte aus und später bohrte er die Gaumenplatte an (sie erhielt also ein Loch), immer mit dem Ziel, daß der Gaumen nach Möglichkeit frei blieb und atmen könne, denn das brennende Gefühl (oder auch die Allergie) wurde ich nicht los. Schließlich riet mir mein Zahnarzt feststellen zu lassen, ob ich evtl. zuckerkrank sei. Ich begab mich in fachärztliche Untersuchung. Ergebnis: Ohne Befund. Die Schleimhaut konnte also aus diesem Grunde nicht beeinträchtigt sein oder werden, was der Zahnarzt evtl. vermutete. Im Dezember 1974 erhielt ich eine neue Oberkieferprothese mit einer Silberplatte und zusätzlich auch eine Unterkieferprothese als Ersatz für die fehlenden unteren Backenzähne. Ziel der Unterkieferprothese: Es sollte ein Gegenbiß vorhanden sein. Die Prothesen paßten, waren kosmetisch einwandfrei. Die untere Prothese spüre ich kaum, aber die obere Prothese brennt mich nach wie vor. Ich lockere sie ständig, um kalte Luft einzuatmen oder nehme eiskalte Getränke zu mir, um den Gaumen zu kühlen. Gelegentlich habe ich durch die Prothese Brechreiz und sogar Kopfschmerzen. Beschwerden, die ich in meinen 53 Lebensjahren zum Glück nie hatte. Zwischendurch habe ich den Hals-Nasen-Facharzt aufgesucht, der keine krankhaften Symptome feststellen konnte. Eine Nervenärztin erklärte mir, daß eine Hilfe nur über eine Nervenbehandlung möglich wäre. Nunmehr bin ich bei einer Ärztin für Allgemeinmedizin, die eine Akupunktur durchführt und die Meinung vertritt, daß die Beschwerden nur von der Schleimhaut ausgehen können, die schlecht durchblutet sei. Meine Frage ist jedoch nur, ob mir auf diesem Wege geholfen werden kann, denn trotz der empfohlenen salzigen und sauren Kost und mehreren Behandlungen verspüre ich keine Änderung, denn ich befinde mich ‚ohne Zähne' in einem für mein Alter (geb. 1921) und nach meinem Dafürhalten normalen Gesundheitszustand. Nur die obere Zahnprothese macht mich fast krank und führt mich zu den verschiedenen Ärzten. Sonst bin ich mein ganzes Leben ohne ernstliche Erkrankungen geblieben. Es ist jetzt soweit, daß ich mich vor jedem neuen Tag fürchte in Anbetracht dessen, daß ich ja dann meine Zähne wieder tragen muß, und eile am Abend nach Hause, um sie schnell wieder herauszunehmen. Fast werde ich menschenscheu, da mir durch die Beschwerden mein Lebensmut genommen wird und kein Raum und Aufgeschlossenheit für die Belange anderer Menschen und meine private Atmosphäre bleibt. Ich bin im öffentlichen Dienst im sozialen Bereich tätig und war immer für die Probleme anderer Menschen da. Jetzt aber schaffe ich es kaum mehr. Ich weiß nicht, wie lange ich meinen Dienst unter diesen Umständen noch ausführen kann."

Einer solchen Anamnese und Beschwerdeschilderung steht man als Nervenarzt zwiespältig gegenüber, Fremdartiges und allzu Bekanntes sind hier eigenartig vermischt. Man kann nicht ohne vorherige Instruktion durch den zahnärztlichen Prothetiker mit der Untersuchung beginnen. Diese Instruktion besagt, die obere Totalprothese sei im Grunde nicht schlecht, nicht zuletzt wegen der vielen nachbessernden Maßnahmen sei sie jetzt tatsächlich etwas verbesserungsbedürftig, jedoch sei es nach der zahnärztlichen Erfahrung ausgeschlossen, die Beschwerden der Patientin auf diese geringfügigen Mängel der Prothese zu beziehen. Was ist hier zu tun? Eine internistische Untersuchung oder einen Allergietest vorzuschlagen, ist nicht ratsam, da die vorbehandelnden Ärzte und Zahnärzte das bereits mit negativem Ergebnis getan haben. Die neurologische Untersuchung zeigt völlig normale Verhältnisse. Eine Neuralgie eines Gesichtsnerven war nach der Beschwerdeschilderung von vornherein nicht zu vermuten, die genaue Inspektion zeigt, daß die Beschwerden auch nicht auf einen Versorgungsbereich irgendeines Hirnnerven oder auf eines der bekannten Projektionsfelder lokalisiert werden können. Man wird den ganzen Komplex nach den Prinzipien der Psychopathologie betrachten müssen. Da ist zunächst die Anmutungsqualität des echten Leidens festzustellen, welche von der Patientin ausgeht. Greift man auf die letzten Sätze der schriftlichen Beschwerdeschilderung zurück, um mit der Patientin ins Gespräch zu kommen, so erhält man die Bestätigung: „Morgens glaube ich, ich kann die Arbeit nicht machen. Mir fehlt so ein bißchen der Sinn des Lebens." Tatsächlich hat die Patientin besonders morgens die meisten Beschwerden. Sie hat Schlafstörungen, genauer gesagt: Durchschlafstörungen. Sie ist zwar immer weiter zum Dienst gegangen, sie begründet das: „Ich bin im Grunde sehr gewissenhaft, ich habe auch immer gern gearbeitet." Die Patientin klagt über Insuffizienzgefühle, über mangelndes Gedächtnis und: „Ich meine manchmal, ich müßte weglaufen vor innerer Unruhe." Die biographische Anamnese zeigt eine trotz äußerer Schwierigkeiten gerade Entwicklung zu einer sehr gewissenhaften, resoluten Persönlichkeit. Die Patientin war nie viel krank, hat die Eltern bis zu deren Tod gepflegt und ist deswegen unverheiratet geblieben. Allerdings war vor 5 Jahren eine gesundheitliche Störung, von der die Patientin zunächst berichtet: „1969, da wurde ich versetzt in eine andere Dienststelle, da wollte ich einfach nicht mehr, ich wurde zu einer Nervenärztin geschickt, die hat mich vielleicht für 6 Wochen krank geschrieben, dann aber habe ich wieder angefangen." Genaueres Zufragen ergibt aber, daß die Patientin vor 5 Jahren mehrere Monate depressiv verstimmt war; außerdem erinnerte die Patientin noch die seinerzeit von der Nervenärztin verordneten Medikamente, es handelte sich um Antidepressiva. Man wird jetzt also eine depressive Phase diagnostizieren, und zwar die zweite im Leben dieser Patientin. Weil sich diese depressive Phase hinter körperlichen Beschwerden nahezu verbirgt, kann man sie eine larvierte Depression nennen. Diese Diagnose ist durch vier Punkte gut begründet, die hier zusammenfassend wie folgt darzustellen sind:

1. Zahnärztlich-prothetisch ist kein plausibler Grund für die Beschwerden vorhanden. Auch eine Allergie ist unwahrscheinlich, und sie wurde offenbar auch durch frühere auswärts durchgeführte Untersuchungen bereits ausgeschlossen. Organneurologisch kann man die Beschwerden ebenfalls nicht erklären. Im übrigen war der neurologische Befund völlig regelrecht.

2. Das Gaumenbrennen steht nicht allein da. Bei vertiefter Exploration hat die Patientin über vielerlei andere Beschwerden zu klagen, und man muß sich davon überzeugen, daß die Patientin offensichtlich schwer leidet. Sie klagt darüber, daß sie unter Angst- und Unruhezuständen leide, nicht gut schlafen könne und manchmal meine, ihr Leben nicht mehr weiter meistern zu können.

3. Dabei muß man sehen, daß die Patientin früher nicht viel krank gewesen ist, und man kann auch nicht behaupten, was die Patientin selbst mit Recht zurückgewiesen hat, daß es sich hier um eine „zu empfindliche" Person handele. Ganz im Gegenteil war die Patientin in guten Zeiten tatkräftig, sehr gewissenhaft, sie hat immer gern und viel gearbeitet. Eine solche Primärpersönlichkeit findet man aber bei phasischen Depressionen.

4. Die Patientin hat nach einer Versetzung in eine andere Dienststelle im Jahre 1969 bereits einmal eine depressive Phase überstanden. Damals war sie in nervenärztlicher Behandlung. Die damalige Phase hatte offensichtlich nicht sehr lange gedauert.

Seine eigentliche Überzeugungskraft gewinnt ein solcher Einzelfall erst dann, wenn sich herausstellt, daß er Repräsentant einer definierten Gruppe ist. Das ist nun tatsächlich so, aber der Sachverhalt ist etwas kompliziert und muß daher wenigstens in großen Zügen skizziert werden. Solche Problempatienten, d. h. Patienten, die trotz optimalen Zahnersatzes ständig Klagen vorbringen, gibt es in der Zahnheilkunde nicht selten, und sie werden auf kurz oder lang zu einer Crux medicorum. Von der zahnärztlichen Prothetik ging daher die Initiative aus zu einem interdisziplinären Forschungsprogramm, zu welchem Hautarzt (Forck), Internist (Zumkley) und Nervenarzt (Müller-Fahlbusch) eingeladen wurden [3]. Es wurden 64 Patienten gemeinsam sorgfältig untersucht; es handelte sich um alle Patienten, die innerhalb eines bestimmten Zeitraums die Prothetische Abteilung der Univ.- Zahn-, Mund- und Kieferklinik Münster aufgesucht hatten und deren Klagen nicht durch einen zahnärztlich-prothetischen Befund begründet waren. Dem Forschungsteam boten sich bei den Zwischen-

und Abschlußbesprechungen drei Überraschungen dar. Auffällig war zunächst die ungleiche Verteilung der Geschlechter, unter den 64 Patienten waren nur 11 Männer. Die zweite Überraschung bestand darin, daß der Hautarzt sich in den meisten Fällen für unzuständig erklärte, offenbar sind allergische Reaktionen auf das moderne Prothesenmaterial viel seltener, als das bis heute noch allgemein angenommen wird. Auch der Internist konnte nur wenige Fälle klären. Um so erstaunlicher, und darin bestand die dritte Überraschung, war es, daß der Nervenarzt bei 54 von 64 Patienten Befunde beschreiben konnte, welche die geklagten Beschwerden erhellten, eine Diagnose und Prognose stellen ließen und Therapievorschläge ermöglichten. Eine Neuralgie wurde nicht aufgefunden, nur zweimal waren überhaupt belangvolle neurologische Befunde zu erheben, bei insgesamt 52 Kranken handelte es sich allein um psychopathologische Befunde. Die größte Untergruppe dieser Patienten bestand aus 26 Kranken, bei denen die Diagnose einer monopolaren phasischen Depression zu stellen war. Unser Fallbeispiel zeigt eine Repräsentantin dieser Untergruppe. Die zweite, 13 Patienten umfassende Untergruppe bestand aus abnormen Persönlichkeitsentwicklungen. Bei 10 Patienten handelte es sich um abnorme Reaktionen, und durch sie wurde die dritte Untergruppe konstituiert. Schließlich war noch eine vierte Untergruppe aus 3 Patienten mit Psychosen aus der Gruppe der Schizophrenien zu bilden. Nach Abschluß des Forschungsprogrammes war der Strom der Patienten nicht abzustoppen, er hatte vielmehr zugenommen. Derzeit sind es 110 psychiatrisch betreute Patienten mit Prothesenunverträglichkeit. Die Verteilung auf die diagnostischen Untergruppen ist im Verhältnis etwa gleich geblieben, Patienten mit phasischen Depressionen wurden allerdings noch häufiger diagnostiziert und Männer sind jetzt noch deutlicher in der Minderzahl. Außerdem wurden Patienten mit Occlusionsstörungen, mit Arthropathien der Kiefergelenke und mit Myalgien untersucht und behandelt. Die psychiatrischen Befunde sind bei diesen Patienten nicht anders als bei Patienten mit sogenannter Prothesenunverträglichkeit. Patienten mit Angstreaktionen stellen eine weitere nicht kleine Gruppe dar, die der Zahnarzt dem Psychiater überweist. Eine kleine Gruppe von Patienten vereitelt die prothetischen Maßnahmen durch ständiges Würgen. Manche dieser Patienten haben extrapyramidalmotorische Störungen, bei anderen scheint es sich eher um psychodynamische Ausdruckssymptomatik zu handeln.

Aktualität sowohl in wissenschaftlich-theoretischer als auch in therapeutischer Hinsicht gewinnen diese Untersuchungen in mehrfacher Weise. In diesem Zusammenhang besonders interessant sind die larvierten Depressionen, die ja bekanntlich in den letzten Jahren ganz allgemein zunehmendes Interesse finden. Walcher [9] hat in seiner Monographie bereits auf die larvierten Depressionen in der zahnärztlichen Praxis aufmerksam gemacht, und Lesse [2] widmet diesem Problem ebenfalls ein ganzes Kapitel seines 1974 in den USA erschienenen Buches. Die Erfahrungen der beiden Autoren stimmen mit den unseren gut überein. Besonders Lesse weist darauf hin, daß überflüssige Polypragmasie die Prognose verschlechtert. Die immer eingreifenderen Operationen, von denen Mumenthaler [6] gesprochen hat, sollten bei Patientinnen mit larvierten Depressionen eben unbedingt unterbleiben. Auch bei Patienten aus den anderen diagnostischen Untergruppen helfen sie nicht. Theoretisch interessant ist es, daß die als phasische Depressionen diagnostizierten Erkrankungen zweifellos einerseits nach den Gesetzlichkeiten ablaufen, die für endogene Depressionen typisch sind, andererseits aber ebenso unzweifelhaft in ihrem Beginn durch gewisse Maßnahmen provoziert, wie in ihrem Verlauf protrahiert werden können. Es ergibt sich bei weiterer Verfolgung dieser Beobachtungen eine Möglichkeit, die Provokationsforschung endogener Depressionen auch auf diesem Wege voranzutreiben. Die Untersuchung von Biographie und Situation liefert bei allen diagnostischen Untergruppen interessante Zusammenhänge, auf die hier nicht näher eingegangen werden kann.

Die therapeutischen Bemühungen müssen in solchen Fällen mehrdimensional angelegt sein. Wie auch Lesse betont, ist eine Zusammenarbeit zwischen Nervenarzt und Zahnarzt unerläßlich. Beiden kommt eine wichtige psychagogische Aufgabe zu. Der Zahnarzt hat die streng vom Lokalbefund her indizierten lokalen Maßnahmen auszuführen und er darf sich nicht darüber hinaus zu Maßnahmen drängen lassen, welche lediglich gegen die psychosomatischen Beschwerden gerichtet sind. Dem Nervenarzt kommt die vom Einzelfall und von der Diagnose her gebotene medikamentöse und psychotherapeutische Behandlung zu. Wegen der Kürze des Behandlungszeitraums und den nicht sehr großen Fallzahlen in den Untergruppen hat unsere katamnestische Untersuchung nur einen begrenzten Aussagewert, immerhin haben wir in der Gruppe der phasischen Depressionen und der abnormen Reaktionen gute Erfolge auch nach jahrelangem Kranksein auf diese Weise erzielen können, wogegen bei abnormen Persönlichkeiten keine deutliche Besserung beobachtet wurde, hier allerdings bedeutet es wohl auch etwas, Schlimmeres an Polypragmasie verhütet zu haben. Als Antidepressiva haben sich uns Thioridazin (Melleril) und Amitryptilin in Kombination mit Chlordiazepoxid (Limbatril) bewährt, als Tranquilizer Prazepam (Demetrin) oder auch Promethazin (Atosil).

Literatur

1. Brune, G.G., Richter, H.W.: Der Gesichtsschmerz aus der Sicht des Neurologen. Dtsch.zahnärztl.Z. *28*, 257 (1973).
2. Lesse, St.: Atypical Facial Pain of Psychogenic Origin. In: Masked Depression (Hrsg. St. Lesse). New York: 1974.
3. Marxkors, R., Forck, G., Müller-Fahlbusch, H., Zumkley, H.: Bericht über ein interdisziplinäres Programm zur Erforschung der Prothesenunverträglichkeit. Dtsch.zahnärztl.Z. (im Druck).
4. Müller-Fahlbusch, H.: Über situative Provokation endogener depressiver Phasen. Med.Welt *23*, 919 (1972).
5. Müller-Fahlbusch, H.: Nervenärztliche Befunde bei Prothesenunverträglichkeitserscheinungen. Zahnärztl.Welt *84*, 574 (1975).
6. Mumenthaler, M.: Neurologie. 4. Aufl. Stuttgart: Thieme 1973.
7. Richter, H.W.: Gesichtsschmerzen als Ausdruck larvierter Depressionen und deren situative Verknüpfung. In: Probleme der Provokation depressiver Psychosen (Hrsg. W. Walcher). (im Druck).
8. Soyka, D. (Hrsg.): Der Gesichtsschmerz. Stuttgart–New York: 1973.
9. Walcher, W.: Die larvierte Depression. Wien: Hollinek 1969.

Zur Anwendungspraxis von Langzeit-Neuroleptica

K. Heinrich

Die Einführung neurolpetischer Substanzen mit Langzeitwirkung gehört zu den wichtigsten Errungenschaften der Psychopharmakologie und Pharmakopsychiatrie der letzten Jahre. Langzeiteffekte solcher Medikamente lassen sich auf drei Wegen verwirklichen:

1. Die neuroleptische Wirksubstanz wird an eine Trägersubstanz gebunden, die eine verlangsamte Freigabe aus einem im Körper gesetzten Depot hervorruft. Dieses Prinzip ist verwirklicht im Fluphenazin-Dekanoat (Lyogen-Depot, Dapotum D), und im Flupenthixol-Dekanoat (Fluanxol-Depot) und im Perphenazin-Önanthat (Decentan-Depot). Bei dem Fluphenazin-Dekanoat handelt es sich um einen Fluphenazinester mit der Caprin- oder Decansäure, der in Sesamöl gelöst ist. Perphenazin-Önanthat ist ein Ester des Perphenazins mit der Önanthsäure. Auch beim Flupenthixol-Dekanoat wird die Depotwirkung durch die Lösung in Öl herbeigeführt.

Abb. 1 zeigt die Formeln von Fluphenazin-Dekanoat und Flupenthixol-Dekanoat.

Fluphenazin-Dekanoat (Dapotum D; Lyogen Depot)

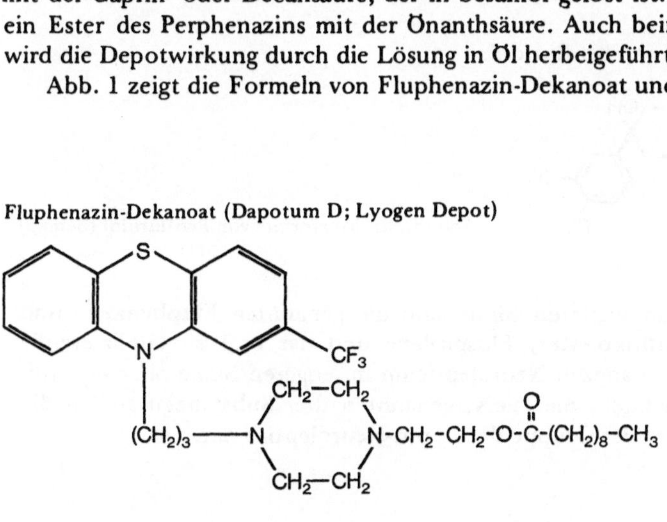

S
N
CF_3
CH_2-CH_2
O
$(CH_2)_3$—N
N-CH_2-CH_2-O-C-$(CH_2)_8$-CH_3
CH_2-CH_2

Flupenthixol-Dekanoat (Fluanxol Depot)

CF_3
S
C=CH—CH_2—CH_2—N
N—CH_2—CH_2—O

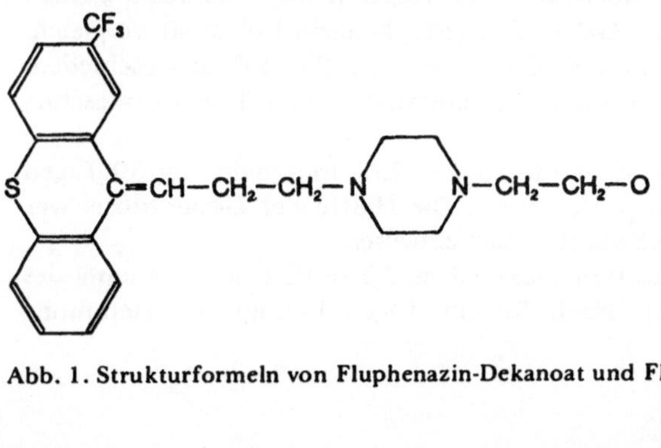

Abb. 1. Strukturformeln von Fluphenazin-Dekanoat und Flupenthixol-Dekanoat

2. Eine weitere, wichtige neuroleptische Substanz mit Langzeitwirkung ist Fluspirilene (Imap), das von Janssen et al. [3] entwickelt wurde. Es wurde von den Butyrophenonen abgeleitet, für die Haloperidol (Haldol) als prototypisch zu gelten hat. Fluspirilene wird wie die unter 1. genannten Präparate intramusculär injiziert und bildet innerhalb der Muskulatur ein mikrokristallines Depot. Eine Veresterung und Lösung in Öl sind zur Depotwirkung nicht notwendig.

Abb. 2 zeigt die Formel von Fluspirilene (Imap).

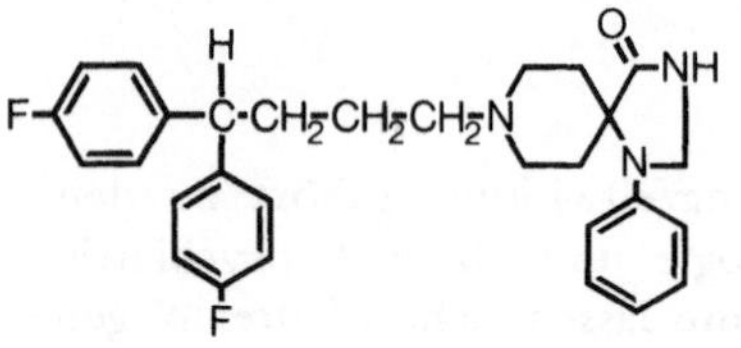

Abb. 2. Strukturformel von Fluspirilene (Imap)

3. Der Langzeiteffekt von Penfluridol (Semap) beruht auf einem völlig anderen Wirkungsprinzip. Die Substanz wird oral eingenommen; sie wird sehr langsam von der Hirnsubstanz rezipiert. Auch die Ausscheidung aus dem Gehirn erfolgt verzögert. Eine intracerebrale Metabolisierung findet nicht statt. Penfluridol läßt eine erhebliche chemische Verwandtschaft mit Pimozide (Orap) erkennen, dieses Präparat hat allerdings nur eine 24stündige Wirksamkeit in einer beim Menschen therapeutischen Dosierung.

Abb. 3 zeigt die Formel von Penfluridol.

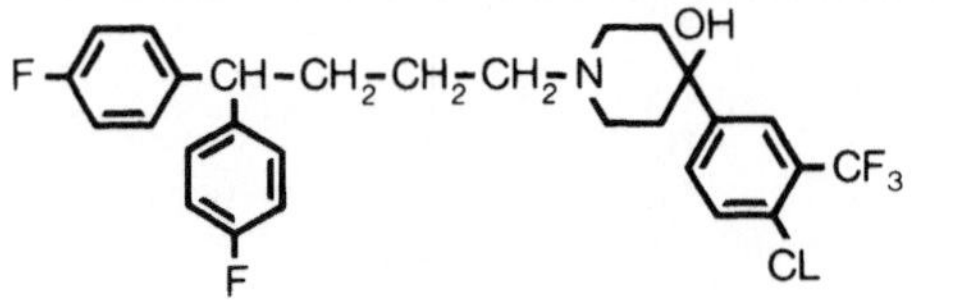

Abb. 3. Strukturformel von Penfluridol (Semap)

Langzeit-Neuroleptica im weiteren Sinne sind die genannten Fluphenazin- und Perphenazin- sowie Flupenthixolester, Fluspirilene und das oral zu applizierende Penfluridol. Letzteres ist als Langzeit-Neurolepticum im engeren Sinne ohne eigentlichen Depoteffekt zu bezeichnen; die zuerst genannten drei Substanzen stellen die zur Zeit wichtigsten Vertreter der Gruppe der Depot-Neuroleptica dar.

Pharmakologische Daten

Beim Menschen findet sich nach oraler Fluphenazingabe die Ausscheidung von 81% der radioaktiv markierten Dosis innerhalb von 7 Tagen in Urin und Faeces. Nach intramusculärer Fluphenazin-Önanthat-Gabe (dem Fluphenazin-Dekanoat vergleichbares Depot-Neurolepticum) wurden innerhalb von 14 Tagen 24–40% ausgeschieden. Etwas mehr als die Hälfte der Gesamtdosis wurde innerhalb von 7 Tagen ausgeschieden.

Radioaktives Fluphenazin-Dekanoat wurde zu 18–23% innerhalb von 30 Tagen durch Urin und Faeces aus dem Körper entfernt. Die Hälfte der Gesamtdosis war zwischen dem 12. und 14. Tag in den Exkreten nachzuweisen.

Fluphenazin-Dekanoat ruft bei Ratten maximal zu 50–60% eine Hemmung des bedingten Fluchtreflexes hervor [1]. Nach 50–55 Tagen beträgt die Hemmung immer noch 25%.

Flupenthixol-Dekanoat hat im Tierversuch eine kataleptische Wirkung von 2–3 Wochen. Die motilitätshemmende Wirkung bei der Maus ist im Zitterkäfig zweimal stärker als die von Chlorprothixen (Truxal) und Clopenthixol (Ciatyl). Die hypnotische Wirkung von Flupenthixol-Dekanoat ist gering, ebenso die antikonvulsive Wirksamkeit. Ein direkt dämpfender Einfluß auf die Großhirnrinde ist allenfalls sehr schwach ausgeprägt.

Bei intramusculärer und subcutaner Applikation verringert Perphenazin-Önanthat die bedingte Fluchtreaktion und die allgemeine motorische Aktivität von Ratten wesentlich länger (18–21 Tage) als äquimolare Dosen von Perphenazin.

Das pharmakologische Wirkungsprofil von Flurspirilene (Imap) ähnelt dem der bekannten typischen neuroleptischen Verbindungen. Nach intramusculärer Injektion ist Fluspirilene etwa achtmal wirksamer als Fluphenazin-Önanthat, die Wirkungsdauer beträgt nach einmaliger Injektion etwa 6 Tage. Nach den Ergebnissen der Tierversuche sind hypotensive oder andere vegetative Begleitwirkungen bei Fluspirilene nicht zu erwarten. Im Tierexperiment ergeben sich keine nennenswerten Symptome der Somnolenz, der Benommenheit und der Sedierung. Typische extrapyramidale Begleitwirkungen treten bei höherer Dosierung im Tierversuch auf. Toxische Effekte waren bei Langzeitbehandlung von Tieren nicht zu erweisen, die entsprechenden Versuche wurden 14 Wochen bei Ratten und über 1 Jahr bei Hunden durchgeführt.

Indikationen

Bei den genannten Depot- bzw. Langzeit-Neuroleptica handelt es sich um sehr stark antipsychotisch wirksame Substanzen. Ihre psychomotorisch sedierende, hypnoleptische Wirkungsqualität ist entsprechend den Ergebnissen der Tierversuche auch beim Menschen nicht stark ausgeprägt. Bei psychomotorischen Erregungszuständen reicht die Wirkung der Substanzen allein nicht zur Dämpfung aus. Floride, symptomreiche schizophrene Krankheitsbilder können durch Lyogen-Depot, Dapotum D, Fluanxol-Depot, Decentan-Depot und Imap gut neutralisiert werden, auch hebephrene Erkrankungen und Syndrome nach Art der Schizophrenia simplex stellen Zielsyndrome dar, die mit den genannten Präparaten beeinflußt werden können.

Von der Therapie manifester schizophrener Schübe abgesehen ist die Erhaltungstherapie im symptomfreien oder symptomarmen Intervall eine weitere wichtige Indikation der Langzeit-Neurolepsie. Es kann im Einzelfall erhebliche Schwierigkeiten verursachen, den Termin des Abbruchs einer neuroleptischen Dauermedikation zu bestimmen. Die Beachtung folgender Vorgehensweisen hat sich für die Langzeit-Neurolepsie bewährt:

1. Eine neuroleptische Langzeitmedikation ist so lange angezeigt, wie noch produktive schizophrene Symptome nachzuweisen sind.

2. Besteht ein schizophrenes Residualsyndrom im Sinne eines sogenannten Defektes, so ist eine niedrig dosierte neuroleptische Erhaltungsmedikation nützlich. Leidet der Patient ausschließlich an einem „reinen Defekt“ im Sinne eines energetischen Potentialverlustes, so bewährt sich häufig die Kombination einer niedrig dosierten neuroleptischen Langzeittherapie mit einem Thymolepticum, z. B. 50 mg Pertofran, Anafranil oder Tofranil.

3. Bestehen nach dem Abklingen produktiver schizophrener Symptome keine defektuösen Erscheinungen, so ist eine ambulante Erhaltungsmedikation mit Langzeit-Neuroleptica oder anderen neuroleptischen Substanzen über 8 Wochen hinaus nicht notwendig. Der Arzt sollte allerdings den Patienten in Abständen von 2–3 Mo-

naten sehen und sollte ihn auch auf mögliche Frühsymptome eines neuen Krankheitsschubes hinweisen, damit die Therapie rechtzeitig wieder begonnen werden kann, bevor es zur Manifestation eines voll ausgeprägten Schubes kommt. Auch die Angehörigen sind nach Möglichkeit in eine solche therapeutische Vereinbarung einzubeziehen.

4. Es ist anzustreben, mit den geringsten, gerade noch wirksamen neuroleptischen Langzeitdosierungen auszukommen.

5. Die Langzeit-Neurolepsie setzt voraus, daß der Arzt seinen Patienten regelmäßig sieht. Bei den intramusculär zu applizierenden Depot-Neuroleptica ergibt sich der persönliche Kontakt an den Injektionsterminen. Bei der Verwendung von Semap sind, wie bei anderen oralen Neuroleptica auch, für die ersten 4–6 Wochen der ambulanten Therapie Konsultationen alle 2–3 Wochen notwendig, später können sie in vierteljährlichen Abständen durchgeführt werden.

6. Auf die regelmäßige Applikation der Langzeit-Neuroleptica muß durch den Arzt gegenüber dem Patienten und seinen Angehörigen stets hingewirkt werden. Untersuchungen, die auch in anderen medizinischen Fachgebieten durchgeführt wurden, lassen erkennen, daß Patienten in 40–50% der Fälle dazu neigen, ihre Medikamente ambulant nicht einzunehmen. Die berüchtigte „Drehtürpsychiatrie" hat hier eine ihrer wichtigsten Ursachen.

Dosierung

Bei der Anwendung von Dapotum D bzw. Lyogen-Depot in der klinischen Behandlung bei floriden schizophrenen Syndromen sind Einzeldosen von 12,5–50 mg alle 7–14 Tage als Norm anzusehen. Einzeldosen von 500 mg sind in wöchentlichen Abständen bei außerordentlich therapieresistenten schizophrenen Erkrankungen gegeben worden; auch wir verfügen über entsprechende Erfahrungen. Es ist selbstverständlich, daß eine solche „adequate individualized dosage" Ausnahmefällen vorbehalten bleiben muß. Bei ambulanter Dosierung reichen im allgemeinen 25 mg alle 2–4 Wochen aus.

Fluanxol-Depot wird bei klinischer Therapie in einer Dosierung von 20–40 mg wöchentlich angewendet, ambulant sind 20–30 mg in 1–3 wöchigen Intervallen als Regeldosierung anzusehen. Decentan-Depot ist klinisch in einer intramusculären Dosierung von 100–250 mg wöchentlich oder 14tägig zu geben, ambulant können alle 2–4 Wochen 50–200 mg injiziert werden.

Imap wird klinisch in wöchentlichen Intervallen in einer Dosierung von 2–6 mg appliziert, bei der ambulanten Langzeittherapie reichen 1–4 mg wöchentlich aus.

Semap wird in der klinischen Therapie schizophrener Erkrankungen alle 7 Tage in einer Dosierung von 20–60 mg als ausreichend befunden. Für die ambulante Erhaltungstherapie sind 20–40 mg alle 7–10 Tage zu empfehlen.

Begleitwirkungen

Bei allen Langzeit-Neuroleptica mit und ohne Depotwirkung stehen als Begleitwirkungen extrapyramidale Erscheinungen im Vordergrund. Die Manifestationshäufigkeit und -ausprägung sind außerordentlich verschieden. Sie hängen von der individuellen Reagibilität des einzelnen, von der verwandten Substanz, von der Dosierung und vom Intervall ab. In den ersten Tagen der Behandlung sind paroxysmale Dyskinesien

(„Zungen-Schlund-Syndrom") möglich, am häufigsten kommt es zu neurolepsiebedingten Parkinson-Syndromen. Nach wochen- bzw. monatelanger Therapie klagen manche Patienten über Akathisie (Unruhe in den Beinen) und Tasikinese (dranghaftes Umherlaufen wegen allgemeiner musculärer Unruhe). Eine extrapyramidale Begleitwirkung, die nach jahrelanger neuroleptischer Therapie auftreten kann, stellen die späten Hyperkinesen dar (choreiforme, athetoide, ballistische bzw. hemiballistische Erscheinungen).

Bei der paroxysmalen Dyskinesie hilft die intravenöse Injektion von Akineton (1–2 Amp.) sofort. Danach muß entweder die neuroleptische Dosis reduziert oder ein Antiparkinsonmittel regelmäßig zum Neurolepticum hinzugegeben werden. Das Parkinson-Syndrom sollte ebenfalls Anlaß des Versuchs einer Reduktion der Neurolepticadosierung sein; ist dies aus therapeutischen Gründen nicht möglich, so muß ein Antiparkinsonmittel (z. B. Akineton, 1–3 Tbl. tgl., Akineton retard 1–2 Tbl. tgl.) verordnet werden.

Bei Akathisie und Tasikinese sind Antiparkinsonmittel nutzlos, auch hier empfiehlt sich die Reduzierung der neuroleptischen Dosis bzw. die zusätzliche Anwendung eines Atarakticums (z. B. 3 x 5 mg Librium).

Späte Hyperkinesen können durch Antiparkinsonmittel nicht günstig beeinflußt werden, die Herabsetzung der Neurolepticadosis ist häufig von einer Verstärkung der Erscheinungen gefolgt. Eine Dosiserhöhung läßt oft die späten Hyperkinesen wieder verschwinden.

Müdigkeit wird von manchen Patienten vor allem an den ersten beiden Tagen nach der Applikation des Langzeit-Neurolepticums geklagt. Wie andere neuroleptische Substanzen auch, können Depot- und Langzeit-Neuroleptica ein nach dem Abklingen florider schizophrener Symptomatik manifest werdendes postremissives Erschöpfungs-Syndrom [2] von wochen- bis monatelanger Dauer hervorrufen. In solchen Fällen sollte nach Möglichkeit eine Reduzierung der Neurolepticadosis versucht werden. Sowohl beim postremissiven Erschöpfungs-Syndrom wie auch bei neurolepsiebedingten depressiven Syndromen bei der Langzeitbehandlung ist die thymoleptisch-neuroleptische Kombinationstherapie angezeigt. Psychomotorisch stimulierende Thymoleptica in niedriger Dosierung (50 mg Pertofran, Nortrilen, Anafranil, Tofranil vormittags) sind nützlich. Depressive Syndrome bei neuroleptischer Langzeittherapie müssen vom behandelnden Arzt sehr ernst genommen werden; es sind Suicide vorgekommen.

In Tabelle 1 sind die beschriebenen Depot-Neuroleptica hinsichtlich ihrer Firmenbezeichnung, ihrer internationalen chemischen Kurzbezeichnung, ihrer chemischen Gruppenzugehörigkeit, der Indikationsschwerpunkte, der Dosierung und Applikationsintervalle sowie in bezug auf ihre möglichen Begleitwirkungen zusammengefaßt.

Teilnahme am Straßenverkehr unter einer neuroleptischen Langzeittherapie

Klinische neuroleptische Therapie und aktive Teilnahme am Straßenverkehr am Steuer eines Autos oder als Zweiradfahrer schließen einander aus. Unmittelbar nach der Klinikentlassung sollte ein Patient, bei dem eine neuroleptische Erhaltungsmedikation notwendig ist, für etwa 4–6 Wochen kein Kraftfahrzeug steuern. Danach gibt es keine grundsätzlichen Verbotsgründe; es muß von den Gegebenheiten des Einzelfalles abhängig gemacht werden, ob bei einer neuroleptischen Langzeittherapie das Lenken eines Kraftfahrzeuges ärztlich erlaubt werden kann.

Tabelle 1. Depot-Neuroleptica

Firmen-bezeichnung	Internationale chemische Kurzbezeichnung (generic name)	Chemische Gruppen-zugehörigkeit	Indikations-schwerpunkte	Dosierung bei klinischer Therapie mg i.m./Applikation	Dosierung bei ambulanter Erhaltungs-therapie	Applikations-intervalle in Wochen	Mögliche Begleit-wirkungen
Imap	Fluspirilene	D	Chronische Schizophrenien, Erhaltungs- bzw. Langzeittherapie	2–6	1–4	1	Müdigkeit, extrapyramidale Symptome
Fluanxol-Depot	Flupenthixol-Decanoat	Th	Chronische Schizophrenien, Erhaltungs- bzw. Langzeittherapie	20–40	20–30	1–3	Extra-pyramidale Symptome
Dapotum D Lyogen-Depot	Fluphenazin-Decanoat	Ph	Chronische Schizophrenien, Erhaltungs- bzw. Langzeittherapie	12,5–50	25	2–4	Extra-pyramidale Symptome, Müdigkeit
Decentan-Depot	Perphenazin-Önanthat	Ph	Chronische Schizophrenien, Erhaltungs- bzw. Langzeittherapie	100–250	50–200	1–4	Extra-pyramidale Symptome, Müdigkeit
Langzeit-Neurolepticum Semap	Penfluridol	B	Chronische Schizophrenien, Erhaltungs- bzw. Langzeittherapie	20–60	20–40	1–1 1/2	Extra-pyramidale Symptome, Müdigkeit

D = Diphenylbutylpiperidin-Derivat; Th = Thioxanthen-Derivat; Ph = Phenothiazin-Derivat; B = Butyrophenon-Derivat.

Es ist kein prinzipieller Grund vorhanden, den Patienten von der aktiven Teilnahme am Straßenverkehr auszuschließen. In solchen Fällen, in denen eine deutliche Herabsetzung des Reaktionsvermögens vorhanden ist, muß der Arzt das Lenken eines Kraftfahrzeuges durch den Patienten unterbinden. Notfalls muß der behandelnde Arzt den Amtsarzt einschalten.

Langzeit-Neuroleptica begegnen in der ärztlichen Praxis immer noch einer gewissen Zurückhaltung, weil eine schlechte Steuerbarkeit der Therapie befürchtet wird. Derartige Befürchtungen sind nicht angebracht, wenn die vorgeschlagenen Intervalle und Dosierungen eingehalten werden. Die intramusculär zu applizierenden Präparate garantieren die tatsächlich wirksame Medikation und veranlassen Patient und Arzt zur regelmäßigen Kontaktaufnahme. Die Erfolgsrate der neuroleptischen Erhaltungstherapie schizophrener Kranker kann durch die kontinuierliche und regelmäßige Anwendung dieser Präparate deutlich gesteigert werden. Die Ergebnisse der klinischen Neurolepsie können im Laufe der auf die Entlassung des Patienten aus der Klinik folgenden Wochen und Monate noch verbessert werden („Remissionsgewinn"). Die klinische Wirksamkeit und die Begleitwirkungen unterscheiden sich nicht grundsätzlich von den Gegebenheiten bei anderen stark wirksamen Neuroleptica. Über die genannten Substanzen hinaus sind weitere Langzeit-Neuroleptica in klinischer Erprobung; es kann damit gerechnet werden, daß sich das therapeutische Instrumentarium der Langzeit-Neurolepsie noch verfeinern wird.

Literatur

1. Adamson, L.: Chemistry and Pharmacology of Long-acting Fluphenazine-Preparations. Symposium on long-action Phenothiazines at the State University Groningen on September 16th 1970. Squibb N.V.
2. Heinrich, K.: Psychopharmaka in Klinik und Praxis. Thieme, Stuttgart 1976.
3. Heinrich, K., Baer, R.: Zur depot-neuroleptischen Therapie Schizophrener in der klinischen Ambulanz. In: Neuroleptische Dauer- und Depottherapie in der Psychiatrie. Schnetztor-Verlag GmbH Konstanz 1969, 77–84.
4. Janssen, P.A.J., Niemeegers, C.J.H., Schellekens, K.H.K., Lenarts, F.M., Verbruggen, F.J., van Nueten, J.M., Schaper, W.K.A.: The pharmacology of Penfluridol (R 16341) a new potent and orally long-acting neuroleptic drug. Europ.J.Pharmacol. 11 (1970), 139–154.

Die Lithiumprophylaxe affektiver Psychosen

U. Gosau und G.A.E. Rudolf

Ergebnisse klinischer Forschung, Biochemie und Pharmakologie

Lithium ist seit Jahrzehnten als wirksames Mittel zur Behandlung akuter manischer Erkrankungen bekannt, denn es besitzt sedative Eigenschaften. Bei depressiven Syndromen angewendet hat es jedoch keinen gesicherten therapeutischen Einfluß, obwohl ihm von einigen Untersuchern auch eine gewisse antidepressive Wirkung zugeschrieben wird [6, 8]. Bisher spricht nur wenig dafür, daß durch regelmäßiges Einnehmen von Thymoleptica im gesunden Intervall depressive oder auch manische Phasen verhindert werden können. Thymoleptica können wahrscheinlich nur auf die manifesten psychopathologischen Symptome Einfluß nehmen [2].

Demgegenüber wurden aber schon seit 1954 erste Vermutungen über den prophylaktischen Effekt der Lithiumsalze bei affektiven Psychosen geäußert [1, 8]. Nach systematischen klinischen Untersuchungen konnten diese bestätigt werden und erlangten einen größeren Bekanntheitsgrad durch eine 1967 von Baastrup und Schou [3] veröffentlichte Studie über die systematische Behandlung von 88 manisch-depressiven Patienten, die Lithiumsalze über einen Zeitraum von 1–5 Jahren regelmäßig eingenommen hatten. Die Lithiumbehandlung ging mit einem statistisch signifikaten Absinken der Phasenfrequenz einher. In den folgenden Jahren erschienen zahlreiche weiterführende Untersuchungen, im Zeitraum von 1973 bis 1974 waren es allein mehr als 500 Veröffentlichungen, unter ihnen eine Reihe kontrollierter Studien [Zusammenfassungen: 6, 8, 11, 12, 14; Bibliographie: 13, 15]. Da diese mit unterschiedlicher Methodik durchgeführt wurden und dennoch zu gleichen Ergebnissen führten, erhöht sich ihre Aussagekraft. Die Autoren der sogenannten „offenen" Studien untersuchten *eine* Patientengruppe und verglichen Zeitabschnitte mit Lithiumprophylaxe mit vorausgegangenen oder auch nachfolgenden Zeitabschnitten ohne Lithiumprophylaxe. Dabei wurden die durch Untersuchungen von Spontanverläufen bekannten Veränderungen der Phasenhäufigkeit sowie der Zeitdauer der Phasen und der Intervalle berücksichtigt. Jeweils waren unter Lithiumprophylaxe die Krankheitsphasen seltener; sie gehen im Mittel der Stichproben auf die Hälfte bis ein Drittel oder noch mehr zurück. Bei einem Teil der Patienten treten keine weiteren Phasen auf, bei anderen nur noch in größeren Abständen, d. h. die Cyclen (Erkrankungsphasen und symptomfreies Intervall) verlängern sich erheblich: bei den bipolaren Verläufen um 61%, bei den monopolaren um 76%, bei schizoaffektiven Psychosen nur um 30%. Die Krankheitsphasen selbst werden unter Lithium nur wenig verkürzt. Insgesamt beträgt die Erfolgsquote der Lithiumprophylaxe 60–80%, wenn man rezidivfreie Verläufe und wesentliche Besserungen zusammenfaßt. Durch zahlreiche Doppelblindstudien konnten die Zweifel an der Stichhaltigkeit der Ergebnisse der sogenannten „offenen" Studien beseitigt werden. Es zeigte sich auch, daß das Lithium ebenso gut bei monopolaren wie bipolaren Erkrankungsformen wirkt [12, 14].

Eine einheitliche *Theorie* biochemischer Prozesse bei der Lithiumbehandlung gibt es bis heute nicht. Das Lithium ist in einer minimalen Konzentration von ca. 0,0043 mval/l normalerweise im Blutserum des Menschen nachzuweisen. Welche Funktionen dieses in Spuren vorhandene Lithium im Organismus hat, ist unbekannt. Aus experimentellen Untersuchungen wissen wir jedoch, daß zugeführtes Lithium den Elektrolytstoffwechsel beeinflußt. Es besteht eine Interferenz mit dem Natrium- und Kaliumstoffwechsel. Lithium kann teilweise Funktionen des Natriums übernehmen, wird vom Organismus aber doch anders behandelt. Weitere Beobachtungen weisen auf eine Wirkung des Lithiums auf das Hypothalamus-Hypophysen-System hin. Eine Rolle wird ihm auch in den Prozessen an den Nervenendstellen bei der Funktion der Überträgersubstanzen (Neurotransmitter) im Zentralnervensystem zugeschrieben. Die biochemische Forschung steht hier erst am Anfang [6, 8].

Lithiumsalze werden schnell und nahezu hundertprozentig aus dem Magen-Darm-Trakt resorbiert. Lithium verteilt sich im ganzen Körper und zeigt in den einzelnen Organen unterschiedliche Konzentrationen. Nach etwa 8tägiger Verabreichung ist ein Gleichgewicht zwischen Resorption und Ausscheidung erreicht. Dann bleibt bei regelmäßiger Einnahme die Konzentration im Serum konstant, sofern sich nicht die Ausscheidungsgeschwindigkeit verzögert oder beschleunigt. Lithium wird über die Nieren ausgeschieden. Reduzierte Kochsalzzufuhr senkt die Lithium-Clearance und erhöht den Serumspiegel.

Indikationen und Kontraindikationen

Die beste Wirkung der Lithium-Langzeitbehandlung ist nach den gesicherten klinischen Studien (s. oben) bei bipolaren und monopolaren depressiven Erkrankungen zu erwarten. Aber auch bei den schizoaffektiven Störungen ist in einem geringeren Ausmaß die Rückfallhäufigkeit zu vermindern. Auf den Verlauf von Schizophrenien hat Lithium keinen Einfluß.

Die Lithiumprophylaxe scheint dann indiziert, wenn der Patient in den vorangegangenen 2–3 Jahren mehrmalig an depressiven und/oder manischen Phasen erkrankt war. Hierbei sollte nicht, wie früher gelegentlich formuliert, der Schweregrad der Erkrankung überwiegend eine Rolle spielen, z. B. die Notwendigkeit einer Krankenhausaufnahme oder ähnliche, von Ort zu Ort verschieden gehandhabte Indikatoren. Vielmehr sollten auch Patienten mit weniger und schwächeren Phasen von der Behandlungsmöglichkeit profitieren. Es muß immer die Gesamtsituation des Erkrankten berücksichtigt werden. Nach einer ersten depressiven Phase ist eine Lithiumdauerbehandlung nicht unbedingt angezeigt, weil ein Drittel der Patienten nicht wiedererkrankt und ein weiterer großer Anteil erst nach längerer Zeit. Wenn aber in jungem Lebensalter eine Manie auftritt, ist das Risiko einer Wiedererkrankung so groß, daß die Lithiumprophylaxe indiziert ist.

Die Frage des Beginnes der Lithiumbehandlung stellt bei einer manifesten manischen Phase kein Problem dar, da das Lithium bei dieser Krankheitsform sowohl therapeutisch als auch prophylaktisch eingesetzt werden kann. Bei der kurativen Anwendung hat Lithium gegenüber den Neuroleptica den Vorteil der geringeren Nebenwirkungen, aber den Nachteil des langsameren Wirkungseintritts.

Bei depressiven Phasen entsteht die Frage, wann mit der Lithiumeinstellung, die grundsätzlich ambulant und stationär möglich ist, begonnen werden soll. Zwar kann die Lithiumbehandlung mit antidepressiven Maßnahmen (Thymoleptica, Tranquilizer, Schlafentzug und Konvulsionstherapie) kombiniert, doch muß auf alle Medikamente geachtet werden, die die Lithium-Clearance verändern. Hierzu gehören vor allem Diuretica.

Da in den akuten Stadien der Erkrankung die Patienten in der Klinik in der Regel intensiv psychopharmakologisch behandelt werden, erscheint uns diese Behandlungsphase nicht für die Ersteinstellung geeignet, zumal durch die Kombination mit anderen Medikamenten die Nebenwirkungen verstärkt werden. Die Zeit der Reconvalescenz bietet dagegen das notwendige ruhige Klima, in dem mit dem Patienten die Prophylaxe geplant werden kann.

Wichtig ist eine positive Motivation des Erkrankten, denn eine Langzeittherapie erfordert ein hohes Maß an Mitarbeit. Nur dadurch kann die bisher große Zahl der „Abbrecher" verringert werden. Der Patient muß wissen, was ihn bei Spontanverlauf der Krankheit und im Vergleich hiermit unter der Lithiumprophylaxe erwartet. Denn nicht in jedem Fall verschwinden die depressiven oder manischen Phasen. Vielfach tritt „nur" eine Verkürzung und Abschwächung ein. Die depressiven oder die manischen Phasen erscheinen dann abortiv, zum Teil noch in der gleichen Häufigkeit, öfter werden sie seltener. Bei ca. 30% der Erkrankten zeigt sich kein Effekt, wobei dem Spontanverlauf entsprechend die Phasen über kürzere oder längere Zeit auch zahlreicher werden können. Depressive Phasen können unter Lithiumbehandlung ihr „Gesicht" ändern, z. B. als „pseudoneurotische" Phasen, manisch-depressive Mischzustände, uncharakteristische Unruhezustände imponieren [9]. Daher soll der Patient engen Kontakt zum behandelnden Arzt halten, damit ihm deutlich gemacht wird, daß die Lithiumprophylaxe seiner Erkrankung zumindest die Schärfe nimmt. In einem besonderen „Training" sollte der Patient lernen, zwischen „normalen" oder physiologischen Stimmungsschwankungen und den vorher erlebten krankhaften Affektverschiebungen zu unterscheiden. So werden z. B. die gelegentlich auftretenden hypomanischen Zustände von dem Erkrankten oft als angenehm empfunden, obwohl sie durch Überaktivität und unkritische Verhaltensweisen die sozialen Beziehungen im weitesten Sinne gefährden können. Hier muß eine Umstellung von phasenhafter Aktivität zu konstanter Leistungsfähigkeit gesucht werden. Die Angst vor dem erneuten Ausbruch der Krankheit muß durch das psychotherapeutische Gespräch einer Zuversicht in die eigene Zukunft Platz machen.

Ein Abbruch der Behandlung wegen fehlenden Erfolges ist vor 1 Jahr regelmäßiger Lithiumeinnahme nicht ratsam, denn der Effekt kann sich auch später noch einstellen. Die Dauer der Behandlung ist heute noch nicht festzulegen, denn nach Absetzen der Lithiummedikation selbst nach 7 Jahren regelmäßiger Einnahme wurden häufig Rezidive beobachtet [8].

Kontraindikationen sind schwere Herz- und Nierenleiden sowie alle anderen Krankheiten, die eine kochsalzarme Diät erfordern, weiterhin Schilddrüsenerkrankungen und ein Morbus Addison. Zudem sollten andere, schwere körperliche Erkrankungen bei der Indikationsstellung in Betracht gezogen werden. Im übrigen ist das beste Verfahren zur Erkennung der Verträglichkeit des Lithiums die Bestimmung der Lithium-Clearance. Auch kann daraus in etwa die Erhaltungsdosis berechnet werden (Erhaltungsdosis in mval/24 Std = Li-Clearance x 1,8). Grundsätzlich sollen Patienten von der Lithiumprophylaxe ausgeschlossen werden, bei denen durch eine Nierenerkrankung (Glomerulo-, Pyelonephritis u. a.) eine schwankende Nierenfunktion zu erwarten ist. Doch müssen Schweregrad und Risiko der Psychose gegenüber der körperlichen Erkrankung abgewogen werden. Bei einer Entscheidung für die Lithiumprophylaxe müssen dann sowohl psychiatrisch wie internistisch regelmäßig Kontrolluntersuchungen durchgeführt werden.

Zur teratogenen Wirkung: Im Zeitraum von 1968 bis 1973 wurden 118 Geburten von Kindern bekannt, deren Mütter in den ersten 3 Schwangerschaftsmonaten Lithium eingenommen hatten. Unter diesen waren fünf Totgeburten, sieben Kinder starben innerhalb der ersten Woche. Von diesen 12 Kindern hatten sechs Mißbildungen. Unter den 106 lebenden Kindern traten zweimal Mißbildungen auf [18]. Danach ist eine teratogene Wirkung des Lithiums nicht bewiesen, aber auch nicht sicher ausgeschlossen [16].

Deshalb wird zu folgendem Vorgehen geraten: Frauen in gebärfähigem Alter sollen gleichzeitig mit dem Lithium Contraceptiva einnehmen. Wenn eine Schwangerschaft besteht, soll während der ersten 3 Monate auf die Lithiumtherapie, wie auf jede andere Pharmakotherapie verzichtet werden. Stellt sich eine Schwangerschaft unerwartet ein, ist die Behandlung unverzüglich zu unterbrechen. Bei sehr schweren und vor der Lithiumprophylaxe ungünstig verlaufenen depressiven oder manischen Erkrankungen kann jedoch hiervon abgewichen werden. In späteren Phasen der Schwangerschaft und während der Geburt bedeutet die Lithiumprophylaxe kein erhöhtes Risiko. Wegen möglicher Schwankungen der Lithium-Clearance sind in dieser Zeit häufigere Serumspiegelkontrollen notwendig [19]. Da Lithium in die Muttermilch übergeht und hier etwa die halbe Konzentration verglichen mit dem Serumspiegel erreicht, darf nicht gestillt werden [17].

Praktisches Vorgehen, Nebenwirkungen und Komplikationen

Der Behandlung muß eine gründliche allgemein-körperliche Untersuchung vorausgehen. Zumindest sind der Blutdruck, das Blutbild und die Blutsenkungsgeschwindigkeit zu kontrollieren und ein EKG abzuleiten. Bei dem Verdacht auf eine Schilddrüsenstörung muß eine entsprechende Funktionsdiagnostik durchgeführt werden. Die Nierenfunktion ist durch mikroskopische Untersuchung und Bestimmung des spezifischen Gewichtes des Harns, durch Harnstoff- und Kreatininbestimmungen im Serum zu überprüfen. Zum Ausschluß einer neurotischen und symptomatischen Depression muß die Diagnose noch einmal durch eine psychiatrisch-neurologische Untersuchung geprüft werden.

In der Bundesrepublik Deutschland hat sich die Lithiumbehandlung mit den in Tabelle 1 genannten Präparaten am besten bewährt. Die in einzelnen Veröffentlichungen propagierten Vorzüge von Lithium-Aspartat und Lithium-Orotat konnten in Kontrollstudien nicht bestätigt werden.

Nach einer Leerwertbestimmung beginnt man mit ca 10–20 mval Lithium über den Tag verteilt. In der Klinik schon nach einigen Tagen, in der ambulanten Sprech-

Tabelle 1. Lithiumpräparate

Handelsname	Hersteller	Lithiumsalz	Menge des Salzes (mg)	Lithiumgehalt (mval)
Quilonum	Smith Kline Dauelsberg	Acetat	536	8,1
Lithium-Duriles	Astra Chemicals	Sulfat	330	6,0
Hypnorex	Arzneimittel Delalande	Carbonat	400	10,8
Quilonum retard	Smith Kline Dauelsberg	Carbonat	450	12,2

Tabelle 2. Vorgehen bei Beginn der Lithiumlangzeittherapie

Zeit	Behandlungsschritt	Bemerkungen
Vorbehandlung	Allgemeine medizinische Untersuchung. Urinuntersuchungen. Instruktion des Patienten	Relative Kontraindikationen: Nierenerkrankungen, Herzerkrankungen, geplante Schwangerschaft
1. Tag	Behandlungsbeginn mit niedrigen Tagesdosen, z. B. 10 oder 15 mval	In 2 oder 3 Dosen während des Tages. Retard-Präparate 1 oder 2 Dosierungen/Tag
4.–7. Tag	Lithiumbestimmung im Serum: Blutentnahme 12 Std nach der letzten Lithiumeinnahme	Dosisanpassung bis zum Erreichen von 0,8–1,0 mval (s. Text)
14., 21. und 28. Tag	Lithiumbestimmung im Serum: Blutentnahme 12 Std nach der letzten Lithiumeinnahme	Dosisanpassung (s. Text)
Später:	Lithiumkontrollen in Abständen von 4–6, höchstens 8 Wochen	Gegebenenfalls erneute Anpassung der Dosis, um den Serum-Lithiumspiegel einzustellen, bei dem der Patient vollen prophylaktischen Schutz mit einem Minimum an Nebenwirkungen hat. Der Lithiumspiegel sollte 1,3 mval/l nicht überschreiten

stunde nach 7 Tagen, soll der Serumspiegel erstmals kontrolliert werden. Die Blutentnahme muß, damit konstante und vergleichbare Werte erzielt werden, 12 Std nach der letzten Einnahme und stets zur gleichen Tageszeit erfolgen, am besten morgens um 8 Uhr, nachdem der Patient am Tag zuvor um 20 Uhr die letzte Dosis eingenommen hat. Der anzustrebende Lithiumspiegel liegt zwischen 0,7 und 1,0, höchstens 1,3 mval/l. Diese Serum-Lithiumkonzentration muß, will man einen prophylaktischen Effekt erzielen, unbedingt erreicht werden. Ausnahmsweise sind etwas niedrigere Werte auch ausreichend, wenn z. B. die Nebenwirkungen zu stark werden und deshalb ein Abbruch der Behandlung droht. Vor Unterdosierungen, die häufig durch Unsicherheit und Unwissenheit des behandelnden Arztes bedingt sind, muß gewarnt werden. Durch sie wird mit großer Wahrscheinlichkeit dem Kranken die prophylaktische Wirkung der Lithiumsalze vorenthalten, zudem bringen sie das Verfahren bei anderen Patienten mit der gleichen Erkrankung in Mißkredit.

Nach der ersten Bestimmung ist der notwendige Spiegel in der Regel noch nicht erreicht. Die Tagesdosis des Präparates muß schrittweise gesteigert werden, bis die Serumkontrolle die optimale Konzentration anzeigt. Bei älteren und körperlich Kranken ist einschleichend zu dosieren. Die Einstellung soll in diesen Fällen stets in enger Kooperation mit einem Internisten erfolgen. Der Serum-Lithiumspiegel muß bis zur optimalen Dosierung und einige Wochen darüber hinaus wöchentlich kontrolliert werden. Diese Bestimmungen führt jedes größere medizinische Laboratorium flammenphotometrisch durch. Später sind etwa monatliche Kontrollen notwendig, bei interkurrenten Erkrankungen, auch bei Infekten, häufiger. Die Toleranz des Organismus gegenüber dem Lithium ändert sich auch nach längerer Einnahme nicht, es sei denn, es wird durch eine Erkrankung die Ausscheidung und damit die Konzentration des Lithiums im Organismus beeinflußt. Tabelle 2 stellt die einzelnen Schritte der Lithiumeinstellung zusammen.

Nach Schou [14] müssen die initialen Nebenwirkungen von den Nebenwirkungen in späteren Behandlungsphasen unterschieden werden.

In der Initialphase können folgende Störungen auftreten: Übelkeit, Durchfälle, feinschlägiger Tremor der Hände, gesteigerter Durst, vermehrte Urinproduktion, Schweregefühl in den Muskeln, vorübergehende Benommenheit und gelegentliche ruckartige Bewegungen der Arme.

Diese Symptome gehen meistens nach 1 oder 2 Wochen regelmäßiger Einnahme des Lithiums zurück. Die Behandlung soll deswegen nicht unterbrochen werden. Da diese Nebenwirkungen bald nach der Einnahme (wenn ein Resorptionsgipfel erreicht ist) auftreten, können häufigere kleinere Einzeldosen diese Störungen in der Regel verhindern. Wenn man den größeren Teil der Tagesdosis am Abend einnehmen läßt, werden die Nebenwirkungen größtenteils „überschlafen". Durch die Verabreichung von Retard-Tabletten, die aufgrund ihrer physikalischen und chemischen Eigenschaften die Lithiumionen langsamer und gleichmäßiger abgeben, können die Nebenwirkungen ebenfalls verringert werden. Die beste Methode ist aber die zu Anfang einschleichende Dosierung, denn offenbar paßt sich der Körper mit seiner Reaktion an die Lithiumkonzentration an. Die Nebenwirkungen in den späteren Behandlungsabschnitten treten zum Teil nur passager und in Abhängigkeit von der Konzentration des Lithiums im Serum auf (Gegenmaßnahme: Serumkontrolle und gegebenenfalls vorsichtige Dosisreduzierung oder Übergehen auf ein Retard-Präparat), zum Teil bestehen sie anhaltend. Am häufigsten ist der Tremor der Hände. β-Receptoren-Blocker, z. B. Propranolol (Dociton) oder Pindolol (Visken), in einer Dosis von 20–40–80 mg können den Tremor vermindern, wenn nicht beseitigen. Es sollten jedoch die internistischen Kontraindikationen für diese zusätzlichen Medikamente beachtet werden. Gewichtszunahme ist nicht selten, gelegentlich sogar erheblichen Ausmaßes. Die einzige bisher bekannte Gegenmaßnahme ist die kohlenhydratreduzierende Diät, die jedoch nicht kochsalzarm sein darf. In Hitzeperioden und bei schweißtreibender Arbeit ist an eine ausreichende Kochsalzzufuhr zu denken [4]. Durst und vermehrte Urinausscheidung sind relativ häufige Nebenwirkungen. Auch hiergegen gibt es keine spezifische Therapie. Möglicherweise wirkt sich eine behutsame Dosissenkung des Lithiums positiv aus. Dieser durch Lithium induzierte Diabetes insipidus ist immer reversibel und geht, wenn nicht schon während der Medikation mit Lithium, spätestens einige Wochen nach Beendigung der Behandlung zurück [6, 14]. Bei wenigen Patienten entwickelt sich eine Struma oder ein Myxödem. Lithium beeinflußt den Hormonstoffwechsel der Schilddrüse. Bei Hypothyreoidismus kann es daher zu einer weiteren Reduzierung der Funktionsfähigkeit und zu einer Strumabildung kommen. Kleine Gaben von Thyroxin (z. B. Novothyral, 0,1–0,2 mg/die) lassen die Struma kleiner werden und eventuell vorhandene klinische Symptome der Unterfunktion verschwinden [6]. Bei gelegentlich und vorübergehend auftretenden Ödemen des Gesichtes und der Knöchel ist eine kochsalzarme und diuretische Behandlung gefährlich (s. oben). Wenn diese Maßnahmen unvermeidlich sind, müssen häufige Serum-Lithiumkontrollen durchgeführt werden. Weitere, weniger häufige Nebenwirkungen sind: Allergische Syndrome, Zunahme einer Acne vulgaris, Exacerbation von Psoriasis vulgaris, intermittierende Leukocytosen, paroxysmale Muskelschwächen, reversible T-Wellen-Senkungen im EKG [5] und reversible Allgemeinveränderungen im EEG, aber u. a. auch Zeichen einer erhöhten Krampfbereitschaft [7]. Gelegentlich wird bei Männern ein Nachlassen von Libido und Potenz beobachtet.

Wenn gravierende Nebenwirkungen eintreten, muß man mit dem Patienten eingehend über Gegenmaßnahmen und über die Fortführung der Prophylaxe sprechen. Nur selten ist das Absetzen der Medikation unvermeidbar.

Die Lithiumvergiftung ist eine gefährliche, aber bei sorgfältiger Durchführung der Behandlung sehr seltene Komplikation. Sie kann entstehen, wenn eine Überdosis in suicidaler Absicht genommen wird, wenn die Therapie schlecht kontrolliert ist und wenn eine Veränderung der Lithiumausscheidung eingetreten und unbemerkt geblieben ist.

Die Lithiumvergiftung zeigt zu Anfang folgende Symptome: Erbrechen, Durchfälle, grobschlägiger Tremor, Abgeschlagenheit, Somnolenz, Schwindel, verwaschene und undeutliche Sprache.

Diese Symptome treten häufig in Andeutungen schon bei Lithiumkonzentrationen von über 2,0 mval/l auf. Sie sollten als Alarmzeichen gelten und nicht nur dem Arzt, sondern auch dem Patienten bekannt sein (Merkblatt !).

Bei der vollentwickelten Intoxikation zeigen sich: Koma, oft aber nur Bewußtseinstrübung (!), Tremor und musculäre Zuckungen, musculäre Hypertonie, gesteigerte, gelegentlich unsymmetrische Muskeldehnungsreflexe, Krampfanfälle, Strecktonus von Armen und Beinen, EEG-Veränderungen, Graufärbung der Haut, Wasser- und Elektrolytstörungen, Blutdruckabfall und Schock.

Der Vergiftete muß unbedingt auf einer Intensivstation behandelt werden. Die Behandlung ist auf schnelle Senkung der Lithiumkonzentration im Blut ausgerichtet. Hier ist die Hämo- oder Peritonealdialyse hilfreich. Ein weiterer Weg besteht bei intakter Nierenfunktion in der Vergrößerung der häufig bei Vergifteten verminderten Lithium-Clearance, die auf einer negativen Natriumbilanz beruhen kann. Kehrt man diesen Vorgang durch parenterale Natriumzufuhr um, so kann die Lithium-Clearance gesteigert werden. Jedoch ist der Nutzen von Na-Infusionen umstritten. Im übrigen muß die allgemein übliche Intensivbehandlung durchgeführt werden.

Schluß

Trotz dieser möglichen Begleiteffekte und Komplikationen, deren hier notwendige zusammenfassende Darstellung beunruhigend und entmutigend auf den Therapeuten wirken könnte, ist Lithium zweifelsfrei eine bedeutende Bereicherung der Therapie depressiver und manischer Patienten. Die Lithiumprophylaxe ist die einzige bekannte Möglichkeit, das Wiederauftreten affektiver Psychosen im Sinne einer Prophylaxe weitgehend zu verhindern oder deren Symptomatik bezüglich Dauer und Intensität nachhaltig zu mildern. Werden die oben dargestellten Indikationen sorgfältig eingehalten, und bleibt die Behandlung exakt kontrolliert, so ist Lithium ungefährlich. Seine Nebenwirkungen sind reversibel und entwickeln sich nach initialer Häufung rückläufig. Bedrohliche Intoxikationen können bei sorgfältiger Kooperation zwischen Arzt und Patienten vermieden werden.

Obwohl die Entdeckung der prophylaktischen Wirkung des Lithiums bei affektiven Psychosen einer der größten Erfolge der jüngeren Pharmakologie ist, und obwohl dieser Effekt seit fast 1 Jahrzehnt bekannt und inzwischen zweifelsfrei bewiesen ist, kommt diese Behandlung auch heute noch nur einem kleinen Teil der Patienten mit affektiven Psychosen zugute. Mangels Informationen und Initiativen bei Ärzten und Patienten bleiben viele Kranke unbehandelt. Zudem sind die durchgeführten Behandlungen zu einem großen Teil unzulänglich, da aus Unsicherheit und Ängstlichkeit zu gering dosiert und zu rasch abgebrochen wird.

Für die Zukunft scheint sich hinsichtlich der Kontrolle des Lithiumspiegels die Möglichkeit abzuzeichnen, daß durch die Auswertung von Speichelproben des Patienten eine wesentliche Erleichterung für Arzt und Patienten geschaffen werden kann. Denn zwischen dem Lithiumgehalt von Serum und Speichel sind hohe Korrelationen gefunden worden. Den relativ konstant bleibenden und individuell zu ermittelnden Serum-Speichel-Quotienten zugrundelegend ist es anscheinend möglich, mittels Speichelproben die Lithiumkonzentration im Serum hinreichend exakt zu errechnen [10, 20]. Wenn sich diese Befunde durch weitere Untersuchungen bestätigen lassen, kann der Patient allein das benötigte Untersuchungsmaterial gewinnen und gewährleisten, daß das Untersuchungsergebnis bereits bei der vereinbarten Konsultation vorliegt. Patient wie Arzt können dann Aufwand wie Zeit sparen und eventuell notwendig werdende Dosisänderungen unverzüglich vereinbaren.

Die weltweite Anerkennung und Anwendung der Lithiumprophylaxe bei depressiven und manischen Erkrankungen werden in Zukunft zu einer weiteren Verbesserung der Einstellungs- und Kontrolltechnik führen. Heute stehen wir an einem vielversprechenden Anfang. Die zahlreichen Untersuchungsansätze, die nach dem Wirkungsmechanismus der Lithiumprophylaxe fahnden, werden möglicherweise auch die Erforschung der Pathogenese der affektiven Psychosen fördern.

Literatur

1. Angst, J.: Die Lithiumprophylaxe affektiver Psychosen. Ars Med. (Liestal) *60*, 29–40 (1970).
2. Angst, J., Dittrich, A., Grof, P.: The course of endogenous affective psychoses and its modification by prophylactic treatments. Int. Pharmacopsychiat. *2*, 1–11 (1969).
3. Baastrup, P.C., Schou, M.: Lithium as a prophylactic agent. Its effects against recurrent depressions and manic-depressive psychosis. Arch.gen.Psychiat. *16*, 162–172 (1967).
4. Demers, R.G., Harris, R.L.: The Effects of Diatary Sodium on Renal Lithium Excretion in the Manic-Depressive. Dis nerv. Syst. *33*, 372 (1972).
5. Demers, G.R., Henninger, G.R.: Electrocardiographic T-wave changes during lithium carbonate treatment. J.Amer.med.Ass. *218*, 381 (1971).
6. Gershon, S., Shopsin, B. (Eds.): Lithium, its role in psychiatric research and treatment. New York–London: Plenum Press 1973.
7. Helmchen, H., Kanowski, S.: EEG-Veränderungen unter Lithium-Therapie. Nervenarzt *42*, 144–148 (1971).
8. Johnson, F.N. (Ed.): Lithium Research and Therapy. London–New York–San Francisco: Academic Press 1975.
9. Krauss, B., Lauter, H.: Beobachtungen zum Gestaltwandel manischer Phasen unter einer Lithiumdauerbehandlung. Nervenarzt *42*, 356–359 (1971).
10. Neu, C., Dimascio, A., Williams, D.: Saliva lithium levels: Clinical applications. Amer.J. Psychiat. *132*, 66–68 (1975).
11. Schou, M.: Lithium als Psychopharmakon. Fortschr.Neurol.Psychiat. *37*, 349–383 (1969).
12. Schou, M.: Die Lithiumprophylaxe bei manisch-depressiven Psychosen. Nervenarzt *42*, 1–10 (1971).
13. Schou, M.: A bibliography on the biology and pharmacology of lithium. I–III. Psychopharmacol.Bull. *5*/4, 33–62 (1969); *8*/4, 36–72 (1972); *12*/1, 49–74; *12*/2, 69–83; *12*/3, 86–99 (1976).
14. Schou, M.: Heutiger Stand der Lithium-Rezidiv-Prophylaxe bei endogenen affektiven Erkrankungen. Nervenarzt *45*, 397–418 (1974).
15. Schou, M.: Bibliography on the biology and pharmacology of lithium IV. Neuropsychobiology *2*, 161–191 (1976).
16. Schou, M.: What happened later to the lithium babies? A follow-up study of children born without malformations. Acta psychiat. scand. *54*, 193–197 (1976).
17. Schou, M., Amdissen, A.: Lithium and pregnancy – III. Lithium ingestion by children breastfed by women on lithium treatment. Brit.med.J. *1973 II*, 138.
18. Schou, M., Goldfield, M.D., Weinstein, M.R.: Lithium and pregnancy – I. Report from the register of lithium babies. Brit.med.J. *1973 II*, 135–136.
19. Schou, M., Amdisen, A., Steenstrup, O.R.: Lithium and pregnancy – II. Hazards to women given lithium during pregnancy and delivery. Brit.med.J. *1973 II*, 137–138.
20. Verghese, A., Indrani, N., Kuruvilla, K., Hill, P.G.: Usefulness of saliva lithium estimation. Brit.J.Psychiat. *130*, 148–150 (1977).

Schlafentzug in der Depressionsbehandlung

G.A.E. Rudolf, B. Schilgen und R. Tölle

Eine Krankheit mit so auffallender circadianer Rhythmik der Symptomatik wie die endogene Depression (Melancholie) fordert eine chronobiologische Betrachtungsweise heraus. Obwohl die Tagesschwankung als ein häufiges Merkmal und die Schlafstörung als das häufigste Symptom endogener Depressionen seit langem bekannt waren, wurden erst in neuerer Zeit systematische Untersuchungen psychopathologischer, physiologischer und biochemischer Funktionen bei endogen Depressiven durchgeführt. Sie ergaben größtenteils eine gegenüber Gesunden deutlich veränderte Tagesrhythmik bei endogen Depressiven. Papoussek [10] hat die Literatur zusammengestellt. Verglichen mit der circadianen Rhythmik physiologischer und psychologischer Funktionen bei Gesunden verläuft die der endogen Depressiven deutlich anders; es handelt sich anscheinend auch nicht um eine spiegelbildliche Umkehr der Kurve. Weitere Arbeitshypothesen ergaben sich hieraus jedoch zunächst nicht.

Ebenfalls seit längerem ist bekannt, daß durch Schlafentzug Krankheitszustände, wie epileptische Anfälle und schizophrene Manifestationen, provoziert werden können. Eine entsprechende Auslösung endogen-depressiver Phasen wurde vermutet, aber nicht beobachtet. Schulte [19] erfuhr von einigen depressiven Patienten, daß sie sich nach einer zufällig oder absichtlich schlaflos verbrachten Nacht für einen oder mehrere Tage wesentlich besser fühlten. Wenn man depressive Patienten regelmäßig danach fragt, hört man nicht selten von Aufhellungen nach schlafloser Nacht und auch umgekehrt von Vertiefung der Depression nach gutem Schlaf. Die umgekehrte Beziehung ist hingegen selten. Erst nachdem die therapeutische Relevanz derartiger Abläufe erkannt worden war, haben auch andere Psychiater entsprechende frühere Beobachtungen erinnert. Die Mitteilungen von Schulte veranlaßten Pflug und Tölle [12, 13] zu folgenden Arbeitshypothesen: Aufhellungen der Depressionssymptomatik nach Schlafentzug seien nicht *zufällige* Ereignisse, sondern es bestehe eine Beziehung zwischen Tag-Nacht-Rhythmus und Depressionssymptomatik. Durch *verordneten Schlafentzug* sei regelmäßig eine Reduktion der Depressionssymptomatik zu erreichen, d. h. Schlafentzug könne als antidepressive *Therapie* eingesetzt werden.

Totaler Schlafentzug. Die ersten Untersuchungen wurden mit totalem Schlafentzug für 1 Nacht durchgeführt [12, 13]. In der schlaflosen Nacht kam es anstelle der dem Spontanverlauf nach zu erwartenden Vertiefung zu einer Aufhellung der Depression. Dieser Befund wurde inzwischen durch Arbeiten anderer Autoren bestätigt [1, 5, 6, 7, 9, 10a, 13a, 14a, 18, 19a, 23, 24a]. Durch Vergrößerung der Stichprobe hat Pflug [11] die Aussagebasis verbreitert, die Verfasser [15, 16] haben die Methodik modifiziert (s. unten).

Zusammenfassend ist festgestellt worden: In der Entzugsnacht tritt bei den meisten endogen Depressiven eine Besserung unterschiedlichen Ausmaßes ein. Vergleicht man den Befund am Morgen nach der Entzugsnacht mit dem Befund, der 24 Std zuvor erhoben wurde, beträgt die Besserung im Mittel – je nach Stichprobe (unterschiedliche diagnostische Zusammensetzung, Schweregrade und Selektion) – 20 – 60 %.

Schlafentzug beeinflußt aber auch das Befinden am folgenden Tag (Entzugstag), wie unsere letzten Untersuchungen [15, 16] zeigen. Das ist an der veränderten Tagesschwankung am Entzugstag zu erkennen. Diese Wirkung des Schlafentzuges ist uneinheitlich. Wenn vor dem Versuch eine typische Tagesschwankung (mit abendlicher Aufhellung) bestand, wird diese durch Schlafentzug am Entzugstag in etwa je einem Drittel der Fälle intensiviert, nicht beeinflußt bzw. umgekehrt (abendliche Verschlechterung). Wichtiger aber erscheint, daß bei Patienten, die vorher keine Tagesschwankungen oder eine atypische Tagesschwankung (abendliche Verschlechterung) aufwiesen und in der Entzugsnacht eine Besserung erfuhren, am Entzugstag in der Regel eine Tagesschwankung provoziert wird. Auch hierin ist ein therapeutischer Effekt zu sehen, nicht nur weil sich die Patienten während eines Teiles des Tages besser fühlen, sondern auch weil das Ingangkommen der Tagesschwankung prognostisch günstig ist. Bei etwa der Hälfte der Patienten ohne typische Tagesschwankung tritt aber weder in der Entzugsnacht noch am Entzugstag eine Besserung ein (s. unten). Um den gesamten Schlafentzugseffekt zu erfassen, legen wir der Auswertung die Tagesmitteldifferenz zugrunde: der Mittelwert des Befundes am Morgen und Abend des Entzugstages wird auf den entsprechenden Mittelwert des Vortages bezogen.

Allerdings hält der Effekt des Schlafentzuges in den meisten Fällen nicht lange an. Bei manchen Patienten rezidiviert die Depressionssymptomatik nach der folgenden Nacht mit Schlaf, jedoch meist nicht bis zu dem Grade vor Schlafentzug, insbesondere nicht, wenn der Patient zugleich thymoleptisch behandelt wird. Wiederholungen des Schlafentzuges sind möglich und indiziert, allerdings scheint sich der therapeutische Effekt bei Wiederholungen etwas abzunutzen.

In den meisten Fällen wird durch Schlafentzug die Remission beschleunigt, die Dauer der Phase anscheinend aber nicht abgekürzt. Vereinzelt aber wird eine Depression durch einen Schlafentzug oder durch mehrere Schlafentzüge vollständig geheilt. Das Umschlagen in eine hypomanische Nachschwankung wurde nur selten beobachtet.

Partieller Schlafentzug. Es ist bemerkenswert, daß es dem endogen Depressiven im allgemeinen nicht besonders schwerfällt, eine Nacht aufzubleiben. Auch hieran ist das veränderte Wach-Schlaf-Verhalten dieser Kranken im Vergleich zu Gesunden zu erkennen, was wir durch die Untersuchung einer Kontrollgruppe von Studenten zeigen konnten [13]. Vor dem Schlafentzug aber haben viele Depressive große Bedenken und zum Teil geradezu Angst vor der schlaflosen Nacht. Sie schlafen zwar ohnehin wenig, so daß man vermuten könnte, sie seien zu einem Verzicht auf den Nachtschlaf rasch bereit. Aber gerade weil sie ein Schlafdefizit haben, sind sie auf ihren wenigen Schlaf sehr bedacht. Nur im Schlaf können sie sich zurückziehen von depressivem Grübeln und Schuldgefühlen, von Gefühls- und Antriebsverarmung.

Um dem Rechnung zu tragen und dennoch Schlafentzugstherapie durchzuführen, haben wir Versuche mit partiellem Schlafentzug angestellt [16, 17]. Ein weiterer Beweggrund hierfür war es, Näheres über den wirksamen Anteil des totalen Schlafentzuges zu gewinnen. Wir gingen von der *Hypothese* aus, es trete auch dann ein therapeutischer Effekt ein, wenn man nur in dem Teil der Nacht den Schlaf entziehe, in dem die circadiane Kurve der Depressionssymptomatik umschlägt und die Aufhellung einsetzt. Aufgrund der Äußerungen von Patienten über den Ablauf der schlaflosen Nacht konnten wir vermuten, daß dieser Umschlagspunkt in der zweiten Hälfte der Nacht liegt. Zudem zeigten auch Kreislaufuntersuchungen unter Schlafentzug, daß

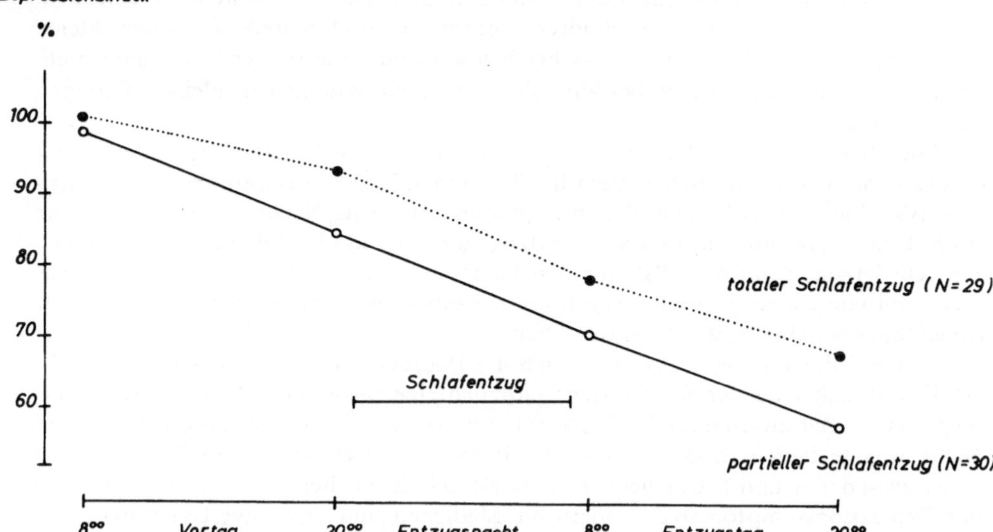

Abb. 1. Totaler und partieller Schlafentzug bei endogen Depressiven (Mittelwerte des Depressionsindex in Prozent des Ausgangswertes)

Puls- und Blutdruckkurven ihren tiefsten Punkt nach 2 Uhr nachts erreichen und danach ansteigen. Diesem Zeitpunkt wollten wir zuvorkommen und haben die Patienten um 1.30 Uhr geweckt, also für die zweite Hälfte der Nacht den Schlaf entzogen. Bis dahin hatten die meisten Patienten relativ gut geschlafen.

Schlafentzug in der zweiten Hälfte der Nacht weist die gleiche therapeutische Wirkung auf wie Schlafentzug für eine Nacht, wie der Vergleich unserer Stichproben, die entsprechend zusammengesetzt und unter im übrigen gleichen Bedingungen behandelt wurden, zeigt (Abb. 1).

Wie durch totalen kann auch durch partiellen Schlafentzug in einzelnen Fällen die Depression geheilt werden: Eine 39jährige Frau (dritte Phase einer Spätdepression) mit tiefer depressiver Verstimmung und fast stuporösem Verhalten reagierte auf den ersten partiellen Schlafentzug günstig, so daß dieser mehrfach wiederholt wurde; nach 2 Wochen konnte sie symptomfrei entlassen werden.

Indikationen. Schlafentzug (total oder partiell) ist in jedem Stadium der depressiven Phase indiziert, zu Beginn der antidepressiven Therapie ebenso wie nach längerer, aber unbefriedigender medikamentöser Behandlung. Gelegentlich kann eine beginnende Depression durch einen Schlafentzug kupiert werden. Agitiertheit wird ebenso beeinflußt wie gehemmt-depressive Gestimmtheit, auch Wahnerleben und Zwangssymptomatik werden gebessert, die Vitalsymptomatik spricht besonders günstig auf Schlafentzug an [11, 15, 16]. Bei schwerer Depression ist das Ergebnis erwartungsgemäß günstiger als bei leichteren Formen. Die besten Ergebnisse werden bei Depressionen mit ausgeprägter Vitalsymptomatik und mit Tagesschwankung erzielt. Wenn beide Merkmale fehlen, ist in der Regel kein wesentlicher Effekt zu erwarten.

Das Alter des Patienten ist nicht ausschlaggebend. Spätdepressionen sprechen ebenso günstig auf Schlafentzug an wie Depressionen mit frühem Erkrankungsbeginn. Zwischen monopolarer und bipolarer Verlaufsform wurde bisher kein sicherer Unterschied festgestellt.

Durchführung. Der Patient kann in der Entzugsnacht jeder beliebigen Beschäftigung nachgehen, wie Lesen, Musikhören, Fernsehen, Briefeschreiben, Basteln, kleine Spaziergänge. In der Klinik regen Nachtschwester und Untersucher hierzu an; Gesellschaftsspiele sind beliebt; es bewährt sich auch, die Kranken in kleinen Gruppen wachen zu lassen.

Auch bei ambulanten Patienten ist es vorteilhaft, den Schlafentzug in der Klinik durchzuführen (was inzwischen auch in allgemeinen Krankenhäusern ohne psychiatrische Abteilung geschieht); die Patienten kommen für eine Nacht in die Klinik, ohne ein Bett zu beanspruchen. Den Schlafentzug zu Hause durchzuführen, ist im allgemeinen schwieriger, denn dem Patienten ist kaum zuzumuten, eine Nacht allein zu wachen, und von einem gesunden Angehörigen kann man kaum erwarten mitzuwachen, zumal ihm der Schlafverzicht schwerer fällt.

Während der Entzugsnacht bildet sich die Depressionssymptomatik entweder allmählich zurück oder der Kranke spürt plötzlich eine Besserung. Dieser Umschlag erfolgt stets in der zweiten Hälfte der Nacht, bei manchen Patienten erst gegen Morgen. Nicht wenige Patienten geben einen gewissen Tiefpunkt oder toten Punkt an, der meist zwischen 4 und 6 Uhr liegt. Es handelt sich dabei aber nicht um eine Zunahme der Depressionssymptomatik, sondern um Müdigkeit und vegetative Dysregulationen (die auch bei Gesunden in durchwachten Nächten eintreten können).

Ob es für den therapeutischen Effekt wichtig ist, daß der Kranke in der Entzugsnacht auch nicht für kurze Zeit einschläft [11], ist nach den Untersuchungen mit partiellem Schlafentzug zumindest für den ersten Teil der Nacht fraglich geworden [16]. Am folgenden Tag aber, der mit Grund Entzugstag genannt wird, sollen die Patienten keinesfalls schlafen, weil mancher danach tiefer depressiv ist. Die depressiven Patienten können auch nach Schlafentzug auf den Mittagschlaf relativ leicht verzichten.

Die Durchführung des *partiellen Schlafentzuges* hat mehrere Vorteile: Der Patient ist zu diesem Eingriff eher bereit, da er abends den gewünschten Schlaf findet; auf den Schlaf in der zweiten Hälfte der Nacht zu verzichten, fällt ihm leichter, weil er in der Regel ohnehin früh aufwacht; das Befinden am folgenden Tag ist praktisch nicht beeinträchtigt; Schlafentzug für eine halbe Nacht kann öfter wiederholt werden. Zu Hause ist partieller Schlafentzug wesentlich leichter durchzuführen, weil der Patient eher einen Angehörigen findet, der mit ihm wacht, oder es auf sich nimmt, diese begrenzte Zeit allein zu wachen.

Die Anwendung des Schlafentzuges ist also recht einfach und zudem ungefährlich. Kontraindikationen gibt es abgesehen von gleichzeitigen körperlichen Krankheiten nicht. Es empfiehlt sich aber, den depressiven Patient auf Schlafentzug in einem eingehenden Gespräch vorzubereiten. Dabei soll der Arzt nicht einen Soforteffekt versprechen (denn dieser tritt nicht bei allen Kranken ein), sondern eine günstige Wirkung auf den Therapieverlauf insgesamt (s. unten) in Aussicht stellen.

Selten reicht Schlafentzug allein zur Behandlung einer endogenen Depression aus. In der Regel ist die Kombination mit antidepressiven Medikamenten angezeigt. Wenn beide Maßnahmen zugleich eingesetzt werden, geht die Depressionssymptomatik in den folgenden Tagen rascher zurück als unter Thymoleptica allein [8]; nach durchschnittlich 1 Woche zeigen beide Behandlungsgruppen den gleichen Therapiestand, wenn nicht Schlafentzug wiederholt wird.

Die thymoleptische Medikation muß für den Schlafentzug nicht unterbrochen werden, nur die Abenddosis vor der Entzugsnacht soll ausfallen. Vor partiellem Schlafentzug kann unruhigen und ängstlichen Patienten abends ein schlafanstoßendes Mittel von kurzer Wirkungsdauer gegeben werden.

Wenn Schlafentzug antidepressiv wirkt und wenn nach „gutem" Schlaf die Depressionssymptomatik eher zunimmt, erhebt sich die Frage, ob es richtig ist, dem Schlaf des Depressiven mit Schlafmitteln nachzuhelfen. Es ist aber ärztlich kaum möglich, dem Patienten, der sich nach Schlaf sehnt, das Schlafmittel zu versagen. Man wird es ihm konzedieren, gleichzeitig aber vermeiden, durch starke Mittel und hohe Dosen ein „normales" Schlafpensum zu erzwingen. Bei häufigem Erwachen am frühen Morgen ist es eher angezeigt, den Patienten aufstehen zu lassen und ihm eine Beschäftigung anzuraten. Sogenannte Schlafkuren sind in der Depressionsbehandlung überholt.

Schlafentzug bei neurotisch Depressiven. Bei diesen Kranken tritt der therapeutische Effekt weniger regelmäßig ein und ist im Mittel deutlich geringer ausgeprägt als bei endogen Depressiven. Jedoch sieht man insbesondere bei tiefen und vitalisierten depressiven Krisen dieser Patienten ausgeprägte Besserungen. Ein Versuch ist daher auch bei reaktiv bzw. neurotisch Depressiven indiziert.

Zur Theorie. Die Symptomatik endogener Depressionen zeigt eine Tagesschwankung. Auch das Befinden außerhalb der Krankheitsphasen, also im Intervall, schwankt bei diesen Menschen mehr als bei anderen. Die Schlafdauer ist verkürzt, die Schlafmuster sind im Vergleich mit Gesunden verändert. Die Sedierungsschwelle bei intravenöser Barbituratinjektion ist herabgesetzt. Physiologische und biochemische Funktionen nehmen bei endogen Depressiven (soweit die bisherigen Untersuchungen erkennen lassen) einen anderen 24-Std-Ablauf als bei Gesunden.

Aufgrund dieser Befunde wurde die Theorie aufgestellt, daß bei endogener Depression eine *Abwandlung des circadianen Rhythmus* besteht und daß diese wahrscheinlich *pathogenetisch bedeutsam* ist [13].

Der zweite Teil der Theorie stützt sich hauptsächlich auf biochemische und therapeutische Befunde: Der Stoffwechsel der Catechol- und Indolamine ist sowohl für den Wach-Schlaf-Wechsel maßgebend als auch für die Pathogenese endogener Depressionen relevant. Psychopharmaka mit antidepressiver Wirkung (tricyclische Thymoleptica und Aminooxidaseinhibitoren) und depressiogene Pharmaka (wie Reserpin) beeinflussen den cerebralen Aminstoffwechsel in entgegengesetzter Richtung und weisen auch gegensätzliche Effekte auf den Schlaf auf. Aminooxidaseinhibitoren als Therapeutica und Lithium als Prophylakticum endogener Depressionen verändern den circadianen Rhythmus. Vor allem aber spricht für diese Annahme, daß ein so einfacher Eingriff in den Wach-Schlaf-Rhythmus wie Schlafentzug eine Abnahme der Depressionssymptomatik bewirkt.

Ob diese Theorie zutrifft, muß durch Untersuchungen des circadianen Rhythmus bei endogen Depressiven, auch unter Schlafentzug geprüft werden. Bisher liegen nur wenige derartige Untersuchungen vor. Matussek et al. [9] fanden, daß mit der Besserung der Depression durch Schlafentzug ein Anstieg der Ausscheidung von Noradrenalin und Vanillinmandelsäure sowie des Quotienten Noradrenalin/Dopamin einhergeht. Schmocker et al. [18] fanden am Morgen nach Schlafentzug eine Beschleunigung der Herz- und Atmungsfrequenz sowie einen Anstieg des freien Tryptophans und Tyrosins (was als Streßwirkung angesehen wird), jedoch ohne Korrelation zum therapeutischen Effekt.

Nach orientierenden Untersuchungen von Kreislauffunktionen mittels Ophtahalmodynamogramm [3], von Konzentrationsveränderungen intra- und extracellulärer Elektrolyte [2] sowie des Zeiterlebens [4] von Depressiven nach Schlafentzug haben wir bei Tag-Nacht-Untersuchungen von Kreislauffunktionen in zweistündigen Abständen vor, während und nach Schlafentzug [14] gefunden, daß bei endogen Depressiven die charakteristische, sinusförmige Schwankung der Puls- und Blutdruckkurve deutlich schwächer ausgeprägt ist als bei Gesunden. Je ausgeprägter die Tagesschwankung der Depressionssymptomatik ist, desto größer ist auch die Pulsschwankung im circadianen Rhythmus. Die Befunde bei neurotisch Depressiven weichen von denen Gesunder kaum ab.

Durch Schlafentzug wird die Puls- und Blutdruckkurve der endogen Depressiven weiter nivelliert, und zwar umso mehr, je günstiger die therapeutische Wirkung des Schlafentzuges ausfällt.

Andere theoretische Aspekte haben Untersuchungen mit selektivem Schlafentzug eröffnet. Vogel et al. [20, 21] haben in mehreren sorgfältigen Studien die therapeutische Wirksamkeit von REM-Schlafentzug auf endogene Depressionen, weniger auf reaktive Depressionen nachgewiesen. REM-Schlafentzug erwies sich gegenüber dem Entzug anderer Schlafphasen überlegen. Da auch bei der antidepressiven Behandlung mit Thymoleptica und unter Elektrokrampfbehandlung eine REM-Reduktion eintritt und bei der Therapie mit Aminooxidasehemmern die REM-Reduktion mit dem therapeutischen Effekt korreliert [24], folgern die Autoren, daß der Wirkungsmechanismus spezifisch in der REM-Reduktion bzw. in dem nachfolgenden REM-pressure liege. Ob diese Hypothese zutrifft und auch beim totalen und partiellen Schlafentzug die REM-Reduktion wirksam ist, oder ob es auf den Schlafentzug insgesamt, möglicherweise auf eine bestimmte Zeit (zweite Hälfte der Nacht) bzw. eine bestimmte Dauer, ankommt, ist heute noch nicht zu entscheiden.

Die bisher vorliegenden Untersuchungsergebnisse können noch nicht erklären, *welche* Bedeutung dem abgewandelten circadianen Rhythmus für die Pathogenese endogener Depressionen zukommt und auf *welche* Weise Schlafentzug wirksam wird. Eine „resynchronisierende" Wirkung des Schlafentzuges [10, 11] ist bisher nicht belegt. Über die Ursache des circadianen Rhythmus ist ebenso viel (oder wenig) bekannt wie über die Verursachung der endogenen Depression. Rhythmusforschung und Depressionsforschung erwägen sowohl endogene als auch exogene Faktoren. Doch sind die meisten Fragen noch offen.

Der therapeutische Nutzen des Schlafentzuges steht jedoch außer Zweifel. Abschließend sollen die Behandelten selbst zu Worte kommen. Eine Patientin nach dem Schlafentzug: „Ich habe der Depression ein Schnippchen geschlagen mit dem Wachsein, weil es sonst ja morgens immer so schlecht ist." Ein Patient, der nach langer Dauer einer depressiven Phase mit Schlafentzug behandelt wurde: „Den aufkommenden Frühsommermorgen erlebte ich auf dem Balkon der Station. Ich hörte wieder die Vögel singen und roch die Natur. So wußte ich: es war vorbei .... Später erfuhr ich von einem Arzt zum ersten Mal von den Erfolgen des Schlafentzuges."

Literatur

1. Bhanji, S., Roy, G.A.: The treatment of psychotic depression by sleep deprivation: A replication study. Brit.J.Psychiat. *127*, 222–226 (1975).
2. Bojanovsky, J., Koch, W., Tölle, R.: Elektrolytveränderungen unter antidepressiver Therapie, Schlafentzug und Thymolepsie. Arch.Psychiat.Nervenkr. *218*, 379–386 (1974).
3. Bojanovsky, J., Pflug, B., Tölle, R., Uber, Th.: Vegetative Effekte des therapeutisch angewandten Schlafentzuges bei Depressiven. Nervenarzt *44*, 161–163 (1973).
4. Bojanovsky, J., Tölle, R.: Der Einfluß der antidepressiven Therapie auf das gestörte Zeiterleben depressiver Patienten. Psychiat.Clin. *6*, 321 (1973).
5. van den Burg, W., van den Hoofdakker, R.H.: Total sleep deprivation on endogenous depression. Arch.gen.Psychiat. *32*, 1121–1125 (1975).
6. Kretschmar, J.H., Peters, U.H.: Schlafentzug zur Behandlung der endogenen Depression. In: The Nature of Sleep (Jovanovic, U.J., Hrsg.). Stuttgart: Fischer 1973.
7. Lit, A.C.: Elektroschock en slaaponthouding. T.Psychiat. *15*, 56–64 (1973).

8. Loosen, P., et al.: Kombinierte Schlafentzugs-Anafranil-Behandlung endogener Depressionen. Arzneimittel-Forsch. (Drug-Res.) *26*, 1177–1178 (1976)
9. Matussek, N. et al.: Catecholamine metabolism under sleep deprivation therapy of improved and not improved depressed patients. Pharmacopsychiat. 7, 108–114 (1974).
10. Papoussek, M.: Chronobiologische Aspekte der Zyklothymie. Fortschr.Neurol.Psychiat. *43*, 381–440 (1975).
10a. Papousek, M., Frank, H.P., Stöhr, H.: Sleep Deprivation Therapy in Endogenous Depression. Effects on Circadian Rhythms. In: Sleep 1974. 2nd Europ. Congr. Sleep Res. Basel: Karger 1975
11. Pflug, B.: Depression und Schlafentzug. Neue therapeútische und theoretische Aspekte. Habilitationsschrift Tübingen 1973.
12. Pflug, B., Tölle, R.: Die Behandlung endogener Depressionen durch Schlafentzug. Zbl.Neurol. *196*, 7 (1969).
13. Pflug, B., Tölle, R.: Therapie endogener Depressionen durch Schlafentzug. Nervenarzt *42*, 117–124 (1971).
13a. Post, R.M., Kotin, J., Goodwin, F.K.: Effects of sleep deprivation on mood and central amine metabolism in depressed patients. Arch. gen. Psychiat. *33*, 627–632 (1976)
14. Rudolf, G., Bischofs, W., Blaskiewicz, F., Bremer, F., Schilgen, B., Tölle, R.: Kreislauffunktionen in unbeeinflußtem und modifiziertem circadianen Rhythmus bei Depressionen. Vorläufige Mitteilung. Arzneimittel-Forsch. (Drug-Res.) *26*, 1174–1177 (1976).
14a. Rudolf, G.A.E., Schilgen, B., Tölle, R.: Antidepressive Behandlung mittels Schlafentzug. Nervenarzt *48*, 1–11 (1977)
15. Rudolf, G., Tölle, R.: Sleep Deprivation and Circadian Rhythm in Depression (im Druck).
16. Schilgen, B., Bischofs, W., Blaskiewicz, R., Bremer, W., Rudolf, G., Tölle, R.: Totaler und partieller Schlafentzug in der Depressionsbehandlung. Vorläufige Mitteilung. Arzneimittel-Forsch. (Drug-Res.) *26*, 1171–1173 (1976)
17. Schilgen, B., Tölle, R.: Partial sleep depression as antidepressant therapy. (im Druck).
18. Schmocker, M. et al.: Der Schlafentzug. Eine klinische, psychophysiologische und biochemische Untersuchung. Arch.Psychiat.Nervenkr. *221*, 111–122 (1975).
19. Schulte, W.: Kombinierte Psycho- und Pharmakotherapie bei Melancholikern. In: Probleme pharmakopsychiatrischer Kombinations- und Langzeitbehandlung (H. Kranz und N. Petrilowitsch, Hrsg.). Basel–New York: Karger 1966.
19a. Svendsen, K.: Sleep deprivation therapy in depression. Acta psychiat. scand. *54*, 184–192 (1976)
20. Vogel, G.W. et al.: REM Deprivation. II. The effects on Depressed Patients. Arch.gen.Psychiat. *18*, 301–311 (1968).
21. Vogel, G.W., et al.: REM sleep reduction effects on depression syndromes. Arch.gen.Psychiat. *32*, 765–777 (1975).
22. Vogel, G.W. et al.: Endogenous depression improvement and REM-pressure. Arch. gen. Psychiat. *34*, 96–97 (1977).
23. Voß, A., Kind, H.: Ambulante Behandlung endogener Depressionen durch Schlafentzug. Schweiz.Rsch. med. Prax. *63*, 564–565 (1974).
24. Wyatt, R.J. et al.: Total prolonged drug-induced REM sleep suppression in anxious-depressed patients. Arch.gen.Psychiat. *24*, 145–155 (1971).
24a. Zimanova, J., Vojtechovsky, M.: Sleep deprivation as a potentiation of antidepressive pharmacotherapy. Activ. nerv. sup. (Praha) *16*, 188–189 (1974)

Psychotherapie im Sprechzimmer

P.C. Kuiper und R.M. Silbermann*

Der Arzt ist es gewöhnt, den Menschen als lebenden Organismus zu sehen. Um die Vorgänge, die sich in diesem Organismus abspielen, zu begreifen, macht er Gebrauch von den Naturwissenschaften, wie Physik und Biochemie, und sucht nach kausalen Erklärungen.

Auch im Psychischen, auf dem Gebiet des Erlebens, kennen wir Relationen von Ursache und Wirkung, Kummer durch einen Verlust, Entstellung der Persönlichkeit durch ungünstige Umstände während der Jugend. Doch es sind nicht nur kausale Relationen, wovon in der Biologie und in der Heilkunde Gebrauch gemacht wird. In der Biologie brauchen wir auch Einsicht in Funktionen, sogenannte finale Erklärungen. Eine gute *psychologische* Erklärung umfaßt Ursachen und Ziele, und diese kausalen und finalen Zusammenhänge werden formuliert in Sprache, in Form einer Erzählung, „narrativ". „Der Mensch" – ich zitiere Heidegger – „ist nicht nur ein Lebewesen, das neben anderen Fähigkeiten auch die Sprache besitzt. Vielmehr ist die Sprache das Haus des Seins." Die psychische Wirklichkeit ist eine mit Hilfe der Sprache interpretierte Wirklichkeit. Wir entziffern Bedeutungen und entdecken so die kausalen und funktionellen Zusammenhänge, die das innerliche Leben bestimmen. Dieses Entziffern der uns erzählten Texte ist ein essentielles Instrument der Psychotherapie.

Es ist nicht möglich, hier alle Formen der Psychotherapie zu besprechen, dazu müßte man ein Handbuch schreiben. Viele Formen der Psychotherapie sind im Wesen nicht von anderen medizinischen Behandlungen verschieden, bei denen der Mensch betrachtet wird als ein in seiner Anpassungsfähigkeit gestörter Organismus: Suggestion, Überzeugung, Übungstherapie, Verhaltenstherapie.

In diesem Abschnitt wollen wir uns auf diejenigen Formen der Psychotherapie beschränken, in denen der Andere Gesprächspartner ist, der uns über sich selbst erzählt, uns Mitteilungen macht, uns sein Verhalten erzählt, das wir zusammen interpretieren. Wir können von hermeneutischen, interpretativen Formen der Psychotherapie sprechen. Wir gehen von der Vorstellung aus, daß die Interpretationen, die die Selbsterkenntnis vergrößern, Menschen von ihrem Leid befreien können. Diese Interpretationen sind immer Reinterpretationen, weil das, was die Menschen über ihr Leben, ihr Leiden, ihre Vergangenheit und ihre Hoffnungen erzählen, bereits Interpretationen sind. Der Mensch interpretiert immer seine Existenz, seine mitmenschlichen Verhältnisse, seine Geschichte – er ist, wie Heidegger sagt, ein hermeneutisches Wesen, und als Psychotherapeut interpretieren wir diese Interpretationen.

Der erste Teil dieser Auseinandersetzung betrifft alle Formen von hermeneutischer Psychotherapie, im letzten Teil machen wir einige Bemerkungen, die sich auf Kurzpsychotherapie in der Sprechstunde beziehen.

---

* Herr Dr. R. M. Silbermann, stellvertretender Direktor der Psychiatrischen Universitätsklinik Amsterdam, ist kurz nach Fertigstellung dieser Arbeit unerwartet gestorben.

Die Aufgabe des Psychotherapeuten besteht darin, zusammen mit dem Patienten die Spannungen, die zu den Symptomen des vorliegenden Leidens geführt haben, in kommunizierbare Mitteilungen zu übersetzen. Die Auffassung, daß mehr Selbsteinsicht vom Leid befreien kann und es möglich macht, glücklicher und sinnvoller zu leben, beruht auf einer Reihe genügend geprüfter Einsichten.

1. Wenn wir Wünsche, Triebimpulse und die zugehörigen Phantasien nicht mehr abwehren, sondern bewußt erleben, kann man sie befriedigen oder jedenfalls besser mit ihnen umgehen. Man braucht sie nicht mehr in neurotische Symptome zu übersetzen.

2. Durch mehr Selbsteinsicht können Schuldgefühle verringert werden und damit auch Angst und Depression. Das Handeln wird freier, nicht mehr bestimmt von Tabus, sondern von Antworten auf die Frage: Fördere ich Entfaltung und Glück meiner Mitmenschen und meiner selbst? Bewußte Besinnung auf ethische Probleme wird möglich, wenn die automatisch repressive Moral ihren Griff auf die Persönlichkeit verliert. Unbewußte Moral ist meistens „Übermoral", wovon weder der Patient noch seine Mitmenschen Nutzen haben, weil die aufgestauten Triebe und die übermäßige Abwehr oftmals Symptombildung und Agieren zur Folge haben.

3. Bewußtwerdung macht Trauerarbeit möglich. So können Frustrationen verarbeitet werden.

4. Die Frage, warum Einsicht und Bewußtwerden heilend wirken, gibt zu vielen und vielerlei theoretischen Betrachtungen Anlaß. Energetische Erklärungen bieten sich hier an. Es spricht vieles für die Auffassungen Freud's, daß bewußtes Erleben mit den dazugehörenden Emotionen die fortwährend in unserem Organismus entstehenden Spannungen vermindern kann. Doch möchten wir nicht so schnell zu energetischen Erklärungen unsere Zuflucht nehmen: Die Möglichkeit, Gefühle mitzuteilen, wirkt als Trost. Die psychologische und in diesem Fall genetisch-historische Erklärung, daß der Therapeut die Funktion einnimmt, welche die tröstende Mutter für ihr Kind hat, verdient unsere Aufmerksamkeit.

Wir betrachten Psychotherapie als eine interpretierende, hermeneutische Aktivität. Es erweist sich als nützlich, Einsicht in die Struktur von Erzählungen zu gewinnen. Denn wenn Menschen etwas über sich selbst mitteilen, nimmt das die Form einer Erzählung an.

A. Diese Mitteilungen haben immer epische, lyrische und dramatische Aspekte. Eine Geschichte wird erzählt, Gefühle werden geäußert, Relationen und Interaktionen mit denjenigen, die bedeutungsvoll für jemanden sind, besprochen. Wir versuchen heraus zu finden, ob und inwieweit das Leiden unseres Klienten aus seiner Situation, aus seinen neurotischen Konflikten heraus entsteht. Für die Diagnose ist das äußerst wichtig. In Partnerrelationstherapien können wir diese dramatische Interaktion miterleben. Die klassische Form der Psychoanalyse, die indiziert ist, wenn tiefgreifende strukturelle Veränderungen der Persönlichkeit als Ziel gesetzt werden, kombiniert man meistens nicht mit der Beobachtung dramatischer Interaktionen in vivo. Es ist wichtig, ja notwendig sich darüber klar zu sein, daß der Klient seine Geschichte mit deren lyrischen und dramatischen Aspekten erzählt in einer dramatischen Interaktion mit dem Psychotherapeuten, eine Interaktion, die meistens stark mitbestimmt wird von der Vergangenheit des Patienten, mit anderen Worten: durch ungelöste Probleme aus dessen Vergangenheit mitbestimmt wird. Diese Vergangenheit wird in der aktuellen Situation „übertragen". Diese Übertragung gibt uns Einsichten in das Erleben und in die Lebensgeschichte des Patienten, die auf andere Weise oft nicht zu erhalten sind.

B. Wir hören von unserem Patienten, was er weiß und sagt, aber er sagt nicht alles, was er weiß, weil er sich davor schämt, weil er Schuldgefühle hat, weil er sich noch nicht sicher genug fühlt. Es geht auch allerlei in ihm vor, wovon er nichts weiß. Vielleicht ist das für andere recht deutlich. Die Wut, Wünsche, Eifersucht sind oft für jeden sichtbar, allein nicht für das Subjekt selbst. In anderen Fällen kann niemand es wahrnehmen, es kann nur in enger Zusammenarbeit zwischen Patient und Psychotherapeut entdeckt werden, wobei unsere Erkenntnisse vom Seelenleben es uns ermöglichen, Hypothesen zu formulieren. Man geht daher non-direktiv vor, was aber nicht eine standbildhafte Passivität bedeutet.

Das Gespräch entwickelt sich am besten, wenn man in folgenden Hinsichten aktiv ist.

1. Man fragt nach Erläuterung. Anfänger tun das zu wenig. Man muß bedenken, daß Fragenstellen nicht ein Ausdruck von Nichtverstehen ist. Das Gegenteil ist der Fall. Ein psychotherapeutisches Gespräch darf nicht steif und langweilig verlaufen, sondern kann eine Konversation sein so lebendig wie in einem Café oder während einer Geburtstagsfeier.

2. Man fördert die Äußerungen von Emotionen, wenn man die Mitteilungen des Patienten mit eigenen Worten wiedergibt. Man versucht so genau wie möglich zu formulieren. Psychotherapie erfordert Gefühl für die Sprache. Sich vertiefen in Äußerungen, horchen, wie die verschiedenen Bevölkerungsgruppen sich in unterschiedlicher Weise ausdrücken, das kann man von der Sprache lernen, durch das Lesen von Romanen und Schauspielen, und es kommt unserem Können als Psychotherapeuten zugute.

3. Man zeigt Miterleben. Hierüber herrschen große Mißverständnisse. Wenn man sagt, daß der Psychotherapeut eine neutrale Haltung einzunehmen hat, bedeutet dies zwar, daß er sich nicht besserwisserisch oder verurteilend verhalten soll, keineswegs aber, daß er seine Mitgefühle nicht zeigt. Das Zeigen von Gefühlsreaktionen auf das, was uns erzählt wird, ist nicht dasselbe, wie Emotionen äußern, die auf Gegenübertragung beruhen. Wir erwarten, daß der Patient seine Gefühle und Konflikte überträgt. Der Therapeut kann seinen Patienten zum Objekt von Gefühlen und Wünschen machen, welche in seinen eigenen ungelösten Konflikten aus der Vergangenheit wurzeln. Wenn man eigene Gegenübertragungsgefühle äußert, belastet man den Patienten mit eigenen Problemen, und er hat wirklich wohl an seinen eigenen Schwierigkeiten genug. Man bemerkt das Bestehen von Gegenübertragungsgefühlen bei sich selbst an Ärgernissen, erotischen Phantasien, an der Neigung, Sitzungen übermäßig lange dauern zu lassen, die Klienten zu schnell zurückkommen zu lassen, an Rettungsphantasien, am Wecken übertriebener Erwartungen usw. Es hat wenig Sinn, in dieser Hinsicht intolerant oder verurteilend sich selbst gegenüber zu sein. Jeder Therapeut kennt Gegenübertragungsgefühle, die wir mit einem erfahrenen Kollegen besprechen sollen, z. B. in der Ausbildungsanalyse. Die neutrale, das bedeutet die nicht-verurteilende, verstehende Haltung macht das Zustandekommen einer Übertragung möglich, die man deuten kann.

4. Jede Interpretation, jede hermeneutische Methode setzt Gesichtspunkte voraus, von denen her man interpretiert, und diese Gesichtspunkte müssen empirisch zu verantworten sein. Man fragt sich immer wieder ab, ob eine bestimmte Interpretation auch die beste sei: Sinn und Zusammenhang sind dabei die Kriterien.

Eine gute Interpretation zeigt da Sinn und Zusammenhang, wo diese anfänglich fehlen. Was der Patient nach der Interpretation erzählt, kann die Interpretation mehr oder weniger wahrscheinlich machen. Erreicht die Therapie ihren Zweck, dann treten Änderungen im Erleben und Handeln auf, die unsere Interpretation bestätigen können.

Symptome, unter denen der Gesprächspartner leidet, unkorrigierbares Verhalten, ein stets sich wiederholendes Mißlingen in den Beziehungen mit den Mitmenschen weist auf Konflikte hin, die durch unbewußte Impulse, Gefühle und Phantasien verursacht und in Gang gehalten werden. Ebensowenig wie man Chirurgie ohne anatomische Kenntnisse erlernen kann, kann man psychotherapeutisch tätig sein ohne Kenntnis der Abwehrprozesse, der normalen und gestörten psychischen Entwicklung usw. Um diese zusammen mit unseren Gesprächspartern aufzuspüren, ist Kenntnis der Neurosenlehre eine Voraussetzung. Wer meint, alles in der Beziehung mit seinem Patienten selbst entdecken zu können, schreibt sich selbst geniale Gaben zu, wahrscheinlich nicht zum Heil seiner Patienten, vielmehr zum Fehlschlagen des psychotherapeutischen Unternehmens.

Als Psychotherapeut suchen wir *zusammen* mit unserem Patienten nach einer möglichst vollständigen Interpretation seiner Lebensgeschichte und die Beziehung zwischen Vergangenheit, Gegenwart und Zukunft. Wir lernen den verborgenen Text kennen, der entziffert werden kann, wenn wir gut zuhören, und sich so eine anfänglich nicht bekannte Beziehung zwischen Symptomen, Verhalten und Erleben herstellt. Ein Beispiel: Ein älter werdender Mann wendet sich an uns wegen großer Schwierigkeiten in seiner Ehe. Er hat ein Verhältnis mit einer jüngeren Frau, in die er auf eine ihn selbst quälende Art verliebt ist und mit der er, wie er selbst sagt, ekstatische Nächte erlebt. In unseren Gesprächen zeigt sich, daß er so verliebt geworden ist, nachdem er im Spiegel entdeckt hatte, daß sein Haar grau zu werden begann und ausfiel. Der anfänglich verborgene Text lautet: ich bin nicht alt, im Gegenteil, die junge Frau läßt mich wieder jung fühlen. Die Wirklichkeit lehrt aber das Gegenteil: Nun fühlt er sich erst recht alt. Solche neurotischen, auf Abwehr beruhenden Lösungen sind Scheinlösungen, unzweckmäßig. Im weiteren Verlauf der Psychotherapie ergibt sich, daß unser Patient Angst hat vor erotischen Gefühlen gegenüber seiner knapp volljährigen Tochter. Seine Verliebtheit bedeutet erstens: Ich bin nicht alt; zweitens: Ich bin nicht in meine Tochter verliebt. Ein Symptom, ein Verhalten ist überdeterminiert, sagt Freud. Wir können auch sagen: Der Text hat nicht nur eine, sondern mehrere verborgene Bedeutungen, und die beste Interpretation ist jene, welche die vollständigere ist. Sobald die anfänglich unbewußten Konflikte bewußt geworden sind, kann die Verarbeitung anfangen, in diesem Fall, Verarbeitung des Älterwerdens, eine Art von Trauerarbeit.

Bei unserer Interpretation halten wir uns an die „goldene Regel": erst zeigen, *daß* jemand etwas aus seinem bewußten Erleben verdrängt, dann *wie* er das tut, und zum Schluß *was* er verdrängt, kurz: daß, wie, was. Wir sagen dem depressiven Patienten nicht: Sie wollen einen anderen töten, darum möchten Sie Selbstmord verüben. Wir gehen erst auf das schreckliche Gefühl ein, zeigen uns mitfühlend, helfen ihm zu entdecken, wie er seine Gefühle und Phantasien abwehrt, lassen ihn sehen, wie die Depression das Erleben und Fühlen einer bestimmten Enttäuschung und die Wut darüber dem Bewußtsein entzogen wurde und arbeiten dann auch diese Gefühle durch. Noch ein Beispiel. Bekommt jemand einen Angstanfall in einer Situation, in der ein weniger neurotischer Mensch erotische und sexuelle Impulse und Gefühle erleben würde, dann wenden wir dieselbe Methode an. Wir machen deutlich, daß, wie und was er abgewehrt hat. Abwehrprozesse bestimmen oder beeinflussen das, was wir den Charakter nennen, und die Interpretation der Außenwelt. Wer seine eigene Sexualität abwehrt, verneint diese in seinen Mitmenschen oder entdeckt sie, wo sie nicht ist. Keine Interpretation ist möglich ohne interpretative Gesichtspunkte.

Wenn wir die Beziehung zwischen bewußt und unbewußt studieren, wenden wir den sogenannten topischen Gesichtspunkt an. Der Klient lernt Motive kennen, die miteinander in Widerspruch sind und zwischen denen ein Kräfteverhältnis bestehen kann. Das ist die Anwendung des dynamischen Gesichtspunktes. Auch der strukturelle Gesichtspunkt, die Unterscheidung in Über-Ich, Ideal-Ich, Ich und Es, erweist uns gute Dienste. In Betrachtungen über die Persönlichkeitsstruktur findet man oft Hypothesen über einen psychischen Apparat, in dem Energieumsetzungen stattfinden. Für unsere interpretative Arbeit sind diese viel weniger wichtig als eine andere Anwendung des strukturellen Gesichtspunktes, die oft vernachlässigt wird. In den Beziehungen zwischen den verschiedenen Instanzen der Persönlichkeit finden wir Beziehungen wieder, wie sie zwischen Kind und Eltern bestanden und wie das Kind diese erlebt hat. Das ist die „dramatische" Anwendung des strukturellen Gesichtspunktes. Für unsere psychotherapeutische Aktivitäten ist es wichtig zu bedenken, daß der Mensch eine dramatische Struktur hat. Es spielen sich auch *in* uns Interaktionen ab. Das Kind hat Wünsche und Verlangen, die Eltern, die den Auftrag haben, das Kind zu „sozialisieren", gesellschaftsfähig zu machen, sprechen Verbote aus aufgrund eigener, oft auch neurotischer Normen. Ein Kind gehorcht oder empört sich, fürchtet Strafen, fühlt sich wieder akzeptiert, will Mitleid wecken durch Leid, Schmerzen oder Krankheit, oder macht Vorwürfe. Diese dramatische Jugendsituation, diese Interaktionen aus der Vergangenheit sind verinnerlicht, das Drama mit den Personen aus seiner Geschichte wird zum inneren Drama. Die Figuren finden wir wieder als Introjektionen, „innere Geister", wie Sandler sie nennt. Wir reden mit uns selbst, als Fortsetzung von Gesprächen mit anderen. Feindliche innere Beziehungen zwischen unserem Ich und dem Gewissen, zwischen unserem Gewissen und dem Ich, das Wünsche und Verlangen verwirklichen will, führen zu Depression, Angst und neurotischen Schuldgefühlen. Die Psychotherapie zielt darauf hin, diese Beziehungen zu verbessern. Das Bild der Eltern kann sich verändern. Vielleicht verändern sich die Introjekte nicht, aber man lernt besser mit ihnen umzugehen: Sich weniger beeinflussen lassen von introjizierten Eltern, Aufhören mit dem Versuch, bei ihnen Mitleid zu erregen durch Leid und Schmerz. Das Wort innerlicher Friede ist keine Phrase. Das innerliche Drama bestimmt unsere Beziehungen mit unseren Mitmenschen, andererseits können Schwierigkeiten mit unseren Mitmenschen innere Spannungen reaktivieren. Oft ist die Situation, in der jemand lebt, die Veräußerlichung seines innerlichen Dramas.

Einsicht in dies alles verschafft uns am besten die Übertragung: Die Psychoanalyse oder eine andere Form interpretierender Psychotherapie bietet unseren Patienten eine Situation, welche es möglich macht, innerliche Spannungen in Spannungen mit jemand in ihrer Umgebung umzusetzen. Die Übertragung lehrt uns viel, sie ist aber auch ein effektives Instrument, um strukturelle Veränderungen zu bewirken. Wir bringen den strukturellen Gesichtspunkt in Zusammenhang mit dem adaptiven, in diesem Fall besser relationellen genannt. Wirkliches Bewußtwerden der Folgen der Beziehungen zu den Eltern heilt neurotische Symptome. Enttäuschung und Wut wird bewußt gemacht, übermäßige Idealisierung korrigiert. In dem Bericht, den uns der Klient erzählt, bringt er selbst schon Zusammenhänge zwischen Gegenwart und Vergangenheit. Die Vergangenheit bestimmt die Gegenwart. In bestimmter Hinsicht sind wir unsere Geschichte. Aber die Gegenwart bestimmt auch die Interpretation der Vergangenheit und so auch ihren Sinn und ihre Bedeutung für die Gegenwart. Wir arbeiten mit einer hermeneutischen Methode, welche sowohl verstehend als kausal erklärend ist. Habermas spricht von Kausalität des Schicksals. Ein Methodendualismus zwischen Natur- und Geisteswissenschaft, zwischen Hermeneutik und Neopositivismus scheint mir falsch. Es gibt eine Form von Kausalität, welche Bedeutungen in sich aufnimmt.

Wenn in einer Psychotherapie die Interpretation der Vergangenheit sich ändert, kann Idealisierung Platz machen für passende Kritik, und es wird eine größere Unabhängigkeit von den Eltern erreicht. Es ist deutlich, daß alle Gesichtspunkte bei unseren Interpretationen welche wir anwenden, einander voraussetzen und ergänzen. Im allgemeinen wird in jeder Psychotherapie ein größeres Selbstvertrauen und eine Verminderung von Angst und Schuldgefühlen angestrebt. An einem Beispiel möge die Relation von Vergangenheit und Gegenwart deutlich gemacht werden: Eine Frau fühlt sich mehr zum eigenen als zum anderen Geschlecht hingezogen und hat deshalb peinliche innere Konflikte, Zweifel, Angst und Schuldgefühle. Wir sollen versuchen, sie zu größerem Selbstvertrauen zu bringen, ihre Schuldgefühle zu vermindern, mit ihr zusammen auch herauszufinden, was sie mit ihren Gefühlen und ihrem Verhalten erreichen und sagen will, damit sie besser entscheiden kann, wie sie ihr Leben einrichten will. Ihre erotisch-sexuelle Neigung zum gleichen Geschlecht kann vieles bedeuten, z. B.: Ich will nicht so sein wie meine Mutter, also auch nicht in der Sexualität so wie sie. Oder: Ich will nicht von einem Mann behandelt werden wie Mutter vom Vater. Oder/und: Ich darf nicht haben, was Mutter hat. Oder: Ich bin zu neidisch auf das, was ein Mann hat und kann also einen Mann als sexuelles Wesen nicht in meiner Umgebung ertragen. Und/oder: Ich will jetzt noch von einer Mutterfigur empfangen, was ich niemals bekommen habe. Ferner kann sie als Mädchen solche angsterregenden Phantasien gehabt haben über Sexualität mit einem Mann, daß sie solches später niemals will. Sexuelle Identität und Neigung werden durch ein Zusammenspiel von Motiven bestimmt. Wir vergessen nicht, daß das Kind auf eine interpretierte Situation reagiert. Die Interpretation wird bestimmt durch die Situation selbst, sich aber auch durch das, was der Situation voranging. Größere Klarheit über dies alles macht befriedigende Entscheidungen möglich.

5. Wichtig ist in jeder Psychotherapie das Erkennen der Reaktion auf einen Verlust und der Verarbeitung großer Frustrationen. Wenn man Gebrauch macht von dieser Erkenntnis, kann man in der akuten Phase effektivere Hilfe bieten und bei neurotischen Störungen versuchen, einen Entwicklungsstillstand wieder in Gang zu bringen durch Bewußtmachung von Gefühlen, die in einem mißlungenem Trauerprozeß abgewehrt wurden. Die Verarbeitung von großem Leid bei Verlust von jemandem, der viel für uns bedeutet, bei Verlust unserer Gesundheit, einer ernsten oder einer unheilbaren Krankheit, zeigen viel Übereinstimmung. Die erste Phase wird Verneinung genannt, ein mißverständliches Wort. Man weiß, was geschehen ist, realisiert aber die Konsequenzen nicht, und die emotionale Erfahrung dringt nicht durch; das ist ohne Zweifel ein Schutzmechanismus. Ein unruhiger, zwanghafter Drang zu neuen Kontakten und das Verlassen von jemandem, mit dem eine festere Bindung droht, ist eine Reaktion auf Verlassenwerden, welche man öfter nach Verlust einer geliebten Person sieht. Dieser Mechanismus wird als „Wendung von Passiv zu Aktiv" bezeichnet. Der Patient erzählt, (ohne es wahrzuhaben): „Meine verstorbene Frau kann ich nicht mehr zu mir holen, aber diese Frau schon"; und weiter: „Ich werde nicht verlassen, sondern ich verlasse". Es geht immer wieder darum, die Bedeutung von Symptomen in eine möglichst umfassende Erzählung zu übersetzen.

In der zweiten Phase der Trauerarbeit herrschen aggressive Impulse vor. Bei Verlust einer geliebten Person sieht man immer Selbstvorwürfe. Es ist vielleicht schon eine große Stütze, wenn man jemandem deutlich machen kann, daß jeder sich in einer solchen Situation Selbstvorwürfe macht und daß daraus nicht auf ein wirkliches Scheitern dem Verstorbenen gegenüber geschlossen werden kann. Sind die Selbstvorwürfe heftig oder bleiben sie bestehen, ist nur dann eine Besserung zu erwarten, wenn die darunterliegende Aggression bewußt gemacht werden kann. Kranke oder Invalide sind oft schwierig, launisch usw. gegenüber anderen Familienmitgliedern. Die Wut über die Frustration sucht einen Ausweg und kommt bei vielen an. Bewußtmachung dieser Wut und Aufklärung der anderen Familienmitglieder über diese Zusammenhänge verbessert die Beziehungen.

Man sieht im späteren Leben oft das Unvermögen, zu fühlen und tiefere emotionale Beziehungen anzuknüpfen, als Folge einer in der Jugend mißlungenen Trauerarbeit. Der Tod von Mutter oder Vater dringt noch nicht echt zum Kind durch; es entsteht nur ein diffuses Gefühl der Einsamkeit. Kinder werden oft schwierig, aggressiv in ihrem Verhalten nach einem Verlust: eine Folge von Strafbedürfnis und Schuldgefühlen. Bei den in der Jugend mißlungenen Trauerprozessen wirkt eine Idealisierung der alten Gefühlsbeziehungen, die den neuen im Wege stehen, störend: Die Idealisierung ist eine Abwehr der Wut über den Verlust, eine Abwehr von Kritik auf die Eltern, die immer bestand, aber nicht mehr gefühlt werden wollte.

Nicht nur der Tod derjenigen, die wir lieb hatten und haben, hat einen Trauerreaktionsprozeß zur Folge: Das Leben ist ein einziger Trauerprozeß, voller Entsagung. Wir müssen von unserer Jugend Abschied nehmen und von der Sicherheit, die unsere Eltern uns boten oder zu bieten versuchten, wir müssen Abschied nehmen von unseren jugendlichen Kräften, später von unserer Gesundheit und schließlich vom Leben selbst. Wir müssen Möglichkeiten aufgeben, wenn das Leben sich verwirklicht. Nur dann können wir die Gegenwart fruchtbar und dann und wann mit Freude erleben, wenn wir alle Gefühle, die zur Trauerarbeit gehören, bewußt erleben: Schmerz, Trauer, Ärger, Wut. Dann wird das Leben wieder möglich, und wir stehen wieder offen für neue Erfahrungen.

Es ist klar, daß Psychotherapie nicht bedeutet, dem anderen peinliche Gefühle zu ersparen. Psychotherapie kann wesentliche Hilfe bieten, diese Gefühle zu verarbeiten, helfen, die Trauerarbeit zu leisten.

Besonders tragisch ist es, wenn Phantasien, wie das Leben hätte sein können, sowohl die Akzeptierung der Realität als auch das Abschiednehmen, wenn die Zeit da ist, schwierig oder sogar unmöglich machen. Übermäßige Schuldgefühle, Größenphantasien, die Idee, daß das Schicksal uns schonen soll, daß uns das Elend des Lebens erspart bleiben muß, stehen der Akzeptierung von uns selbst und von allem Leid, das zum Leben gehört, im Wege und machen es schwierig, Freude zu erleben an allem Guten, das das Leben auch bieten kann. Zusammenfassend können wir sagen: Das Ziel interpretativer Psychotherapie ist es, Möglichkeiten zu neuen Befriedigungen zu eröffnen und eine bessere Verarbeitung von Verlusten und Frustrationen zu erreichen.

Weil in diesem Aufsatz, wie gesagt, Kürze geboten ist, haben wir einen relativ grossen Teil unserer Arbeit den theoretischen Hintergründen gewidmet. Wir wollen jedoch noch einzeln pragmatische Anwendungen dieser theoretischen Ansichten unter die Lupe nehmen, so wie sie in der *täglichen Praxis der Sprechstunde* vorkommen.

Wir beginnen stets damit, das Verhalten des Patienten zu erforschen und wir legen uns, zusammen mit dem Patienten, die Frage vor: „Warum kommen Sie zu mir?" Man muß sich vergegenwärtigen, daß die *manifeste* Frage nach Hilfe nicht immer identisch ist mit der *latenten*. Einfache Beispiele davon sind: Der Patient, der mit somatischen Beschwerden kommt, hat vor allen Dingen psychische Probleme; der Patient, der ein sexuelles Problem manifestiert, hat an erster Stelle Kontaktschwierigkeiten; der Patient, der mit Autoritätsproblemen zu uns kommt, ist impotent usw. Es kann aber auch eine Diskrepanz bestehen zwischen der bewußten und der unbewußten Hilfserwartung. Jemand kann zu uns kommen mit der Mitteilung, er habe das Bedürfnis, sich einmal zu *äußern*, und man entdeckt schnell, daß er unbewußt kommt, um bestraft zu werden. Oder jemand kommt mit der Bitte, von einem hinderlichen Symptom *befreit* zu werden, aber unbewußt will er eine Bestätigung erlangen, daß er wirklich krank ist; eigentlich will er sein Symptom *behalten*. Folglich kann er von seinen Beschwerden darüber nicht ablassen, zumal er dann mit einer Problematik konfrontiert würde, die für ihn peinlich ist. So kann die älter werdende Frau bettlägerig werden durch hysterische Symptome, weil sie nicht ertragen kann, daß andere Frauen nun der Aufmerksamkeit und Verehrung teilhaftig werden, die ihr früher zuteil wurden. Warum dieser schlechte Tausch? Vielleicht, weil Sich-krank-fühlen eine weniger große Kränkung des Selbstgefühles bedeutet als Altwerden. Das sind gerade diese unbestimmten, halbbewußten Nebenbedeutungen, die diese narzistische Kränkung verursachen; alt ist schlimm, denkt man, oder unbeherrscht oder schmutzig, weil man als ältere Frau keine sexuellen Wünsche mehr haben darf. Gerade bei der sogenannten Kurz-Psychotherapie ist es von Belang, die latente Frage nach Hilfe und die unbewußte Hilfserwartung zu erkennen und diese schon in einem Frühstadium dem Patienten vorzulegen. Nichts gibt einem Patienten schneller das Gefühl, jemanden gefunden zu haben, der ihn begreift, und das ist für jede therapeutische Beziehung wesentlich. Selbstverständlich eignen sich vor allem die Menschen für die psychotherapeutische Behandlung in der Sprechstunde, denen innerhalb einer relativ kurzen Zeitspanne geholfen werden kann. Jede chronische Problematik ist von vornherein eine (relative) Kontraindikation für einen kurzdauernden Kontakt.

Gerade die akut entstandenen Beschwerden bieten die besten Möglichkeiten, und dabei ist es wesentlich, daß man nach dem direkten Anlaß, nach dem auslösenden Moment sucht. Wenn dem Patienten geholfen wird, frei zu formulieren, *wie* es begonnen hat, befaßt er sich automatisch damit zu begreifen, *wodurch* es begonnen hat. Oft zeigt sich, daß das, was er als klein und unwesentlich erachtete, in Wirklichkeit die Probleme ins Rollen gebracht hat.

Weiter ist es äußerst erhellend, dem Patienten zu zeigen, wie er unter vergleichbaren Umständen früher schon alle Mühe hatte mit derselben Art von Problem, mit dem er nun konfrontiert ist. Es geht, so paradox es scheinen mag, ein großer Trost davon aus, sich zu vergegenwärtigen, wie ein Zustand, der als einzigartig und unüberwindlich empfunden wurde, zu einer bestimmten Lebensstrategie gehört, zu der eigenen Persönlichkeit. Eine kleine Kasuistik soll das illustrieren.

Ein 40jähriger Jurist wendet sich wegen Angstanfällen an uns, die vor 2 Monaten, scheinbar ohne Anlaß, begannen. Er hatte mit wenig Enthusiasmus in einem neuen Arbeitsplatz begonnen. Schwierigkeiten oder Probleme habe er da nicht, im Gegenteil. Warum war er von seiner vorigen Arbeit weggegangen? Gab es denn da Schwierigkeiten? Nein, absolut nicht. Hier konnte er einfach viel mehr verdienen, das war alles.

Was zeigt das? Der Patient fühlt sich unbewußt schuldig, seinen vorigen Chef, bei dem er 12 Jahre gearbeitet hat, im Stich gelassen zu haben. Sobald ihm dies vollständig bewußt geworden ist, verschwinden die Angstanfälle und Zweifel vollständig. In der Folge kann mit dem Patienten besprochen werden, daß er als 10jähriger Junge Alpträume bekam, als er als einziger seiner Familie nicht an Paratyphus erkrankt war. Und wie er eine Periode von Nervosität durchgemacht hat, nachdem er als 24jähriger seine Verlobung gelöst hatte. Die Bewußtwerdung dieser Tatsache, daß stets in seinem Leben, wenn er subjektiv das Gefühl hat, jemanden im Stich gelassen zu haben, ein starkes, vornehmlich unbewußt operierendes Schuldgefühl entsteht, gibt ihm viel Einsicht und Ruhe in der akuten Situation, in der er sich befindet. Auf diese Weise kann das Überwinden einer Krise eine große integrative Bedeutung haben für das Leben. Dieser Patient begriff sich nach dieser Krankeitsperiode als einen Menschen mit übertrieben starkem Gewissen. Dieser intelligente Mann war sich darüber nicht eher im klaren.

Das wichtigste Instrument, über das der Psychotherapeut verfügt, ist das Zuhören. Es mißlingen mehr Therapien dadurch, daß der Arzt zuviel sagt, als daß er zu wenig sagt. Eine wichtige Ausnahme von dieser Regel stellen die Patienten mit einem akuten depressiven Syndrom dar. Hierbei kann das zu lange Zuhören gefährlich sein, weil der Patient Suicid begehen kann. Bei depressiven, besonders bei suicidalen Patienten ist es nötig, darauf hinzuweisen, daß

a) der Patient trotz der Behandlung selbst für sein Tun und Lassen verantwortlich bleibt und nicht der Arzt. (Wenn dies nicht der Fall ist bei bestimmten Formen von Depression, darf die Behandlung nicht ambulant vorgenommen werden.);
b) das Kernproblem so schnell wie möglich zur Sprache kommt; das ist meistens eine gegen sich selbst gerichtete Wut, infolge von Frustration, Scham oder Schuldgefühlen. Eine schnelle Deutung nimmt meistens genügend weg von der Schärfe der Depressivität, um einen weiteren Kontakt möglich zu machen.

Eine wirkliche Durcharbeitung der Übertragungsgefühle ist in einer Kurztherapie ausgeschlossen. Man gebraucht sie und bespricht sie nur, wenn sie stören. So können unbewußte aggressive Gefühle dem Therapeuten gegenüber die therapeutische Beziehung ernstlich stören, aber auch positive Übertragungsgefühle können zu Problemen Veranlassung geben. Eine Patientin z. B. kann sich so schuldig fühlen über die positiven Gefühle dem männlichen Therapeuten gegenüber, daß sie die Beziehung abbrechen will; eine kurze Besprechung des einen und anderen kann vieles in gute Bahnen lenken.

Die Aufnahme einer ausführlichen psychiatrischen Anamnese und einer Biographie nach einem bestimmten Schema ist im allgemeinen weniger passend, wenn sich jemand an uns wendet mit seinem Leid, seiner Trauer, mit der Feststellung seines Versagens. Es ist das beste, den Patienten selbst seine Geschichte erzählen zu lassen mit seinen eigenen Worten. Es ist, wie oben bereits angedeutet, wichtig, stets nach Erklärungen zu fragen, wenn diese in der Beziehung zum Patienten für den Untersucher undeutlich sind. Äußert der Patient Beschwerden, die auf eine Erkrankung hinweisen, welche auf eine somatische Behandlung anspricht oder eine Krankenhausaufnahme notwendig macht, so z. B. Symptome einer Melancholie, dann fragen wir, gestützt auf unser psychiatrisches Wissen, weiter. Ferner sammeln wir Informationen, wenn wir das Verhalten durch Lücken oder Ungereimtheiten nicht verstehen. Nichts ist so verkehrt, wie zustimmend zu nicken bei einem Verhalten, das man nicht versteht, und nichts kann so erhellend wirken wie die Frage: „Was meinen Sie?“

Schließlich ist es selten nötig, den Patienten öfter als ein- oder zweimal pro Woche zu sehen. Man halte sich so viel wie möglich an feste Zeiten. Eine Sitzung soll nicht länger als 50 Minuten dauern. Allerlei praktische Dinge, wie Bezahlung, Absagen usw. müssen vorab besprochen werden. Plötzlichen Wechsel in der Behandlungsstrategie muß man möglichst vermeiden. Selbstverständlich fragen Klienten oft nach unserem Rat, wenn sie eine wichtige Entscheidung treffen müssen. Man bespricht die Frage und legt dar, daß man nicht wissen kann, wie ein anderer sein Leben leben würde. Würde man es wissen, dann müßte der andere dennoch selbst zu seinen Entscheidungen kommen, wenn diese ihn befriedigen sollen.

Es ist die Regel, daß man mit Ratschlägen äußerst zurückhaltend ist und sie als Ausnahme betrachtet. Oftmals neigen Menschen, deren neurotische Spannungen durch die Situation unerträglich geworden sind, dazu, zu Aktivitäten überzugehen, durch die sie sich selbst schaden.

Zum Beispiel: Ein noch nicht lange verheirateter Mann wendet sich verzweifelt an uns. Seine Frau erwartet in Kürze das erste Kind – jetzt hat unser Klient die Frau seines Lebens entdeckt anläßlich einer Reise in einem D-Zug. Wir denken an die bekannte Form von neurotischer Untreue: Verliebtsein während der Schwangerschaft in eine andere Frau, um so Eifersucht und Neid auf die eigene Partnerin abzuwehren. Der Klient will seine eigene Ehe sofort beenden und auch seinen Arbeitsplatz verändern – er macht sich ja durch eine derartige Handlung unmöglich. Was der Psychotherapeut hier zu tun hat, lautet: Zeit gewinnen. Er versucht zu erreichen, daß der Patient überlegt und nicht Entscheidungen forciert. Schnell handeln scheint im Dienste der Befriedigung heftigen Verlangens zu stehen, nur ist meistens das Strafebedürfnis ein ebenso starker Beweggrund. Man versucht, einen vorläufigen Kompromiß zu erreichen, die Heftigkeit der Affekte einzudämmen, so daß Therapeut und Klient zusammen untersuchen können, was der Klient nach Bewußtwerden seiner Motive will.

Es sind zahllose, scheinbar belanglose Kleinigkeiten, die von Belang sind und eine therapeutische Beziehung zustande bringen, die in vielen Fällen eine ansehnliche Hilfe bedeuten können für einen Mitmenschen in einer Krisensituation. Hierbei sind Wissen, Einfühlungsvermögen und menschliche Wärme ebenso unentbehrlich wie eine gediegene Sachkenntnis, Geduld und Bescheidenheit über das eigene therapeutische Vermögen und die Zielsetzung der Behandlung. Wenn zu hohe Erwartungen von Arzt und Patient vermieden werden können, ist Psychotherapie in der Sprechstunde oft zweckentsprechender, als irgendwelche pharmakotherapeutischen und soziotherapeutischen Maßnahmen.

Die Autoren wären auf vieles gern ausführlicher eingegangen, aber dann wäre dieser Beitrag zu einer Abhandlung über Psychotherapie angewachsen, welche den Umfang eines Buches erfordert hätte. Mit den gegebenen Ratschlägen ist aber, wie gesagt, schon viel zu erreichen.

Psychotherapie als Gespräch

R. Tölle

Psychotherapie geht viele Wege. Der meist benutzte Weg ist das Gespräch, die verbale Kommunikation zwischen Patient und Therapeut. Manchen stört es, daß eine Behandlung Gespräch genannt wird; es erinnert ihn zu sehr an Unterhaltung und Konversation, auch wenn er weiß, daß das psychotherapeutische Gespräch nach Zielsetzung und Durchführung etwas wesentlich anderes ist. Dennoch wird seit langem und zunehmend Psychotherapie als Gespräch bezeichnet: ärztliches Gespräch, psychotherapeutisches Gespräch, Psychotherapiegespräch, Gesprächstherapie, Gesprächsmethode, Gesprächspsychotherapie.

Psychotherapie als Gespräch heißt zunächst: verbale Psychotherapie. In dieser Arbeit soll untersucht werden, ob die Psychotherapieverfahren, die als „Gespräch" gekennzeichnet werden, darüber hinaus *wesentliche* Gemeinsamkeiten aufweisen.

Zwei Vorbemerkungen sind notwendig: Für die hier vorgenommene vergleichende Darstellung ist es unerläßlich, die Vertreter der einzelnen Psychotherapieverfahren ausführlich zu zitieren. Nur anhand wörtlicher Wiedergaben der entsprechenden Stellen kann gezeigt werden, ob und wieweit die Autoren übereinstimmen. – Dabei können nicht alle Aspekte der theoretischen Grundlagen, Zielsetzung, Methodik, Ergebnisse und Ausbildung ausführlich erörtert werden. Es soll aber insbesondere das besprochen werden, was die Autoren selbst als das Wesentliche ihres psychotherapeutischen Vorgehens herausgestellt haben.

Am Beginn der Entwicklung der Psychotherapie als Gespräch steht das ärztliche Gespräch, das Mauz, einer der ersten Psychotherapeuten unter den deutschen Psychiatern, nach 10jähriger psychotherapeutischer Arbeit mit psychosomatisch Kranken 1936 beschrieben hat: „Für uns ist die diagnostische und therapeutische Methode zugleich das ärztliche Gespräch. Es hat im Gegensatz zur ärztlichen Exploration weniger die Aufgabe, die pathologischen Markierungen einer Lebenskurve in allen Einzelheiten seelischer und körperlicher Art festzulegen, sondern die gesunden Bestandteile wiederzuentdecken, zu aktivieren und nutzbar zu machen." [11].

Drei Einsichten liegen nach Mauz [12] dem ärztlichen Gespräch zugrunde: „. . ., daß die meisten Krankheiten eine komplexe Ursache haben. Das ist eine alte ärztliche Erfahrung, die aber immer wieder in der dogmatischen Über- oder Unterbewertung des einen oder anderen Faktors durch die jeweils vorherrschende wissenschaftliche Lehrmeinung untergeht . . ., daß das Wohlbefinden des Patienten von tausend Dingen des Menschlichen abhängig ist . . ., daß oft schon eine kleine Veränderung des Ursachengefüges therapeutisch wirksam sein kann."

Mauz wendet sich gegen Voreingenommenheit, lapidare Feststellungen, Verallgemeinerungen und Klassifizieren. Er vermittelt keine allgemein gültigen Regeln psychotherapeutischen Vorgehens, sondern lehrt anhand konkreter Beispiele. Ärztliches Gespräch stellt sich ganz auf diesen bestimmten Patienten ein. „Eine selbstverständliche Voraussetzung ist, daß wir die Sprache des Anderen sprechen können."

Zahlreiche Ärzte sind dem psychotherapeutischen Vorgehen von Mauz gefolgt, mehr als es der Literatur nach scheinen mag; denn die meisten verzichteten darauf, das zu beschreiben, was sie alltäglich und ohne Anspruch auf wissenschaftlichen Fortschritt praktizieren. Der Allgemeinarzt Braun [7], der über das ärztliche Gespräch in der Landpraxis schrieb, schildert eindrucksvoll die Wirkung kurzer ärztlicher Gespräche und bestätigt damit die Auffassung von Mauz, daß Zeit eine wichtige, aber nicht die wichtigste Voraussetzung des ärztlichen Gespräches sei.

Das ärztliche Gespräch bezieht auch die Erkenntnisse der psychoanalytischen Forschung ein, ohne sich der psychoanalytischen Theorie und Standardtechnik zu verpflichten. Es berücksichtigt das unbewußte Erleben, die Triebdynamik, die Abwehrmaßnahmen und Übertragungsvorgänge, ohne in Interpretation und Durcharbeiten den einzigen psychotherapeutischen Weg zu sehen. Mauz, der seine ersten analytischen Versuche bereits in den zwanziger Jahren in der Tübinger Nervenklinik unternahm (in der zur gleichen Zeit E. Kretschmer Vorlesungen über Psychoanalyse hielt), nutzt im ärztlichen Gespräch psychoanalytisches Wissen.

Dabei ist Mauz darauf bedacht, die psychoanalytische Terminologie zu meiden, um sich und den Lernenden von vorgefaßten Meinungen und Denkschablonen frei zu halten und um Psychotherapie so zu lehren, daß der nicht vorgebildete und auch der skeptische Mediziner sie verstehen und akzeptieren kann.

Wie das ärztliche Gespräch auf Grundlagen der Psychoanalyse aufbaut und diese anwendet, zeigt überzeugend die Monographie von Meerwein [13]. „Die Bedeutung des ärztlichen Gespräches war den Ärzten aller Zeiten bewußt . . . Mit der Psychoanalyse Freuds bahnte sich jedoch zu Ende des 19. Jahrhunderts eine Entwicklung an, die . . . die Beziehung zwischen Arzt und Patient, die als deren Träger des Gespräches zu gelten hat, unter wissenschaftlichen Gesichtspunkten erforschte und deren Heilkraft bewies . . . Wir gehen deshalb bei der Darstellung des ärztlichen Gespräches von den Forschungsergebnissen der Psychoanalyse aus, auch wenn dieses Gespräch selber mit der Methode der Psychoanalyse nicht identisch ist."

Balint lehrt in „Der Arzt, der Patient und seine Krankheit" das ärztliche Gespräch auf psychoanalytischer Grundlage, Kuiper beschreibt es in diesem Band.

Wenn man heute öfter von psychotherapeutischem Gespräch als von ärztlichem Gespräch hört, so hat das mehrere Gründe. Zunächst die sprachliche Abgrenzung von der allgemeinen Gesprächsführung des Arztes, die in jeder ärztlichen Situation anzuwenden ist und mehr der Diagnostik als der Therapie dient. Eine ausgezeichnete didaktische Anleitung geben die amerikanischen Ärzte Froelich und Bishop [6]. Sodann, weil in jüngerer Zeit zunehmend Psychologen, also Nicht-Ärzte, psychotherapeutisch tätig werden. Dennoch hat die Bezeichnung ärztliches Gespräch nicht ihren Sinn verloren; denn sie verdeutlicht, daß das Gespräch mit dem Patienten in enger Beziehung zu anderen Therapieverfahren steht, die beim selben Patienten und vom selben Arzt durchgeführt werden, was nur als ärztliches Handeln gelten kann.

Schließlich hat die Betonung bestimmter Merkmale des methodischen Vorgehens oder der anthropologischen Fundierung zu anderen Bezeichnungen für Therapieverfahren geführt, die im wesentlichen dem ärztlichen bzw. psychotherapeutischen Gespräch ähnlich sind, z. B. die sogenannte gezielte Analyse im zweigleisigen Standardverfahren von Kretschmer und Langen, das konflikt-zentrierte psychotherapeutische Gespräch von Bräutigam und Christian oder die personale kommunikative Psychotherapie von Schulte [17, 18], der schreibt: „Mir liegt an einer praktikablen charakter- und erlebnisanalytisch orientierten personalen, kommunikativen Psychotherapie. Nicht unbedingt methodisch gebunden, System und Methode, insbesondere auch autosuggestive Übungsverfahren und Impulse von der Verhaltenstherapie keineswegs verachtend, sondern sich ihrer je nach Struktur, Stadium und Verlauf bedienend. . . Immer im Blick nicht auf das, was fehlt, mangelt und versagt, sondern auf das, was in aller Dekompensation und Destruktion doch noch ist, hält oder zu werden verspricht . . . Auf dieser Basis (einer festen Kommunikation mit dem Patienten) braucht der Therapeut vor der Erörterung personaler, existentieller Probleme nicht zurückzuschrecken, wobei er sich auf eine katalysatorische Funktion beschränken kann und muß."

Was Sullivan [20] als „psychiatric interview" beschreibt, ist in der diagnostisch-therapeutischen Dimension dem ärztlichen Gespräch von Mauz verwandt. Der „brief therapy" oder „brief contact therapy" angloamerikanischer Psychotherapeuten und der Kontaktpsychotherapie von Bräutigam [4] ähnlich ist die „führende und stützende Psychotherapie auf längere Sicht" von Kind [8]. Sie hat zwei besondere Akzente: Sie ist weniger als die bisher genannten Verfahren eine Einsicht vermittelnde Therapie, sondern „das Hauptgewicht liegt auf der Schaffung und Erhaltung einer tragfähigen Arzt-Patient-Beziehung, welche das gestörte Selbstvertrauen des Patienten stärkt, seine Isolierung durchbricht und ihm immer wieder Hilfe bei der Lösung aktueller Schwierigkeiten gibt. Sie ist auch und gerade bei langfristigen und chronischen Krankheitsverläufen indiziert. Die Kunst dieser Behandlungsform liegt darin, dem Kranken einerseits so viel an Zeit und emotionaler Zuwendung zu geben, daß er die notwendige Stützung erfährt, andererseits aber seinen infantilen Ansprüchen nach Liebe und Zuwendung soweit zu widerstehen, daß eben der Therapeut nicht überfordert wird und die erwähnte Relation von Aufwand und emotionaler Befriedigung durch die Theorie bewahrt bleibt."

Ohne Zweifel gehört dieses Vorgehen zu den am häufigsten indizierten und praktisch am meisten angewandten Formen psychotherapeutischer Hilfe. Kind kommt das Verdienst zu, diese führende und stützende Psychotherapie auf längere Sicht plastisch beschrieben und ihre Bedeutung so aufgezeigt haben, daß sie neben anderen Psychotherapieverfahren bestehen kann.

Noch etwas Gemeinsames durchzieht die referierten Psychotherapiemethoden: ihre Entstehung in einer bestimmten Situation der Krankenversorgung. Mauz entwickelte das ärztliche Gespräch aus der Konsiliartätigkeit in einer medizinischen Klinik und Poliklinik, ebenso Meerwein, Staehelin [19] und Cremerius [5]; entsprechend war die Situation der Allgemeinärzte de Jong et al. [7].

Auch die psychoanalytisch orientierten Kurztherapien, die dem psychotherapeutischen Gespräch nahe stehen (sie können in dieser Arbeit nur erwähnt werden), wurden unter ähnlichen Bedingungen entwickelt bzw. angewandt. Beck [1] z. B. ging von Erfahrungen mit psychosomatisch Kranken in einer medizinischen Klinik aus, und auch Bellak und Small [3] sahen sich dem Druck der großen Nachfrage in medizinischen und sozialpsychiatrischen Situationen ausgesetzt; darüber hinaus aber auch die Entwicklung der Psychotherapie selbst verpflichtet: „Die Psychotherapeuten sollten erkennen, daß sie selbst dazu beigetragen haben, das Wissen um die Segnungen der Psychotherapie in der Allgemeinheit zu verbreiten. Durch die Erfolge der Psychoanalyse angeregt, sehen heute immer mehr Menschen die Chance, daß eine Psychotherapie ihnen helfen könnte, Krisen zu überwinden oder mit chronischem Leid und Unglück besser fertig zu werden. Die Effektivität psychoanalytischer Verfahren hat demnach das bewußt empfundene Bedürfnis nach Psychotherapie allgemein gesteigert, ohne daß gleichzeitig auch das Angebot an psychotherapeutischen Behandlungskapazitäten gestiegen wäre."

Als Gesprächspsychotherapie wird auch die klient-zentrierte Therapie des amerikanischen Psychologen Rogers [15, 16] bezeichnet. Diese Therapieform ist in besonderem Maße von der Persönlichkeit und dem Werdegang des Autors geprägt. Rogers war als Student enttäuscht von der damaligen behavioristisch-tierexperimentell ausgerichteten Psychologie. „Die psychiatrischen Sozialarbeiter hingegen schienen meine Sprache zu sprechen." Er arbeitete in einer Erziehungsberatungsinstitution. „Mit großem Interesse nahm ich die dynamischen Ansichten des Kollegiums. . . über Freud auf (16). Mehr aber als von Freud wurde er von den Arbeiten des Psychoanalytikers

Rank beeinflußt. In seiner Therapie sind unübersehbare Elemente der psychoanalytischen Lehre eingegangen. Ausdrücklich sagt Rogers, er hätte seine Therapie nicht ohne die Kenntnis der unbewußten Strebungen entwickeln können. Unter anderem hat er sich eingehend mit der Problematik der Übertragung befaßt. Der psychoanalytischen Theorie gegenüber blieb er jedoch distanziert. Wie auch viele ärztliche Psychotherapeuten vermied er es, auf die therapeutischen Erfahrungen ein umfassendes Theoriegebäude zu errichten. Zu recht sagt Pfeiffer [14]: „Theorie aber ist für Rogers lediglich ein Versuch, den erhobenen Fakten, aber auch den subjektiven Erfahrungen eine vorläufige Ordnung zu geben, um von hieraus Hypothesen zu bilden, die durch Untersuchung zu bestätigen oder zu widerlegen sind."

Klient-zentriert heißt: auf den zu behandelnden Menschen bezogen statt auf Krankheit und Symptome; und weiterhin: Verantwortlichkeit des Patienten selbst. Rogers geht von der Annahme aus, es bestehe im Menschen eine besondere Tendenz zur Selbstentfaltung, die sich beim Klienten therapeutisch entfalte. Hierbei helfe ihm der Therapeut.

Als die wichtigsten Bedingungen der Therapie sieht Rogers drei Voraussetzungen auf Seiten des Therapeuten an: Echtheit, unbedingte emotionale Zuwendung und Annahme des Patienten sowie empathisches Verstehen. Technische Regeln gibt er nur wenig. Was der Klient über sein Erleben und sein Verhalten sagt, wiederholt der Therapeut, möglichst in verdeutlichender Formulierung, um den Klienten anzuregen, sich selbst zu explorieren und den emotionalen Gehalt seines Erlebens zu erkennen. Aus der Sicht des Patienten formuliert Rogers: „Erst wenn jemand versteht, wie mir zumute ist, und wie mein Ich sich mir darstellt, ohne mich dabei analysieren oder beurteilen zu wollen, kann ich in einem solchen Klima aufblühen und mich entfalten ... Wenn der Therapeut das immer neu Erfahrene begreifen kann, das sich in der inneren Welt des Klienten ereignet, so wie der Klient es sieht und empfindet, ohne dabei das Gesondertsein seiner eigenen Identität im Laufe des empathischen Prozesses zu verlieren, dann wird Veränderung wahrscheinlich."

Es handelt sich also um eine Einsicht vermittelnde Psychotherapie auf der Basis personaler Beziehung, nicht grundsätzlich anders als die von der Psychoanalyse ausgehenden und modifizierten Psychotherapieverfahren. Rogers nimmt Interventionen der geschilderten Art vor, verzichtet aber auf direktes Deuten, er läßt den Patienten die Zusammenhänge entdecken, was auch im ärztlich-psychotherapeutischen Gespräch üblich ist. Er beachtet die Übertragungsvorgänge, ohne sie zum zentralen Gegenstand der Therapie zu machen. „Im allgemeinen können wir also sagen, daß Übertragungseinstellungen bei einer beträchtlichen Zahl von Fällen, die von klient-bezogenen Therapeuten behandelt werden, in vielfältigen Abstufungen existieren. In dieser Hinsicht wären alle Therapeuten in der gleichen Lage, denn solchen Einstellungen begegnen sie alle. Der Unterschied liegt darin, was aus ihnen gemacht wird. Der Psychoanalyse scheinen sich diese Einstellungen bezeichnenderweise in eine Beziehung zu entwickeln, die den Mittelpunkt der Therapie bildet ... Für den klientenbezogenen Therapeuten steht eher die bewußte Erfahrung des Klienten, daß seine Einstellungen und Wahrnehmungen in ihm selbst liegen, und nicht im Gegenstand seiner Einstellungen und Wahrnehmungen, im Mittelpunkt der Therapie." Auch dieses Vorgehen entspricht weitgehend dem des psychotherapeutischen Gesprächs und ebenfalls der psychoanalytisch orientierten Kurzpsychotherapie, die (anders als das analytische Standardverfahren) „ein breites Anwachsen der Übertragung wegen der unvermeidlich damit verbundenen Regression" für unerwünscht hält [1].

Bemerkenswert ist, daß die Rogers-Therapie im Laufe ihrer Entwicklung die gleiche Erfahrung machte wie die analytische Therapie: die Behandlungszeiten wurden länger. Anfangs reichten

Rogers 5 Behandlungsstunden oder wenig mehr aus, später wurden klient-zentrierte Therapien auf 50 oder mehr ausgedehnt.

Von einem Klienten zu sprechen, ist dem Arzt zunächst ungewohnt, manchem sogar im Hinblick auf den lateinischen Wortsinn oder den juristischen Sprachgebrauch befremdlich. Rogers denkt so: „Der Klient . . . ist jemand, der aktiv und freiwillig Hilfe in bezug auf ein Problem sucht, aber nicht die Absicht hat, seine eigene Verantwortung für die Situation aufzugeben. Diese Nebenbedeutungen waren es, die uns zu diesem Wort greifen ließen, da es ausschließt, daß die Person krank ist . . . so bald sich ein besseres Wort bietet, werden wir es gern übernehmen." Ob man nun von einem Klienten als einem Ratsuchenden spricht (wie heute auch manche Psychiater) oder von einem Patienten als Leidendem (wie es die Medizin und ärztliche Psychotherapie ebenfalls mit gutem Grunde tut), ist letztlich unwesentlich. Es kommt vielmehr auf die Einstellung zum Klienten bzw. Patienten an. Hierin stimmt Rogers mit ärztlichen Psychotherapeuten wie Mauz, Meerwein, Schulte, Kind und anderen überein.

Mit diesem Zitat von Rogers ist aber auch der Indikationsbereich angesprochen. Klient-zentrierte Therapie ist nicht in erster Linie bei psychisch Kranken (in klinischem Sinn Kranken) anzuwenden, sondern hauptsächlich zur Beratung und Behandlung bei leichteren psychischen Störungen einschließlich der Krisenintervention. Aus der klientzentrierten Behandlung sind auch Verfahren der Partner-, Familien- und Gruppentherapie entwickelt worden, und die Kenntnisse von Rogers wurden für die Schulpädagogik, Seelsorge und Sozialarbeit nutzbar gemacht.

Wenn in der Rogers-Therapie Kranksein ausgeschlossen wird (s. oben), wenn Symptomatik und Diagnose außer Acht bleiben, folgt hieraus, daß sie kaum als ein Psychotherapieverfahren für ausgeprägte Symptomneurosen, Charakterneurosen, psychosomatische Krankheiten und Psychosen gelten kann. Da sich die einzelnen Neurose- und Psychoseformen psychodynamisch unterscheiden, ist ein differenziertes psychotherapeutisches Vorgehen indiziert, und hierfür ist die Diagnose (die genetische mehr als die nosologische) unerläßlich. Ohnehin kann die Psychotherapie dieser Krankheiten nur von Therapeuten durchgeführt werden, deren Ausbildung breit angelegt ist, so daß sie nicht auf *eine* Methode angewiesen sind. Nur diese Therapeuten können psychisch Kranke behandeln und gegebenenfalls auch nach dem Rogers-Verfahren vorgehen.

Auf die Weiterentwicklung der klient-zentrierten Therapie kann hier nicht näher eingegangen werden. Eine Variante, nämlich die Gesprächspsychotherapie nach Tausch [21], soll kurz erwähnt werden, weil sie in Deutschland bekannt geworden ist (noch ehe Rogers' Bücher übersetzt wurden) und weite Verbreitung fand. Tausch setzt einige Akzente anders als Rogers: Er betont stärker die Bedeutung des technischen Vorgehens im Detail, versucht die Gesprächspsychotherapie ganz von tiefenpsychologischen Erkenntnissen abzulösen und will sie scharf von den psychotherapeutischen und psychosomatischen Richtungen der Medizin abgrenzen. Hierauf vor allem ist es zurückzuführen, daß klient-zentrierte Gesprächspsychotherapie und psychodynamisch orientierte Therapieverfahren fälschlich als grundsätzlich verschiedene Behandlungsweisen angesehen und – nicht immer frei von Polemik – einander gegenübergestellt wurden. Auch wenn diese Tendenz rückläufig zu sein scheint, so muß doch auf die Gefahr hingewiesen werden, daß zwar jeder seine Therapie Gespräch nennt, jedoch ein Gespräch zwischen den Therapeuten durch Schuldenken und Abgrenzungsbestrebungen unmöglich gemacht wird. Das würde nicht nur die Psychotherapieforschung behindern, sondern auch die Krankenversorgung beeinträchtigen.

Zusammenfassend ist festzuhalten:

1. Die Verfahren der Psychotherapie im Gespräch sind einsichtsorientierte, aufhellende Behandlungsmethoden, die mehr oder weniger auch von den grundlegenden Erkenntnissen der Psychoanalyse ausgehen, ohne sich aber an deren Theorie und Standardtechnik zu binden. Sie beschränken sich in der Regel auf die Bearbeitung der aktuellen Konfliktsituation (Focus).
2. Die Aussicht auf einen Behandlungserfolg ist – abgesehen von den Voraussetzungen beim Patienten (Indikation) – vor allem von bestimmten Bedingungen auf Seiten des Therapeuten abhängig: emotionale Zuwendung (Kind), starkes Engagement (Schulte), persönlicher Einsatz, echte Anteilnahme (Maeder), Enthusiasmus, Bereitschaft sich auf eine Wechselbeziehung tief einzulassen (Malan), positive Beziehung, tragfähiges Arbeitsbündnis (Beck), unbedingte emotionale Zuwendung und Annahme des Patienten, Echtheit, empathisches Verstehen (Rogers), sich dem Patienten auf der Ebene des Menschlichen nähern (Mauz).

Diese Zitate zeigen, daß die Vertreter der verschiedenen Methoden der Psychotherapie im Gespräch die gleichen Voraussetzungen für ausschlaggebend halten.

3. Unterschiedlich sind die Behandlungstechniken. Übereinstimmend aber halten die Autoren die Technik des psychotherapeutischen Vorgehens für „relativ unbedeutend" (Rogers), „gar nicht so wichtig" (Malan). Maeder, Bellak und Small und andere Autoren sehen in der Überbetonung der Technik eine Gefahr für die Psychotherapie. Wenn Rogers in der Technik nur den Weg zu den Voraussetzungen sieht, stimmt er mit Meerwein überein, der in der Psychoanalyse die Technik nicht für das Wesentlich hält, sondern nur für die Methode, um das Eigentliche, den Patient-Arzt-Dialog, zu ermöglichen.

Hieraus ist allerdings nicht zu folgern, daß für die Ausübung der Psychotherapie die Ausbildung in einer Behandlungstechnik und methodisches Vorgehen entbehrlich seien, sondern daß es verschiedene Wege zu wirksamer Psychotherapie gibt, wie die vergleichende Psychotherapieforschung zeigt. Welches Verfahren angewandt werden soll, hängt vom Patienten, seiner Symptomatik und Persönlichkeitsstruktur, mindestens ebenso sehr aber von der Person des Therapeuten, seiner speziellen Befähigung und Ausbildung ab.

Was die Lehre anbelangt, betonen alle Vertreter der referierten Psychotherapierichtungen die *praktische* Erfahrung. Der klient-zentrierten Therapie kommt das Verdienst zu, durch systematische Supervision auch anhand von Tonband- und Videoaufzeichnungen die Ausbildung wesentlich verbessert zu haben. In der ärztlichen Psychotherapie wurde die detaillierte methodische Anleitung allzulange hintangestellt, andererseits aber die Bedeutung der Selbsterfahrung früh erkannt und von Balint vor allem in Ausbildungsgruppen gefördert. In jedem Fall, auch der klient-zentrierten Therapie, sind umfassende psychologische und psychopathologische Kenntnisse unerläßlich, und dabei in erster Linie praktische Erfahrungen, die nur im Umgang mit Ratsuchenden und Patienten erworben werden können. Es genügt nicht, eine Behandlungstechnik erlernt zu haben, um psychotherapeutisch tätig zu werden. Der Therapeut muß auch die Konflikte, Fehlentwicklungen, Lebenssituationen, Leidenszustände und Symptome kennen, deretwegen Klienten oder Patienten ihn aufsuchen. Mehr denn je ist es heute notwendig, sich gegen Behandlungsversuche durch nicht oder nicht ausreichend ausgebildete Personen zu wenden.

Es zeigt sich also, daß die hier referierten Psychotherapieverfahren so eng miteinander verwandt sind, daß die zusammenfassende Bezeichnung „Psychotherapie als Gespräch" gerechtfertigt ist. Wohl bestehen Unterschiede in der technischen Durchführung, sie wurden in dieser Studie nicht im einzelnen erörtert, werden aber keineswegs verkannt. Die Behandlungstechnik ist jedoch nicht ausschlaggebend, und das unterschiedliche Vorgehen kann angesichts der Gemeinsamkeiten im Wesentlichen nicht überbewertet werden. Um das aufzuzeigen, ohne sich den Anschein einseitiger Interpretation auszusetzen, hat der Verfasser die Repräsentanten der einzelnen Richtungen soweit wie möglich zitiert.

Noch deutlicher aber sind die Ähnlichkeiten der Methoden aus den veröffentlichten Behandlungsprotokollen abzulesen. Zurecht fragt Strotzka, ob nicht manche Behandlung, die vom Therapeuten als analytisch angesehen wird, der klient-zentrierten Therapie nahestehe, „wo die Rogersschen Kriterien der Zuwendung, Akzeptierung und echten Wärme wirksamer sind als das analytische Gewand, das diesen Behandlungen gegeben wird."

Zwei Folgerungen erscheinen wichtig. Noch einmal sollen die Vertreter der Psychotherapie im Gespräch zu Worte kommen.

Eine Folgerung für die Forschung: „Der Sinn der Psychotherapieforschung liegt vor allem darin, durch eine Vermehrung des objektiv überprüfbaren Wissens zum allmählichen Ableben der verschiedenen ‚Schulen' der Psychotherapie, einschließlich der klient-zentrierten beizutragen. In dem Maße, in dem wir solidere Kenntnisse darüber gewinnen, welche Bedingungen therapeutische Veränderungen begünstigen, welches die Natur des therapeutischen Prozesses ist, welche Bedingungen ihn blockieren oder hemmen und welche charakteristischen Ergebnisse die Therapie in bezug auf die Persönlichkeits- und Verhaltensänderung zeitigt, in dem Maße werden dogmatische und rein theoretische Formulierungen an Bedeutung verlieren" (Rogers).

Und für die Praxis: „Der Psychotherapeut, der sich auf die diese Weise in kürzeren oder längeren Kontakten stützend, ermutigend, beruhigend, führend und manchmal als treuer Begleiter seiner Kranken annimmt, muß nicht mehr ein schlechtes Gewissen haben, weil er sich einreden läßt, nur eine intensive psychoanalytisch orientierte Therapie könne seinem Patienten überhaupt helfen" (Kind).

Literatur

1. Beck, D.: Die Kurzpsychotherapie. Eine Einführung unter psychoanalytischem Aspekt. Bern–Stuttgart–Wien: Huber 1974.
2. Becker, A.M.: Die klient-zentrierte Gesprächspsychotherapie. In: Psychotherapie: Grundlagen, Verfahren, Indikationen (Strotzka, H., Hrsg.). München–Berlin–Wien: Urban & Schwarzenberg 1975.
3. Bellak, L., Small, L.: Kurzpsychotherapie und Notfallpsychotherapie. Frankfurt: Suhrkamp 1972.
4. Bräutigam, W.: Psychotherapie bei Süchtigen. Nervenarzt *29*, 445–451 (1958).
5. Cremerius, J.: Psychotherapie als Kurzbehandlung in der Sprechstunde. München: Lehmanns 1951.
6. Froelich, R.E., Bishop, F.M.: Die Gesprächsführung des Arztes. Berlin–Heidelberg–New York: Springer 1973.
7. de Jong, D.J., Braun, E., Wolter, K.: Das ärztliche Gespräch als psychotherapeutische Methode. Stuttgart: Hippokrates 1976.
8. Kind, H.: Die allgemeine Psychotherapie des Nervenarztes. In: Psychiatrie der Gegenwart. 2. Auflage, Band II/1. Berlin–Heidelberg–New York: Springer 1972.
9. Maeder, A.: Studien über Kurzpsychotherapie. Stuttgart: Klett 1963.
10. Malan, D.H.: Psychoanalytische Kurztherapie. Eine kritische Untersuchung. Bern–Stuttgart: Huber/Klett 1965.
11. Mauz, F.: Aufbau und Behandlung des funktionellen Krankseins. Nervenarzt *9*, 355–358 (1936).
12. Mauz, F.: Das ärztliche Gespräch. Therapiewoche 1960, S. 311–316.
13. Meerwein, F.: Das ärztliche Gespräch. Grundlagen und Anwendungen. 2. Auflage. Berlin–Stuttgart–Wien: Huber 1974.
14. Pfeiffer, W.: Die Gesprächspsychotherapie (klienten-zentrierte Therapie) nach C.R. Rogers. Nervenarzt *46*, 57–63 (1975).
15. Rogers, C.R.: Client-centered Therapy. Boston: Mifflin 1951. – Deutsche Ausgabe: Die klient-bezogene Gesprächstherapie. München: Kindler 1973.
16. Rogers, C.R.: On Becoming a Person. Boston: Mifflin 1961. – Deutsche Ausgabe: Entwicklung der Persönlichkeit. Stuttgart: Klett 1973.
17. Schulte, W.: Psychotherapeutisches Seminar. Stuttgart: Thieme 1967.
18. Schulte, W.: Über die Möglichkeiten und Grenzen des Psychotherapeuten. Bremer Ärztebl. *8*, 27 (1969).
19. Staehelin, W.: Aus der Praxis einer psychosomatischen Sprechstunde. Internist *3*, 66 (1962).
20. Sullivan, H.S.: The Psychiatric Interview. London: Tavistock 1955.
21. Tausch, R.: Gesprächspsychotherapie. 6. Auflage. Göttingen: Hogrefe 1974.

Grundzüge der analytisch orientierten Gruppenpsychotherapie

H.-W. von Grünberg und H. Mester

Obschon die analytisch orientierte ebenso wie die problemzentrierte, die „focale" Gruppenpsychotherapie in ihrem Vorgehen auf den Erkenntnissen der Psychoanalyse fußen, Widerstände bearbeiten und gezielt Übertragungsvorgänge benutzen, sind die Techniken doch von den in der Einzelbehandlung angewandten Methoden sehr verschieden. An den Therapeuten werden in mancher Hinsicht höhere Anforderungen gestellt. Hat er doch neben den vielfältigen Problemen eines jeden Patienten und neben den jeweiligen Gegenübertragungen zusätzlich alle Konflikte zu bemerken und aufzugreifen, die sich im gegenwärtigen Gesamtverhalten der Gruppe äußern. Das Wirkungsfeld, auf dem er sich bewegt und das er kontrollieren muß, ist somit maßgeblich erweitert.

Man kann Gruppenpsychotherapie weder aus Büchern erlernen noch auch nur einigermaßen hinreichende Kenntnisse durch die Teilnahme an einem Wochenendseminar erwerben. Gründliche Vorbildung in der Einzelbehandlung und weitreichende Selbsterfahrung, die innerhalb einer Gruppe erweitert worden sein müßte, sowie umfassende theoretische Kenntnisse, wie sie am besten in speziellen Seminaren erworben werden können, sind unabdingbare Voraussetzungen für die gruppenpsychotherapeutische Tätigkeit. Für die ersten selbstgeleiteten Gruppen sollte die Möglichkeit regelmäßiger Supervision gegeben sein. Bei unerfahrenen Therapeuten droht der Gruppenprozeß über kurz oder lang auf der Stelle stehenzubleiben, an der wichtige Übertragungsreaktionen der Mitglieder vom Gruppenleiter entweder gar nicht bemerkt oder aber deshalb nicht gedeutet werden, weil er mit seinen Gegenübertragungen zu kämpfen hat.

Die Auswahl der Patienten

Bestimmte Patienten gewinnen wenig in einer ambulanten Gruppenpsychotherapie und können deren Vorankommen empfindlich stören. Die zahlreichen, auf verschiedenen Ebenen gelegenen Beurteilungsmomente, welche Aufschluß über die Indikation geben, lassen sich hier nicht alle im einzelnen erörtern. Hinsichtlich dieser Frage herrsche eine „beunruhigende Zusammenhangslosigkeit", schrieb Yalom [21]. In jedem Falle hängt der Fortschritt der therapeutischen Arbeit weitgehend davon ab, nach welchen Gesichtspunkten die Gruppenmitglieder ausgewählt wurden. Außer der psychiatrischen Diagnose, der Belastbarkeit, der „Ich-Stärke" des Patienten, entscheiden hier noch mehr als in der Einzelbehandlung weitere Eigenschaften seiner Persönlichkeitsstruktur, aber auch situative Gegebenheiten über die *Eignung zur Behandlung in einer ganz bestimmten Gruppe*. Orientiert man sich an der Richtlinie, nach der die Komposition einer therapeutischen Gruppe in vielerlei Hinsicht heterogen sein solle, insbesondere bezüglich der Mischung unterschiedlicher neurotischer Grundstrukturen und psychiatrischer Diagnosen, so ist doch sehr darauf zu achten, daß die emotionale Belastbarkeit der Patienten ein möglichst gleichartiges Kräfteverhältnis ergibt.

Feste, in ihrer Aussage eindeutige Regeln zur *Indikationsfrage* lassen sich schwer aufstellen. Patienten mit verschiedenen Formen einer mittelschweren Psychoneurose, insbesondere solche, bei denen soziale oder sexuelle Gehemmtheiten im Vordergrund stehen, werden häufig die überwiegende Mehrheit der Gruppenmitglieder stellen. Bei Suchtkranken sind Leidensdruck und Motivation oft nicht groß genug, um die Belastungen der Therapie auszugleichen. Bei paranoid reagierenden Menschen kann eine psychotische Dekompensation eintreten, wenn die Auseinandersetzung mit den in einer Gruppe vergleichsweise intensiven Übertragungsvorgängen mißlingt. Die Aktivierung suicidaler Tendenzen gilt es bei Depressiven stets zu beachten. Psychosomatisch Kranke leiden in analytischer Gruppenbehandlung ebenfalls regelmäßig unter besonderen Schwierigkeiten, die den therapeutischen Prozeß oft erheblich behindern. Viele dieser Patienten, als „emotionale Illiteraten" apostrophiert, bleiben oft lange unfähig, ihre eigenen Gefühle zu erfassen und zu äußern. Was für Kranke mit einer derartigen Alexithymie oder mit einer schweren schizoiden „Grundstörung" gilt, trifft grundsätzlich für alle zu, die zu weitgehender Verleugnung bzw. Externalisierung ihrer Konflikte neigen oder Abwehrmaßnahmen benutzen, die wegen ihres feindseligen Charakters zu extremen Belastungen der interpersonalen Beziehungen führen. Für solche therapeutischen Aufgaben müssen „Sonderproblemgruppen" [7] eingerichtet werden, ähnlich wie für Patienten, die an einer sexuellen Deviation leiden. Die Behandlung von Jugendlichen ergibt ebenfalls so viele spezielle Schwierigkeiten, daß es nicht ratsam ist, Adolescenten in eine therapeutische Gruppe einzugliedern, die im übrigen aus Erwachsenen besteht.

Bei der *Auswahl* der Patienten sind auch die Persönlichkeitsstruktur und die Erfahrungen des Gruppenleiters sowie die Besonderheiten seines praktischen Vorgehens in der Therapie zu berücksichtigen. Gruppenleiter, die in streng analytischer Haltung jeden stützenden Eingriff ablehnen, können nur stärker belastbare, relativ ich-starke Patienten übernehmen. Das gilt ebenso für Therapeuten, die sehr hohe Ansprüche an Offenheit und Spontanität stellen, um in der Gruppe rasch intensive affektive Reaktionen zu mobilisieren. Solche Techniken aus der Encounter-Bewegung sind für psychiatrische Patienten grundsätzlich wenig geeignet. Indem Widerstände unbedenklich abgebaut werden, können fatale Therapieschäden bis hin zu psychotischen oder suicidalen Reaktionen hervorgerufen werden.

Zur Steuerung der Gruppendynamik

Ein einigermaßen durchstrukturiertes Konzept kann mit dem häufig verwendeten Begriff „Gruppendynamik" noch nicht verknüpft werden. Zu ihrem Verständnis lieferten die Kommunikationstheorie und die Sozialpsychologie ebenso wichtige Beiträge wie die Psychoanalyse.

In jeder Begegnung zweier oder mehrerer Menschen kommen ein inhaltlicher Aspekt und ein *Beziehungsaspekt* zum Tragen [20]. Der Therapeut geht von den manifesten Interaktionen, also von den inhaltlichen Auseinandersetzungen der Gruppenmitglieder aus, wenn er die Art ihrer gegenseitigen Beziehungen analysiert. In den aufgegriffenen Gesprächsthemen zeichnen sich verhüllt die emotionalen Probleme ab, die in den interpersonellen Beziehungen zur Zeit vorherrschen. Diese Erfahrung ist dem Therapeuten hilfreich. Er bemüht sich also, die Gruppenprozesse auf zwei Ebenen wahrzunehmen: Auf der Ebene der manifesten Gesprächsinhalte und averbalen Kommunikation und ebenso in dem „dahinter liegenden" Bereich der verschwiegenen, vorbewußten oder unbewußten Beziehungsprobleme.

Projektive Elemente spielen in jeder zwischenmenschlichen Begegnung eine oft erhebliche Rolle [8]. Innere Bedürfnisse, vor allem Triebregungen, die unvereinbar mit dem Ich-Ideal sind, werden in das Gegenüber hineinverlagert. Verdrängung reicht zur Abwehr dieser Strebungen häufig nicht aus, so daß Reaktionsbildungen erforderlich werden, die dazu führen, daß die Gefühlstönungen der entstandenen Bindung den projizierten Impulsen gerade entgegengesetzt sind [14]: Wo passive Abhängigkeitswünsche oder erotische Bedürfnisse verdeckt werden sollen, sind aggressive Äußerungen nötig; wo Haß abgewehrt werden muß, äußern sich Mitleid oder Zärtlichkeitsgefühle. Ezriel [6] sprach von einer „geforderten Beziehung", hinter der sich eine „vermiedene Beziehung" verbirgt. Entsprechend aufgebaute Partnerschaften bleiben selbstverständlich nur dann einigermaßen stabil, wenn die Bezugsperson die ihr angetragene Bindung weitgehend annehmen kann, weil diese in das Muster der eigenen Abwehrmaßnahmen hineinpaßt. Die auf den anderen projizierten Bedürfnisse werden stets mehr oder weniger ambivalent erlebt. Von den einander konträren Impulsen kann in der Zweierbeziehung jeweils nur einer bewußt empfunden werden. Daher erlebt der Patient die Zwiespältigkeit einer Übertragungsreaktion fast niemals deutlich zu einem bestimmten Zeitpunkt, sondern erst nach und nach. In der therapeutischen Gruppe hingegen können die widersprüchlichen Regungen auf verschiedene Bezugspersonen projiziert werden, so daß sich ambivalente Gefühle ohne zeitliche Versetzung entfalten, wenn die den inneren Objekten geltenden widersprüchlichen Regungen auf verschiedene Bezugspersonen projiziert werden. Für den Therapeuten ergibt sich also die Möglichkeit, den entsprechenden emotionalen Konfliktstoff unmittelbar erlebbar zu machen und zu deuten [8].

Bion [5] verwies auf *kollektive Abwehrhaltungen*, die sich in Psychotherapie- und Arbeitsgruppen gegen die in dieser Situation fortbestehenden oder wiedererwachten frühkindlichen Ängste regelmäßig entwickeln. Übergroße Abhängigkeit, eine von kämpferischen Einstellungen oder von Fluchttendenzen bestimmte Haltung bzw. die Aufsplitterung in enge Paarbildungen seien emotionale „Grundannahmen", die das Gruppengeschehen in verschiedenen Zeitabschnitten beherrschten. In einer therapeutischen Gruppe folgen solche kollektiven Grundhaltungen nicht nach festen Entwicklungsgesetzen aufeinander. In einer bestimmten Stunde lassen die Gruppenmitglieder häufig sehr verschiedene Einstellungen erkennen, und auch die Gesamthaltung der Gruppe kann sich in ein und derselben Therapiestunde wesentlich verändern.

Die gewählten Gesprächsthemen werden oft deutlich von dem in ihr zur Zeit vorherrschenden *Gruppenkonflikt* motiviert. Greifen einige Patienten den Gruppenleiter intensiv an, während andere ihn in derselben Sache ebenso lebhaft verteidigen, dann setzt die Gruppe sich ganz offenbar mit einem heftigen Ambivalenzkonflikt auseinander: Wünsche nach Anerkennung und Liebe auf der einen und Strebungen nach Unabhängigkeit auf der anderen Seite können zum Ausdruck kommen; sie finden sich unbewußt in jedem Gruppenmitglied, auch wenn der Einzelne nur die eine Seite dieser Beziehung darstellen kann. Untersucht man die Interaktionen einer Gruppe auf die Ambivalenzspannungen der Patienten hin, wird eine eng umschriebene Anzahl von Konfliktthemen erkennbar, so unterschiedlich die Inhalte der Gespräche auch sind. Letztlich spiegeln sich in der Gruppendynamik die oralen, analen und genitalen Grundkonflikte wieder, wenn auch in unterschiedlicher Gestalt je nach den vorherrschenden Abwehrvorgängen. Das zu Beginn der Therapiestunde berührte Motiv aktiviert bei allen Gruppenmitgliedern gleichartige Ambivalenzkonflikte, auf die sie allerdings je nach ihrer Persönlichkeitsstruktur und abhängig von ihrer aktuellen Situation und ihrer Rolle in der Gruppe unterschiedlich reagieren und interagieren. Im Gruppengespräch werden Ängste und Spannungen wachgerufen, und mittels verbaler

Kommunikation versuchen die Gruppenmitglieder ihr seelisches Gleichgewicht wieder herzustellen. Günstigenfalls blieb nach der wiedergewonnenen inneren Stabilität ein Stück des provozierten unbewußten Materials im Bewußtsein assimiliert. Manchmal kann nach einer sehr massiven Provokation das innere Gleichgewicht jedoch nur durch eine Verstärkung oder Verformung der neurotischen Abwehrmaßnahmen zurückerlangt werden.

Zwar unterscheiden sich Therapiegruppen voneinander zumindest ebenso sehr wie ein Patient von einem anderen, doch kommt es mit fortschreitender Behandlung regelmäßig schon bald zu charakteristischen *Rollendifferenzierungen.* So kann man typisierend den „Optimisten", den „Stets-Neutralen", den „Liebling der Gruppe" oder den „Co-Therapeuten" beschreiben. Darüber hinaus hilft die Untersuchung der Sozialdynamik und der aus ihr hervorgegangenen Rangstrukturen zur Konflikterhellung wesentlich weiter [18]. Der Patient, der sich in eine α-Rolle hineinbewegt, sieht in den Gruppenmitgliedern, deren Ansichten er energisch bekämpft, bestimmte Aspekte eines fortwährend imaginierten Gegners. Einige Mitpatienten (in der „γ-Position") werden sich mit dem Vorherrschenden identifizieren und solidarisieren, andere (die „β-Mitglieder") wiederum hartnäckig einer klaren Stellungnahme ausweichen und sich um eine Vermittlerrolle bemühen. Derartige Rollen werden mit dem Voranschreiten des Gruppenprozesses nicht starr beibehalten, sondern können in ein und derselben Stunde von verschiedenen Personen übernommen werden, je nach dem derzeit vorherrschenden Gruppenkonflikt und nach den Möglichkeiten, die sich im Rahmen der vorher aufgebauten emotionalen Beziehungen ergeben [10].

Behandlungsziele und in der Gruppentherapie wirksame „Heilfaktoren"

Die analytisch orientierte Gruppentherapie strebt nicht nur die Auflösung der neurotischen Einzelsymptome an, die zu der Behandlung veranlaßten, sondern versucht auch, die störenden, starr triebdefensiven Strukturanteile in der Persönlichkeit der Patienten so weit aufzulockern, daß eine freiere Selbstentfaltung möglich wird. Nicht nur in der Einleitungsphase, sondern während des gesamten Behandlungsverlaufes hat der Therapeut immer wieder zu prüfen, welche Konflikte der Patient sich jetzt bewußt machen kann und soll, welche zuvor unterdrückten Antriebe er akzeptieren und ausleben könnte, wie er sich dahin führen läßt, daß er übersteigerte Bedürfnisse zukünftig anders steuert, um so zu einer spannungsfreien Anpassung an die Realität und zu mehr Eigenständigkeit zu gelangen.

Fast noch schwieriger als die exakte Prüfung der Erfolgsergebnisse bestimmter psychotherapeutischer Verfahren stellt sich die Aufgabe dar, im einzelnen herauszufinden, welche Vorgänge im therapeutischen Prozeß den Patienten näher an das Behandlungsziel heranführen. Diesbezügliche Darstellungen der Therapeuten werden häufig mehr von ihrer theoretischen Ausrichtung als von rein empirischen Erfahrungen geleitet. Die nachträglichen Erklärungen der Behandelten selbst sind zumeist durch Restübertragungen stark verzerrt. Und alle Versuche, testpsychologisch Korrelationen zwischen bestimmten therapeutischen Variablen und den später kontrollierten Behandlungsresultaten zu errechnen, stoßen auf beträchtliche methodische Schwierigkeiten. Dennoch lassen sich durch entsprechende Vergleichsuntersuchungen [21] verschiedene Faktoren gegeneinander abgrenzen, die über den therapeutischen Erfolg entscheiden.

Die *informativen Ratschläge,* welche die Patienten zu Beginn der Behandlung regelmäßig untereinander austauschen, besitzen wenig heilsamen Wert. Allerdings helfen sie dem Gruppenmitglied, sich von den anderen akzeptiert zu fühlen und Hoffnung zu schöpfen. Eine bedeutsame korrigierende Erfahrung ist offenbar das Erlebnis der „*Universität des Leidens*". Anonym nach ihren am besten gehüteten Geheimnissen befragte Patienten nannten am häufigsten ein Gefühl tiefer Unzulänglichkeit und klagten oft über eine qualvoll erlebte interpersonale Entfremdung, also letztlich über ihre Unfähigkeit zu lieben. Etwas seltener wurden unterdrückte sexuelle Bedürfnisse angegeben [21]. Indem der Patient in der Gruppe lernt, daß er mit solchen ihn beschämenden Empfindungen und zermürbenden Konflikten nicht alleine steht, kann er eine positive Eigenbeurteilung aufbauen. Das in der Einzeltherapie oft kränkende Gefühl, Hilfe annehmen zu müssen, aber nichts Gleichwertiges geben zu können, breitet sich in der Gruppensituation weniger aus. Wenn ein Patient erlebt, wie er einem anderen entscheidende Schritte weitergeholfen hat, verstärkt diese Erfahrung seine Selbsteinschätzung und seine Sicherheit in den sozialen Beziehungen.

Bei rückblickender Beurteilung ihrer therapeutischen Erfahrungen sprachen viele der in der Gruppe behandelten Patienten der *korrigierenden Wiederholung primärer Familienbeziehungen* eine viel geringere Bedeutung zu, als aufgrund theoretischer Überlegungen erwartet werden konnte. Die Gruppenmitglieder halten das „*Spiegelgebot*" nicht ein. Ihr reales Bild unterscheidet sie oft zu stark von den Angehörigen des Einzelnen, als daß sie emotional noch weitgehend mit diesen verwechselt werden könnten. Dennoch spielen unbewußte Eltern- und Geschwisterübertragungen eine ganz entscheidende Rolle in der Gruppendynamik. Ebenso wie in der Einzelbehandlung gilt es, diese Vorgänge zu nutzen, um Einsicht in die pathogenen Konfliktkonstellationen zu gewinnen und an die verdrängten Affekte heranzukommen. In der Familie erlernte und störend rigide beibehaltene Kommunikationsabläufe können so durchbrochen werden. Insofern ist also der kritische Einwand unberechtigt, neurotische Störungen könnten in diesem Rahmen nicht wirklich behoben werden, da sich frühkindliches Konfliktmaterial in der Gruppensituation zu wenig bearbeiten lasse. Wie in der Einzeltherapie, so wird auch hier Verdrängtes bewußt gemacht und dabei angestrebt, Gehemmtheiten, die in abnormen Bindungen an die primären Bezugspersonen ihren Ursprung haben, zu korrigieren.

Situationen, in denen es ihnen trotz lebhafter Ängste, Scham- oder Schuldgefühle gelang, über die dahinter verborgenen wirklichen Regungen zu sprechen, wurden von erfolgreich Behandelten nachträglich oft als ihre bedeutsamsten Gruppenerlebnisse bezeichnet. Wenn ein Patient bis dahin verdrängte, vielleicht auch nur verschwiegene positive Affekte oder intensive Gefühle des Hasses und der Wut in der Gruppe äußern kann, ohne daß hierauf die gefürchtete „Katastrophe" folgt, stellt diese Erfahrung ein befreiendes Erlebnis dar, das nachhaltig wirkt. Auf diese Weise erfährt der Patient, daß er wegen solcher Gefühle nicht abgelehnt wird und sich ihretwegen nicht verurteilen muß. Seine Einsicht in die unrealistische und übertriebene Natur der Selbstanklagen und Schuldvorwürfe wächst. Durch solche „*korrigierenden emotionalen Erfahrungen*" lernt der Patient, daß seine in der Übertragung wachgerufenen, stark affektbesetzten Vorstellungen über die verschiedenen Gruppenmitglieder kaum einen Bezug zur Wirklichkeit haben. Nach und nach gelingt es ihm, sie als die Spiegelbilder seiner eigenen Impulse zu erkennen. Von derartigen früheren Selbsttäuschungen befreit wird er sich zunehmend selbstsicherer verhalten können.

Als weiteren wesentlichen Faktor des „interpersonalen Lernens" hob Yalom [21] das *Erkennen der eigenen gewohnheitsmäßigen Haltungen* hervor. Da jeder Patient auf die anderen Gruppenmitglieder dieselben Bedürfnisse und Gefühle projiziert, die er stets auf die Menschen seiner Umgebung richtete, installiert er seinen „sozialen Mikrokosmos", in dem eben jene Gesetze herrschen, die auch sonst sein alltägliches

Auftreten bestimmen. In der Gruppe kann der Patient schrittweise dazu geführt werden, diese Bedingungen zu durchschauen und sie seinen neuen Lernerfahrungen entsprechend abzuändern. Analytische Therapie arbeitet weitgehend mit dem Werkzeug der Deutung. Ohne Vermittlung von *Einsicht* ist sie nicht denkbar. Intellektuelle Einsicht reicht jedoch nicht aus, um entscheidende Verhaltenskorrekturen herbeizuführen; sie kann sogar zu einer schwierigen Form des Widerstandes überleiten, wenn die zugehörigen Affekte ausgeklammert werden. Die Behandlung wird öde und ineffektiv, wenn sie Selbsterkenntnis vornehmlich über den Weg rationalen Wissens anstrebt. Der Patient muß dazu angehalten werden, verdrängte Persönlichkeitsanteile wiederzuentdecken, aktiv zu entfalten und die neu erworbenen Verhaltensmöglichkeiten auch aktiv zu üben.

Häufiger als in der Einzelbehandlung kommt es in der therapeutischen Gruppe zu sehr lebhaften emotionalen Reaktionen. Diese „Verstärkerwirkung" auf *kathartisch wirksame Affektäußerungen* [2, 3, 4] ist jedoch nur vorübergehend nützlich, es sei denn, daß mit den Gefühlsaufwallungen wesentliche neue Einsichten und korrigierende Erfahrungen gesammelt werden. Allerdings wird durch das gemeinsame Erleben stark affektbesetzter „Ausbrüche" der Gruppenzusammenhalt oft wesentlich gefördert. Die *Gruppenkohäsion* ist, ähnlich wie die tragfähige, belastbare Arzt-Patient-Beziehung in der Einzelbehandlung von ausschlaggebender Bedeutung für den Therapieerfolg. Die Gruppenkohäsion kann als Gesamtheit aller Kräfte definiert werden, die für jedes einzelne Mitglied anziehend auf die Gruppe wirken. Solche stärkeren Bindungen entwickeln sich erst im Verlaufe eines längerdauernden Prozesses, in dem viele emotional bedeutsame Erlebnisse miteinander ausgetauscht werden. Haß und Streit gehören ebenso zu den vereinenden Kräften oder Prozessen wie intensive Gefühle der Zuneigung. Die von gegenseitiger Rücksichtnahme und Freundlichkeit beherrschte Atmosphäre der ersten Therapiestunden ergibt also noch keinen echten Zusammenhalt, sondern entspricht einer „Pseudoeinheit" [13]. Sie beruht auf wechselseitigen Identifikationen und Projektionen, durch die von allen erlebte Gefahren abgewendet werden sollen. In der kohäsiv gewordenen Gruppe kommt es zu tiefergreifenden Auseinandersetzungen zwischen den Mitgliedern. Gelingt es den Patienten dabei, gegenseitig tolerant aufzutreten und einander in positiver Weise anzunehmen, kommt ein sich selbst verstärkender Prozeß in Gang: Je mehr ein Patient bemerkt, daß er von den anderen so, wie er wirklich ist, geschätzt wird, um so eher wird er fähig, die Eigenexploration fortzusetzen und sich selbst zu akzeptieren.

Die Aufgaben des Therapeuten

Die Technik des Gruppenleiters ist nicht nur von seiner theoretischen Ausrichtung, sondern mindestens ebenso von seiner Persönlichkeitsstruktur und seiner therapeutischen Erfahrung abhängig.

Wie die Rogers-Schule eindrucksvoll nachwies, wird jede seiner Interventionen das Verhalten der Patienten positiv oder negativ verstärken. Bestätigende Blicke, ein Kopfnicken, ein zustimmendes Wort geben dem Gruppenmitglied die „Sicherheit", daß sein jetziges Verhalten richtig war und wiederholt werden darf. Da viele dieser Kommunikationen, die den Therapeuten als *sozialen Verstärker* wirksam werden lassen, weitgehend unbeabsichtigt geschehen können, ist es wichtig, daß er die Patienten positiv annehmen und aufkommende negative Gegenübertragungsreaktionen in einer Selbstanalyse auflösen kann.

Deutungen, die den latenten Sinngehalt des Ausgesprochenen sowie bestimmter Verhaltensweisen direkt erklären, sind selten erforderlich. Viele verbale Äußerungen des Therapeuten, seine Rückfragen und die Konfrontation mit bestimmten Tatbeständen sollen aber den Patienten dazu führen, daß er solche Sinnzusammenhänge einzusehen beginnt. Zielpunkte der Deutungsarbeit sind entweder die Konflikte eines einzelnen Patienten, Verstrickungen in den interpersonalen Beziehungen oder aufkommende Gruppenkonflikte. Gelingt es den Patienten zu erkennen, wie ihr Verhalten in der Vergangenheit festgelegt wurde, können sie sich zumeist schon positiver einschätzen. Deshalb müssen Verhaltensmerkmale, die Ablehnung oder gar offene Aggression hervorrufen, zuweilen „sektorenhaft" herausgegriffen und in der Lebensgeschichte zurückverfolgt werden. Dabei gilt es jedoch zu vermeiden, daß eine Einzeltherapie im Rahmen der Gruppe begonnen und fortgesetzt wird. Neben solchen psychogenetischen Interpretationen, zu denen er sich relativ selten entschließen wird, muß der Therapeut auch dann *individuelle Deutungen* geben, wenn ein Patient die Weiterentwicklung der interpersonalen Beziehungen in der Gruppe blockiert, weil er bestimmte Abwehrmanöver im wesentlichen unverändert beibehält. Damit die entsprechenden Interpretationen voll wirksam werden können, kommt es entscheidend auf die Wahl des richtigen Zeitpunktes an: Die gegenwärtige Gruppensituation muß es unmöglich machen, die störenden defensiven Verhaltensweisen zu verleugnen oder durch andere Abwehrmaßnahmen zu ersetzen.

Ein Gruppenmitglied, das in eine gefährliche Situation geraten ist, bedarf ebenfalls der direkten Zuwendung des Therapeuten. Das gilt beispielsweise für den depressiven Patienten, der in eine Sündenbockrolle gedrängt wurde, oder für den Schizoiden, der seine zaghaften Bemühungen um Kontakte resigniert aufgab und zum „Schweiger" wurde, weil die Gruppe seinen Haß unbewußt fürchtete und ihm jede Gelegenheit nahm, die feindseligen Regungen zu äußern.

Zu den wichtigsten Aufgaben des Therapeuten gehört es, die Patienten unauffällig zu veranlassen, daß sie sich mit ihren Beziehungen untereinander und zu ihm zu befassen beginnen. Nur im „Hier-und-Jetzt" des Gruppenprozesses werden die einzelnen Heilfaktoren wirksam. Vor allem in den Anfangsstadien der Behandlung stehen Übertragungen auf den Therapeuten immer wieder im Vordergrund der Gruppenkonflikte. Auf ihn richten sich die Erwartungen, beschützt und geführt zu werden, die Hoffnungen, abhängig sein zu dürfen. Er wird zum Objekt inzestuöser sexueller Phantasien. Ihn treffen intensive Enttäuschungsaggressionen. Nur wenn der Gruppenleiter sich als fähig erweist, alle diese Projektionen anzunehmen und zu ertragen, kann er die Patienten dazu anleiten, die Art ihrer Übertragungsreaktionen wahrzunehmen und schließlich durchzuarbeiten. Auch bei den *interpersonalen Deutungen* sieht er sich vor die manchmal schwierige Aufgabe gestellt, den Zeitpunkt abzuschätzen, an dem die Patienten einerseits genügend aufgeschlossen und zum anderen hinreichend belastbar sind, um mit dem verdrängten Material konfrontiert werden zu können. Die emotionalen Prozesse müssen lebhaft geworden sein und die zugehörigen Interpretationen sehr nahe liegen, so daß die Patienten sich Intellektualisierungen oder ähnliche Abwehrtechniken kaum noch nutzbar machen können. Das Gruppenmitglied, das eine Führungsrolle übernahm, sollte so lange weniger analysiert werden als die anderen, wie es die Arbeit der Gruppe tatsächlich voranbringt. Umgekehrt gilt jedoch die technische Regel, daß der „ω-Patient" aus seiner randständigen und benachteiligten Position herausgeführt werden muß [18]. Da die Übertragungsreaktionen der verschiedenen Patienten stets mit der derzeitigen Gruppensituation in Beziehung stehen, wird ein etwaiger Gruppenkonflikt indirekt bereits durch alle Interpretationen angesprochen, die sich mit den wechselseitigen Beziehungen der Patienten untereinander oder mit den Übertragungen eines Gruppenmitglieds auf den Therapeuten befassen. *Gruppendeutungen* sind jedoch immer dann angezeigt, wenn ganz allgemein einem stark angstbesetzten Problem ausgewichen wird oder wenn antitherapeutisches symptomatisches Agieren als Gruppennorm akzeptiert zu werden droht [21]. So darf bei aller Offenheit und Spontanität doch eine Haltung gegenseitiger Toleranz nicht aufgegeben, eine realitätsbezogene Einstellung nicht weitgehend verlassen werden. In jedem Falle hat der Gruppenleiter für Umgangsformen und für eine emotionale Atmosphäre zu sorgen, die das Wirksamwerden des therapeutischen Prozesses nicht weitgehend ausschließen. Wenn der Gruppenleiter sich auch möglichst weitgehend an die Abstinenzregel halten sollte, muß die Art seines sozialen Umgangsstils doch beispielgebend sein. Der Therapeut kann nur dann als „Modell" benutzt werden, wenn er sich als fähig erweist, die im Vergleich zur Situation in der Einzelbehandlung oftmals viel ungehemmter vorgetragenen Angriffe auf seine eigenen Fehler und Schwächen gelassen zu ertragen. Gerade an den besonders lebhaften Reaktionen, die von der Gruppe ihm gegenüber entwickelt werden, lassen sich ihre Ambivalenzkonflikte gut erkennen. Das gilt jedoch nur so lange, wie der Therapeut durch weitgehende Selbstoffenbarungen (die in Encountergruppen gefordert werden) keine unanalysierbare Situation geschaffen hat.

Erfolgsaussichten

Alle Bemühungen, stichhaltige Angaben über die Behandlungsergebnisse der verschiedenen gruppentherapeutischen Verfahren zu gewinnen, stoßen auf beträchtliche methodische Schwierigkeiten. Für eine gründliche Untersuchung der Behandlungsresultate würde es erforderlich sein, vor Therapiebeginn die angestrebten Ziele ebenso genau zu definieren wie die Kriterien, nach denen sie beurteilt werden sollen. Darüber hinaus wäre die Gegenüberstellung gleichartig zusammengesetzter Kontrollkollektive unerläßlich. Erst derart breit angelegte Verlaufsstudien einschließlich katamnestischer Überprüfungen der Einzelergebnisse könnten wichtige Beiträge zu der Streitfrage liefern, ob diese Behandlungsverfahren überwiegend stützend und konsolidierend oder aber darüber hinaus strukturverändernd wirken. Daß sich durch die analytische Gruppenpsychotherapie nicht nur Besserungen der neurotischen Symptomatik, sondern häufig auch sehr günstige Veränderungen der neurotischen Grundhaltungen erzielen lassen, konnte mittels geeigneter testpsychologischer Untersuchungsmethoden belegt werden [15].

In diesem Zusammenhang muß noch einmal hervorgehoben werden, wie wichtig es ist, bei der Zusammenstellung der Gruppe die *Indikationsfrage* bei jedem einzelnen Patienten sorgsam zu prüfen und gleichzeitig abzuwägen, inwieweit die von ihm in die therapeutische Arbeit eingebrachten Konflikte für die übrigen Gruppenmitglieder kompatibel sind. Das vorzeitige Ausscheiden des einen oder anderen Patienten aus der Behandlung hat der Therapeut möglichst zu verhindern. Sind Gruppenmitglieder zu Beginn der Behandlung noch zu schwach, um die im therapeutischen Prozeß hervorgerufenen Ängste und Enttäuschungen schon ertragen zu können, so daß die Patienten deswegen die Behandlung abzubrechen drohen, müssen sie durch Deutungen ihrer Widerstände und insbesondere durch sachliche Aufklärung und Stützung zum Durchhalten neu motiviert werden. Dieses Stützen und Ermutigen soll unaufdringlich geschehen. Die ersten 10, zuweilen auch 20 Zusammenkünfte der Gruppe sind bezüglich der Flucht einzelner Mitglieder besonders kritisch. Viele der Kranken, die sich aus der Gruppentherapie zurückziehen, entwickeln zusätzliche Insuffizienzgefühle und stärkere Abwehrhaltungen, als sie schon vor Antritt der Behandlung bestanden. Ein entscheidender Behandlungsabschnitt muß sich schließlich auf die allmähliche Auflösung der affektiven Bindungen konzentrieren, die sich zwischen den Patienten herausbildeten. In gut geführten, analytisch orientierten Gruppen ist zu erwarten, daß ein Drittel der Patienten geheilt wird, ein annähernd gleich großer Anteil jedoch keine wesentliche Besserung erreicht.

Literatur

1. Argelander, H.: Gruppenanalyse – Einzelanalyse, ein Vergleich. In: Psychiatrie der Gegenwart, Bd. III (2. Aufl.), S. 607–618. Berlin–Heidelberg–New York: Springer 1975.
2. Battegay, R.: Gruppenpsychotherapie und klinische Psychiatrie. Bibl.psychiat.neurol. (Basel) *110*, (1963).
3. Battegay, R.: Der Mensch in der Gruppe, Bd. III: Gruppendynamik und Gruppenpsychotherapie. Bern: Huber 1969.
4. Battegay, R.: Gruppenpsychotherapie und Gruppenarbeit. In: Psychiatrie der Gegenwart, Bd. III. (2. Aufl.), S. 619–668. Berlin–Heidelberg–New York: Springer 1975.
5. Bion, W.R.: Erfahrungen in Gruppen. Stuttgart: Klett 1970.
6. Ezriel, H.: Übertragung und psycho-analytische Deutung in der Einzel- und Gruppentherapie. Psyche *16*, 496–523 (1960/61).
7. Foulkes, S.H.: Gruppenanalytische Psychotherapie. München: Kindler 1974.
8. Grinberg, L., Langer, M., Rodrigue, E.: Psychoanalytische Gruppentherapie. Stuttgart: Klett 1960.
9. Guggenbühl-Graig, A.: Erfahrungen mit Gruppenpsychotherapie. Basel: Karger 1956.
10. Heigl-Evers, A.: Konzepte der analytischen Gruppenpsychotherapie. Göttingen: Verlag med. Psychologie 1972.
11. Heigl-Evers, A., Heigl, F.: Ausbildung in individueller und Gruppen-Psychotherapie. In: Psychiatrie der Gegenwart, Bd. III (2. Aufl.), S. 829–866. Berlin–Heidelberg–New York: Springer 1975.
12. Hofstätter, P.R.: Gruppendynamik. Hamburg: Rowohlt 1957.
13. Horney, K.: Neue Wege in der Psychoanalyse. Stuttgart: Klipper 1951.
14. Kuiper, P.C.: Psychoanalyse heute. Bern: Huber und Stuttgart: Klett 1975.
15. Pohlen, M.: Gruppenanalyse. Göttingen: Verlag med. Psychologie 1972.
16. Preuss, H.G.: Analytische Gruppentheorie, Grundlagen und Praxis. München: Urban & Schwarzenberg 1966.
17. de Schill, S.: Psychoanalytische Therapie in Gruppen. Stuttgart: Klett 1971.
18. Schindler, R.: Grundprinzipien der Psychodynamik der Gruppe. Psyche *11*, 308–314 (1956/57).
19. Sigrell, B.: Einführung in die Gruppenpsychotherapie. Weinheim–Basel: Beltz 1972.
20. Watzlawick, P., Beavin, J.H., Jackson, D.D.: Menschliche Kommunikation. Formen, Störungen, Paradoxien. Bern: Huber und Stuttgart: Klett 1972.
21. Yalom, I.D.: Gruppenpsychotherapie, Grundlagen und Methoden. München: Kindler 1974.

Verhaltenstherapie

Susanne Davies-Osterkamp

Einleitung

Nachdem die Verhaltenstherapie sich in den letzten Jahren zunehmend als eigenständige Disziplin therapeutischen Handelns etabliert hat, nachdem deutlich wird, daß es sich hier nicht um eine Therapieform handelt, die nur begrenzt auf isolierte Symptome im Sinne einer Zusatztechnik anwendbar ist, und nachdem die Verhaltenstherapie entscheidende Impulse im gesamten Bereich der Psychotherapieforschung gesetzt hat, scheint sie sich zur Zeit in einer Phase der Reflexion ihrer Grundlagen und Ergebnisse zu befinden. Aus der Abgrenzung von anderen therapeutischen Schulen entstandene Kontroversen um Fragen nach „Symptomverschiebungen", der Größenordnung von Behandlungserfolgen oder der – insbesondere der Verhaltenstherapie zugeschriebenen – unreflektierten Manipulation von Patienten sind nicht für oder gegen diese Therapieform entschieden worden, sondern scheinen eher auf dem Wege konzeptueller Klärung: Die Diskussion um die sogenannte „Symptomverschiebung" verdeutlichte grundsätzliche Unterschiede verschiedener Krankheitsmodelle, nicht zuletzt Kontroversen um Behandlungserfolge führten zu einer Weiterentwicklung und Präzisierung von Konzepten der Erfolgs- und Prozeßforschung in der Psychotherapie, und die Diskussion um Manipulation in der Psychotherapie führte zu einer stärkeren Reflexion der soziologischen Bedingungen und sozial-psychologischen Prozesse in der therapeutischen Situation unter dem Aspekt sozialer Kontrolle. So positiv diese Entwicklung insgesamt sein mag, so erschwert sie auch eine eindeutige Kennzeichnung der Verhaltenstherapie. Abgesehen davon, daß die Heterogenität *innerhalb* verhaltenstherapeutischer Theorie und Praxis sicher nicht zu unterschätzen ist – auch wenn sich bisher noch keine klar abgrenzbaren „Schulen" herausgebildet haben – und die Untersuchung der therapeutischen Praxis *verschiedener* therapeutischer Schulen auf eine größere Ähnlichkeit zwischen diesen hinzuweisen scheint, als deren theoretische Formulierungen vermuten lassen, folgt schon aus dem Selbstverständnis der Verhaltenstherapie, sich auf empirisch überprüfbare psychologische Methoden der Verhaltensänderungen gründen zu wollen, die Forderung nach einer ständig neuen Überprüfung der Angemessenheit dieser Grundlagen. Das Stereotyp von der Verhaltenstherapie als einer Behandlungsform, die sich auf eine in tierexperimentellen Untersuchungen abgesicherte Theorie des Lernens beruft und theoretisch wohlfundierte Techniken quasi zur „An- und Abkonditionierung" von Verhaltensweisen liefere, mag zwar einer Tendenz zur Abgrenzung von dieser therapeutischen Schule entgegenkommen und auch durch Publikationen von Verhaltenstherapeuten selbst genährt worden sein, ist aber dennoch falsch. Denn die Verhaltenstherapie beruft sich nicht auf *eine* Theorie des Lernens, sondern auf eine Vielzahl verschiedener lernpsychologischer Prinzipien des klassischen Konditionierens, operanten Konditionierens und des Modellernens. Insofern stellt sie auch den Versuch dar, lernpsychologische Prinzipien für die Behandlung menschlicher Verhaltensstörungen nutzbar zu machen. Darüber hinaus ist zunehmend deutlich geworden, daß eine Berücksichtigung kognitions-psychologischer und sozialpsychologischer Prozesse unerläßlich ist, um die Bedingungen der Entstehung und Modifikation menschlicher Verhaltensstörungen besser erklären zu können. Die Existenz solcher Prozesse ließ sich natürlich auch von Verhaltenstherapeuten nie bestreiten. Ihre früheren Formulierungen, die diese zunächst einmal ausklammerten, scheinen jedoch aufgrund neuerer empirischer Befunde auch aus der Verhaltensmodifikation selbst nicht mehr besonders fruchtbar. In einem weiteren Sinne ließe sich Verhaltenstherapie mit Yates [27] folgendermaßen verstehen: „Verhaltenstherapie ist der Versuch, die Gesamtheit des empirischen und theoretischen Wissensbestandes, der sich aus der Anwendung der experimentellen Methode in der Psychologie und den ihr verwandten Disziplinen (Physiologie und Neurophysiologie) ergibt, systematisch auszunutzen, um die Genese und Aufrechterhaltung abnormer Verhaltensmuster zu erklären und dieses Wissen bei der Behandlung und der Prävention der Abnormität zu benutzen. Dieses Ziel soll durch kontrollierte experimentelle Untersuchungen erreicht werden, die am individuellen Patienten durchzuführen sind".

Im Rahmen dieser Einführung ist es nicht möglich, die einzelnen Behandlungstechniken der Verhaltenstherapie und ihre empirischen Fundierungen darzustellen; hierzu kann auf die einschlägige Literatur verwiesen werden [2, 3, 11, 14, 16]. Vielmehr soll ein Überblick darüber gegeben werden, welche Auffassungen über psychische Störungen sich in der Verhaltenstherapie finden, in welchem klinischen Bereich diese bisher eingesetzt wurde und welche Ergebnisse erzielt wurden.

Modelle psychischer Störungen

Therapeutische Verfahren und Zielsetzungen sind eng verflochten mit Modellen psychischer Störungen. In der verhaltenstherapeutischen Literatur findet sich eine Reihe lerntheoretisch orientierter Modelle zur Genese mehr oder weniger eng umschriebener Verhaltensstörungen. Als Beispiel wären hier Modelle zur Genese phobischer Störungen [7], zur Genese von Zwangsneurosen [22] und die neueren Formulierungen von Seligman [20] über gewisse depressive Zustandsbilder zu nennen. Ihnen gemeinsam ist der Versuch, aus der Analyse klinisch auffälliger Zustandsbilder einerseits und im Labor gewonnener tierexperimenteller und humanpsychologischer Befunde andererseits Hypothesen darüber zu formulieren, welche Gesetzlichkeiten des Lernens entscheidenden Anteil an der Entstehung und Aufrechterhaltung psychischer Störungen haben. In diesem Bereich tragen etwa die neueren Formulierungen zu phobischen Zustandsbildern insbesondere der starken Resistenz dieser Störungen in recht differenzierter Weise Rechnung – und sind trotz ihres Ursprungs in Laborexperimenten auch von einer hohen klinischen Plausibilität. Einer direkten empirischen Überprüfung ihrer Gültigkeit im Humanbereich sind sie jedoch entzogen; auch die Tatsache, daß phobische Störungen durch eine systematische Anwendung lernpsychologischer Prinzipien erfolgreich zu behandeln sind, hat keine Beweiskraft für die Annahme, diese seien nach den postulierten Gesetzlichkeiten der Lernpsychologie entstanden. Ein nicht zu vernachlässigender Aspekt dieser Modelle liegt aber auch in ihren Möglichkeiten, therapeutisch relevante Hypothesen über Verhaltensänderungen zu formulieren und diese in der Praxis zu überprüfen. Neben den auf mehr oder weniger eng umschriebene Verhaltensstörungen bezogenen Modelle sind von verhaltenstherapeutischer Seite auch solche eines größeren Allgemeinheitsgrades entwickelt worden. Hier sind vor allem das „Neurosemodell" von Eysenck [7] und das „soziopsychologische Modell abnormen Verhaltens" von Ullmann und Krasner [23] zu nennen. Nach

Eysenck ist für das Verständnis neurotischer Störungen nicht nur die Lerngeschichte eines Individuums entscheidend, sondern darüber hinaus sein Standort auf den beiden Persönlichkeitsdimensionen „Neurotizismus" (emotionale Labilität) und „Introversion/Extraversion". Die Entwicklung neurotischen Verhaltens wird verstanden als Interaktion zwischen diesen – zum Teil biologisch fundierten – Aspekten der Persönlichkeit und den (traumatischen) Erfahrungen eines Individuums. Durch Berücksichtigung von individuellen Differenzen auf diesen Persönlichkeitsdimensionen versucht Eysenck vor allem Erklärungen der unterschiedlichen Genese verschiedener Arten von Neurosen zu entwickeln und daraus Konsequenzen für die Indikation verschiedener verhaltenstherapeutischer Verfahren für diese Störungen abzuleiten. Mehr sozialpsychologische als persönlichkeitspsychologische Akzente werden in dem soziopsychologischen Modell abnormen Verhaltens von Ullmann und Krasner [23] gesetzt. Dieses Modell ist vor allem in Abhebung vom sogenannten „medizinischen Krankheitsmodell" entstanden – mit dieser Bezeichnung ist eine prinzipielle Ähnlichkeit sonst durchaus heterogener Konzeptionen über psychische Krankheiten aus der Psychiatrie, Psychoanalyse und klinischen Psychologie [13] gemeint – und läßt sich in seinen Grundzügen folgendermaßen kennzeichnen: Die dem „medizinischen Krankheitsmodell" inhärente und für therapeutische Praxis und Zielsetzungen wesentliche Unterscheidung von „Symptom" und „Ursache", von Krankheitserscheinung und der eigentlichen Krankheit, wird aufgegeben zugunsten einer Auffassung, die eine direkte therapeutische Modifikation abnormen Verhaltens aus der Vorstellung ableitet, daß dieses Verhalten durch aktuell wirksame Bedingungen gesteuert wird und damit durch Veränderungen dieser Bedingungen anhaltend und erfolgreich modifiziert werden kann. Abnormes Verhalten unterliegt nach Ullmann und Krasner [23] denselben Gesetzlichkeiten des Lernens wie normales Verhalten. Die Unterscheidung abnorm/normal ist nicht primär durch eine Charakterisierung bestimmter Verhaltensqualitäten zu treffen, sondern ergibt sich wesentlich aus sozialen Bewertungsprozessen. Verhalten ist nicht in sich selbst abnorm, sondern muß „als Interaktion von drei Variablen untersucht werden: Dem Verhalten selbst, seinem sozialen Kontext und einem Beobachter, der sich in einer Machtposition befindet" [23]. Mit diesem Modell wird auf eine inhaltliche Bestimmung abnormen Verhaltens sowie auf differenzierte psychologische Erklärungsversuche der spezifischen Entstehungsbedingungen verschiedener nosologischer Krankheitseinheiten in der Psychiatrie verzichtet. Fragestellungen dieser Art wird ihre Relevanz vielmehr abgesprochen; verstärktes Augenmerk wird auf sozialpsychologische Mechanismen gelenkt, die die Definition abnormen Verhaltens bestimmen, sowie auf die aktuell wirksamen Bedingungen, die einer Veränderung abnormen Verhaltens entgegen gewirkt haben. Im letzten Punkt ist der Ansatz von Ullmann und Krasner neueren sozialpsychiatrischen Überlegungen durchaus vergleichbar. Diese kurze Skizzierung muß hier genügen; eine ausführliche Darstellung und Kritik dieses Modells findet sich bei Keupp [13].

Verhaltensanalyse

Jeder Therapie geht eine Analyse der zu behandelnden Störung voraus. Sowohl in Zielsetzung als auch in Methodik unterscheidet sich die verhaltenstherapeutisch orientierte Diagnostik [12, 19] von der klassischen klinisch-psychologischen Diagnostik. Während letzterer es primär darum geht, anhand standardisierter psychologischer Verfahren psychiatrische Diagnosestellungen zu erhärten oder auch differential-diagnostische Entscheidungen zu treffen, liegt die Zielsetzung einer verhaltenstherapeutischen

Diagnostik („Verhaltensanalyse" oder auch häufig „Verhaltensdiagnostik" genannt) darin, in einer funktionalen Betrachtungsweise die aktuell wirksamen Bedingungen des abnormen Verhaltens zu analysieren. Eine solche Bedingungsanalyse umfaßt sowohl eine detaillierte Beschreibung des gestörten Verhaltens als auch eine genaue Erfassung jener Faktoren, die für seine Auslösung und Aufrechterhaltung bestimmend sind. Sie ist Voraussetzung sowohl für eine Festlegung der Therapieziele wie auch für die Auswahl der anzuwendenden verhaltenstherapeutischen Verfahren. Nach Kanfer und Saslow [12] wird die verhaltensanalytische Diagnostik von drei – voneinander abhängigen – Fragestellungen geleitet: (1) „Welche spezifischen Verhaltensmuster bedürfen einer Veränderung in Auftretenshäufigkeit, Intensität, Dauer oder bezüglich ihres Auftretens unter sozial sanktionierten Bedingungen"; (2) „Unter welchen Bedingungen wurde dieses Verhalten erworben und welche Faktoren erhalten es gegenwärtig aufrecht"; (3) „Welche praktischen Maßnahmen können die angestrebten Verhaltensänderungen bei diesem Individuum optimal bewirken". Diesen Fragestellungen entsprechend sind die in einer Verhaltensanalyse zu untersuchenden Bereiche sehr breit gefaßt und lassen sich keinesfalls nur auf eine detaillierte Diagnostik des zu behandelnden Symptoms ohne Berücksichtigung seiner psychosozialen Verankerung beschränken [12].

Ein Analyseschema, das die zu untersuchenden Variablen in ihrer funktionalen Abhängigkeit ordnet, wird von Kanfer und Phillips [11] vorgestellt. In diesem Zusammenhang sei noch angemerkt, daß die Vertreter der Verhaltenstherapie entgegen weit verbreiteten Vorstellungen nicht behaupten, daß jede psychische Störung durch Konditionierungsprozesse entstanden sei, auch ist Verhaltenstherapie nicht nur dort indiziert, wo sich genügend Evidenz für eine solche Annahme findet. Eine grundlegende Annahme ist vielmehr die aktuelle Determination einer Störung. Welche organismischen Variablen und frühkindlichen Erfahrungen hier noch ihren Einfluß haben, darüber lassen sich zahlreiche Hypothesen aufstellen. Für die Therapieplanung ist eine Absicherung dieser Hypothesen jedoch nicht notwendige Voraussetzung; notwendige Voraussetzung ist vielmehr eine Identifikation jener aktuell wirksamen Faktoren, die die Aufrechterhaltung der Störung bestimmen.

Während jede Verhaltensanalyse unabhängig von der Art der Störung prinzipiell dieselbe Zielsetzung verfolgt, sind die hierbei einzusetzenden diagnostischen Verfahren wesentlich von der Art der zu behandelnden Störung abhängig. Bei einer komplexen phobischen Störung etwa werden Daten aus einer verhaltenstheoretisch orientierten Exploration, aus systematischen Selbstbeobachtungen des Patienten, ergänzt durch Berichte und möglicherweise systematische Beobachtungen seiner Sozialpartner, sicher die wesentlichste Informationsquelle darstellen, während man bei einer Reihe anderer Störungen – etwa bei retardierten Kindern oder chronischen autistisch-mutistischen Schizophrenen – weitgehend auf verbale Verfahren verzichten und diese durch direkte Verhaltensbeobachtungen des Patienten und seiner unmittelbaren Bezugsperson ersetzen muß. Eine ausführliche Darstellung verschiedener Methoden der Diagnostik in der Verhaltenstherapie findet sich bei Schulte [19].

Anwendungsbereiche

Einer der interessantesten Aspekte der Verhaltenstherapie liegt sicher in der Breite ihrer Anwendungsmöglichkeiten. Aus der oben skizzierten Annahme über die aktuelle Determination psychischer Störungen folgt auch, daß verhaltenstherapeutische Verfahren grundsätzlich immer dann eingesetzt werden können, wenn sich bei einer

Analyse des gestörten Verhaltens genügend Evidenz dafür findet, daß eine systematische Beeinflussung von internen und externen Variablen auch Veränderungen in verschiedenen Aspekten des gestörten Verhaltens mit sich bringt. Diese Evidenz aber läßt sich für die Mehrzahl psychischer Störungen finden, ob es sich dabei nun um Stottern, komplexe Phobien, schizophrene Symptome oder kindliche Verhaltensstörungen handelt. Die Frage der Indikation stellt sich Verhaltenstherapeuten auch nicht in der Form, wann eine verhaltenstherapeutische Behandlung bevorzugt vor anderen Behandlungsverfahren einzusetzen ist, sondern welche Veränderungstechniken bei welchen Formen der Störung unter welchen therapeutischen Zielvorstellungen einzusetzen sind. Von verhaltenstherapeutischer Seite ist inzwischen eine Reihe solcher Veränderungstechniken entwickelt und klinisch erprobt worden. Bergold und Selg [5] geben einen systematischen Überblick über diese „Bausteine der Verhaltenstherapie", die sie unter den Oberbegriffen „Aneignungstechniken" – Verfahren zur Erweiterung des Verhaltensrepertoire – und „Beseitigungstechniken" – Verfahren zum Abbau unerwünschter Verhaltensweisen – zusammenfassen. Während in den Anfängen der Verhaltenstherapie die Tendenz vorherrschte, bestimmten psychischen Störungen mit bestimmten isolierten Behandlungstechniken zu begegnen, wird in der neueren verhaltenstherapeutischen Literatur auf solche Zuordnungsversuche weitgehend verzichtet. Angesichts der Vielzahl therapeutischer Teilziele, die sich aus der Komplexität psychischer Störungen ergibt, wird vielmehr zunehmend betont, daß die Kombination verschiedener therapeutischer Verfahren unerläßlich für umfassende und stabile Behandlungserfolge sei.

Die klinischen Anwendungsbereiche der Verhaltenstherapie sind vielfältig und können hier nur in ihren Grundzügen gestreift werden. Entsprechend der Entwicklung der Verhaltenstherapie aus verschiedenen Richtungen der Lernpsychologie soll an dieser Stelle eine kurze Darstellung der therapeutischen Umsetzung von Prinzipien der Gegenkonditionierung, des Lernens am Erfolg und des Modellernens erfolgen. Eine solche Trennung ist angesichts der schon erwähnten Praxis der Kombination verschiedener therapeutischer Verfahren problematisch, sie erfolgt hier nur der besseren Übersicht halber.

Gegenkonditionierung. Eines der am weitesten verbreiteten Verfahren in der Verhaltenstherapie vor allem bei der Behandlung verschiedener neurotischer Störungen ist die *systematische Desensibilisierung.* Dieses von dem amerikanischen Psychiater Wolpe [26] entwickelte Verfahren einer *Gegenkonditionierung* war ursprünglich primär für die Behandlung phobischer Störungen konzipiert worden. Ausgehend von experimentellen Untersuchungen über die Ausbildung und Modifikation von Furchtreaktionen bei Katzen sowie zahlreichen Beobachtungen an Patienten entwickelte Wolpe in Anlehnung an Sherrington das Konzept der „reziproken Hemmung"; danach wird die bei vielen Neurosen vorkommende Angst in dem Maße vermindert, wie andere Reaktionen auf dieselbe Situation gestärkt werden, die mit Angst nicht vereinbar sind. Wolpe legte dieses Konzept einem therapeutischen Verfahren zugrunde, in dem der Patient auf früher angstauslösende Situationen dadurch ohne Angst zu reagieren lernt, daß er wiederholt in gestuften Übungen die früher angstauslösenden Situationen – anfänglich nur in der Vorstellung – mit einem Zustand körperlicher und mentaler Entspannung assoziiert. Genauere Beschreibungen des praktischen Vorgehens bei der systematischen Desensibilisierung, einschließlich der zahlreichen Verfahren zur Aufstellung des individuellen Therapieprogramms findet sich bei Rachman [17]. Die ursprüngliche Form der Desensibilisierung – Darbietung der angstauslösenden Situationen in gestufter Folge in der Vorstellung, Einübung der progressiven Muskelentspannung nach Jacobson als zur Angst antagonistischen Reaktion – hat inzwischen zahlreiche Modifikationen erfahren, und auch das Anwendungsgebiet hat sich beträchtlich erweitert. So wird die systematische Desensibilisierung z. B. bei der Behandlung von Sexualstörungen wie Frigidität und Impotenz sowie bei der Behandlung von Zwangsneurosen in Kombination mit anderen verhaltenstherapeutischen Verfahren eingesetzt.

Auch ein Großteil der Behandlungsversuche mit *aversiven Reizen* läßt sich unter dem Aspekt der Gegenkonditionierung beschreiben. Ihr Anwendungsbereich liegt zum überwiegenden Teil in der Alkoholikerbehandlung und in der Behandlung sexueller Deviationen. Während bei der systematischen Desensibilisierung auf einen Abbau der Verknüpfung bestimmter emotionaler Reaktionen mit bestimmten Situationen gezielt wird, strebt man in der Aversionsbehandlung gerade den Aufbau einer neuen Verknüpfung – die Assoziation von Alkohol mit unangenehmen psychischen und physiologischen Zuständen – an. Eingesetzt werden hierzu aversive chemische oder elektrische Reize in einem Paradigma des klassischen oder operanten Konditionierens.

Aversionsbehandlungen sind weniger verbreitet als Verfahren der systematischen Desensibilisierung und dies aus guten Gründen: Neben ethischen Bedenken lassen sich auch aus lerntheoretischer Sicht entscheidende Einwände gegen Aversionsprozeduren anführen; vor allem der Generalisierung erworbener Reaktionen auf Alkohol sind bei Aversionsprozeduren entscheidende Grenzen gesetzt. Darüber hinaus wird den vielfältigen Bedingungen von Auslösung und Konsequenzen excessiven Trinkens, die verhaltensdiagnostische Erwägungen immer wieder nahelegen, nicht Rechnung getragen und die Notwendigkeit des Aufbaus von Alternativreaktionen zu wenig berücksichtigt. Davidson [6] kommt in einem systematischen Überblick über die Behandlungsergebnisse von Aversionsprozeduren bei Alkoholkranken zu dem Resultat, daß eine Überlegenheit zu anderen therapeutischen Verfahren bisher nicht nachgewiesen werden konnte. Wilson und Davidson [25] beleuchten kritisch den unreflektierten Einsatz von Aversionsprozeduren in der „Behandlung" von Homosexualität.

Lernen am Erfolg. Erste Ansätze zur therapeutischen Nutzung der Prinzipien des operanten Konditionierens nach Skinner bezogen sich meist auf isolierte Verhaltensauffälligkeiten. Schon hier wurde deutlich, daß ein systematischer Einsatz dieser Prinzipien zum Aufbau eines adäquaten Verhaltens auch bei solchen Patienten geeignet ist, die psychologischen Behandlungsmethoden ansonsten nur schwer zugänglich sind. Ihre klinische Relevanz in umfassenden Therapieprogrammen haben diese Ansätze bei einer Vielzahl von Verhaltensstörungen inzwischen zeigen können, vor allem aber in der Behandlung von geistig behinderten Kindern und chronisch schizophrenen Patienten. Bei geistig behinderten Kindern wurden verhaltenstherapeutische Verfahren auf die unterschiedlichsten Formen von Störungen und zur Behebung von Defiziten im Verhaltensrepertoire angewendet. Es geht hier vor allem um den Aufbau solcher Verhaltensweisen, die einerseits entscheidend eine Entlastung rein pflegerischer Arbeit in Institutionen mit sich bringen und andererseits eine Eingliederung dieser Patienten in Arbeitsprozesse und möglicherweise auch in ein Leben außerhalb von Institutionen einleiten können. Eine Übersicht über theoretische und praktische Fragen der Verhaltenstherapie bei retardierten Kindern geben Florin und Tunner [9] und Redlin [18]. In den Ansätzen zur Verhaltenstherapie bei Schizophrenen – eine Zusammenstellung findet sich bei Florin und Meyer-Osterkamp [8] – finden sich einerseits Versuche, eine systematische Beeinflussungsmöglichkeit nach Prinzipien des operanten Konditionierens bei isolierten schizophrenen Symptomen nachzuweisen und andererseits die klinisch sicher relevanteren Versuche, ganze psychiatrische Stationen nach den Prinzipien von „Münzverstärkungssystemen" neu zu organisieren. Diese von Ayllon und Azrin [1] erstmals ausführlich beschriebenen und inzwischen recht weit verbreiteten Programme sind im wesentlichen dadurch zu kennzeichnen, daß das gesamte therapeutische Personal nach einer einheitlichen Strategie auf die Patienten einwirkt und dabei vor allem realitätsgerechtes und verantwortliches Handeln systematisch zu verstärken sucht. Wurden diese Programme in ihrer Wirksamkeit bisher vorwiegend in der Reaktivierung von nach langer Krankheit und Hospitalisierung weitgehend abgebauten Verhaltensweisen untersucht, so liegt ihr Wert in Zukunft sicher in der Einleitung effizienter Rehabilitationsprogramme bei hospitalisierten Schizophrenen unter Einbeziehung sozialpsychologischer Überlegungen.

Lernen am Modell. Prinzipien des Lernens am Modell, die sicher in der Mehrzahl etablierter therapeutischer Verfahren wirksam werden, wurden unter lernpsychologischen Gesichtspunkten vor allem von Bandura et al. [2] im Rahmen einer allgemeinen Theorie des sozialen Lernens untersucht. Ihre klinische Anwendung in der Kinder- und Erwachsenentherapie zum Aufbau eines neuen Verhaltensrepertoires ist vielfältig, auch hier vor allem in Kombination mit weiteren verhaltenstherapeutischen Verfahren. In neuerer Zeit wird das Modellernen in der Erwachsenentherapie im Rahmen von Selbstsicherheitstrainings – auch in Gruppenbehandlungen – bei phobischen und selbstunsicheren Patienten zur Modifikation gestörter sozialer Interaktionen eingesetzt [24].

Behandlungsergebnisse

Fragen nach den *Ergebnissen der Verhaltenstherapie* sind mit einer Vielzahl von Einzelaspekten verbunden, von denen hier nur einige beleuchtet werden können. Bei jedem therapeutischen Verfahren interessiert sowohl der Wirkungsmechanismus – wie kann eine erfolgte Verhaltensänderung erklärt werden? – als auch die Wirksamkeit – wie hoch sind die Behandlungserfolge bei welchen Patienten, welchen Therapeuten, welcher Störung und welchen Besserungskriterien? Im Prinzip müßten diese Fragen für jede therapeutische Technik einzeln gestellt und überprüft werden. Einer solchen Forschungsstrategie sind jedoch entscheidende Grenzen gesetzt; denn unabhängig von der theoretischen Orientierung kommt in der klinischen Praxis eines Therapeuten eine Vielzahl von Einzeltechniken zur Anwendung, deren Trennung auch durch noch so ausgefeilte Versuchspläne nur schwer geleistet werden kann. Einen Ausweg aus diesem Dilemma versucht die verhaltenstherapeutische Forschung durch sogenannte „Analogstudien" an Quasipatienten, deren Strategie hier am Beispiel der systematischen Desensibilisierung verdeutlicht sei: Determinanten der Angstreduktion wurden an meist klinisch nicht relevanten Phobien – z. B. bei Studenten mit Angst vor Schlangen, öffentlichem Sprechen usw. – durch eine systematische Variation verschiedener Formen der Desensibilisierung untersucht. Die Ergebnisse lassen sich grob folgendermaßen zusammenfassen: Verschiedene Varianten der Desensibilisierung haben sich insofern als erfolgreich erwiesen, als sie verschiedene Indikatoren der Angst – motorische, subjektive und psychophysiologische – bei verschiedenen „Quasiphobien" erfolgreich beeinflussen konnten; dennoch ist das Problem der entscheidenden Wirkungsmechanismen bis heute weitgehend ungelöst. Es scheint zwar abgesichert, daß Wolpes ursprüngliche Erklärung über die „reziproke Hemmung" nicht zureichend ist und darüber hinaus auch kognitive Faktoren wie Erwartungshaltungen einen entscheidenden Einfluß auf die Angstreduktion bei verhaltenstherapeutischen Verfahren haben, eine endgültige Beantwortung der Frage nach den entscheidenden Wirkungsmechanismen steht jedoch noch aus.

Neben der Analyse der Wirkungsmechanismen ist die Frage nach den *Behandlungserfolgen* in der klinischen Praxis für die Bewertung jeder Therapieform entscheidend. Bei einer solchen Bewertung sind eine Vielzahl von Kriterien zu berücksichtigen [3]. Bewertet man die Verhaltenstherapie etwa nach der Breite ihrer Anwendungsbereiche, unter dem Aspekt also, inwieweit sie psychotherapeutische Versorgungsmöglichkeiten erweitert, liegt hier sicher einer ihrer großen Vorteile im Vergleich etwa zu analytisch fundierten Verfahren, deren zu häufige Einschränkung auf die Behandlung von stark selektierten Patientengruppen inzwischen allgemein bekannt ist. Darüber hinaus ist aber im Rahmen der vergleichenden Psychotherapieforschung zu fragen, wie erfolgreich die Verhaltenstherapie eigentlich im Vergleich mit anderen psychotherapeutischen Verfahren bei eben jenen Patientengruppen ist, die die typische Klientel jener Psychotherapien darstellen. Hier ist die Verhaltenstherapie schon in den frühen Phasen ihrer Entwicklung mit dem Anspruch aufgetreten, effektiver zu sein, und schon frühe Untersuchungen z. B. zur Desensibilisierung schienen diesen Anspruch zu stützen [17]. In der Folgezeit sind vergleichende Untersuchungen zur Wirksamkeit psychotherapeutischer Verfahren jedoch nur vereinzelt erschienen; der Nachweis der Wirksamkeit der Verhaltenstherapie bezog sich zum größeren Teil auf unzureichend kontrollierte klinische Studien mit auch unzureichenden Katamnesen, eine Entwicklung, die auch im Zusammenhang mit der allgemeinen Entwicklung von Konzepten der Psychotherapieforschung gesehen werden muß: Die Komplexität methodischer und inhaltlicher Aspekte, die gerade vergleichende Untersuchungen zu berücksichtigen hätten, lassen ihre Durchführbarkeit in der klinischen Praxis fast unmöglich erscheinen. Bergin und Suinn [4] kommen in einer der neuesten Übersicht von vergleichenden Studien zur Verhaltenstherapie/Psychotherapie zu dem Schluß, daß in der klinischen Praxis die Unterschiede zwischen Verhaltens- und der traditionellen „Einsichts"-Therapie nicht so groß sind, wie noch vor einiger Zeit angenommen wurde, und daß auch die Behandlungsergebnisse keine erheblichen Unterschiede aufweisen, sieht man einmal ab von relativ klar umschriebenen Störungen, wie Phobien oder Sexualstörungen, wo ihnen verhaltenstherapeutische Methoden besonders indiziert erscheinen. Man hat sicher auch davon auszugehen, daß eine Vielzahl praktizierender Verhaltenstherapeuten eine pragmatisch-eklektische Grundhaltung in ihrem therapeutischen Handeln einnimmt, wie es auch jetzt von Lazarus [15] – einem der frühesten Vertreter der Verhaltenstherapie – ausdrücklich befürwortet wird. So überrascht es auch nicht, daß Sloane et al. [21] in einer recht umfangreichen vergleichenden Studie von Verhaltenstherapie und analytischer Kurztherapie bei Patienten einer ambulanten Behandlungseinrichtung – vorwiegend „komplexen Neurosen" – eine Reihe von Gemeinsamkeiten bei den (sehr erfahrenen) Therapeuten unterschiedlicher Schulen feststellten: Das Behandlungsergebnis war insgesamt nicht deutlich verschieden, ob als Kriterium nun spezifische Symptomänderungen oder allgemeinere Befindens- und Anpassungsmaße herangezogen wurden. Psychotherapeuten hatten bessere Behandlungserfolge bei weniger gestörten Patienten, bei Verhaltenstherapeuten hatte der Grad der anfänglichen Störung keinen Einfluß auf das Behandlungsergebnis. Auch in dem Therapeutenverhalten ergaben sich Unterschiede und Gemeinsamkeiten. Verhaltenstherapeuten verhielten sich aktiver, direktiver und redeten mehr. Verhaltenstherapeuten und Psychotherapeuten unterschieden sich jedoch nicht in der Häufigkeit von z. B. Deutungen. Die Diskrepanz zwischen therapeutischer Theorie und Praxis ist damit wieder einmal dokumentiert. Es bleibt abzuwarten, ob die direkte Analyse therapeutischen Handelns und seiner Ergebnisse eine stärkere Annäherung oder Abgrenzung verschiedener therapeutischer Schulen mit sich bringen wird.

Literatur

1. Allyon, T., Azrin, H.: The Token Economy. New York: Appleton-Century-Crofts 1968.
2. Bandura, A.: Principles of Behavior Modification. New York: Holt 1969.
3. Bergin, A.E.: The Evaluation of Therapeutic Outcomes. In: Handbook of Psychotherapy and Behavior Change (A.E. Bergin und S.L. Garfield, Hrsg.). New York: Wiley 1971.
4. Bergin, A.E., Suinn, R.M.: Individual psychotherapy and behavior therapy. Ann. Rev. Psychol. *26*, 509–556 (1975).
5. Bergold, J., Selg, H.: Verhaltenstherapie. In: Klinische Psychologie I^3 (W.J. Schraml und U. Baumann, Hrsg.). Bern: Huber 1975.
6. Davidson, W.S.: Studies of aversive conditioning for alcoholics: a critical review of theory and research methodology. Psychol. Bull. *81*, 571–581 (1974).
7. Eysenck, H.J., Beech, H.R.: Counterconditioning and Related Methods. In: Handbook of Psychotherapy and Behavior Change (A.E. Bergin und S.L. Garfield, Hrsg.). New York: Wiley 1971.
8. Florin, I., Meyer-Osterkamp, S.: Ansätze zur Verhaltenstherapie bei Schizophrenen. In [14].
9. Florin, I., Tunner, W.: Prinzipien des operanten Konditionierens bei der Behandlung schwer retardierter Kinder. Prax. Kinderpsychol. *19*, 253–259 (1970).
10. Goldstein, A.P.: Structured Learning Therapy: Toward a Psychotherapy for the Poor. New York: Academic 1973.
11. Kanfer, F.H., Phillips, J.S.: Learning Foundations of Behavior Therapy. New York: Wiley 1970.
12. Kanfer, F.H., Saslow, G.: Behavioral Diagnosis. In: Behavior Therapy: Appraisal and Status (C.M. Franks, Hrsg.). New York: Mc. Graw Hill 1969. Deutsch in [19].
13. Keupp, H.: Modellvorstellungen von Verhaltensstörungen: „Medizinisches Modell" und mögliche Alternativen. In [14].
14. Kraiker, C. (Hrsg.): Handbuch der Verhaltenstherapie. München: Kindler 1974.
15. Lazarus, A.A.: Behavior Therapy and Beyond. New York: Mc Graw Hill 1971.
16. Meyer, V., Chesser, E.: Verhaltenstherapie in der klinischen Psychiatrie. Stuttgart: Thieme 1971.
17. Rachman, S.: Verhaltenstherapie bei Phobien. München: Urban & Schwarzenberg 1970.
18. Redlin, W.: Praktische und theoretische Probleme der Verhaltenstherapie bei geistig behinderten Kindern. In [14].
19. Schulte, D. (Hrsg.): Diagnostik in der Verhaltenstherapie. München: Urban & Schwarzenberg 1974.
20. Seligman, M.E.P.: Helplessness. San Francisco: Freeman 1975.
21. Sloane, R.B. et al.: Short-term Analytically Oriented Psychotherapy vs. Behavior Therapy. Cambridge Mass.: Harvard 1975.
22. Teasdale, J.D.: Learning Model of Obsessional-compulsive Disorder. In: Obsessional states (H.R. Beech, Hrsg.). London: Methuen 1974.
23. Ullmann, L.P., Krasner, L.: A Psychological Approach to Abnormal Behavior. Englewood Cliffs N.J.: Prentice Hall 1969.
24. Ullrich de Muynck, R., Forster, T.: Selbstsicherheitstraining. In [14].
25. Wilson, G.T., Davidson, G.L.: Behavior therapy and homosexuality: a critical perspective. Behav. Ther. *5*, 16–28 (1974).
26. Wolpe, J.: Psychotherapy by Reciprocal Inhibition. Stanford: University Press 1958.
27. Yates, A.J.: Misconceptions about behavior therapy: a point of view. Behav. Ther. *1*, 92–107 (1970).

Zur Frage der Psychotherapieausbildung in der Medizin*

H. Strotzka

Grundsätzlich steht aus der rechtlichen Situation heraus jedem Arzt die Behandlung von Leidens- und Verhaltensstörungen mit psychologischen Mitteln offen. Andererseits ist es (nicht mehr nur in eingeweihten Kreisen) bekannt geworden, daß nicht nur die Ärzte anderer Disziplinen, sondern auch viele Psychiater nach der bisherigen Ausbildung keine oder unzureichende Voraussetzungen für eine Minimalkriterien genügende Psychotherapie besitzen.

Es ist kein Zweifel, daß Mediziner, die in den nächsten Jahren nach den neuen Approbationsvorschriften die Universität verlassen, weit besser für ein Verständnis und die Betreuung psychosozialer Kranker vorbereitet sein werden. Auch die Entwicklung des Zusatzfacharzttitels für Psychotherapie hat sich im großen und ganzen recht gut bewährt. Ein österreichischer Autor empfindet es besonders schmerzlich, daß es dort bis jetzt nicht möglich war, entsprechende Voraussetzungen zu schaffen. Trotz dieser beiden beachtlichen Fortschritte ist die Ausbildungssituation recht verworren und es erscheint sinnvoll, die bekannten Modelle einmal kritisch zu diskutieren.

Erstes Modell

Unabhängig und neben der psychiatrischen oder sonstigen medizinischen Ausbildung wird der normale Lehrgang in der Deutschen Psychoanalytischen Vereinigung oder der Deutschen Psychoanalytischen Gesellschaft absolviert. Die Finanzierung wird selbst getragen, durch ein Stipendium wenigstens teilweise abgedeckt oder durch einen Kredit ermöglicht. Eine solche Ausbildung vermittelt international gesehen das größte Prestige und hat große Vorteile, da die Bereiche reinlich getrennt werden. Es ergeben sich dabei zahlreiche Fragen, z. B. wird die verlorene Zeit besonders für die Lehranalyse in die Dienstzeit eingerechnet oder nicht, oder muß der Kandidat sogar an seiner Arbeitsstelle geheim halten, daß er sich als Psychoanalytiker ausbilden läßt? Mutatis mutandis gilt dieses Modell mit etwas weniger Aufwand an Zeit für das Training als Gruppenpsychotherapeut oder Gruppenanalytiker (Österreichischer Arbeitskreis für Gruppenpsychotherapie und Gruppendynamik oder der gleiche deutsche Arbeitskreis).

Der Nachteil dieser Ausbildungsform liegt darin, daß viele, die durch eine solche Laufbahn gegangen sind, sich später nur mehr für große Analysen interessieren und dadurch bei der geringen Effizienz solcher Therapien, zumindest was die Patientenzahl betrifft, praktisch für die Volksgesundheit ausfallen. Der große Aufwand an Zeit

---

* Mit freundlicher Genehmigung des Georg Thieme Verlages, Stuttgart, nach einem Aufsatz in "Psychiatrische Praxis" 1975.

und Energie wäre dann weitgehend verloren. Widmet sich der Betreffende allerdings der Ausbildung oder einer Teilzeitbeschäftigung als Supervisor und Trainer in einer Institution, dann amortisiert sich diese Investition auch gesundheitspolitisch gesehen ausgezeichnet. Die beste Anwendung wären einige Balint-Gruppen. Leider gehen diesen Weg noch viel zu wenige Analytiker. Ein weiterer Nachteil ist die Methodenzentriertheit. Viele Analytiker meinen nach einer solchen Idealausbildung, daß nur die Standardtechnik eine legitime Behandlungsmethode sei und jede andere Form der Psychotherapieausbildung nur zu kurzzeitigen Übertragungserfolgen führe, wenn überhaupt etwas damit erreicht werde. Diese Meinung ist zwar meiner Auffassung dezidiert falsch und nimmt auch in ihrer Verbreitung meinem Eindruck nach ab, ist aber besonders unter älteren Analytikern zumindest häufig. Ich würde solche Behandler daher gerne dem

zweiten Modell

zuführen: Zusätzlich zum ersten Modell noch eine Ergänzungsausbildung etwa in Autogenem Training, einer Gruppenmethode oder der Krisenintervention. Auch die Familientherapie wäre hier zu empfehlen. Natürlich steigt damit neuerlich die Belastung des Kandidaten. Die zusätzlichen Kosten sind allerdings gering. Rollenkonflikte innerhalb des Therapeuten mögen dabei auftreten. Ein verständnisvoller Lehranalytiker kann dabei hilfreich sein. Meist glaubt derselbe jedoch, eine solche Funktion mit seiner Rolle nicht vereinbaren zu können.

Da prinzipiell für eine ärztliche Ausbildung eine Lehranalyse nicht obligat gefordert werden kann, hat man nach Instrumenten gesucht, wie man diesen integralen Anteil des tiefenpsychologischen Trainings ersetzen könnte. An den meisten Stellen der Welt wird dort, wo eine Lehranalyse nicht möglich oder erwünscht ist, das

dritte Modell

angewendet: Es besteht darin, daß man über längere Zeit (mindestens 2 Jahre), an einer themenzentrierten Selbsterfahrungsgruppe teilnimmt, wo möglichst auch in Gruppensupervision selbst behandelte Patienten besprochen werden. Daneben sind eine gewisse Zahl von Einzelsupervisionen unentbehrlich, da viele Kandidaten nicht bereit sind, besonders persönliche Probleme zumindest am Anfang in der Gruppe zu besprechen. Diese Technik findet einen fließenden Übergang zur Balint-Gruppe, wobei den Praktikern allerdings nicht Psychotherapie im engeren Sinne vermittelt werden soll, sondern eigentlich nur ein besseres Verständnis für den psychogenen Fall, Vermeidung iatrogener Fehler und ein Umgang mit dem Patienten, der nur in einem weiteren Sinne als Psychotherapie zu bezeichnen ist. Die Lehranalyse als einzigartiges Instrument ist sicher nicht voll zu ersetzen, man wird nicht vertraut mit dem Selbsterlebnis, wie Verdrängtes langsam auf vielen Umwegen und gegen oft groteske Widerstände zutage tritt, man erlebt nicht die Tücken und Freuden einer Übertragungsneurose und erwirbt sich vor allem nicht die Geduld, alle Umwege zu gehen, die oft notwendig sind. Auch die Gegenübertragungshandhabung wird nicht so durchexerziert wie an der Projektionsfigur des Lehranalytikers. Aber im großen und ganzen sind die Erfahrungen mit derartig ausgebildeten Psychotherapeuten nicht schlecht, und ich würde bei Führung einer solchen Gruppe durch 3 Jahre bei einem ausgebildeten Psychoanalytiker persönlich glauben, daß ein gewisser Ersatz für die Lehranalyse gegeben ist. Genauso wie bei Modell 1 sind selbstverständlich der Gruppenleiter ebenso wie der Lehranalytiker nicht mit dem Vorgesetzten identisch, da sich sonst auf beiden Seiten kaum überwindbare Rollenkonflikte ergeben.

Viertes Modell

wäre eine solche Selbsterfahrungsgruppe mit Zusatzausbildungen, wie es meines Wissens für den Zusatztitel in Deutschland üblich ist. Ich würde glauben, daß es sich dabei um einen vernünftigen Kompromiß handelt, der akzeptable Resultate haben kann, wenn der dann in die Praxis Gehende sich in keine großen Analysen einläßt und die Möglichkeit zur Supervision hat, wenn er in Übertragungs- und Gegenübertragungsschwierigkeiten kommt. Früher glaubte ich noch an den Sinn von kürzeren Lehranalysen, wie wir sie ja aus der Geschichte der Psychoanalyse kennen. Mit zunehmender Erfahrung als Lehranalytiker mußte ich jedoch von diesem Standpunkt abrücken. Monsterzeiten von 1000 Std sind sicher nicht vertretbar. Man sollte überhaupt von Richtzahlen absehen, aber meist wird ein Aufwand von 500 Std sinnvoll sein. Starke Variationen nach oben und unten sollten aber tolerabel sein.

Das Ideal des **fünften Modells,**

volle Einzelausbildung mit Lehranalyse, plus Gruppe, plus Ergänzungsausbildung ist zu kostspielig, als daß es empfohlen werden könnte, obwohl vor allem für eine breite Supervisions- und Lehrtätigkeit hier ein idealer Ausgangspunkt liegen würde.

Das **sechste Modell,**

daß nur *eine* Einzelmethode, z. B. Verhaltensmodifikation, besonders bei Psychologen, unterrichtet wird, scheint mir sehr gefährlich, wenn der Betreffende dann nicht in einem Team mit Ärzten und anders ausgebildeten Therapeuten zusammenarbeitet.

Noch unerfreulicher ist die isolierte Ausbildung in irgendeiner anderen Methode mit Ausnahme von Autogenem Training und Suggestion. Hier ist besonders beim Autogenem Training tatsächlich nicht sehr viel, besonders wenn man nur die Unterstufe betreibt, an zusätzlichem Wissen und Erfahrung notwendig, nur muß man es selbst gut beherrschen. Ich denke aber an Psychodramatisten, Familien- oder Gestalttherapeuten, die ein oder einige Male einen einschlägigen Kurs mitgemacht haben und sich dann als wilde Analytiker austoben – ganz unabhängig, ob es sich um Mediziner oder Nichtärzte handelt.

Eine weitere Ausnahme würde ich bei den Gesprächstherapeuten nach Rogers (Tausch) machen, da dort die Kontrolle der Bandaufnahmen zur Pflicht in der Ausbildung gemacht wird und dadurch weiter gegangen wird als bei allen anderen Schulen, ausgenommen spezialisierte Forschungsinstitute, wo vor allem der Videorecorder nicht nur zur Forschung, sondern auch zum Training (allerdings oft kombiniert mit Ausbildungsforschung) verwendet wird. Genauso wie beim Sport ist dieses Gerät von unschätzbarem Wert für Selbstkontrolle und Selbsterfahrung.

Nach dieser Aufzählung von Modellen und ihrer kurzen Diskussion möchte ich zwei Techniken näher besprechen, mit denen wir uns viel befassen, das *Rollenspiel* und die *Supervision* als Falldemonstration.

Das Rollenspiel kann in zweifacher Hinsicht verwendet werden, zum Durchspielen einer psychodynamischen Situation für den Patienten, damit er sich etwa für bestimmte Situationen nach seiner Entlassung vorbereiten kann (Heimkehr in die Familie oder Rückkehr an den Arbeitsplatz) oder, daß er – schon in gewisser Näherung an das Psychodrama – etwa im Rollenwechsel mit dem konfliktbesetzten Partner sich über psychodynamische relevante Interaktionen bewußter wird. Viel wichtiger ist jedoch, daß Therapiespiele gemacht werden, d. h. ein konstruierter oder möglichst realer Fall wird durchgespielt, entweder in der ersten Therapiesitzung oder einer späteren, wo sich ein konkretes Problem zur Bearbeitung anbietet. Die Kunst des Leiters der Veranstaltung liegt dann darin, daß es ihm gelingt, in einem Aufwärmungsprozeß den Spielern die Situation so lebendig vor Augen zu führen, daß sie sich mit den Personen, die sie spielen sollen, ganz identifizieren. Erfahrungsgemäß profitieren nicht nur die Spieler von dieser Methode, sondern auch die Zuschauer, zumal sie immer in der sehr wesentlichen Diskussion nach dem Spiel dazu Stellung nehmen können und sollen, wie sie die therapeutische Interaktion erlebt haben und wie sie selbst sich verhalten hätten. Natürlich müssen auch die Spieler Gelegenheit bekommen, ihre Gefühle während des Spieles zu kommentieren und ihre Handlungsweise zu motivieren. Nur noch mit dem Wiederspielen und Besprechen von Videobändern realer Therapie läßt sich eine bessere Selbstreflexion über therapeutisches Handeln erreichen, dies ist aber technisch und menschlich nicht immer möglich. Ein Standardgruppenspiel habe ich andernorts eingehend besprochen [1].

Die zweite Technik, die wir regelmäßig verwenden, ist die *Demonstration einer Einzelsupervision* einer laufenden Psychotherapie zwischen einem Mitarbeiter des Institutes und dem Leiter derselben in der Vorlesung. Unter der Voraussetzung, daß der Therapeut und Supervisand imstande sind, vor einem Auditorium offen über ihre Probleme zu sprechen, ist diese Technik äußerst lebendig und vermittelt den Zuhörern, die natürlich mitdiskutieren können, ein wirklichkeitsnahes und stark problemorientiertes Bild der Vorgänge in einer Psychotherapie. Es gelingt dadurch vor allem, die Gegenübertragung, die ja ein Zentralthema der Supervision darstellt, ganz besonders transparent zu machen. Wir haben eigentlich mit allen Mitarbeitern nie Schwierigkeiten in dieser Offenheit gehabt, die dabei notwendig ist. Natürlich erfordert es beim Supervisor einen gewissen Takt, wenn er z. B. während der Vorlesung Informationen bekommt, die ihn befremden, darüber unter Umständen erst nach der Vorlesung mit dem Therapeuten zu sprechen.

Ein weiteres wichtiges Thema ist das Ziel, das mit der Ausbildung angestrebt wird. Offenkundig ist, daß man keine Uniformität anstreben kann und soll. Während die Ausbildungsstätten der einzelnen psychotherapeutischen Schulen natürlich theorie- und themenzentriert sind, muß in den Institutionen, von denen wir hier sprechen, eine klienten-zentrierte Ausbildung angestrebt werden, d. h. mit anderen Worten, man sollte versuchen, jedem Patienten, der in Kontakt mit dem Therapeuten kommt, jene Behandlungsmethoden vorzuschlagen, die seiner Persönlichkeit, seiner Krankheit und seiner sozialen Situation entsprechen. Sie wissen, daß das leicht gesagt und ungeheuer schwer zu verwirklichen ist. Einerseits, weil es uns an einer Theorie der Differentialindikation der verschiedenen Therapiemethoden mangelt, andererseits, weil dies nur in Großinstitutionen, die sehr pluralistisch besetzt sind und ausgezeichnet kooperieren, überhaupt technisch möglich wäre.

Es ist hier nicht der Ort, diese Differentialindikation zu entwickeln, es seien nur einige Hinweise gegeben. Eine akute hysterische Reaktion bei einer Primitivpersönlichkeit wird man am besten suggestiv behandeln. Eine leichte vegetative Neurose bei sonst guter Ich-Stärke mit dem Autogenen Training, eine schon lange bestehende isolierte Phobie verhaltenstherapeutisch, ebenso wohl eine Zwangsneurose, vorwiegende Kontaktstörungen gruppentherapeutisch, eine stark in der Familiendynamik beruhende Störung bei einer gewissen Mitarbeitsbereitschaft auch der anderen Familienmitglieder in einer Familientherapie, situationsbedingte Reaktionen mit einer Krisenintervention, Personen mit komplexer neurotischer Entwicklung und einer gewissen Bereitschaft zur Introspektion und Fähigkeit zur Verbalisierung mit einer Psychoanalyse, aber wohl erst nach einem Versuch, ob nicht eine psychoanalytisch orientierte Psychotherapie im Sinne einer Focaltherapie schneller zu einem Erfolg führt.

Die hinter solchen praktischen Hinweisen stehenden Konzepte sind zum Teil selbstevident, obwohl die Basis solcher Empfehlungen eher empirische, unsystematische und nicht ausreichend objektivierte und quantifizierte Erfahrungen sind.

Man wird beim Ausbildungsziel optimalerweise zwischen solchen Psychiatern, die als Einzelpersonen irgendwo in der Peripherie arbeiten, solchen, die in Ballungsräumen mit Zuweisungsmöglichkeiten und letztlich solchen, die später in Institutionen tätig sind, unterscheiden müssen. Da das aber vorher nicht bekannt ist, muß versucht werden, eine gewisse gemeinsame Basis zu finden. Sie müßte darin bestehen, daß der Therapeut imstande ist, ein Erstinterview zu führen, einige einfache Methoden (unbedingt etwa das Autogene Training) beherrscht und nach Möglichkeit eine nicht allzu schwierige psychoanalytisch orientierte Behandlung führen kann. Hier sind wir in einem merkwürdigen Dilemma. An sich stimmen die meisten Beurteiler dahingehend überein, daß gerade für analytische Kurztherapien in Form von Focaltherapie die bestausgebildeten Psychoanalytiker gut genug sind. Hat doch hier der Therapeut nicht wie bei einer großen Analyse die Möglichkeit zuzuwarten, wenn er sich im Unklaren ist, sondern muß sofort gezielt interpretieren. Andererseits werden offenbar auf der ganzen Welt psychoanalytisch orientierte Behandlungen von nicht entsprechend Ausgebildeten ganz befriedigend praktiziert. Es erhebt sich dabei der Verdacht, daß es sich dabei eher um Gesprächstherapien handelt, wo die Rogersschen Kriterien der Zuwendung, Akzeptierung und echten Wärme wirksamer sind als das analytische Gewand, das diesen Behandlungen gegeben wird. Persuasion und latente suggestive Komponenten spielen in vielen anders konzipierten Behandlungen eine größere Rolle als allgemein angenommen wird. Die Tricks der Kommunikationstherapien (Haley, Jackson, Watzlawick) sind kaum generell zu empfehlen, mit Ausnahme vielleicht der paradoxen Intention von Frankl.

Wie dem auch sei, eine psychodynamische Grundorientierung, ein Verständnis unbewußter Motivation, ist meines Erachtens für jede psychotherapeutische Tätigkeit unentbehrlich. Obwohl das viele Verhaltenstherapeuten und Angehörige anderer Schulen nicht gerade mit Begeisterung erfüllen wird, glaube ich, daß dies auch für eine sinnvolle Ausübung eben solcher Tätigkeiten gilt, zumal diese Kenntnis ja eigentlich bereits zur Allgemeinbildung zählen sollte.

Faktisch bilden wir also folgende Typen von Psychotherapeuten aus:

1. Psychoanalytiker im engeren Sinne. Ihr Hauptarbeitsgebiet wären Behandlung von hoch selektierten Fällen, Lehranalysen, Supervision und Balint-Gruppen.
2. Zusatztitelpsychotherapeuten (aus Vereinfachung so bezeichnet): empfohlene Tätigkeit: breite methodenpluralistische Psychotherapie.
3. Psychiater mit Einzelausbildung in bestimmten Psychotherapieformen.
4. Nichtpsychiater mit Ausbildung in einigen Spezialformen (hier ist Teamarbeit dringend empfohlen).
5. Ärzte, Lehrer, Psychologen, Sozialarbeiter usw. mit einer gewissen psychodynamischen Orientierung, die eine wichtige Aufgabe in der Frühentdeckung psychi-

scher Fehlentwicklung und des Abfangens derselben haben (als Ergebnis der Teilnahme an Balint-Gruppen).

Zuletzt noch eine kurze Bemerkung über die Selektion der Schule, in der sich ein angehender Psychotherapeut ausbilden lassen kann und wird. Meist wird sie dadurch bestimmt, welche Einrichtung gerade zufällig am Ort der Tätigkeit des prospektiven Kandidaten vorhanden ist, oder mit welcher Kontaktperson er sich bespricht respektive, was ihm von dieser Person empfohlen wird. Man kann derzeit einem solchen Adepten nur empfehlen, sich aus der Literatur in die verschiedenen Schulen einzulesen und die lokal bestimmenden Personen sich in Vorlesungen oder persönlichen Gesprächen erst anzusehen, bevor er sich entscheidet. Eine zentrale Auskunftsstelle, die objektive Auskünfte und Empfehlungen gibt, wird wahrscheinlich nie möglich sein. Über die Schwierigkeiten des Patienten, sich an eine optimale Schule oder Person zu wenden, wage ich gar nicht zu sprechen. Es läßt sich vielleicht nur sagen, je größer die Institution ist, an die er sich wendet, umso eher kann er hoffen, sich nicht rein auf ein Lotteriespiel bei der Therapeutenwahl einzlassen. Aber auch hier bestimmt meist der Zufall, wer gerade frei ist, die Therapeutenwahl.

Literatur

1. Strotzka, H.: Das Rollenspiel als Ausbildungsmethode. Gruppenpsychother. Gruppendyn. *6*, 286 (1973).
2. Strotzka, H. (Hrsg.): Psychotherapie: Grundlagen, Verfahren, Indikationen. München: Urban & Schwarzenberg 1975 (hier weitere Literaturangaben);

Testpsychologische Verfahren bei Hirnschädigungen und bei Neurosen

U. Indorf und Antje Indorf-Fischer

Der *Aufgabenbereich* psychodiagnostischer Testverfahren ist dort anzusetzen, wo Gespräch, Beobachtung und somatische Untersuchungsverfahren Zweifel in der diagnostischen Fragestellung offen lassen. Solche Zweifel werden um so weniger entstehen, je ausgeprägter die psychopathologischen Phänomene in Erscheinung treten und je eindeutiger sich deren Pathogenese abzeichnet. Psychodiagnostische Testverfahren können sinnvoll zur weiteren Prüfung vorläufiger Diagnosen und zur Klärung differentialdiagnostischer Fragestellungen eingesetzt werden.

Die Indikation für eine testpsychologische Untersuchung wird sich jedoch da nicht stellen, wo sich die klinischen Methoden des Gespräches und der Beobachtung als überlegen erweisen, so bei der Erhebung der Lebens- und Krankheitsgeschichte unter psychodynamischen Gesichtspunkten, der Konfliktanamnese und den psychodiagnostisch zu verwertenden Verhaltens- und Erlebnisreaktionen.

Bevor auf die Anwendung einzelner Testverfahren eingegangen wird, sind jene *Fehlerquellen* zu nennen, die bei klinischen Testuntersuchungen die Durchführungsobjektivität einschränken. So ist bei der Interpretation der Testergebnisse der Einfluß der unterschiedlichen sozialen Interaktionen zwischen Versuchsleiter und Probanden auf die Testleistungen zu berücksichtigen, insbesondere bei den nicht primär für den klinischen Bereich entwickelten Verfahren. Ebenso kann die standardisierte Testdurchführung aufgrund von krankheitsbedingten Veränderungen des Erlebens und Verhaltens oder verminderten Instruktionsverständnis in Frage gestellt sein. Hierdurch wird im Einzelfall bei psychometrischen (quantifizierenden) Verfahren die Objektivität der erhobenen Befunde eingeschränkt, bei projektiven Persönlichkeitsverfahren können diese Veränderungen aber geradezu psychodiagnostisch aufschlußreich sein. Die Durchführungsobjektivität ist dann zwar vermindert, aber unter psychodynamischem Aspekt können die Interaktionen zwischen Proband und Untersucher in die Psychodiagnostik mit einbezogen werden. Allerdings unterliegen solche Schlußfolgerungen in hohem Maße der Subjektivität des Untersuchers und sind kaum reproduzierbar (geringe Reliabilität).

Um die diagnostischen Aussagemöglichkeiten der erhobenen Testergebnisse einzuschätzen, ist auch die Problematik der Norm- oder Vergleichsdaten zu berücksichtigen. Eine an einer Normalpopulation vorgenommene Eichung eines Tests wird unterschiedlichen klinischen Populationen nicht gerecht werden, da zu vermuten ist, daß die Meßgenauigkeit eines Tests bei Untersuchungspersonen verschiedener klinischer Symptomatik variiert. Das zu überprüfen ruft insofern praktische Schwierigkeiten hervor, als für ein Syndrom repräsentative Patientengruppen nur schwerlich zu erstellen sind und Selektionsfehler durch klinikinterne und regionale Besonderheiten auftreten können, während andererseits eine Übereinstimmung hinsichtlich des zu objektivierenden Merkmals selbst erst ermittelt werden müßte.

Wenn im folgenden ein Methodeninventar psychodiagnostischer Testverfahren vorgestellt wird, so ist *die Auswahl der Verfahren* auf diejenigen Anwendungsbereiche bezogen, die durch die testpsychologischen Fragestellungen im Aufgabenbereich der Psychiatrie und Psychosomatik bevorzugt gegeben sind. Des weiteren richtet sich die Auswahl nach den heute am häufigsten im klinischen Bereich angewandten Testverfahren.

Neben der Bestimmung des Intelligenzniveaus und der Konzentration, des Gedächtnisses und anderer psychischer Leistungen werden diese Testverfahren zur Differentialdiagnostik herangezogen insbesondere zur Unterscheidung zwischen Neurose und organisch bedingter Störung im Sinne einer erworbenen Hirnschädigung.

Intelligenz- und Leistungstests zur Diagnostik von Hirnschädigungen

Von den Individualtests wird hierzu im klinischen Bereich am häufigsten der *Hamburg-Wechsler-Intelligenztest für Erwachsene* (HAWIE) verwandt. Neben speziellen Faktoren der Intelligenz versuchte Wechsler [8] den postulierten Generalfaktor (g-Faktor) der allgemeinen Intelligenz mit einzubeziehen und darüber hinaus auch sogenannte „nichtintellektuelle" Faktoren der Intelligenz, die jedoch neuere Faktorenanalysen nicht bestätigen konnten. Die Durchführung des Tests kann an Probanden vom 10. bis zum 59. Lebensjahr erfolgen. Über diese Altersstufe hinaus liegen bis für das 70. Lebensjahr getrennt Vergleichsdaten vor. Die Durchführungszeit variiert zwischen 60–90 min. Die Technik einer einwandfreien Versuchsdurchführung ist am ehesten unter Anleitung zu erwerben.

Die Gütekriterien des Tests sind weitgehend zufriedenstellend. So beträgt die mit der Split-half-Korrelation, einer häufig angewandten Methode zur Überprüfung der Meßgenauigkeit eines Tests, ermittelte Reliabilität r = 0,94, die Test-Wiederholungs-Reliabilität wird mit r = 0,90 angegeben, bei einem theoretisch zu fordernden Optimum von 1,0. Der Standardmeßfehler kann für den Gesamttest mit 7 IQ-Punkten angesetzt werden, für den Verbalteil drei, für den Handlungsteil fünf IQ-Punkte. Untersuchungen zur faktoriellen Validität (Treffsicherheit eines Tests) konnten einen für verschiedene Altersstufen durchgängigen g-Faktor bestätigen.

Zur Auswertung bietet Wechsler eine Methode der Profilanalyse an, die in Abhängigkeit von dem Gesamtwertpunktbereich die Abweichungen einzelner Subtests als „bedeutsame Differenz" zu bestimmen sucht. Kritisch ist hierbei hervorzuheben, daß die Wertpunkte nicht wie erforderlich von 0–20 Punkten variieren, sondern erhebliche Streuungseinbußen aufweisen, was schiefe Rohwertverteilungen annehmen läßt.

Ob die von Wechsler angeführten Profilmuster für einzelne Patientengruppen (Hirnorganiker, Schizophrene, Neurotiker, jugendliche Psychopathen und Schwachsinnige) zur Differentialdiagnostik verwertbar sind, erscheint schon im Hinblick darauf fraglich, daß die Reliabilität der Wertpunktabweichungen vom Normalprofil zu gering ist. Zudem wird die Zuordnung dieser Profilmuster zu bestimmten Krankheiten dadurch widerlegt, daß lediglich Unterschiede zwischen „normalen" und psychiatrisch kranken Personen ermittelt werden konnten. Des weiteren schlägt Wechsler eine Methode zur Bestimmung des Intelligenzabbaus bei organischen Hirnschäden vor, bei der altersbeständige und nicht-altersbeständige Untertests in Relation gesetzt werden. Darüber hinaus führt Wechsler aus, schneiden Probanden mit organischen Hirnerkrankungen „regelmäßig besser bei Verbal- als bei Handlungstests ab" [8], wobei ein schlechtes Abschneiden im Mosaik-Test besonders charakteristisch für organische Hirnerkrankungen sei.

In Untersuchungen an hirnorganisch Geschädigten konnte jedoch festgestellt werden, daß die drei von Wechsler angegebenen Merkmale sich als ungeeignet erwiesen, etwas über das Vorliegen eines hirnorganischen Schadens oder zur Quantifizierung eines intellektuellen Abbaues auszusagen [6, 7].

Eine formelhafte Interpretation ungeachtet der Persönlichkeit in ihren lebensgeschichtlichen sozialen Bezügen ist somit nicht vertretbar, sondern lediglich eine qualitative Interpretation der Einzelbefunde in Abhängigkeit vom Testprofil. Die Erkenntnisse der Neuropsychologie über die Hirnfunktion des Menschen scheinen diese Feststellungen zu bestätigen, indem angeführt wird, daß sich linksseitige und rechtsseitige, anteriore, posteriore und diffuse Hirnläsionen nicht alle gleichermaßen auf eine Testleistung auswirken können.

Zur Feststellung hirnorganischer Schäden mit dem HAWIE sind den Untertests „Zahlen-Symbol-Test" und „Mosaik-Test" die größte Aussagekraft beizumessen. „Signifikanzberechnungen . . . ergaben, daß bei den Kurven aller Altersstufen ZS und MT bei Hirnorganikern eindeutig gemindert in Erscheinung traten [6]."

Gleiche Feststellungen wurden für die Untertests „Rechnerisches Denken", „Bilderordnen" und „Bilderergänzen" für die Altersstufen 45–54 Jahre gemacht. Eine Leistungsminderung bei einem Test läßt jedoch grundsätzlich die Frage offen, ob die erbrachte Leistung die vorliegende Leistungsmöglichkeit widerspiegelt, da im pathologischen Funktionswandel der Leistung häufig eine größere Schwankungsbreite gegeben ist. Die Treffsicherheit einer solchen „Hintergrundinformation" mit einbeziehender qualitativer Testinterpretation wird daher mit dem klinischen Scharfsinn des Diagnostikers covariieren. Die Ökonomie des HAWIE ist durch Einzeluntersuchungen und die relativ lange Durchführungszeit eingeschränkt.

Einen *reduzierten Wechsler-Intelligenztest* (WIP) hat Dahl vorgelegt, der den HAWIE für eine IQ-Bestimmung zu unökonomisch und für eine differentielle Interpretation des Testprofils unzulänglich hält. Der Test kann an 15–16 Jahre alten psychiatrischen Patienten und an 10–79 Jahre alten normalen Versuchspersonen in Einzeluntersuchungen angewandt werden. Eine korrigierte Korrelation zwischen WIP und IST erbrachte einen Wert von $r_c = 0{,}83$.

Der *Intelligenz-Struktur-Test 70* (IST 70) von Amthauer stellt eine verbesserte Version des IST dar. Sein Hauptanliegen ist die berufliche Eignungsdiagnostik, weswegen Schwerpunkte der intellektuellen Leistungsfähigkeit mit den in Untertests gesonderten Komponenten sprachlicher Intelligenz, rechnerischer Intelligenz, der Merkfähigkeit und der räumlichen Vorstellung erfaßt werden sollen.

Die Durchführung des in Parallelform vorliegenden Tests kann in Einzel- und in Gruppenuntersuchungen an Probanden in der Altersspanne von 12–60 Jahren erfolgen. Die Durchführungszeit beträgt 90 min. Die Gütekriterien des Tests lassen eine Durchführungs- und Auswertungsobjektivität als gesichert annehmen. Die Auswertung richtet sich auf eine Profilinterpretation, wobei eine Reihe von Einzel- und Gruppenprofilen verschiedener Berufssparten zum Vergleich vorgegeben sind.

Die *Grundintelligenztest-Skala* 3 (CFT 3) von Weiß [10] ist die deutsche Bearbeitung der von Cattell entwickelten amerikanischen Form, die „den essentiellen Kern der grundlegenden geistigen Fähigkeiten" [10] in relativer Unabhängigkeit von soziokulturellen Einflüssen zu messen sucht. Es handelt sich bei diesem Verfahren um einen Papier-Bleistift-Test, dessen Untertests in Serien, Klassifikationen, Matrizen und topologischen Schlußfolgerungen aufgegliedert sind. Die Durchführung kann ab dem 14. Lebensjahr in Einzel- und Gruppenuntersuchungen erfolgen. Es liegen eine Lang- und Kurzform, sowie Pseudo-Parallelformen vor. Die Testdauer wird je nach Testform mit 25–50 min. angesetzt. Die Gütekriterien sind bei völliger Objektivität, Reliabilitätsangaben von r = 0,82 und r = 0,95 für den Gesamttest und einer hohen Faktorenhomogenität, einer hohen „Transferability", (d. h. Gültigkeit für verschiedene soziale und kulturelle Gruppen) und einer hohen faktoriellen Ladung mit dem Faktor g („Denkkapazität") zufriedenstellend.

Da ein einzelnes Testverfahren zu geringe Validität bei der Diagnose hirnorganischer Schäden aufweist, kann man eine *Kombination von Einzeltests* zusammenstellen und von einer größeren inhaltlichen Breite mehr Aufschluß erwarten. Hierfür bieten sich Kombinationen von visuell-motorischen Gestalterfassungstests, Konzentrations-Leistungs-Tests, Reaktionszeitbestimmungen, Persönlichkeitsfragebogen und projektive Verfahren an: Der *Benton-Test* dient zur Feststellung visueller Merkfähigkeitsstörungen, die als Indikator für Hirnschädigungen angesehen werden. Der Test kann als Zeichen- und/oder als Wahlform in Einzeluntersuchungen ab dem 8. Lebensjahr durchgeführt werden, wobei für die Zeichenform drei, für die Wahlform zwei Parallelserien zur Verfügung stehen. Die Testdauer beträgt ungefähr 5 min für eine Serie. Die Retest-Reliabilität wird mit r = 0,85 angegeben. Die Validität des Verfahrens wird bei der Diskriminierung Gesunder von erheblich hirnorganisch Geschädigten als sicher angesehen, bei differentialdiagnostischen Fragestellungen jedoch angezweifelt. Die Schwächen des Verfahrens liegen in der Möglichkeit zur Simulation und Dissimulation. Bei letztgenannter kann eine sprachliche Codierung der visuellen Information für die Reproduktion verwandt werden.

Weitere Verfahren zur Diagnostik von Hirnschädigungen sind der *Bender-Gestalt-Test* (BGT) und das *Diagnosticum für Cerebralschädigung* (DCS), auf die hier nur hingewiesen werden soll.

Die Konzentrations-Leistungs-Tests werden nur kurz angeführt, weil ihre Durchführung einfach, ihre korrekte Anwendung schnell erlernbar ist:

Der aus dem Kraepelinschen Arbeitsversuch hervorgegangene *Pauli-Test* (PT) versucht anhand des Leistungsverlaufs unter Dauerbelastung (60minütiges Addieren einstelliger Zahlen) persönlichkeitsabhängige Merkmale des Arbeitstempos und der Konzentration, so motivationale, konstitutionelle und intellektuelle Aspekte zu ermitteln. Breite Vergleichsdaten liegen ab dem 10. Lebensjahr vor. Die Reliabilität des Verfahrens gilt als gesichert.

Der *Konzentrations-Leistungs-Test* (KLT) von Düker, herausgegeben von Lienert, versucht die psychische Leistungsfähigkeit – besonders den Aspekt des Antriebs – im Rahmen der Koordination von Einzeltätigkeiten, wie Rechnen, Merken, Entscheidung über weitere instruktionsgemäß anzuwendende Rechenoperationen, zu ermitteln. Vergleichsdaten liegen ab dem 10. Lebensjahr aufgegliedert in Schul- und Berufsgruppen mit Altersangaben und Geschlechtsdifferenzierung vor. Die Retest-Reliabilität wird mit r_{tt} = 0,87 angegeben.

Der *d2-Aufmerksamkeits-Belastungs-Test* von Brickenkamp [3] ist ein Durchstreichtest, der die Schnelligkeit und Genauigkeit der Diskrimination ähnlicher visueller Reize erfaßt und somit Aussagen über die allgemeine Leistungsfähigkeit ermöglicht. Die Ökonomie des Verfahrens – ungefähr 14 min Testdurchführung einschließlich Auswertung – ist hervorzuheben. Normen liegen für Probanden von 9–60 Jahren differenziert nach Geschlechtern und Schulabschlüssen vor. Die Retest-Reliabilitäten liegen zwischen r_{tt} = 0,84 und r_{tt} = 0,98, die Korrelation der Gesamtleistungen von Test d2 und KLT beträgt r = 0,58.

Die Reaktionszeitmessungen stellen eine Überprüfung der Koordination von sensorischen und motorischen Funktionen dar, die Störungen im Wahrnehmungsapparat, geringe motorische Gewandtheit, kognitive Beeinträchtigungen und affektive Störvariablen aufweisen können. Von den verfügbaren Testapparaten sei das *Beck-Reak-*

tionszeitmeßgerät und das *Kieler Determinationsgerät* angeführt. Mit einer Kombination dieser angeführten Testverfahren kann die Leistungsfähigkeit einer Person hinlänglich auf eine cerebralorganische Schädigung untersucht werden. Die hierbei festgestellten Leistungsminderungen sind bei diesen quantifizierenden Testverfahren auf funktionellem Niveau zu interpretieren. Sie können nur dann zu einer darüber hinausgehenden diagnostischen Aussage verwandt werden, wenn der korrelative Nachweis eines Testmerkmals dies belegt. Dem gegenüber basiert eine qualitative Interpretation psychometrischer Testbefunde auf den unterschiedlichen nosologischen Bezugsrahmen, so daß auch die Frage der Sicherheit der diagnostischen Aussage in Abhängigkeit vom jeweiligen Beurteiler zu sehen ist.

Persönlichkeitsfragebogen zur Erfassung von Neurosen

Sowohl zur Diagnose einer Neurose als auch im Zusammenhang mit der Neurose/organisch funktionelle Störung, weniger zur Abklärung einer Psychose, werden psychometrische Fragebogen eingesetzt, die gemäß ihrem methodischen Aufbau als Tests anzusehen sind.

Solche Fragebogentests nehmen eine Klassifizierung bzw. Typologisierung von Persönlichkeitsmerkmalen vor und bestimmen die relative Position eines Individuums innerhalb einer Persönlichkeitsdimension. Die Klassifizierung beruht auf den Stellungnahmen des Probanden, die er zu den meist in alternativer Weise vorgegebenen Aussagen über den affektiven, kognitiven und Verhaltensaspekt der Persönlichkeit abgibt. Der Proband urteilt somit über sein eigenes Erleben und Verhalten, wozu die Persönlichkeitsfragebogen Selbstbeobachtung, Reflexion und Bereitwilligkeit zur Mitteilung des Probanden voraussetzen müssen. Fragebogen sind unter diesem Gesichtspunkt subjektive Tests. Ihrer Anfälligkeit für bewußte oder unbewußte Verfälschungstendenzen, aber auch Mißverständnisse, kann mit sogenannten Korrekturskalen nur begrenzt begegnet werden. Ihre Auswertungs- und Interpretationsobjektivität ist demgegenüber hoch zu veranschlagen. Die meßtechnischen Vorteile psychometrischer Fragebogentests liegen in der Bestimmung der Ausprägung eines Merkmals bezogen auf den Durchschnitt einer Vergleichsgruppe und der numerischen Bestimmung der Zuverlässigkeit und Gültigkeit einer Skala.

Das *Eysenck-Persönlichkeits-Inventar* (EPI) in der deutschen Bearbeitung und Übersetzung von Eggart ist eine Weiterentwicklung der vorangegangenen Eysenckschen Persönlichkeitsfragebogen MMQ (Maudsley Medical Questionnaire) und MPI (Maudsley Personality Inventory). Das EPI soll die Dimensionen „Extraversion" und „Neurotizismus" erfassen. Gemäß Eysencks Persönlichkeitsmodell ist der Neurotizismusfaktor eng mit dem Grad der Labilität des autonomen Nervensystems verbunden, während der Faktor Extraversion mit dem Überwiegen der zentralnervösen Hemmungsprozesse über die Erregungsprozesse angenommen wird. Die Weiterentwicklung besteht bei diesem Verfahren in der Erstellung einer Parallelform, einer größeren Unabhängigkeit vom Bildungs- und Intelligenzniveau, einer statistisch nachgewiesenen Unabhängigkeit der beiden Persönlichkeitsdimensionen, einer Lügenskala, die Verfälschungstendenzen durch Selbstdarstellung in sozial erwünschter Weise aufzudecken sucht und meßtechnischen Verbesserungen. Die angegebenen Reliabilitätsmaße weisen für die Neurotizismusskala in Abhebung zur Lügenskala die zuverlässigsten Werte auf. Vergleichswerte für das ca. 5–15 min Durchführungszeit in Anspruch nehmende Verfahren liegen nur als Mittelwerte und Streuungsmaße von Normalpopulationen und klinischen Stichproben vorwiegend geringen Umfangs vor.

Der MMPI Saarbrücken, die deutsche Bearbeitung des *Minnesota Multiphasic Personality Inventory* nach Hathaway und McKinley, stellt mit 506 Items den umfangreichsten klinischen Fragebogentest dar. Neben vier „Validitätsskalen", die die Verwertbarkeit der Angaben überprüfen sollen, bestehen 10 „klinische Skalen", deren kategoriale Erfassungsmerkmale auf Kraepelinsche Vorstellungen zurückgehen. Die Skalenwerte wurden durch Korrelationen zwischen Normalpopulationen und bestimmten psychiatrisch diagnostizierten Patientengruppen ermittelt. Folgende „klinische" Skalen wurden zusammengestellt: Hypochondrie, Depression, Hysterie, (asoziale) Psychopathie, masculin-feminine Interessen, Paranoia, Psychasthenie, Schizoidie, Hypomanie und soziale Introversion-Extraversion.

Faktorenanalytische Untersuchungen ergaben jedoch Überschneidungen der einzelnen Skalen. Die sogenannte „neurotische Trias" bei der Profilinterpretation mit einer Erhöhung der Werte der Hypochondrie-, Hysterie- und Depressionsskala mag hiermit in Zusammenhang zu sehen sein. Das Testhandbuch bietet 213 Zusatzskalen, die durch Gruppierungen der 506 Items erfolgen. Validitätsuntersuchungen mit der deutschsprachigen Testversion fehlen jedoch weitgehend. Die mit der deutschen Ausgabe ermittelten Retest-Reliabilitätskoeffizienten bei einem Intervall von 10 Tagen variieren zwischen $r_{tt} = 0{,}57$ und $r_{tt} = 0{,}80$. Der Test unterscheidet sehr gut zwischen „normalen" und „anormalen" Gruppen, aber es besteht noch keine Übereinstimmung, wie wirksam die Technik in der Unterscheidung der verschiedenen „abnormen" Gruppen selbst ist.

Der *Gießen-Test* (GT) von Beckmann und Richter [2] wurde aufgrund psychoanalytischer Modellvorstellungen konzipiert und erfragt eine Selbstdarstellung des Probanden auf dem Hintergrund seiner Gruppenbeziehungen. Soziale Einstellungen und Reaktionen bilden den Schwerpunkt des Testkonzeptes, die über den Entwurf des Selbstbildes des Probanden, das sogleich Aufschlüsse über seine innere Verfassung und seine Binnenstruktur geben soll, zu erlangen gesucht werden. Die Schilderung des Selbstbildes kann durch eine Fremdbild- und eine Ideal-Selbstbild-Erhebung ergänzt werden. Die sechs Standardskalen: „Soziale Resonanz", „Dominanz", „Kontrolle", „Grundstimmung", „Durchlässigkeit" und „Soziale Potenz" dienen dem „Wunsch, durch das Selbstbild des Probanden wesentliches über seine libidinösen und aggressiven Impulse und deren Verarbeitung unter dem Einfluß von Ich und Über-Ich zu erfahren und im Zusammenhang damit seine psychosozialen Tendenzen bzw. Abwehrformen kennzulernen. . . " [2].

Der Test ist ab dem 18. Lebensjahr als Gruppen- oder Einzelversuch in 10–15 min durchführbar. Vergleichsnormen liegen u. a. für Neurotiker und Ulcus-Patienten vor. Bei der Konstruktion des Tests wurde eine mittlere Reliabilität angestrebt, um einerseits „konstante Qualitäten" mit genügender Zuverlässigkeit zu messen und andererseits psychische Veränderungen durch Längsschnittuntersuchungen erfassen zu können. Vergleichsuntersuchungen mit dem MMPI weisen aufgrund der unterschiedlichen Konzepte erwartungsgemäß nur geringe Zusammenhänge auf.

Das *Freiburger-Persönlichkeits-Inventar* (FPI) von Fahrenberg, Selg und Hampel [4] ist ein mehrdimensionaler Persönlichkeitstest, der nach Angaben seiner Autoren im klinischen und im nicht-klinischen Bereich zur Diagnostik einiger wichtiger Eigenschaftsbereiche dienen kann. Die Benennungen der neun faktorenanalytisch ermittelten Eigenschaftsdimensionen, der Nervosität, spontanen Aggressivität und des Dominanzstreben, der Gehemmtheit und Offenheit sind „Etikettierungen, die nicht darüber hinweg täuschen dürfen, daß die einzelnen Dimensionen außer der faktoriellen Validierung eine zusätzlich externe Validierung an Kriterien erfordern, um praktisch brauchbar zu sein." Die Zusatzskalen Extraversion, emotionale Labilität und

Masculinität stützen sich inhaltlich auf die von Eysenck bzw. von Terman und Miles vertretenen Konstrukte. Das FPI kann ab dem 15. Lebensjahr durchgeführt werden. Neben der Gesamtform liegen zwei Halbformen und eine Kurzform vor. Für die Gesamtform beträgt die Durchführungszeit zwischen 20 und 50 min. Normen liegen getrennt nach Geschlechtern für die Altersgruppen 15–30 Jahre, 31–50 Jahre und 51 Jahre und mehr jeweils für die Teilformen und für die Gesamtform vor. Die Zuverlässigkeit des Verfahrens ist insgesamt als zufriedenstellend anzusehen.

Unsere Ausführungen sollen zu gezieltem Einsatz, methodengerechter Durchführung und kritischer Auswertung psychologischer Testverfahren im Rahmen der Gesamtdiagnostik anregen. Der Leser wird fragen, wie er sich die notwendigen Kenntnisse aneignen kann. Grundsätzlich ist die Anwendung der in dieser Arbeit vorgestellten Testverfahren (im Unterschied zu den projektiven Persönlichkeitstests) weitgehend autodidaktisch zu erlernen. Eine einwandfreie Durchführung wird gewährleistet sein, wenn die Anleitung durch einen Psychologen hinzukommt.

Literatur

Eingehendere Beschreibungen und Hinweise zur Testdurchführung werden von Arnold [1], Brickenkamp [3] und Weise [9] gegeben. Die hier angeführten Testverfahren können über die Testzentrale des Berufsverbandes Deutscher Psychologen, Wildbader Str, 4, 7000 Stuttgart bezogen werden.

1. Arnold, W.: Diagnostisches Praktikum. Stuttgart: Fischer 1972.
2. Beckmann, D., Richter, H.-E.: Gießen-Test (GT). Bern–Stuttgart: Huber 1972.
3. Brickenkamp, R.: Handbuch psychologischer und pädagogischer Tests. Göttingen: Hogrefe 1975.
4. Fahrenberg, J., Selg, H., Hampel, R.: Das Freiburger Persönlichkeitsinventar FPI. Göttingen: Hogrefe 1973.
5. Heiss, R.: Handbuch der Psychologie, Band VI. Göttingen: Hogrefe 1964.
6. Hennig, W.: Zur Errechnung des Abbauquotienten nach Wechsler. In: Ber. 25. Kgr. D. Ges. (F. Merz, Ed.), Münster 1966. Göttingen: Hogrefe 1967.
7. Sturm, W., Hartje, W., Kitteringham, J.V.: Zur diagnostischen Brauchbarkeit einiger neuer Abbau-Indices aus dem HAWIE. Nervenarzt *46*, 12 (1975).
8. Wechsler, D.: Die Messung der Intelligenz Erwachsener, 3. Aufl. Bern–Stuttgart: Huber 1964.
9. Weise, G.: Psychologische Leistungstests. Göttingen: Hogrefe 1975.
10. Weiß, R.H.: Grundintelligenztest Skala 3 – CFT. Braunschweig: Westermann 1971.

Transkulturell-vergleichende Psychiatrie und ihre Konsequenzen für die Praxis

W.M. Pfeiffer

Fragestellungen und Methoden

Stellt man die Frage nach der Bedeutung von Milieueinflüssen auf Entstehung, Verlauf und Ausformung psychischer Störungen, so bietet sich neben der Zwillingsforschung zur Beantwortung vor allem der Vergleich großer Gruppen an, die in unterschiedlichen Bedingungen leben, also die transkulturell-vergleichende Psychiatrie. Dabei zeichnen sich unter anderem folgende Problemkreise ab: Kommen in allen Kulturen die gleichen psychiatrischen Erkrankungen vor oder gibt es Erkrankungen, die auf einzelne Kulturen beschränkt sind? (Frage nach der Pathogenese).

Dabei zeichnen sich unter anderem folgende Problemkreise ab:

Kommen in allen Kulturen die gleichen psychiatrischen Erkrankungen vor oder gibt es Erkrankungen, die auf einzelne Kulturen beschränkt sind? (Frage nach der Pathogenese).

Inwiefern werden Symptomatik und Verlauf allgemein verbreiteter Krankheiten durch die lokale Kultur beeinflußt? (Frage der Pathoplastik).

Sofern Symptome ubiquitär auftreten, müßte man annehmen, daß sie unmittelbarer Ausdruck des Krankheitsgeschehens bzw. einer allgemein menschlichen Reaktion darauf sind. Erweisen sich dagegen bestimmte Erscheinungen als auf einzelne Gebiete beschränkt, so spricht das für eine spezifische Beziehung zu dem jeweiligen Milieu. Doch ist die Beschäftigung mit den Beziehungen zwischen Kultur und psychischer Störung nicht allein vom Standpunkt der Krankheitslehre von Interesse, vielmehr gewinnt sie angesichts der Gastarbeiter und des internationalen Reiseverkehrs auch für den ärztlichen Alltag höchst aktuelle Bedeutung.

Methodisch bereiten transkulturelle Untersuchungen beträchtliche Schwierigkeiten. Zunächst ist zu sichern, daß man bei den zu vergleichenden Gruppen dieselben Kriterien anwendet; zudem bedarf es, je differenzierter die Fragestellung wird, umso mehr der Kenntnis der Sprache und der Kultur. Um einen qualitativen Eindruck vom Vorkommen und von der Stellung der Geisteskranken in einer Gesellschaft zu erhalten, genügt es freilich, eine Anzahl solcher Kranker mit Hilfe von Schlüsselpersonen (z. B. Dorfvorsteher, Feldscher) aufzusuchen. Hierbei vermag schon ein einziger typischer Fall das Vorkommen eines bestimmten Krankheitsbildes zu belegen; dagegen beweist der Umstand, daß eine bestimmte Erkrankungsform nicht zur Beobachtung kommt, keineswegs ihr Fehlen.

Der Vergleich stratifizierter Gruppen von Kranken gibt Hinweise auf Unterschiede der Symptomatik und des Krankheitsverlaufes. Freilich ist zu berücksichtigen, daß eine volle Vergleichbarkeit nur selten gegeben ist. Viele Besonderheiten, auf die wir in Entwicklungsländern treffen, sind nicht kulturspezifisch, sondern stehen im Zusammenhang mit dem schlechten Ernährungszustand, der ländlichen Lebensweise und dem Analphabetentum.

Besondere Schwierigkeiten stellen sich der Beurteilung der Prävalenz, also der Häufigkeit einer Krankheit in einer Population, entgegen. Es ist unzulässig, aus der Kientel von Arztpraxen oder Krankenhäusern hierauf weitgehende Schlüsse zu ziehen, denn die Zusammensetzung dieser Klientel wird durch zahlreiche, schwer kontrollierbare Faktoren bestimmt, wie z. B. die unterschiedliche Arztnähe verschiedener Bevölkerungsschichten, den Charakter des Hauses (Notfallstation, „Irrenanstalt"). In dieser Selektion liegt ein Grund für die Häufigkeit akuter Verwirrtheitszustände und für die Seltenheit von Depressionen und Neurosen in tropischen Krankenhäusern. Vergleiche der Prävalenz sind nur durch Untersuchung repräsentativer Bevölkerungsstichproben möglich, ein gerade in Entwicklungsländern sehr schwieriges und aufwendiges Unterfangen.

Schizophrenie

Soweit nosologische Untersuchungen vorliegen, haben sie in allen Gesellschaften das Bestehen schizophrener Erkrankungen ergeben. Danach ist anzunehmen, daß es sich bei diesen Krankheiten um allgemein menschliche Reaktionsformen handelt, die unter den verschiedensten ökologischen und sozialen Bedingungen auftreten. Dabei zeigt die Schizophrenie überall eine so weitgehende Übereinstimmung der Symptomatik, daß die Diagnose wenig Schwierigkeiten bereitet. Augenscheinlich vermindert diese Krankheit die Möglichkeiten kultureller und individueller Differenzierung und engt die Menschen auf ein verhältnismäßig schmales Spektrum von Erlebens- und Verhaltensweisen ein. Nach einer Vergleichsuntersuchung, welche die WHO seit 1967 mit standardisierten Instrumenten in so verschiedenen Ländern wie China, Indien, Nigeria, Sowjet-Union, West-Europa durchführt, besteht überall eine Kerngruppe der Schizophrenie, die durch folgende Symptome gekennzeichnet ist: Verbale Halluzinationen, Wahnstimmung, Beeinträchtigungs- und Verfolgungsideen, Entfremdungserlebnisse und affektive Abflachung [26].

Auch ist Schizophrenie augenscheinlich überall eine häufige Erkrankung. Im Grade der Häufigkeit bestehen allerdings lokale Unterschiede; so zeigen beispielsweise einige Dörfer der japanischen Insel Hachijo eine Prävalenz der Schizophrenie, die etwa um das Fünffache über der des gesamten Landes liegt. Solche Häufungen lassen sich zum Teil durch Auswanderung aktiverer Bevölkerungsteile und durch Inzucht der Zurückbleibenden erklären. Doch ergab auch eine durch die Universität Zagreb durchgeführte Vergleichsuntersuchung im adriatischen Küstengebiet eine etwa doppelt so große Prävalenz schizophrener und manisch-depressiver Erkrankungen wie im Gebiet von Zagreb – ein Ergebnis, das sich auf so einfache Weise nicht interpretieren läßt [13]. Dieser Befund weist – ähnlich wie die Zwillingsuntersuchungen – darauf hin, daß bei der Schizophrenie neben der Anlage auch Milieufaktoren eine wesentliche Bedeutung zukommt. Welcher Art diese Faktoren sind, darüber vermag der transkulturelle Vergleich allerdings noch nichts Sicheres auszusagen. Immerhin ergeben sich Hinweise, daß die höhere Prävalenz zumindest zum Teil auf eine größere Chronifizierungsneigung zurückzuführen ist, und daß Milieufaktoren gerade auf Remission bzw. Chronifizierung einer Psychose von Einfluß sind.

Besonders deutlich wirkt sich die Kultur freilich auf die Symptomatik der Psychosen aus. Wohl ist die Wahnstimmung für die schizophrene Kerngruppe überall kennzeichnend, doch fällt die Antwort auf diese Grunderfahrung sehr unterschiedlich aus. Geistig weniger differenzierte Menschen neigen zu elementaren Reaktionen, etwa zu motorischer Erregung oder Erstarrung. Dagegen nimmt die Bereitschaft zur Reflektion über die psychotischen Erlebnisse und damit zur Differenzierung und Systematisierung des Wahnes mit der Schulbildung zu [20].

Erst recht werden die Inhalte der lokalen Vorstellungswelt entnommen. So finden sich in den Entwicklungsländern häufig magische Interpretationen (Hexerei, Geister), während bei uns der technische Erklärungswahn (Fernsteuerung, Sprechfunk) im Vordergrund steht. Doch darf man sich durch solche äußeren Unterschiede nicht über die Gemeinsamkeit der psychotischen Grunderfahrungen hinwegtäuschen lassen, so das Erlebnis des Entmächtigtseins, des Gemachtwerdens der eigenen Gedanken und Handlungen durch fremde Instanzen.

Die wechselseitige Beeinflussung von Krankheitserscheinungen und Milieufaktoren wird beim Autismus besonders deutlich. Sicher handelt es sich dabei um eines der Kernsymptome der Schizophrenie, was aber nicht bedeutet, daß es notwendig eine stärkere Ausprägung erfahren müßte. Zu einem völligen Kontaktverlust kommt es am ehesten dann, wenn die Umgebung das Verhalten des Kranken ebenfalls mit emotionalem Rückzug beantwortet. Bringt sie ihm aber unverändert oder sogar in erhöhtem Maße emotionale Zuwendung entgegen, dann erfährt auch der Autismus im allgemeinen nur geringere Ausprägung. Dies wird etwa durch Berichte von Hoch [10] aus Indien, Risso [22] aus Süditalien, Stainbrook aus Süd-Amerika verdeutlicht.

Cyclothymie

Auch für die Psychosen des manisch-depressiven Formenkreises dürfen wir – entgegen früheren Vermutungen – universelles Vorkommen annehmen, ohne daß sich aber schon Sicheres über lokale Unterschiede der Prävalenz aussagen ließe. Im Mittelpunkt der Symptomatik stehen überall phasische Verstimmungszustände mit vegetativen Störungen und körperlichen Mißempfindungen, ein Bild also, das der auch bei uns so häufigen „vitalen Depression" entspricht. Auch sind überall hypochondrische Befürchtungen damit häufig verbunden. Dagegen sind andere Symptome, wie Leistungskonflikt, Schuld- und Verarmungswahn, nur in einzelnen Kulturen zu finden, können also nicht dem Kernsyndrom der Depression zugerechnet werden, sondern stellen eine kulturgebundene Reaktion auf die depressive Verstimmung dar. Verarmungswahn setzt eine Beziehung zum Besitz voraus und ein Bewußtsein, zu materieller Vorsorge verpflichtet zu sein; Schuldgefühl steht in Zusammenhang mit dem Bewußtsein persönlicher Verantwortlichkeit. Wo andere Werte beherrschend sind (z. B. Ansehen, Fruchtbarkeit, sexuelle Potenz) haben wir auch in der Depression andersartige Befürchtungen und Insuffizienzerlebnisse zu erwarten.

Besonders ist hervorzuheben, daß auch die Suicidtendenz nicht notwendig zur Symptomatik der Depression gehört. Vielmehr scheint Depression in weiten Bereichen der Erde, wie Schwarz-Afrika und Indonesien, mit keiner wesentlichen Neigung zum Suicid einherzugehen.

Vor allem im afrikanischen Raum wird auf die Häufigkeit persecutorischer Erlebnisse in der Depression hingewiesen. Hierzu bemerken Collomb und Zwingelstein [4]: „Aggression kommt von außen, die Welt ist bedrohlich, aber nicht eine verinnerlichte Instanz." So wird die Veränderung des Befindens auf Vergiftung, Hexerei, Fluch und bösen Blick zurückgeführt. Dies sollte uns veranlassen, in derartigen Fällen auch bei uns zunächst an das Vorliegen einer Depression zu denken und nur dann die Diagnose einer Schizophrenie zu stellen, wenn weitere Symptome dafür sprechen.

Akute Erlebnisreaktionen und neurotische Entwicklungen

Seit langem ist bekannt, daß in weniger entwickelten Gebieten unter besonderen Belastungen akute Reaktionen mit dramatischer Symptomatik häufig auftreten. Derartige Bilder haben sich bei unserer eingesessenen Bevölkerung in den letzten Jahrzehnten fast ganz verloren und werden allenfalls noch bei Gastarbeitern und Umsiedlern beobachtet. Hierher gehören psychogene Bewußtseinsveränderungen, psychomotorische Erscheinungen, wie Anfälle, Lähmungen, Zittern, Fugue-Zustände usw. Wir sind geneigt, solche Syndrome mit der Bezeichnung Hysterie zu belegen und damit eine Abwertung als unecht, gemacht, zweckgerichtet zu verbinden. Diese abwertende Einstellung gegenüber solchen Reaktionen ist spezifisch für unsere Kultur und da wieder für eine gehobene Schicht, die emotionalen Ausdruck nur in der Distanzierung der Sprache gestattet. Damit werden wir aber Patienten aus Entwicklungsgebieten nicht gerecht; denn ihnen ist die rationale Distanzierung weniger zugänglich und entspricht vielmehr ein unmittelbares Agieren, das von ihrer Umwelt auch weitgehend verstanden und akzeptiert wird. Schwierigkeiten ergeben sich erst durch die andersartige Bewertung solcher Symptome in unserer Kultur.

Hinsichtlich chronisch-neurotischer Entwicklungen war die Ansicht verbreitet, daß sie in traditionsbestimmten Kulturen selten seien. Demgegenüber haben Zensuserhebungen, wie sie Bash und Bash-Liechti [1] im Iran, Giel und van Luyk [8] in Äthiopien, Leighton et al. [15] in Nigeria durchgeführt haben, gezeigt, daß dort auch im dörflichen Bereich Neurosen keinesfalls selten sind. Und zwar ergaben sich Zahlen, die sich von den in Städten erhobenen nicht wesentlich unterscheiden und europäischen Verhältnissen einigermaßen vergleichbar sind. Dem entsprechen auch meine eigenen Beobachtungen bei Feldstudien auf der Insel Nias [21]. Unsere Vorstellung von solchen entlegenen Dörfern als Oasen des Friedens ist weitgehend Illusion. Die traditionelle Sitte und die dadurch geheiligte Rangordnung stellt für viele eine schwere Einengung dar und die Wanderung in die großen Städte ist nicht zuletzt eine Flucht aus erstarrten Ordnungen.

Allerdings bestehen in der Häufigkeit und der Form psychoreaktiver Störungen beträchtliche lokale Unterschiede, was etwa die niederen Zahlen unterstreichen, die eine epidemiologische Untersuchung in den Philippinen ergab [7]. Freilich haftet all solchen Vergleichen in Anbetracht des Mangels fester Kriterien große Unsicherheit an. Immerhin gibt es einige Reaktionsformen, deren Vorliegen sich mit größerer Sicherheit bestimmen läßt.

Hierzu gehört vor allem der Suicid, der geradezu als ein Indikator auf Krisenzonen in einer Gesellschaft verwendet werden kann. So weisen hohe Suicidquoten auf die schwierige Stellung der jungverheirateten Frau in der indischen Großfamilie hin [23], auf die problematische Situation des jungen Japaners sowohl in der Familie wie am Arbeitsplatz [11, 24], nicht zuletzt aber auf die unglückliche Lage des alternden Menschen in unserer Gesellschaft.

Eine andere greifbare Störung ist der *Alkoholismus*, dessen Häufigkeit extreme Unterschiede erkennen läßt. Alkoholmißbrauch ist eng mit der westlichen Zivilisation verbunden, in deren Gefolge er sich über die Welt ausbreitet. Es gibt aber zahlreiche Gebiete, wo Alkohol auch heute noch kaum genossen wird, so in weiten Teilen der islamischen Welt. Unter diesen alkoholfreien Gebieten finden sich auch Gegenden, wo die Herstellung alkoholischer Getränke allgemein bekannt und mit Leichtigkeit möglich wäre (z. B. durch Vergären von Palmsaft oder Reis) und wo auch seitens der Behörden kein Druck gegen den Alkoholgebrauch ausgeübt wird, wie das etwa im Sundaland und in dem (übrigens christlichen) Südteil der Insel Nias der Fall ist. Bemerkenswerterweise sind hier auch keine anderen Rauschmittel im Gebrauch.

Die kulturgebundenen Syndrome

Sicher sind die psychoreaktiven Störungen in weit höherem Maße kulturell begründet und geformt als die Psychosen. So sind denn auch die sogenannten kulturgebundenen Syndrome größtenteils in diesen Zusammenhang zu rechnen. Versucht man, die Vielfalt dieser Syndrome in ein System zu bringen, so gelingt das nicht auf eindimensionale Weise, sondern es müssen mindestens drei Aspekte unterschieden werden.

1. Eine Kultur führt zu charakteristischen Anforderungen und Konflikten, woraus sich abnormes Verhalten in bestimmten Lebenssituationen ergeben kann.

Als Beispiel läßt sich der Kayak-Schwindel der Eskimo anführen. Er tritt vor allem dann auf, wenn der Jäger mit seinem Kayak unbeweglich bei glatter See auf das Auftauchen einer Robbe wartet. Er fühlt sich benommen, schwindelig, verliert das Gefühl für die Lage des Bootes. Unter panischer Angst und heftigen vegetativen Reaktionen kann er völlig hilflos werden, so daß er von seinen Gefährten an Land geleitet werden muß. Mit dem Aufhören der charakteristischen Anforderungen der Kayak-Jagd verschwindet natürlich auch dieses kulturgebundene Syndrom [9].

2. Die spezifische Lebensform einer Gruppe fördert psychische Reaktionsweisen, die ihr gemäß sind und unterdrückt ihr entgegenstehende. So begünstigen, ja trainieren manche Kulturen die Umschaltung in eine hypnoide Bewußtseinslage, denken wir etwa an Trance-Kulte im afrikanischen, südamerikanischen und südostasiatischen Raum, aber auch an die Pflege leichterer Versenkungszustände. Es liegt nahe, daß in solchen Kulturen hypnoide Zustände auch spontan und eigengesetzlich auftreten, woraus sich kulturgebundene Syndrome ergeben, wie Amok, Pseudoamok und Latah.

Latah, ein in weiten Gebieten Asiens und Afrikas verbreitetes Syndrom, ist dadurch gekennzeichnet, daß die betroffene Person durch eine plötzliche psychische Belastung, wie Erschrecken, aber auch konzentriertes Beobachten eines Vorganges, in einen flüchtigen hypnoiden Zustand gerät. Sie zeigt Zerfall der Sprache, stößt obszöne Worte aus, nimmt imitatorisches Verhalten an, wie Echolalie und Echopraxie; schließlich kann sie in einen stuporösen Zustand versinken. Meist bleibt die Störung harmlos, etwa im Sinne einer persönlichen Eigenheit, welche die Umwelt erheitert. In einzelnen Fällen kann sie aber zu einer solchen Labilität der Bewußtseinslage führen, daß die Betroffenen weitgehend hilflos werden und sich von der Außenwelt zurückziehen [28].

3. Das der jeweiligen Kultur eigene medizinische System strukturiert die Vielfalt der Beschwerden und Symptome mit Hilfe der ihr eigenen Diagnosen und Erklärungsprinzipien. Von diesen Vorstellungen und Erwartungen aus wird nun wieder die Symptomatik des konkreten Einzelfalles geformt. Dies führt zu einer großen Zahl kulturspezifischer somatischer und psychischer Syndrome.

Zu den verbreitetsten Syndromen der indischen Volksmedizin gehört Sukra prameha, was „Spermaverlust" bedeutet (näher beschrieben durch Carstairs [3] in Rajastan und Obeyesekere [17] in Ceylon). Die Störung äußert sich in weißlicher Färbung des Urins und Absonderungen der Genitalien. Das Allgemeinbefinden ist durch Schwäche und Erschöpfungsgefühl beeinträchtigt; häufig werden vegetative Störungen, brennende Sensationen an der Körperoberfläche und auch Gelenkbeschwerden damit in Verbindung gebracht. Konzentrations- und Lernstörungen sowie sexuelle Schwierigkeiten führen solche Patienten vielfach in die nervenärztliche Praxis. Als Ursachen werden erhitzende Speisen und sexuelle Unmäßigkeit (z. B. Masturbation) angeschuldigt. Der Gedanke an Spermaverlust ist besonders ängstigend, da nach populärer indischer Vorstellung das Sperma die wichtigste Lebensflüssigkeit ist, so wertvoll, daß ein Tropfen davon 60 Tropfen Blut entspricht.

Unter der Bezeichnung Spermaverlust finden sich Störungen zusammen, die wir den verschiedensten Diagnosen zuordnen müssen: Nierenbeckenaffektionen, Ernährungsstörungen, chronische Infektionskrankheiten, besonders häufig aber psychoreaktive Störungen. So fand Carstairs als typischen familiären Hintergrund Besonderheiten der Vaterbeziehung: In den Großfamilien bleiben die Söhne auch als Erwachsene im Hause der Eltern in völliger Abhängigkeit von der Autorität des Vaters. Die Folge ist ein Mangel an emotionaler Reife und Selbstsicherheit, was besonders in einem Gefühl der Schwäche und Impotenz Ausdruck erhält. Hinzu treten Schuldgefühle, Ängste wegen gesellschaftlich mißbilligter Fantasien und Handlungen, für welche das Syndrom gleichsam eine Bestrafung darstellt.

Wie die vorstehend aufgeführten drei Aspekte kulturgebundener Symptomatik im konkreten Fall zusammenwirken, sei hier am Beispiel eines Besessenheitszustandes in Java verdeutlicht [27].

Musalim, ein 17jähriger Javane, wurde durch die Polizei ins psychiatrische Krankenhaus von Jakarta eingeliefert, da er sich seit mehreren Tagen als Affe betrug. Er tat das in Lauten und Bewegungen auf so überzeugende Weise, daß selbst zahme Affen dadurch irritiert wurden. Zur Vorgeschichte war zu erfahren, daß er vor 4 Monaten seine Familie in Ost-Java verlassen hatte, um in die Hauptstadt zu wandern. Hier wurde er, der ohne jede persönliche Beziehung war, eines Diebstahls beschuldigt. Nachdem er mehrere Tage in der Polizeistation eingesperrt war, erfolgte plötzlich die Persönlichkeitsumwandlung. Musalim bezeichnete sich selbst als Subali, ein Affenfürst aus dem Rama-Epos, welchem in den Wajang-Spielen eine machtvolle Rolle zukommt.

Psychiatrisch wurde die Diagnose eines hypnoiden Ausnahmezustandes gestellt. Da es mit den üblichen ärztlichen Mitteln nicht gelang, die Bewußtseinsveränderung zum Abklingen zu bringen, wurde ein einschlägig erfahrener Javane beigezogen, welcher durch einen Exorzismus in kurzer Zeit die Beendigung des Trance-Zustandes und der Metamorphose erreichte und den jungen Mann als Dienstboten in sein Haus aufnahm.

Es handelt sich um einen in der indonesischen Kultur recht typischen und schwerwiegenden Konflikt: Ein junger Mensch verläßt die heimatliche Umgebung, um sich aus der traditionellen Ordnung zu lösen und in der Hauptstadt einen eigenen Weg zu suchen. Dort aber findet er sich ohne jeden Rückhalt und gerät in eine ausweglose Situation, die auch einen Konflikt mit der Autorität in sich schließt. Man könnte sich vorstellen, daß Angehörige von Kulturen mit anderen Wertsetzungen auf diese Situation völlig anders reagieren, etwa mit überlegter oder blinder Aggression – ein Verhalten, das durch die Kultur Javas eher entmutigt wird. Dagegen wird die hier gezeigte Verhaltensweise durch die Kultur begünstigt. So entspricht es dem traditionellen Leitbild, sich von Belastungen durch konzentrative Versenkung zu distanzieren. Zudem ist dem jungen Menschen gegenüber Autoritätspersonen unehrerbietiges Verhalten zwar versagt, doch ist ihm eine tänzerische Selbstdarstellung sehr wohl gestattet, wobei auch die Identifizierung mit Tiergestalten keineswegs ungewöhnlich ist. So bestehen eigene Tanzstile für die Rolle des Affen, des Pferdes und des Wildschweines, wobei sonst verpönte Verhaltensweisen zugänglich werden. Ebenso typisch für die Kultur ist, daß die Veränderung durch Musalim wie auch durch seine Umgebung als Besessenheit interpretiert wurde, eine Diagnose, welche sowohl die Symptomatik wie auch die erfolgreiche Therapie bis in die Details bestimmte.

Folgerungen

Da Schizophrenien und Cyclothymien unter den verschiedensten ökologischen und sozialen Bedingungen vorkommen, ist unwahrscheinlich, daß Veränderungen auf diesen Gebieten ihr Schwinden bewirken könnten. Vielmehr haben wir uns darauf einzustellen, daß wir auf unabsehbarer Zeit mit einer großen Zahl derartiger Patienten zusammenleben werden. Der transkulturelle Vergleich zeigt aber, daß die Symptomatik der Psychosen und wahrscheinlich auch deren Verlauf durch Milieufaktoren zu beeinflussen ist. Das gilt z. B. hinsichtlich des Autismus (und das bedeutet auch, der sozialen Integration) sowie hinsichtlich der Suicidneigung.

Die allgemeine Verbreitung psychoreaktiver Störungen legt die Annahme nahe, daß Konflikte unausweichlich zum menschlichen Leben gehören und unter den verschiedensten Milieubedingungen zu dysfunktionellen Reaktionen akuten wie chronischen Verlaufs führen können. Doch ist anzunehmen, daß der Grad und die Art psychischer Belastung in verschiedenen Kulturen recht unterschiedlich ist und damit die Häufigkeit und die Auswirkungen psychoreaktiver Störungen beträchtlich schwanken. Besonders eindrucksvoll spiegelt sich das in den Suicidraten, in der Kriminalität und im Abusus von Alkohol und Medikamenten. Diese Erscheinungen weisen daraufhin, daß hinsichtlich Konflikt und Konfliktverarbeitung die Bedingungen in unserer Kultur wenig günstig liegen. Vergleichende Analysen können hier weiterführen.

Das Bestehen kulturgebundener Syndrome sollte uns veranlassen, auch bei uns nach derartigen Erscheinungen Ausschau zu halten. Aus vergangenen Zeiten sind in diesem Zusammenhang die Nostalgie [29] und die Erotomanie [6] anzuführen. Gegenwärtig haben wir keine so umrissenen Syndrome zu erwarten. Doch spielt von den verschiedenen hier erörterten Aspekten bald der eine, bald der andere auch bei den uns geläufigen Krankheitsbildern eine ausgeprägtere Rolle. So ist etwa zu fragen, welche speziellen Anforderungen und Krisensituationen für unsere Kultur (oder besser: für unsere zahlreichen Subkulturen) charakteristisch sind; welche Reaktionsformen bei uns gefördert, welche unterdrückt werden. Nicht zuletzt sollten wir den Blick dafür offen halten, daß auch unsere Medizin die Vielfalt der Krankheitserscheinungen in vorgegebene Strukturen einfügt und sie damit deutet und formt. Diese Strukturen aber sind historisch gewachsen und in ihrer Gültigkeit oft nach Zeit und Gesellschaftsschicht begrenzt, wofür gerade die Psychiatrie Beispiele bietet.

Literatur

1. Bash, K.W., Bash-Liechti, J.: Studies on the epidemiology of neuropsychiatric disorders among the rural population of the province Khusestan, Iran. Soc. Psychiat. *4*, 137–143 (1969).
2. Bourguignon, E. (Ed.): Religion, Altered States of Conciousness and Social Change. Columbus: Ohio State Press 1973.
3. Carstairs, G.M.: Hinjra and Jiryan: two derivatives of Hindu attitudes to sexuality. Brit. J. med. Psychol. *29*, 128–138 (1956).
4. Collomb, H., Zwingelstein, J.: Depressive States in an African community. 1st pan-african psychiat. Conference. Abeocuta 1961.
5. Dube, K.C.: A study of prevalence and biosocial variables in mental illness in a rural and an urban community in Uttar Pradesh – India. Acta psychiat. scand. *46*, 327–359 (1970).
6. Ellenberger, H.F.: Ethnopsychiatrie. In: Encyclopédie Médicochirurgicale. Psychiatrie (Paris) *5*, 37725 B 10, 1–21 (1965).
7. Escudero, M.M.: Mental Disorders in a Philippine Community: an Epidemiological Survey. In: Transcultural Research in Mental Health (W.P. Lebra, ed.). Honolulu: University Press of Hawaii 1972.
8. Giel, R., van Luyk, J.N.: Psychiatric morbidity in a rural village in south-western Ethiopia. Int. J. soc. Psychiat. *16*, 63–71 (1969/70).
9. Gussow, Z.: A preliminary report of Kayak-angst among the Eskimo of West-Greenland: a study of sensory deprivation. Int. J. soc. Psychiat. *9*, 18–26 (1963).
10. Hoch, E.: Psychiatrie in Indien. – Praxis *46*, 1145–1150 (1957).
11. Iga, M.: Cultural factors in suicide of Japanese youths with focus on personality. Sociol. soc. Res. *46*, 75–90 (1961).
12. Kato, M.: Psychiatric Epidemiological Surveys in Japan: The problem of Case Finding. In: Mental Health Research in Asia and the Pacific (W. Caudill and T.-Y. Lin, ed.). Honolulu: East-West Center Press 1969.
13. Kesić, B., Bedenić, B., Korbar, M., Kovaćić, L., Lemkau, P.V.: Differential Rates of Psychoses in Croatia. Zagreb 1972 (unveröffentlichtes Manuskript).
14. Kiev, A.: Transcultural Psychiatriy. New York: Free Press 1972.
15. Leighton, A.H., Lambo, T.A., Hughes, C.G., Murphy, J.M., Macklin, D.B.: Psychiatric Disorders among the Yoruba. Ithaca/N.Y.: Cornell Univ. 1963.
16. van Loon, F.H.: Lattah, eene psychoneurose der Maleische rassen. Psychiat. neurol. Bl. *28*, 155–174 (1922).
17. Obeyesekere, G.: The Impact of Ayurvedic Ideas on the Culture and the Individual in Ceylon. In: Towards a comparative Study of Asian medical Systems (Ch. Leslie, Ed.).
18. Pfeiffer, W.M.: Die Symptomatik der Depression in transkultureller Sicht. In: Das depressive Syndrom (H. Hippius und Sellbach, Eds.). München: Urban & Schwarzenberg 1969.
19. Pfeiffer, W.M.: Transkulturelle Psychiatrie. Stuttgart: Thieme 1971.
20. Pfeiffer, W.M.: Transkulturelle Aspekte der Schizophrenie. In: Schizophrenie und Umwelt (H. Kranz und H. Heinrich, Eds.). Stuttgart: Thieme 1971.
21. Pfeiffer, W.M.: Konflikte, psychoreaktive und psychosomatische Störungen in einer traditionsbestimmten Kultur (Nias/Indonesien). (in Druck).
22. Risso, M.: Der Einfluß des magischen Weltbildes auf die Gestaltung geistiger Störungen bei süditalienischen Patienten. In: Beiträge zur vergleichenden Psychiatrie (N. Petrilowitsch, Ed.). Bd. II. Basel: Karger 1967.
23. Satyavati, K., Murti Rao, D.L.N.: A study of suicide in Bangalore. Trans. All-India Inst. ment. Hlth. *2*, 1–19 (1961).
24. De Vos, G.: Deviancy and Social Change: a Psychocultural Evaluation of Trends in Japanese Deliquency and Suicide. In: Japanese Culture (R.J. Smith and R.K. Beardsley, Eds.). Chicago: Aldine Publishing 1962.
25. Wittkower, E.D.: Probleme, Aufgaben und Ergebnisse der transkulturellen Psychiatrie. In: Perspektiven der heutigen Psychiatrie (H.E. Ehrhardt, Ed.). Frankfurt: Gerhards 1972.
26. World Health Organisation: The International Pilot Study of Schizophrenia. Vol. I., Genf 1973.
27. van Wulfften Palthe, P.M.: Neurologie en Psychiatrie. Amsterdam: Wetenschappelijke Uitgeverij 1948.
28. Yap, P.M.: The Latah-reaction: its pathodynamics and nosological position. J. ment. Sci. *98*, 515–564 (1952).
29. Zwingmann, Ch.: Das nostalgische Phänomen. In: Zur Psychologie der Lebenskrisen (Ch. Zwingmann, Ed.). Frankfurt/M.: Akad. Verlagsges. 1962.

Entscheidungsverhalten und Aussagegrenze als Problem forensisch-psychiatrischer Begutachtungen

G. Heinz

Sowohl richterliches als auch gutachterliches Entscheidungsverhalten kann man unter entscheidungssoziologischen Gesichtspunkten betrachten. Dabei lassen sich mehr Parallelen finden, als nach der herkömmlichen Unterscheidung dieser beiden Fächer in Normwissenschaft und Seinswissenschaft zu vermuten wäre.

Einen Überblick über die Bedingungen der richterlichen Entscheidungsbildung aus rechtssoziologischer Sicht gibt Lautmann [13]. Entscheidung meint nach diesem Ansatz umfassend das Finden und Durchführen einer Problemlösung unter Zugrundelegung von Normen. Berufsbedingte Entscheidungen, Urteile oder Beurteilungen eines Sachverhalts sind demnach wesentlich gekennzeichnet durch einen normativ-wertenden Anteil.

Normen und Werte sind begrifflich den Fakten gegenüberzustellen. Unter Fakten versteht man Tatsachen, erfahrbare Daten. Sie werden ausgesprochen in Sätzen, „die nach einem empirischen Signifikanzkriterium sinnvoll sind" [13]. Normen und Werte sind demgegenüber zu definieren als Standards und Maßstäbe darüber, wie man handeln soll. Über das Zutreffen normativer Sätze kann nicht allein aufgrund empirischer Untersuchungen entschieden werden.

Entscheidungssoziologische Kriterien der richterlichen Urteilsfindung

Die Summe aller Normen und Werte, die einen Entscheidungsprozeß regeln, kann man als Entscheidungsprogramm bezeichnen. Dieses kann nach zwei Richtungen hin untergliedert werden: In das formelle/informelle Programm einerseits und das Sachprogramm/Verfahrensprogramm andererseits.

Das „formelle Programm" umfaßt die offiziellen Normen. Diese sind zumeist schriftlich niedergelegt, also codifiziert. Für den Richter besteht das formelle Programm im wesentlichen aus positivem Recht, Richter-Recht und literarischen Meinungen der Rechtswissenschaft. Das „informelle Programm" dagegen besteht aus nicht codifizierten Normen und Werten. Darunter sind zu fassen außerrechtliche Entscheidungsgrundlagen bzw. solche normativen Prämissen, die aus verfassungsrechtlich dafür nicht legitimierten Quellen entnommen und zumeist in der Argumentation nicht dargestellt werden. „Normensender" können sein: Schichtzugehörigkeit, Familie, Freunde und Kollegen, religiöse und politische Gruppierungen, Interessenverbände und Massenmedien. „Diese Bezugssysteme versehen den Richter – wie jeden anderen Menschen in ähnlicher Lage – mit einem diffusen Gemisch von Werten und Normen, die in den Bewertungen und anderen Entscheidungen wirksam werden. Je nach Sachverhalt, den sie ansprechen, kann man politische, berufliche und private Werte trennen" [13].

Unabhängig von dieser Einteilung kann unterschieden werden in Sach- und Verfahrensprogramm. Das „Sachprogramm" sagt aus, welchen Inhalt eine Entscheidung haben soll, ob etwa eine Verurteilung erfolgen muß oder nicht. Das „Verfahrensprogramm" beinhaltet demgegenüber den Weg, der zur Urteilsbildung führt, das methodische Vorgehen also.

Von besonderer Bedeutung in allen Entscheidungssituationen ist schließlich das Ermessen. „Ermessen" ist zu definieren als diejenige Situation, in der der Entscheider nach formellem Programm unter mehreren Alternativen wählen kann [13]. Ermessen ist ein struktureller Effekt der Entscheidungsfindung. In einer Untersuchung [10] wurde keine Berufsposition gefunden, deren zugehörige Tätigkeiten frei von Ermessen gewesen wären. Ermessensentscheidungen treten ein, wenn das formelle Programm vage gefaßt ist oder für das Entscheidungsproblem keine Lösung enthält; die eigenen Werturteile der Richter geben dann den Ausschlag [1]. Auch kann es zwischen formellem Programm und eigenen Werturteilen zu einem „Normenkonflikt" kommen, wobei wiederum das Ermessen der „Königsweg für das informelle Programm in das richterliche Urteil" ist [13].

Vergleichende Untersuchung der gutachterlichen Entscheidungskriterien

Das formelle Programm. In Parallele zur richterlichen Urteilsbildung ist auch nach forensisch-psychiatrischer Ansicht die Gesetzesnorm die Basis, ohne die Begutachtungen nicht durchgeführt werden können. Der Psychiater als Sachverständiger müsse das Prinzip der normativen Schuldauffassung kennen [4], über Grundkenntnisse im Strafrecht und Strafprozeßrecht, aber auch in der Kriminalistik und der Kriminalpolitik verfügen, wolle er seinem Auftrag gerecht werden [3]. Entsprechend verweist von juristischer Seite Sarstedt [20] darauf, zur Begutachtung bedürfe es eines „archimedischen Punktes außerhalb der rein ärztlichen Begriffswelt"; diesen habe man nirgends anders zu suchen als in der Rechtsordnung. Auch für die forensische Psychiatrie wird damit den Gesetzestexten die Funktion der codifizierten Norm zugesprochen, sie sind das maßgebliche formelle Programm. Andere, der Psychiatrie selbst entlehnte Normbegriffe wie „Durchschnittsnorm" oder „gesellschaftliche Norm" erscheinen demgegenüber weniger verbindlich [9].

Das Sachprogramm. Besagt das formelle Programm, an welchen gesetzlichen Normen der Sachverständige sich zu halten hat, so regelt das Sachprogramm Inhalt und Begrenzung des gutachterlichen Auftrags. Nach der Strafprozeßordnung unterstützt der Sachverständige kraft richterlichen Auftrags das Gericht bei der der Rechtsanwendung vorausgehenden Beurteilung einer Beweisfrage, indem er aufgrund seines Fachwissens entweder dem Gericht allgemeine Erfahrungssätze übermittelt oder aus bestimmten Anknüpfungstatsachen Schlußfolgerungen zieht im Hinblick auf das Vorliegen oder Nichtvorliegen rechtserheblicher Tatsachen [14]. Demnach soll der Sachverständige also erstens einen Befund erheben und zweitens prüfen, ob die festgestellten Fakten „rechtserheblich" sind oder nicht. Nicht hingegen darf er die Beurteilung z. B. der Schuldfähigkeit selbst vornehmen. Hierbei handelt es sich um eine Rechtsfrage, die allein vom Richter zu beantworten ist. Erklärt der Sachverständige am Ende seines Gutachtens, der Angeklagte sei schuldunfähig gewesen, so greift er von seinem eigenen Kompetenzbereich auf den des Richters über. „Die Verantwortlichkeit, um die es hier geht, ist ein Begriff des Rechts und nicht der Medizin, ganz abgesehen davon, daß es eine Verantwortlichkeit im medizinischen Sinne nicht gibt" [14]. Nach Lenckner und anderen juristischen Autoren [11, 20, 21] ist der Sachverständige nicht dazu da, Rechtsfragen zu lösen, sondern solche Fragen zu beantworten, auf die er aus seinem Fachgebiet eine wissenschaftlich begründete Antwort geben kann.

In der gerichtlichen Alltagspraxis wird dennoch nicht selten der Sachverständige vom Richter ausdrücklich nach den rechtlichen Schlußfolgerungen aus seinen Feststellungen gefragt. Nach BGHSt 7, 238 (240) ist eine solche Frage zwar prozessual zulässig. Der Sachverständige ist aber nicht verpflichtet, sie zu beantworten. Außerdem ist eine derartige Auskunft eine völlig unverbindliche Meinungsäußerung [14], eine Privatmeinung, die durch die Sachverständigenfunktion nicht gedeckt ist.

Das Verfahrensprogramm. Der technische Ablauf der Begutachtung von der Auswahl des Sachverständigen über dessen Rechte und Pflichten bis hin zur Durchführung der Untersuchung in rechtlicher Sicht und Entschädigung des Gutachters ist in zahlreichen Vorschriften und Bestimmungen geregelt. Verwiesen sei dazu besonders auf Göppinger [6].

Entsprechend zu diesem eher juristisch ausgerichteten Verfahrensprogramm gibt es auf ärztlicher Seite Auffassungen über die Frage, was ein kunstgerecht erstelltes Gutachten berücksichtigen bzw. enthalten sollte. Dies geht von der Erhebung der Vorgeschichte einschließlich Akteneinsicht und Beiziehung früherer Befunde und Gutachten über die Erhebung des körperlichen und psychischen Befundes, Durchführung apparativer und sonstiger Zusatzuntersuchungen bis zur Stellung der Diagnose und Beantwortung der Beweisfrage.

Das informelle Programm. Ermessensentscheidungen und nichtcodifizierte Normen und Werte sind für die gutachterliche Stellungnahme ebenso von Bedeutung wie für die richterliche Überzeugungsbildung. Je näher der Auftrag des Sachverständigen an die vom Richter intendierte wertende Entscheidung heranreicht, wie etwa in Schuldfähigkeitsbegutachtungen, „desto mehr gewinnt auch das Gutachten selbst das Gepräge einer wertenden Entscheidung" [25]. Witter [26] verweist auf die „Verwirrung stiftende Verquickung von Wissen und Werten", durch die der Sachverständige in Gefahr kommen kann, ein „Werturteil über einen bestimmten inneren Sachverhalt" zu fällen [16]. Informelle bzw. private Meinungen kommen offenbar auch zum Zuge, wenn es um die Frage geht, ob und inwieweit der Sachverständige in der Begutachtungssituation von seiner ärztlichen Berufsrolle abgehen sollte. Während Göppinger [5] schreibt, der Sachverständige dürfe zwar dem Probanden ärztlich-helfend begegnen, aber nur außerhalb und möglichst nach der Begutachtungssituation, äußert Bresser, der Gutachter habe „nicht als Sachwalter der Menschlichkeit aufzutreten" [2]. Bedenken gegen diese Auffassungen kommen bemerkenswerterweise eher von juristischer Seite. Nach Peters bedarf es der Erwägung, „ob es gutachtenfördernd ist, wenn die Gutachtertätigkeit von der heilenden und pflegenden Funktion des Arztes getrennt wird" [18]. Hennies [8] betont den Einfluß gutachterlicher Beurteilungen auf das Lebensschicksal von Menschen; im Hinblick darauf sei die Gutachtertätigkeit zur „ärztlichen Kunst" zu rechnen.

Rasch beschreibt einen weiteren Aspekt informeller Wertungen, das sogenannte gutachterliche „Verdammungsurteil". Hierbei werde das Bild einer Persönlichkeit entworfen, die aller humanen Qualitäten entkleidet ist. Es entstehe der Eindruck, der Gutachter habe seinen Auftrag dahin mißverstanden, möglichst viele negative Attribute auf den Probanden zu häufen. Die Begutachtung laufe auf eine Vernichtung hinaus, und man frage sich, warum das Gericht derartige Grenzüberschreitungen einfach hinnehme [19].

In diesem Zusammenhang und im Anschluß an Moser [17] konstatiert Maisch [15] eine Verschiebung der Rollenidentität des Sachverständigen zugunsten einer Justizidentität. Die Gefahr einseitiger Wertung sei hierbei gegeben durch Zuschreibungsakte anstelle von empirischen Untersuchungen, einseitige Befund- und Materialselektion sowie durch den unzulässigen Überstieg von Befundtatsachen auf rechtsnormative Beurteilungen.

Eine systematische Untersuchung zur Frage des informellen Entscheidungsprogramms stammt von Sjövall [24]. 34 Fälle von traumatischer Subarachnoidalblutung nach Körperverletzung wurden hinsichtlich der Verursachungsfrage gerichtsmedizinisch unterschiedlich beurteilt, wobei sich eine Beeinflussung des Gutachters durch die „mitmenschlichen (subjektiven) Umstände des Falles" nachweisen ließ. Hat er es mit einem rücksichtslosen und vorbestraften Täter zu tun, so bejaht der Obduzent die Kausalität zwischen Trauma und Tod eher als bei einem gut beleumundeten Täter; hier „tut der Obduzent sein möglichstes", durch Suche nach einem Aneurysma oder einer anderen Anomalie die Kausalität zwischen Trauma und Tod aufzulockern oder auszuschließen.

Faßt man an dieser Stelle zusammen, so zeigt sich, daß die Strukturen richterlichen und gutachterlichen Entscheidungsverhaltens durchaus vergleichbar sind, auch wenn der jeweilige Entscheidungs*auftrag* ein ganz anderer ist. Die Unterscheidung in formelles und informelles Programm, Sachprogramm und Verfahrensprogramm ist in beiden Fällen gegeben, ebenso das Vorkommen von Ermessensentscheidungen. Ähnlich sind auch gewisse Entscheidungsstrategien: Das Bestreben, die Faktenfindung zu formalisieren, Fakten in Richtung auf eine Norm oder ein Ergebnis hin zu ermitteln, das gewonnene Material zu abstrahieren und zu verkürzen [23]. Üblich ist es in beiden Disziplinen, bereits vorläufig einige Fakten aus dem vorgelegten Problem herauszulösen und sie zur Grundlage eines ersten Eindrucks zu machen. Ziel zumindest des Gerichtsverfahrens ist es, eine Art „prozessuale Wahrheit" zu konstruieren, die vor den Parteien Bestand hat, aber nicht unbedingt als Teil der Realität angesehen werden muß [13]. Argumente des informellen Programms, die die Entscheidung mitbegründen, bleiben latent [23, 12].

Folgerungen für die Begutachtungspraxis

Die strukturellen Parallelen im Entscheidungsverhalten bedeuten für die Zusammenarbeit beider Fächer Chancen und Gefahren zugleich. Ihre Kenntnis kann dazu beitragen, das Verständnis für die Argumentations- und Handlungsweise der anderen Disziplin zu vertiefen und gemeinsame Zielvorstellungen zu entwickeln. Daß eine solche Tendenz bereits besteht, zeigt sich an einem zunehmenden Interesse einiger Gerichte an Fragen der Therapie und Rehabilitation. So haben wir es mehrfach gesehen, daß, um ein Bagatelldelikt zu nehmen, der Richter bei Ladendiebstahlsdelikten mehr an der Verhütung zukünftiger Taten interessiert war als an der aktuellen Bestrafung.

Andererseits besteht für den forensischen Psychiater die Gefahr, mehr als bisher noch in den Sog der Normen zu geraten. Besonders groß ist die Nähe zur richterlich intendierten Entscheidung in der Schuldfähigkeitsbegutachtung. Gerade hier wird die Notwendigkeit der Abgrenzung gegen das richterliche Tun deutlich.

Grundsätzlich darf der Sachverständige in Übereinstimmung mit dem skizzierten Sachprogramm nicht Rechtsfragen entscheiden. Aufgrund seiner Fachkenntnisse kann er nicht feststellen, ob Schuld-, Einsichts- oder Steuerungsfähigkeit bzw. -unfähigkeit im Rechtssinne vorliegen; selbst die Erkennung auf Vorliegen der biologischen Merkmale, wie sie die §§ 20/21 StGB nennen, ist strenggenommen Rechtsanwendung, die allein dem Richter obliegt [14].

Daß sich nicht alle Gutachter an dieses Programm halten, ergibt sich aus der Kenntnis der täglichen Gerichtspraxis ebenso wie aus der Literatur. Nach Schneider hat man psychiatrischerseits bei bestimmten Syndromen zu „exkulpieren" [22].

Hält der Sachverständige sich dagegen an das Programm, so kann es geschehen, daß ihm gerichtlicherseits Unverwertbarkeit seines Gutachtens vorgehalten wird. Solche Erfahrungen scheinen allerdings selten zu sein.

Auch wenn der Gutachter von der eigentlichen Rechtsanwendung bewußt Abstand hält, kann das Gutachten eine Hilfe sein für das Gericht und das richterliche Urteil legitimerweise prägen. Entscheidend ist die mündliche Verhandlung, in der im gemeinsamen Gespräch eine Lösung gesucht wird. Dabei ist es in vielen Fällen nicht möglich, nach der Formel Sarstedts zu „beschreiben, wie es im Kopf des Täters zur Tatzeit ausgesehen hat" [20]. Vielmehr sind differenzierte Überlegungen notwendig, die sich aus den individuell erhobenen Befunden ableiten. Dabei muß der Gutachter ständig neu prüfen, was er in Übereinstimmung mit seinem Fachwissen und seinem Gewissen sagen und verantworten kann. Oft muß die Beweisfrage des Gerichts erst auf den einzelnen Fall hin interpretiert werden. Ein Beispiel soll dies verdeutlichen:

Ein Zugführer, der das Abfahrtssignal gibt, hat in einem Zeitabschnitt von wenigen Sekunden mehrere Dinge zu tun: Er muß sich überzeugen, daß der Zug ordnungsgemäß abgefertigt ist, daß keine Passagiere mehr ein- und aussteigen, daß das Signal die Erlaubnis zur Ausfahrt anzeigt, daß er das Zeichen zur Abfahrt des Zuges auf die Sekunde genau gibt; er selbst muß dann noch auf den fahrenden Zug aufspringen. Wir hatten einen Zugführer zu begutachten, der den Zug abfahren ließ, obgleich das Signal auf Halt stand. Dieser Fehler führte zu einem Zusammenstoß. Bei der Vernehmung gab der Zugführer, der als besonders gewissenhaft bekannt war, an, er könne sich nicht erinnern, ob er auf das Ausfahrtssignal geblickt habe oder nicht. Die klinische Untersuchung ergab neben einem schweren reaktiv-depressiven Syndrom eine fortgeschrittene cerebrale Gefäßsklerose mit erheblichen hirnorganischen Leistungsausfällen.

Die richterliche Frage nach der Schuldfähigkeit kann in diesem Fall vom Gutachter nur so verstanden werden, daß eine Äußerung darüber erwartet wird, ob das Versagen des Probanden durch die intellektuelle Leistungsminderung bedingt war. Schon diese – eingeschränkte – Fragestellung läßt sich letztlich nicht mit Sicherheit klären; im gegebenen Fall war sie als naheliegende Möglichkeit anzusehen. Die Aufgabe des Sachverständigen endet damit; das Gericht ist mit diesen Informationen in der Lage, selbst zu entscheiden, ob verminderte oder aufgehobene Schuldfähigkeit vorliegt.

An diesem Beispiel, das vermutlich von anderen Sachverständigen anders bzw. extensiver gelöst worden wäre, zeigt sich die Schwierigkeit, die sich daraus ergibt, Schlußfolgerungen hinsichtlich des Vorliegens rechtserheblicher Tatsachen zu ziehen, ohne selbst in die Rechtsanwendung einzutreten. Hier zu einer praktikablen Lösung zu kommen, wird große Anstrengungen erfordern. Bisher gibt es wenig Ansätze. Zu erwähnen ist die Empfehlung, die Haddenbrock in diesem Zusammenhang gibt: Das Gutachten könne in der psychologischen bzw. psychopathologischen Diagnostik von Struktur und Dynamik der Tatzeitpersönlichkeit gar nicht ausführlich genug, in der normativen Bewertung dieser Tatbestände aber gar nicht zurückhaltend genug sein [7].

Zusammenfassung

Eine Aufgliederung des gesamten Begutachtungsvorganges in vier umschriebene Entscheidungsprogramme ermöglicht dem Sachverständigen, deutlicher als bisher die eigene Position und Rolle im jeweiligen Stand der Begutachtung oder des Verfahrens zu sehen und zu bestimmen.

Kenntnisse des formellen Programms wurden schon lange vorausgesetzt. Weniger beachtet wurde dagegen das informelle Programm. Die Kontrolle eigener Intentionen und Gegenübertragungen erfordert ein besonderes Maß an analytisch geschulter Introspektionsfähigkeit und Selbstbeobachtung.

Zurückhaltung hinsichtlich normativ-wertender Überlegungen zum Prozeßausgang, seien sie kriminalpolitischer, gesellschaftspolitischer oder anderer Natur, ist eine Forderung, die das Sachprogramm ergibt. Dies bedeutet, daß der Sachverständige die Frage der Schuldfähigkeit nicht selbst entscheidet. Daß ein solches Vorgehen nicht nur nötig, sondern auch möglich ist, wurde anhand eines Begutachtungsbeispiels gezeigt.

Die wenigsten theoretischen Probleme wirft das Verfahrensprogramm auf, das den technischen Ablauf der Begutachtung regelt. Danach sollte die Untersuchung so gründlich und differenziert wie möglich durchgeführt werden.

Zu den relevanten Fragen, über die sich der Gutachter in foro äußern sollte, gehört sicher diejenige der Behandlungsmöglichkeit bzw. -bedürftigkeit. Die Annahme, hierin könne eine unzulässige Parteinahme gesehen werden, ist nicht berechtigt und nicht praxisnah. Einmal entstammen solche Aussagen direkt dem Fachwissen des Sachverständigen, dessentwegen er vom Gericht gehört wird, zum anderen stellen sie Informationen dar, die in vielen Fällen für das Gericht wichtig und hilfreich sind.

Literatur

1. Bendix, L.: Zur Psychologie der Urteilstätigkeit des Berufsrichters. Neuwied 1968.
2. Bresser, P.H.: Grundlagen und Grenzen der Begutachtung jugendlicher Rechtsbrecher. Berlin 1965.
3. Ehrhardt, H.: Zur Frage des forensischen Beweiswertes kriminologisch-psychiatrischer Aussagen. Mschr.Krim. *50*, 233–239 (1967).
4. Ehrhardt, H., Villinger, W.: Forensische und administrative Psychiatrie. In Psychiatrie der Gegenwart Bd. III. Berlin–Göttingen–Heidelberg: Springer 1961.
5. Göppinger, H.: Das Gutachten. In Handbuch der forensischen Psychiatrie Bd. II. Berlin–Heidelberg–New York: Springer 1972.
6. Göppinger, H.: Das Verfahren. In Handbuch der forensischen Psychiatrie Bd. II. Berlin–Heidelberg–New York: Springer 1972.
7. Haddenbrock, S.: Die psychopathologische Diagnose und ihre normative Bewertung. In Psychopathologie heute (Hrsg. H. Kranz). Stuttgart: 1962.
8. Hennies, G.: Der Sachverständige im Recht der sozialen Sicherung. Dtsch. Ärztebl. *45*, 3245–3248 (1974).
9. Hunger, J.: Zum Krankheits-, Normen- und Verantwortungsbegriff in der psychiatrischen Begutachtung. Psychiat. Clin. *6*, 211–225 (1973).
10. Jaques, E.: Measurement of Responsibility. London: 1956.
11. Jessnitzer, K.: Der Gerichtliche Sachverständige. Köln–Berlin: 1963.
12. Keller, U., Kuhn, W., Lempp, R.: Untersuchungen über die Entscheidungen gemäß §§ 3 und 105 JGG an süddeutschen Amtsgerichten im Jahre 1969. Mschr.Krim. *58*, 153–163 (1975).
13. Lautmann, R.: Justiz – die stille Gewalt. Frankfurt/M.: 1972.
14. Lenckner, T.: Strafe, Schuld und Schuldfähigkeit. In Handbuch der forensischen Psychiatrie Bd. I. Berlin–Heidelberg–New York: Springer 1972.
15. Maisch, H.: Methodische Aspekte psychologisch-psychiatrischer Täterbegutachtung – Zur Rolle des Sachverständigen im Strafprozeß. Mschr.Krim. *56*, 189–198 (1973).
16. Mezger, E.: Leipziger Kommentar Bd. 1. Aufl. 1954, S. 12.
17. Moser, T.: Repressive Kriminalpsychiatrie. Frankfurt/M.: 1971.
18. Peters, K.: Fehlerquellen im Strafprozeß. Bd. II, S. 132. Karlsruhe: 1972.
19. Rasch, W.: Schuldfähigkeit. In Lehrbuch der Gerichtlichen Medizin (Hrsg. A. Ponsold). Stuttgart: 1967.
20. Sarstedt, W.: Der Strafrechtler und der psychiatrische Sachverständige. Justiz *11*, 110–119 (1962).
21. Schmidt, E.: Richter und Sachverständiger in ihrem Zusammenwirken bei kriminologischen Problemen. In Psychopathologie heute (Hrsg. H. Kranz). Stuttgart: 1962.
22. Schneider, K.: Die Beurteilung der Zurechnungsfähigkeit. Stuttgart: 1948.
23. Serwe, L.H.: Relevanz und Signifikanz von normativen und nicht-normativen Strafzumessungsmerkmalen. Nichtveröffentlichter Bericht an die DFG.
24. Sjövall, H.: Objektivität und Subjektivität bei der Begutachtung. Münch.med.Wschr. *112*, 725–731 (1970).
25. Staak, M., Schewe, G.: Die Beurteilung der strafrechtlichen Verantwortlichkeit als medizinisch-juristisches Grenzproblem. Med. Sachverst. *67*, 61–69 (1971).
26. Witter, H.: Grundriß der gerichtlichen Psychologie und Psychiatrie. Berlin–Heidelberg–New York: Springer 1970.

Sachverzeichnis